临床骨关节病

主编 侯军华 张 军 刘 磊 张永志
杨 潇 潘朝晖 邵士元

黑龙江科学技术出版社
HEILONGJIANG SCIENCE AND TECHNOLOGY PRESS

图书在版编目(CIP)数据

临床骨关节病 / 侯军华等主编. -- 哈尔滨：黑龙江科学技术出版社，2023.12

ISBN 978-7-5719-2235-1

Ⅰ. ①临… Ⅱ. ①侯… Ⅲ. ①关节疾病－诊疗 Ⅳ. ①R684

中国国家版本馆CIP数据核字（2023）第248060号

临床骨关节病
LINCHUANG GUGUANJIEBING

主　　编	侯军华　张　军　刘　磊　张永志　杨　潇　潘朝晖　邵士元	
责任编辑	陈兆红	
封面设计	宗　宁	
出　　版	黑龙江科学技术出版社	
	地址：哈尔滨市南岗区公安街70-2号　邮编：150007	
	电话：（0451）53642106　传真：（0451）53642143	
	网址：www.lkcbs.cn	
发　　行	全国新华书店	
印　　刷	黑龙江龙江传媒有限责任公司	
开　　本	787 mm×1092 mm　1/16	
印　　张	20.75	
字　　数	522千字	
版　　次	2023年12月第1版	
印　　次	2023年12月第1次印刷	
书　　号	ISBN 978-7-5719-2235-1	
定　　价	198.00元	

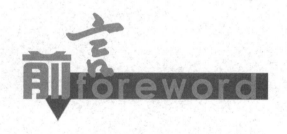

随着现代骨科学的迅速发展，一些概念不断更新，治疗方法、技术、设备等不断改进与完善，临床骨科学也取得了日新月异的进展。尤其近年来，新理论、新技术、新方法日益更新，新手术器材、器械不断涌现，使这门学科充满了活力。这也促使骨科医师不断更新观念，不断掌握新知识，并运用这些知识为骨科疾病的预防与治疗服务。正是为了满足广大骨科医师对骨关节基础理论知识与新技术的渴求，使他们能够准确掌握骨关节疾病诊治关键的知识，我们广泛收集国内外最新理论和技术，结合自己的研究成果和临床经验，精心编写了这本《临床骨关节病》。

本书首先介绍了骨科学基础，包括骨的构造和生理学，骨的发生、成长和维持等内容；其次针对较热门的膝关节单髁置换术也做了详细论述；然后重点阐述了肩部及上臂损伤、前臂损伤等内容，具体包含了骨关节疾病的临床表现、诊断标准、诊断方法及治疗原则和预后等；最后对骨科疾病的微创技术和显微修复做了详细论述，还简单介绍了骨科疾病的中医治疗。全书内容新颖，实用性强，图文并茂，具有科学性和可操作性，可供各级医院骨关节与运动创伤科医师与医学生参考使用。

由于我们精力和水平有限，本书内容不足之处在所难免，特别是随着现代医学知识的发展，本书阐述的某些诊疗理念、观点与认识可能需要修正，某些方法需要改进和提高，欢迎广大读者多提宝贵意见，以便再版时修正。

《临床骨关节病》编委会

2023 年 6 月

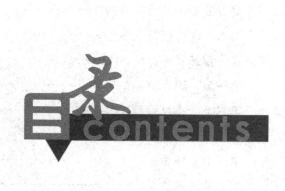

目录 contents

第一章

骨科学基础

第一节 骨的构造和生理学

一、骨组织细胞

骨组织是一种特殊的结缔组织,是骨的结构主体,由数种细胞和大量钙化的细胞间质组成,钙化的细胞间质称为骨基质。骨组织的特点是细胞间质有大量骨盐沉积,即细胞间质矿化,使骨组织成为人体最坚硬的组织之一。

在活跃生长的骨中,有 4 种类型细胞:骨祖细胞、成骨细胞、骨细胞和破骨细胞。其中骨细胞最多,位于骨组织内部,其余 3 种均分布在骨组织边缘。

(一)骨祖细胞

骨祖细胞或称骨原细胞,是骨组织的干细胞,位于骨膜内。胞体小,呈不规则梭形,突起很细小。核椭圆形或细长形,染色质颗粒细而分散,故核染色浅。胞质少,呈嗜酸性或弱嗜碱性,含细胞器很少,仅有少量核糖体和线粒体。骨祖细胞着色浅淡,不易鉴别。骨祖细胞具有多分化潜能,可分化为成骨细胞、破骨细胞、成软骨细胞或成纤维细胞,分化取向取决于所处部位和所受刺激性质。骨祖细胞存在于骨外膜及骨内膜贴近骨组织处,当骨组织生长或重建时,它能分裂分化成为骨细胞。骨祖细胞有两种类型:定向性骨祖细胞(determined osteogenic precursor cells,DOPC)和诱导性骨祖细胞(inducible ostegenic precursor cells,IOPC)。DOPC 位于或靠近骨的游离面上,如骨内膜和骨外膜内层、骨骺生长板的钙化软骨小梁上和骨髓基质内。在骨的生长期和骨内部改建或骨折修复,以及其他形式损伤修复时,DOPC 很活跃,细胞分裂并分化为成骨细胞,具有蛋白质分泌细胞特征的细胞逐渐增多。IOPC 存在于骨骼系统以外,几乎普遍存在于结缔组织中。IOPC 不能自发地形成骨组织,但经适宜刺激,如骨形态发生蛋白或尿道移行上皮细胞诱导物的作用,可形成骨组织。

(二)成骨细胞

成骨细胞又称骨母细胞,是指能促进骨形成的细胞,主要来源于骨祖细胞。成骨细胞不但能分泌大量的骨胶原和其他骨基质,还能分泌一些重要的细胞因子和酶类,如基质金属蛋白酶、碱性磷酸酶(ALP)、骨钙素、护骨素等,从而启动骨的形成过程,同时也通过这些因子将破骨细胞

1

耦联起来,控制破骨细胞的生成、成熟及活化。常见于生长期的骨组织中,大都聚集在新形成的骨质表面。

1.成骨细胞的形态与结构

骨形成期间,成骨细胞被覆骨组织表面,当成骨细胞生成基质时,被认为是活跃的。活跃的成骨细胞胞体呈圆形、锥形、立方形或矮柱状,通常单层排列。细胞侧面和底部出现突起,与相邻的成骨细胞及邻近的骨细胞以突起相连,连接处有缝隙连接。胞质强嗜碱性,与粗面内质网的核糖体有关。在粗面内质网上,镶嵌着圆形或细长形的线粒体,成骨细胞的线粒体具有清除胞质内钙离子的作用,同时也是能量的加工厂。某些线粒体含有一些小的矿化颗粒,沉积并附着在嵴外面,微探针分析表明这些颗粒含有较高的钙、磷和镁。骨的细胞常有大量的线粒体颗粒,可能是激素作用于细胞膜的结果。例如,甲状旁腺激素能引起进入细胞的钙增加,并随之有线粒体颗粒数目的增加。成骨细胞核大而圆,位于远离骨表面的细胞一端,核仁清晰。在核仁附近有一浅染区,高尔基体位于此区内。成骨细胞胞质呈碱性磷酸酶强阳性,可见许多过碘酸希夫染色(PAS)阳性颗粒,一般认为它是骨基质的蛋白多糖前身。当新骨形成停止时,这些颗粒消失,胞质碱性磷酸酶反应减弱,成骨细胞转变为扁平状,被覆于骨组织表面,其超微结构类似成纤维细胞。

2.成骨细胞的功能

在骨形成非常活跃处,如骨折、骨痂及肿瘤或感染引起的新骨中,成骨细胞可形成复层堆积在骨组织表面。成骨细胞有活跃的分泌功能,能合成和分泌骨基质中的多种有机成分,包括Ⅰ型胶原蛋白、蛋白多糖、骨钙蛋白、骨粘连蛋白、骨桥蛋白、骨唾液酸蛋白等。因此认为其在细胞内的合成过程与成纤维细胞或软骨细胞相似。成骨细胞还分泌胰岛素样生长因子Ⅰ、胰岛素样生长因子Ⅱ、成纤维细胞生长因子、白细胞介素-1和前列腺素等,它们对骨生长均有重要作用。此外还分泌破骨细胞刺激因子、前胶原酶和胞质素原激活剂,它们有促进骨吸收的作用。因此,成骨细胞的主要功能:①产生胶原纤维和无定形基质,即形成类骨质;②分泌骨钙蛋白、骨粘连蛋白和骨唾液酸蛋白等非胶原蛋白,促进骨组织的矿化;③分泌一些细胞因子,调节骨组织形成和吸收。成骨细胞不断产生新的细胞间质,并经过钙化形成骨质,成骨细胞逐渐被包埋在其中。此时,细胞内的合成活动停止,胞质减少,胞体变形,即成为骨细胞。总之,成骨细胞是参与骨生成、生长、吸收及代谢的关键细胞。

(1)成骨细胞分泌的酶类。

碱性磷酸酶:成熟的成骨细胞能产生大量的ALP。由成骨细胞产生的ALP称为骨特异性碱性磷酸酶,它以焦磷酸盐为底物,催化无机磷酸盐的水解,从而降低焦磷酸盐浓度,有利于骨的矿化。在血清中可以检测到4种不同的碱性磷酸酶同分异构体,这些异构体都能作为代谢性骨病的诊断标志,但各种异构体是否与不同类型的骨质疏松症(绝经后骨质疏松症、老年性骨质疏松症,以及半乳糖血症、乳糜泻、肾性骨营养不良等引起的继发性骨质疏松症)相关,尚有待于进一步研究。

组织型谷氨酰胺转移酶:谷氨酰胺转移酶是在组织和体液中广泛存在的一组多功能酶类,具有钙离子依赖性。虽然其并非由成骨细胞专一产生,但在骨的矿化中有非常重要的作用。成骨细胞主要分泌组织型谷氨酰胺转移酶,处于不同阶段或不同类型的成骨细胞,其胞质内的谷氨酰胺转移酶含量是不一样的。组织型谷氨酰胺转移酶能促进细胞的黏附、细胞播散、细胞外基质(ECM)的修饰,同时也在细胞凋亡、损伤修复、骨矿化进程中起着重要作用。成骨细胞分泌的组织型谷氨酰胺转移酶,以许多细胞外基质为底物,促进各种基质的交联,其最主要的底物为纤连蛋白和骨桥素。组织型谷氨酰胺转移酶的活化依赖钙离子,即在细胞外钙离子浓度升高的情况下,才能催化纤连蛋白与骨桥素的自交联。由于钙离子和细胞外基质成分是参与骨矿化最主要的物质,在继发性骨质疏松症和乳糜泻患者的血液中,也可检测到以组织型谷氨酰胺转移酶为自身抗原的自身抗体,因而组织型谷氨酰胺转移酶在骨的矿化中发挥着极其重要的作用。

基质金属蛋白酶:基质金属蛋白酶是一类具有锌离子依赖性的蛋白水解酶类,主要功能是降解细胞外基质,同时也参与成骨细胞功能与分化的信号转导。

(2)成骨细胞分泌的细胞外基质:成熟的成骨细胞分泌大量的细胞外基质,也称为类骨质,包括各种骨胶原和非胶原蛋白。

骨胶原:成骨细胞分泌的细胞外基质中大部分为胶原,其中主要为Ⅰ型胶原,占 ECM 的90%以上。约 10%为少量Ⅲ型、Ⅴ型和Ⅹ型胶原及多种非胶原蛋白。Ⅰ型胶原主要构成矿物质沉积和结晶的支架,羟基磷灰石在支架的网状结构中沉积。Ⅲ型胶原和Ⅴ型胶原能调控胶原纤维丝的直径,使胶原纤维丝不致过分粗大,而Ⅹ型胶原纤维主要是作为Ⅰ型胶原的结构模型。

非胶原蛋白:成骨细胞分泌的各种非胶原成分如骨桥素、骨涎蛋白、纤连蛋白和骨钙素等在骨的矿化、骨细胞的分化中起重要的作用。

(3)成骨细胞的凋亡:凋亡的成骨细胞经历增殖、分化、成熟、矿化等各个阶段后,被矿化骨基质包围或附着于骨基质表面,逐步趋向凋亡或变为骨细胞、骨衬细胞。成骨细胞的这一凋亡过程是维持骨的生理平衡所必需的。和其他细胞的凋亡途径一样,成骨细胞的凋亡途径也包括线粒体激活的凋亡途径和死亡受体激活的凋亡途径,最终导致成骨细胞核的碎裂、DNA 的有控降解、细胞皱缩、膜的气泡样变等。成骨细胞上存在肿瘤坏死因子受体,且在成骨细胞的功能发挥中起着重要作用,因此推测成骨细胞可能主要通过死亡受体激活的凋亡途径而凋亡。细胞因子、细胞外基质和各种激素都能诱导或组织成骨细胞的凋亡。骨形态生成蛋白被确定为四肢骨指间细胞凋亡的关键作用分子。此外,甲状旁腺激素、糖皮质激素、性激素等对成骨细胞的凋亡均有调节作用。

(三)骨细胞

骨细胞是骨组织中的主要细胞,埋于骨基质内,细胞体所在的腔隙称骨陷窝,每个骨陷窝内仅有一个骨细胞胞体。骨细胞的胞体呈扁卵圆形,有许多细长的突起,这些细长的突起伸进骨陷窝周围的小管内,此小管即骨小管。

1.骨细胞的形态

骨细胞的结构和功能与其成熟度有关。刚转变的骨细胞位于类骨质中,它们的形态结构与成骨细胞非常近似。胞体为扁椭圆形,位于比胞体大许多的圆形骨陷窝内。突起多而细,通常各自位于一个骨小管中,有的突起还有少许分支。核呈卵圆形,位于胞体的一端,核内有一个核仁,染色质贴附核膜分布。苏木精-伊红染色时胞质嗜碱性,近核处有一浅染区。胞质呈碱性磷酸酶阳性,还有 PAS 阳性颗粒,一般认为这些颗粒是有机基质的前身物。较成熟的骨细胞位于矿化的骨质浅部,其胞体也呈双凸扁椭圆形,但体积小于年幼的骨细胞。核较大,呈椭圆形,居胞体中央,在苏木精-伊红染色时着色较深,仍可见有核仁。胞质相对较少,苏木精-伊红染色呈弱嗜碱性,甲苯胺蓝着色甚浅。

电镜下其粗面内质网较少,高尔基体较小,少量线粒体分散存在,游离核糖体也较少。

成熟的骨细胞位于骨质深部,胞体比原来的成骨细胞缩小约 70%,核质比例增大,胞质易被甲苯胺蓝染色。电镜下可见一定量的粗面内质网和高尔基体,线粒体较多,此外尚可见溶酶体。

线粒体中常有电子致密颗粒,与破骨细胞的线粒体颗粒相似,现已证实,这些颗粒是细胞内的无机物,主要是磷酸钙。成熟骨细胞最大的变化是形成较长突起,其直径为 $85\sim100$ nm,是骨小管直径的 $1/4\sim1/2$。相邻骨细胞的突起端对端地相互连接,或以其末端侧对侧地相互贴附,其间有缝隙连接。成熟的骨细胞位于骨陷窝和骨小管的网状通道内。骨细胞最大的特征是细胞突起在骨小管内伸展,与相邻的骨细胞连接,深部的骨细胞由此与邻近骨表面的骨细胞突起和骨小管相互连接和通道,构成庞大的网状结构。骨陷窝-骨小管-骨陷窝组成细胞外物质运输通道,是骨组织通向外界的唯一途径,深埋于骨基质内的骨细胞正是通过该通道运输营养物质和代谢产物。而骨细胞-缝隙连接-骨细胞形成细胞间信息传递系统,是骨细胞间直接通讯的结构基础。据测算,成熟骨细胞的胞体及其突起的总表面积占成熟骨基质总表面积的 90%以上,这对骨组织液与血液之间经细胞介导的无机物交换起着重要作用。骨细胞的平均寿命为 25 年。

2.骨细胞的功能

(1)骨细胞性溶骨和骨细胞性成骨:大量研究表明,骨细胞可能主动参加溶骨过程,并受甲状旁腺激素、降钙素和维生素 D_3 的调节及机械性应力的影响。贝朗格发现骨细胞具有释放柠檬酸、乳酸、胶原酶和溶解酶的作用。溶解酶会引起骨细胞周围的骨吸收,他把这种现象称之为骨细胞性溶骨。骨细胞性溶骨表现为骨陷窝扩大,陷窝壁粗糙不平。骨细胞性溶骨也可类似破骨细胞性骨吸收,使骨溶解持续地发生在骨陷窝的某一端,从而使多个骨陷窝融合。当骨细胞性溶骨活动结束后,成熟骨细胞又可在较高水平的降钙素作用下进行继发性骨形成,使骨陷窝壁增添新的骨基质。生理情况下,骨细胞性溶骨和骨细胞性成骨是反复交替的,即平时维持骨基质的成骨作用,在机体需提高血钙量时,又可通过骨细胞性溶骨活动从骨基质中释放钙离子。

(2)参与调节钙、磷平衡:现已证实,骨细胞除了通过溶骨作用参与维持钙、磷平衡外,骨细胞还具有转运矿物质的能力。成骨细胞膜上有钙泵存在,骨细胞可通过摄入和释放 Ca^{2+} 和 P^{3+},并可通过骨细胞相互间的网状连接结构进行离子交换,参与调节 Ca^{2+} 和 P^{3+} 的平衡。

(3)感受力学信号:骨细胞遍布骨基质内并构成庞大的网状结构,成为感受和传递应力信号的结构基础。

(4)合成细胞外基质:成骨细胞被基质包围后,逐渐转变为骨细胞,其合成细胞外基质的细胞器逐渐减少,合成能力也逐渐减弱。但是,骨细胞还能合成极少部分行使功能和生存所必需的基质,骨桥蛋白、骨粘连蛋白及Ⅰ型胶原在骨的黏附过程中起着重要作用。

(四)破骨细胞

1.破骨细胞的形态

(1)光镜特征:破骨细胞是多核巨细胞,细胞直径可达 50 μm 以上,胞核的数目和大小有很大的差异,有 $15\sim20$ 个,直径为 $10\sim100$ μm。核的形态与成骨细胞、骨细胞的核类似,呈卵圆形,染色质颗粒细小,着色较浅,有 $1\sim2$ 个核仁。在常规组织切片中,胞质通常为嗜酸性,但在一定 pH 下,用碱性染料染色,胞质呈弱嗜碱性,即破骨细胞具嗜双色性。胞质内有许多小空泡。破骨细胞的数量较少,约为成骨细胞的 1%,细胞无分裂能力。破骨细胞具有特殊的吸收功能,从事骨的吸收活动。破骨细胞常位于骨组织吸收处的表面,在吸收骨基质的有机物和矿物质的过程中,造成基质表面不规则,形成近似细胞形状的凹陷,称为吸收陷窝。

(2)电镜特征:功能活跃的破骨细胞具有明显的极性,电镜下分为 4 个区域,紧贴骨组织侧的细胞膜和胞质分化成皱褶缘区和封闭区。①皱褶缘区:此区位于吸收腔深处,是破骨细胞表面高度起伏不平的部分,光镜下似纹状缘,电镜观察是由内陷很深的质膜内褶组成,呈现大量的叶状突起或指状突起,粗细不均,远侧端可膨大,并常分支互相吻合,故名皱褶缘。三磷酸腺苷(ATP)酶和酸性磷酸酶沿皱褶缘细胞膜分布。皱褶缘细胞膜的胞质面有非常细小的鬃毛状附属物,长 15~20 nm,间隔约 20 nm,致使该处细胞膜比其余部位细胞膜厚。突起之间有狭窄的细胞外间隙,其内含有组织液及溶解中的羟基磷灰石、胶原蛋白和蛋白多糖分解形成的颗粒。②封闭区(或亮区):环绕于皱褶缘区周围,微微隆起,平整的细胞膜紧贴骨组织,好像一堵环行围堤包围皱褶缘区,使皱褶缘区密封与细胞外间隙隔绝,造成一个特殊的微环境。因此将这种环行特化的细胞膜和细胞质称为封闭区。切面上可见两块封闭区位于皱褶缘区两侧。封闭区有丰富的微丝,但缺乏其他细胞器。电镜下观察封闭区电子密度低,故又称亮区。破骨细胞若离开骨组织表面,皱褶缘区和亮区均消失。③小泡区:此区位于皱褶缘的深面,内含许多大小不一、电子密度不等的膜被小泡和大泡。小泡数量多,为致密球形,小泡是初级溶酶体或胞吞泡或次级溶酶体,直径为 0.2~0.5 μm。大泡数目少,直径为 0.5~3.0 μm,其中有些大泡对酸性磷酸酶呈阳性反应。小泡区还有许多大小不一的线粒体。④基底区:位于亮区和小泡区的深面,是破骨细胞远离骨组织侧的部分。细胞核聚集在该处,胞核之间有一些粗面内质网、发达的高尔基体和线粒体,还有与核数目相对应的中心粒,很多双中心粒聚集在一个大的中心粒区。破骨细胞膜表面有丰富的降钙素受体和亲玻粘连蛋白(或称细胞外粘连蛋白)受体等,参与调节破骨细胞的活动。破骨细胞表型的标志是皱褶缘区和亮区及溶酶体内的抗酒石酸酸性磷酸酶,细胞膜上的 ATP 酶和降钙素受体,以及降钙素反应性腺苷酸环化酶活性。近年的研究发现,破骨细胞含有固有型一氧化氮合酶(constitutive nitric oxide synthase,cNOS)和诱导型一氧化氮合酶(inducible nitric oxide synthase,iNOS),用 NADPH-黄递酶组化染色,破骨细胞呈强阳性,这种酶是 NOS 活性的表现。

2.破骨细胞的功能

破骨细胞在吸收骨质时具有将基质中的钙离子持续转移至细胞外液的特殊功能。骨吸收的最初阶段是羟基磷灰石的溶解,破骨细胞移动活跃,细胞能分泌有机酸,使骨矿物质溶解和羟基磷灰石分解。在骨的矿物质被溶解吸收后,接下来就是骨的有机质的吸收和降解。破骨细胞可分泌多种蛋白水解酶,主要包括巯基蛋白酶和基质金属蛋白酶两类。有机质经蛋白水解酶水解后,在骨的表面形成吸收陷窝。在整个有机质和无机矿物质的降解过程中,破骨细胞与骨的表面始终是紧密结合的。此外,破骨细胞能产生一氧化氮,一氧化氮对骨吸收具有抑制作用,与此同时破骨细胞数量也减少。

二、骨的种类

(一)解剖分类

成人有 206 块骨,可分为颅骨、躯干骨和四肢骨 3 个部分。前两者也称为中轴骨。按形态骨可分为 4 类。

1.长骨

呈长管状,分布于四肢。长骨分一体两端,体又称骨干,内有空腔称髓腔,容纳骨髓。体表面有 1~2 个主要血管出入的孔,称滋养孔。两端膨大称为骺,具有光滑的关节面,活体状态时被关节软骨覆盖。骨干与骺相邻的部分称为干骺端,幼年时保留一片软骨,称为骺软骨。通过骺软骨的软骨细胞分裂繁殖和骨化,长骨不断加长。成年后,骺软骨骨化,骨干与骺融合为一体,原来骺软骨部位形成骺线。

2.短骨

形似立方体,往往成群地联结在一起,分布于承受压力较大而运动较复杂的部位,如腕骨。

3.扁骨

呈板状,主要构成颅腔、胸腔和盆腔的壁,以保护腔内器官,如颅盖骨和肋骨。

4.不规则骨

形状不规则,如椎骨。有些不规则骨内具有含气的腔,称含气骨。

(二)组织学类型

骨组织根据其发生的早晚、骨细胞和细胞间质的特征及其组合形式,可分为未成熟的骨组织和成熟的骨组织。前者为非板层骨,后者为板层骨。胚胎时期最初形成的骨组织和骨折修复形成的骨痂,都属于非板层骨,除少数几处外,它们或早或迟被以后形成的板层骨所取代。

1.非板层骨

非板层骨又称为初级骨组织,可分为两种,一种是编织骨,另一种是束状骨。编织骨比较常见,其胶原纤维束呈编织状排列,因而得名。胶原纤维束的直径差异很大,但粗大者居多,最粗直径达13 μm,因此又有粗纤维骨之称。编织骨中的骨细胞分布和排列方向均无规律,体积较大,形状不规则,按骨的单位容积计算,其细胞数量约为板层骨的4倍。编织骨中的骨细胞代谢比板层骨的细胞活跃,但前者的溶骨活动往往是区域性的。在出现骨细胞性溶骨的一些区域内,相邻的骨陷窝同时扩大,然后合并,形成较大的无血管性吸收腔,使骨组织出现较大的不规则囊状间隙,这种吸收过程是清除编织骨以被板层骨取代的正常生理过程。编织骨中的蛋白多糖等非胶原蛋白含量较多,故基质染色呈嗜碱性。若骨盐含量较少,则X线检查更易透过。编织骨是未成熟骨或原始骨,一般出现在胚胎、新生儿的骨痂和生长期的干骺区,以后逐渐被板层骨取代,但到青春期才取代完全。在牙床、近颅缝处、骨迷路、腱或韧带附着处,仍终身保存少量编织骨,这些编织骨往往与板层骨掺杂存在。某些骨骼疾病,如畸形性骨炎、氟中毒、原发性甲状旁腺功能亢进引起的囊状纤维性骨炎、肾性骨营养不良和骨肿瘤等,都会出现编织骨,并且最终可能在患者骨中占绝对优势。束状骨比较少见,也属粗纤维骨。它与编织骨的最大差异是胶原纤维束平行排列,骨细胞分布于相互平行的纤维束之间。

2.板层骨

板层骨又称次级骨组织,它以胶原纤维束高度有规律地成层排列为特征。胶原纤维束一般较细,因此又有细纤维骨之称。细纤维束直径通常为2~4 μm,它们排列成层,与骨盐和有机质结合紧密,共同构成骨板。同一层骨板内的纤维大多是相互平行的,相邻两层骨板的纤维层则呈交叉方向。骨板的厚薄不一,一般为3~7 μm。骨板之间的矿化基质中很少存在胶原纤维束,仅有少量散在的胶原纤维。骨细胞一般比编织骨中的细胞小,胞体大多位于相邻骨板之间的矿化基质中,但也有少数散于骨板的胶原纤维层内。骨细胞的长轴基本与胶原纤维的长轴平行,显示了有规律的排列方向。

在板层骨中,相邻骨陷窝的骨小管彼此通连,构成骨陷窝-骨小管-骨陷窝通道网。由于表层骨陷窝的部分骨小管开口于骨的表面,而骨细胞的胞体和突起又未充满骨陷窝和骨小管,因此该通道内有来自骨表面的组织液。骨陷窝-骨小管-骨陷窝通道内的组织液循环,既保证了骨细胞的营养,又保证了骨组织与体液之间的物质交换。若骨板层数过多,骨细胞所在位置与血管的距离超过300 μm,则不利于组织液循环,其结果往往导致深层骨细胞死亡。因此一般认为,板层骨中任何一个骨细胞所在的位置与血管的距离均在300 μm以内。

板层骨中的蛋白多糖复合物含量比编织骨少,骨基质染色呈嗜酸性,与编织骨的染色形成明显的对照。板层骨中的骨盐与有机质的关系十分密切,这也是其与编织骨的差别之一。板层骨的组成成分和结构,赋予板层骨抗张力强度高、硬度强的特点,而编织骨的韧性较大,弹性较好。编织骨和板层骨都参与松质骨和密质骨的构成。

三、骨的组织结构

人体的 206 块骨分为多种类型,其中以长骨的结构最为复杂。长骨由骨干和骨骺两部分构成,表面覆有骨膜和关节软骨。典型的长骨,如股骨和肱骨,其骨干为一厚壁而中空的圆柱体,中央是充满骨髓的大骨髓腔。长骨由密质骨、松质骨和骨膜等构成。密质骨为松质骨质量的 4 倍,但松质骨代谢却为密质骨的 8 倍,这是因为松质骨表面积大,为细胞活动提供了条件。松质骨一般存在于骨干端、骨骺和如椎骨的立方形骨中,松质骨内部的板层或杆状结构形成了沿着机械压力方向排列的三维网状构架。松质骨承受着压力和应变张力的合作用,但压力负荷仍是松质骨承受的主要负载形式。密质骨组成长骨的骨干,承受弯曲、扭转和压力载荷。长骨骨干除骨髓腔面有少量松质骨外,其余均为密质骨。骨干中部的密质骨最厚,越向两端越薄。

(一)密质骨

骨干主要由密质骨构成,内侧有少量松质骨形成的骨小梁。密质骨在骨干的内外表层形成环骨板,在中层形成哈弗斯骨板和间骨板。骨干中有与骨干长轴几乎垂直走行的穿通管,内含血管、神经和少量疏松结缔组织,结缔组织中有较多骨祖细胞,穿通管在骨外表面的开口即为滋养孔。

1.环骨板

环骨板是指环绕骨干外、内表面排列的骨板,分别称为外环骨板和内环骨板。

(1)外环骨板:外环骨板厚,居骨干的浅部,由数层到十多层骨板组成,比较整齐地环绕骨干平行排列,其表面覆盖着骨外膜。骨外膜中的小血管横穿外环骨板深入骨质中。贯穿外环骨板的血管通道称穿通管或福尔克曼管,其长轴几乎与骨干的长轴垂直。通过穿通管,营养血管进入骨内,和纵向走行的中央管内的血管相通。

(2)内环骨板:内环骨板居骨干的骨髓腔面,仅由少数几层骨板组成,不如外环骨板平整。内环骨板表面衬以骨内膜,后者与被覆于松质骨表面的骨内膜相连续。内环骨板中也有穿通管穿行,管中的小血管与骨髓血管通连。从内、外环骨板最表层骨陷窝发出的骨小管,一部分伸向深层,与深层骨陷窝的骨小管通连;一部分伸向表面,终止于骨和骨膜交界处,其末端是开放的。

2.哈弗斯骨板

哈弗斯骨板介于内、外环骨板之间,是骨干密质骨的主要部分,它们以哈弗斯管为中心呈同心圆排列,并与哈弗斯管共同组成哈弗斯系统。哈弗斯管也称中央管,内有血管、神经及少量结缔组织。长骨骨干主要由大量哈弗斯系统组成,所有哈弗斯系统的结构基本相同,故哈弗斯系统又有骨单位之称。

骨单位为厚壁的圆筒状结构,其长轴基本上与骨干的长轴平行,中央有一条细管称中央管,围绕中央管有 5～20 层骨板呈同心圆排列,宛如层层套入的管鞘。改建的骨单位不总是呈单纯的圆柱形,可有许多分支互相吻合,具有复杂的立体构型。因此,可以见到由同心圆排列的骨板围绕斜形的中央管。中央管之间还有斜形或横形的穿通管互相连接,但穿通管周围没有同心圆排列的骨板环绕,据此特征可区别穿通管与中央管。哈弗斯骨板一般为 5～20 层,故不同骨单位的横截面积大小不一。每层骨板的平均厚度为 3 μm。

骨板中的胶原纤维绕中央管呈螺旋形行走,相邻骨板中胶原纤维互成直角关系。有人认为,骨板中的胶原纤维的排列是多样性的,并根据胶原纤维的螺旋方向,将骨单位分为 3 种类型:Ⅰ型,所有骨板中的胶原纤维均以螺旋方向为主;Ⅱ型,相邻骨板的胶原纤维分别呈纵形和环行;Ⅲ型,所有骨板的胶原纤维以纵形为主,其中掺以极少量散在的环行纤维。不同类型骨单位的机械性能有所不同,其压强和弹性系数以横形纤维束为主的骨单位最大,以纵形纤维束为主的骨单位最小。每个骨单位最内层骨板表面均覆以骨内膜。

中央管长度为 3～5 mm,中央管的直径因各骨单位而异,差异很大,平均为 300 μm,内壁衬附一层结缔组织,其中的细胞成分随着每一骨单位的活动状态而各有不同。在新生的骨质内多为骨祖细胞,被破坏的骨单位则有破骨细胞。骨沉积在骨外膜或骨内膜沟表面形成的骨单位,或在松质骨骨骼内形成的骨单位,称为初级骨单位。中央管被同心圆骨板柱围绕,仅有几层骨板。初级骨单位常见于未成熟骨,如幼骨,特别是胚胎骨和婴儿骨,随着年龄增长,初级骨单位也会相应减少。次级骨单位与初级骨单位相似,是初级骨单位经改建后形成的。次级骨单位或称继发性哈弗斯系统,有一黏合线,容易辨认,并使其与邻近的矿化组织分开来。

中央管中通行的血管不一致。有的中央管中只有一条毛细血管,其内皮有孔,胞质中可见胞饮泡,包绕内皮的基膜内有周细胞。有的中央管中有两条血管,一条是小动脉,或称毛细血管前微动脉,另一条是小静脉。骨单位的血管彼此通连,并与穿通管中的血管交通。在中央管内还可见到细的神经纤维,与血管伴行,大多为无髓神经纤维,偶可见有髓神经纤维,这些神经主要由分布在骨外膜的神经纤维构成。

3.间骨板

间骨板位于骨单位之间或骨单位与环骨板之间,大小不等,呈三角形或不规则形,也由平行排列骨板构成,大都缺乏中央管。间骨板与骨单位之间有明显的黏合线分界。间骨板是骨生长和改建过程中哈弗斯骨板被溶解吸收后的残留部分。

在以上 3 种结构之间,以及所有骨单位表面都有一层黏结质,呈强嗜碱性,为骨盐较多而胶原纤维较少的骨质,在长骨横截面上呈折光较强的轮廓线,称黏合线。伸向骨单位表面的骨小管,都在黏合线处折返,不与相邻骨单位的骨小管连通。因此,同一骨单位内的骨细胞都接受来自其中央管的营养供应。

（二）松质骨

长骨两端的骨骺主要由松质骨构成,仅表面覆以薄层密质骨。松质骨的骨小梁粗细不一,相互连接而成拱桥样结构,骨小梁的排列配布方向完全符合机械力学规律。骨小梁也由骨板构成,但层次较薄,一般不显骨单位,在较厚的骨小梁中,也能看到小而不完整的骨单位。例如,股骨上端、股骨头和股骨颈处的骨小梁排列方向,与其承受的压力和张力曲线大体一致;而股骨下端和胫骨上、下端,由于压力方向与它们的长轴一致,故骨小梁以垂直排列为主。骨所承受的压力均等传递,变成分力,从而减轻骨的负荷,但骨骺的抗压抗张强度小于骨干的抗压抗张强度。松质骨骨小梁之间的间隙相互连通,并与骨干的骨髓腔直接相通。

（三）骨膜

骨膜是由致密结缔组织组成的纤维膜。包在骨表面的较厚层结缔组织称骨外膜,被衬于骨髓腔面的薄层结缔组织称骨内膜。除骨的关节面、股骨颈、距骨的囊下区和某些籽骨表面外,骨的表面都有骨外膜。肌腱和韧带的骨附着处均与骨外膜连续。

1.骨外膜

成人长骨的骨外膜一般可分为内、外两层,但两者并无截然分界。

纤维层是最外的一层薄的、致密的、排列不规则的结缔组织,其中含有一些成纤维细胞。结缔组织中含有粗大的胶原纤维束,彼此交织成网状,有血管和神经在纤维束中穿行,沿途有些分支经深层穿入穿通管。有些粗大的胶原纤维束向内穿进骨质的外环层骨板,亦称穿通纤维,起固定骨膜和韧带的作用。骨外膜内层直接与骨相贴,为薄层疏松结缔组织,其纤维成分少,排列疏松,血管及细胞丰富,细胞贴骨分布,排列成层,一般认为它们是骨祖细胞。

骨外膜内层组织成分随年龄和功能活动而变化,在胚胎期和出生后的生长期,骨骼迅速生成,内层的细胞数量较多,骨祖细胞层较厚,其中许多已转变为成骨细胞。成年后骨处于改建缓慢的相对静止阶段,骨祖细胞相对较少,不再排列成层,而是分散附着于骨的表面,变为梭形,与结缔组织中的成纤维细胞很难区别。当骨受损后,这些细胞又恢复造骨的能力,变为典型的成骨细胞,参与新的骨质形成。由于骨外膜内层有成骨能力,故又称生发层或成骨层。

2.骨内膜

骨内膜是一薄层含细胞的结缔组织,衬附于骨干和骨骺的骨髓腔面及所有骨单位中央管的内表面,并且相互连续。骨内膜非常薄,不分层,由一层扁平的骨祖细胞和少量的结缔组织构成,并和穿通管内的结缔组织相连续。非改建期骨的骨内膜表面覆有一层细胞称为骨衬细胞,细胞表型不同于成骨细胞。一般认为它是静止的成骨细胞,在适当刺激下,骨衬细胞可再激活成为有活力的成骨细胞。

骨膜的主要功能是营养骨组织,为骨的修复或生长不断提供新的成骨细胞。骨膜具有成骨和成软骨的双重潜能,临床上利用骨膜移植,已成功治疗骨折延迟愈合或不愈合、骨和软骨缺损、腭裂和股骨头缺血性坏死等疾病。骨膜内有丰富的游离神经末梢,能感受痛觉。

（四）骨髓

松质骨的腔隙彼此通连,其中充满小血管和造血组织,称为骨髓。在胎儿和幼儿期,全部骨髓呈红色,称红骨髓。红骨髓有造血功能,内含发育阶段不同的红骨髓和某些白细胞。约在5岁以后,长骨骨髓腔内的红骨髓逐渐被脂肪组织代替,呈黄色,称黄骨髓,失去造血活力,但在慢性失血过多或重度贫血时,黄骨髓可逐渐转化为红骨髓,恢复造血功能。在椎骨、髂骨、肋骨、胸骨及肱骨和股骨等长骨的骨骺内终身都是红骨髓,因此临床常选髂前上棘或髂后上棘等处进行骨髓穿刺,检查骨髓象。

（侯军华）

第二节　骨的发生、成长和维持

一、骨的胚胎发育

（一）细胞来源

骨组织中的细胞来源于3种不同的胚原细胞谱系:①神经嵴细胞(形成颅面骨骼);②生骨节细胞(形成中轴骨);③中胚层细胞(形成骨的附件)。

骨组织中的两种主要细胞系(破骨性谱系细胞和成骨性谱系细胞)的来源不同,破骨性谱系细胞来源于生血性干细胞,成骨性谱系细胞来源于间充质干细胞。间充质干细胞经过非对称性分裂、增殖,生成各种类型的间充质前身细胞,最后形成成骨细胞、成脂肪细胞、成软骨细胞、成肌细胞和成纤维细胞。成骨性谱系细胞分化增殖的不同时期受不同转录调节因子的调节,并表达不同的基因产物。其中的转录调节因子大致有以下几类:转录因子、激素、生长因子、细胞因子及其受体,抗增殖蛋白及骨的基质蛋白质等。

(二)骨骼生成分期

骨骼生成可分为以下四期:①胚胎细胞向骨骼生成部位移行期;②上皮细胞-间充质细胞相互作用期;③致密体形成期;④成软骨细胞和成骨细胞分化与增殖期。

由软骨板起源发育成骨骼的过程称为软骨内成骨,不仅生成骨骼,而且还是出生后个体骨构塑和骨折修复的重要方式之一。膜内成骨过程无软骨胚基的参与,直接由骨化中心的间充质细胞致密化并转型为成骨细胞而形成骨组织。成骨细胞发育的调节机制尚未阐明。研究表明,核结合因子 a_1 是调节成骨细胞生成的关键因子,它可调节骨钙素基因表达。

二、骨的发生

骨来源于胚胎时期的间充质,骨的发生有两种方式:一种是膜内成骨,即在原始的结缔组织内直接成骨;另一种是软骨内成骨,即在软骨内成骨。虽然发生方式不同,但骨组织发生的过程相似,都包括了骨组织形成和骨组织吸收两个方面。

(一)骨组织发生的基本过程

骨组织发生的基本过程包括骨组织形成和吸收两方面的变化,成骨细胞与破骨细胞通过相互调控机制,共同完成骨组织的形成和吸收。

1.骨组织的形成

骨组织的形成经过两个步骤,首先是形成类骨质,即骨祖细胞增殖分化为成骨细胞,成骨细胞产生类骨质。成骨细胞被类骨质包埋后转变为骨细胞,然后类骨质钙化为骨质,从而形成了骨组织。在形成的骨组织表面又有新的成骨细胞继续形成类骨质,然后矿化,如此不断地进行。在新骨组织形成的同时,原有骨组织的某些部分又被吸收。

2.骨组织的吸收

骨组织形成的同时,原有骨组织的某些部位又可被吸收,即骨组织被侵蚀溶解,在此过程中破骨细胞起主要作用,称为破骨细胞性溶骨。破骨细胞溶骨过程包括 3 个阶段:首先是破骨细胞识别并黏附于骨基质表面;然后细胞产生极性,形成吸收装置并分泌有机酸和溶酶体酶;最后使骨矿物质溶解和有机物降解。

(二)骨发生的方式

自胚胎第 7 周以后开始出现膜内成骨和软骨内成骨。

1.膜内成骨

膜内成骨是指在原始的结缔组织内直接成骨。颅的一些扁骨,如额骨和顶骨及枕骨、颞骨、上颌骨和下颌骨的一部分,还有长骨的骨领和短骨等,这些骨的生长都是膜内成骨方式。

在将来要成骨的部位,间充质首先分化为原始结缔组织膜,然后间充质细胞集聚并分化为骨祖细胞,后者进一步分化为成骨细胞。成骨细胞产生胶原纤维和基质,细胞间隙充满排列杂乱的纤细胶原纤维束,并包埋于薄层凝胶样的基质中,即类骨质形成。嗜酸性的类骨质呈细条索状,分支吻合成网。由于类骨质形成在血管网之间,靠近血管大致呈等距离的沉积,不久类骨质矿化,形成原始骨组织,即称骨小梁。最先形成骨组织的部位,称为骨化中心。骨小梁形成后,来自骨祖细胞的成骨细胞排列在骨小梁表面,产生新的类骨质,使骨小梁增长、加粗。一旦成骨细胞耗竭,立即由血管周围结缔组织中的骨祖细胞增殖、分化为成骨细胞。膜内成骨是从骨化中心向四周呈放射状地生长,最后融合起来,取代了原来的原始结缔组织,成为由骨小梁构成的海绵状原始松质骨。在发生密质骨的区域,成骨细胞在骨小梁表面持续不断产生新的骨组织,直到血管周围的大部分空隙消失为止。与此同时,骨小梁内的胶原纤维由不规则排列逐渐转变为有规律地排列。在松质骨将保留的区域,骨小梁停止增厚,位于其间的具有血管的结缔组织,则逐渐转变为造血组织,骨周围的结缔组织则保留成为骨外膜。骨生长停止时,留在内、外表面的成骨细胞转变为成纤维细胞样细胞,并作为骨内膜和骨外膜的骨衬细胞而保存。在修复时,骨衬细胞的成骨潜能再被激活,又再成为成骨细胞。胎儿出生前,顶骨的外形初步建立,两块顶骨之间留有窄缝,由原始结缔组织连接。顶骨由一层初级密质骨和骨膜构成。

2.软骨内成骨

软骨内成骨是指在预先形成的软骨雏形的基础上,将软骨逐渐替换为骨。人体的大多数骨,如四肢长骨、躯干骨和部分颅底骨等,都以此种方式发生。

软骨内成骨的基本步骤:①软骨细胞增生、肥大,软骨基质钙化,致使软骨细胞退化死亡;②血管和骨祖细胞侵入,骨祖细胞分化为成骨细胞,并在残留的钙化软骨基质上形成骨组织。主要过程如下。

(1)软骨雏形:形成在将要发生长骨的部位,间充质细胞聚集、分化形成骨祖细胞,后者继而分化为成软骨细胞,成软骨细胞进一步分化为软骨细胞。软骨细胞分泌软骨基质,细胞自身被包埋其中,于是形成一块透明软骨,其外形与将要形成的长骨相似,故称为软骨雏形。周围的间充质分化为软骨膜。已成形的软骨雏形通过间质性生长不断加长,通过附加性生长逐渐加粗。骨化开始后,雏形仍继续其间质性生长,使骨化得以持续进行,因此软骨的加长是骨加长的先决条件。软骨的生长速度与骨化的速度相适应,否则可能导致骨的发育异常。

(2)骨领形成:在软骨雏形中段,软骨膜内的骨祖细胞增殖分化为成骨细胞,后者贴附在软骨组织表面形成薄层原始骨组织。这层骨组织呈领圈状围绕着雏形中段,故名骨领。骨领形成后,其表面的软骨膜即改名骨膜。

(3)初级骨化中心:与骨髓腔形成软骨雏形中央的软骨细胞停止分裂,逐渐蓄积糖原,细胞体积变大而成熟。成熟的软骨细胞能分泌碱性磷酸酶,由于软骨细胞变大,占据较大空间,其周围的软骨基质相应变薄。当成熟的软骨细胞分泌碱性磷酸酶时,软骨基质钙化,成熟的软骨细胞因缺乏营养而退化死亡,软骨基质随之崩溃溶解,出现大小不一的空腔。随后,骨膜中的血管连同结缔组织穿越骨领,进入退化的软骨区。破骨细胞、成骨细胞、骨祖细胞和间充质细胞随之进入。破骨细胞消化分解退化的软骨,形成许多与软骨雏形长轴一致的隧道。成骨细胞贴附于残存的软骨基质表面成骨,形成以钙化的软骨基质为中轴、表面附以骨组织的条索状结构,称为初级骨小梁。出现初级骨小梁的部位为初级骨化中心。初级骨小梁之间的腔隙为初级骨髓腔,间充质细胞在此分化为网状细胞。造血干细胞进入并增殖分化,从而形成骨髓。

初级骨化中心形成后,骨化将继续向软骨雏形两端扩展,初级骨小梁也将被破骨细胞吸收,使许多初级骨髓腔融合成一个较大的腔,即骨髓腔,其内含有血管和造血组织。在此过程中,雏形两端的软骨不断增生,邻接骨髓腔处不断骨化,从而使骨不断加长。

(4)次级骨化中心:出现在骨干两端的软骨中央,此处将形成骨骺。出现时间因骨而异,大多在出生后数月或数年。次级骨化中心成骨的过程与初级骨化中心相似,但是它们的骨化是呈放射状向四周扩展,供应血管来自软骨外的骺动脉。最终由骨组织取代软骨,形成骨骺。骨化完成后,骺端表面残存的薄层软骨即为关节软骨。在骨骺与骨干之间仍保存一片盘形软骨,称为骺板。

三、骨的生长与改建

(一)骨的生长

在骨的发生过程中和发生后,骨仍不断生长,具体表现在加长和增粗两个方面。

1.加长

长骨的变长主要是由于骺板的成骨作用,此处的软骨细胞分裂增殖,并从骨骺侧向骨干侧不断进行软骨内成骨过程,使骨的长度增加,故骺板又称生长板。从骨骺端的软骨开始,到骨干的骨髓腔,骺板依次分为 4 个区。

(1)软骨储备区:此区紧靠骨骺,软骨细胞分布在整个软骨的细胞间组织。软骨细胞较小,呈圆形或椭圆形,分散存在,软骨基质呈弱嗜碱性。此区细胞不活跃,处于相对静止状态,是骺板幼稚软骨组织细胞的前体(细胞生发层)。

(2)软骨增生区:由柱状或楔形的软骨细胞堆积而成。同源细胞群成单行排列,形成一串串并列纵形的软骨细胞柱。细胞柱的排列与骨的纵轴平行。每一细胞柱有数个至数十个细胞。软骨细胞生长活跃,数目多,有丰富的软骨基质与胶原纤维,质地较坚韧。

(3)软骨钙化区:软骨细胞以柱状排列为主。软骨细胞逐渐成熟与增大,变圆,并逐渐退化死亡。软骨基质钙化,呈强嗜碱性。

(4)成骨区:钙化的软骨基质表面有骨组织形成,构成条索状的初级骨小梁。这是因为增生区和钙化区的软骨细胞呈纵形排列,细胞退化死亡后留下相互平行的纵形管状隧道。因此,形成的初级骨小梁均呈条索状,在长骨的纵形切面上,似钟乳石样悬挂在钙化区的底部。在钙化的软骨基质和初级骨小梁表面都可见到破骨细胞,这两种结构最终都会被破骨细胞吸收,从而使骨髓腔向长骨两端扩展。新形成的骨小梁和软骨板融合在一起,此区是骨骺与骨干连接的过渡区,软骨逐渐被骨所代替(干骺端)。

以上各区的变化是连续进行的,而且软骨的增生、退化及成骨在速率上保持平衡。这就保证了在骨干长度增加的同时,骺板能保持一定的厚度。到 17~20 岁,骺板增生减缓并最终停止,导致骺软骨完全被骨组织取代,在长骨的干、骺之间留下线性痕迹,称骺线。此后,骨再不能纵向生长。

2.增粗

骨外膜内层骨祖细胞分化为成骨细胞,以膜内成骨的方式,在骨干表面添加骨组织,使骨干变粗。而在骨干的内表面,破骨细胞吸收骨小梁,使骨髓腔横向扩大。骨干外表面的新骨形成速度略快于骨干的吸收速度,这样骨干的密质骨会适当增厚。到 30 岁左右,长骨不再增粗。

(二)骨的改建

骨的生长既有新的骨组织形成,又伴随着原有骨组织的部分被吸收,使骨在生长期间保持一定的形状。同时在生长过程中还进行一系列的改建活动,外形和内部结构不断地变化,使骨与整个机体的发育和生理功能相适应。在骨生长停止和构型完善后,骨仍需不断进行改建。

1.骨改建过程

骨改建是局部旧骨的吸收并代之以新骨形成的过程。帕菲特(Parfitt)将正常成人的骨改建过程按程序分为五期:静止期、激活期、吸收期、逆转期和成骨期。

(1)静止期:骨改建发生于骨表面,即骨外膜和骨内膜处(包括骨小梁的表面、中央管和穿通管的内表面及骨髓腔面)。

(2)激活期:骨改建的第一步是破骨细胞激活,包括破骨细胞集聚、趋化和附着骨表面等一系列细胞活动过程。

(3)吸收期:破骨细胞沿骨表面垂直方向进行吸收,骨细胞也参与骨吸收,吸收后的骨表面形态不一,在吸收腔表面和整个吸收区均存在细丝状的胶原纤维。

(4)逆转期:从骨吸收转变为骨形成的过程为逆转期,结构特征是吸收腔内无破骨细胞,而出现一种单核性细胞。

(5)成骨期:吸收腔内出现成骨细胞标志成骨期开始。在骨形成最旺盛阶段,表面有相互平行的层状胶原纤维及突出于表面的类骨质。

2.长骨的外形改建

长骨的骨骺和干骺端(骺板成骨区)呈圆锥形,比圆柱形的骨干粗大。改建过程中,干骺端骨外膜深层的破骨细胞十分活跃,进行骨吸收,而骨内膜面的骨组织生成比较活跃,结果是近骨干一侧的直径逐渐变小,成为新一段圆柱形骨干,新增的骨干两端又形成新的干骺端,如此不断地进行,直到长骨停止增长。

3.长骨的内部改建

最初形成的原始骨小梁,纤维排列较乱,含骨细胞较多,支持性能较差,经过多次改建后才具有整齐的骨板,骨单位也增多,骨小梁依照张力和应力线排列,以适应机体的运动和负重。骨单位是长骨的重要支持性结构,它在1岁后才开始出现,此后不断增多和改建,增强长骨的支持力。原始骨单位逐渐被次级骨单位取代,初级密质骨改建为次级密质骨,过程如下:在最早形成原始骨单位的部位,骨外膜下的破骨细胞进行骨吸收,吸收腔扩大,在骨干表面形成许多向内凹陷的纵形沟,沟的两侧为嵴,骨外膜的血管及骨祖细胞随之进入沟内。嵴表面的骨外膜内含有骨祖细胞,逐步形成骨组织,使两侧嵴逐渐靠拢融合形成纵形管。管内骨祖细胞分化为成骨细胞,并贴附于管壁,由外向内形成同心圆排列的哈弗斯骨板。其中轴始终保留含血管的通道,即哈弗斯管(中央管),含有骨祖细胞的薄层结缔组织贴附于中央管内表面,成为骨内膜。至此,次级骨单位形成。在改建过程中,大部分原始骨单位被消除,残留的骨板成为间骨板。骨的内部改建是终身不断进行的。在长骨原始骨单位改建中,骨干表面与中央管之间留下的一些来自骨外膜血管的通道,即为穿通管,其周围无环形骨板包绕。在次级骨单位最先形成的一层骨板与吸收腔之间总是存在一明显的界限,即黏合线。成年时,长骨不再增粗,其内外表面分别形成永久性内外环骨板,骨单位的改建就在内外环骨板之间进行。

人一生中骨的改建是始终进行的,幼年时骨的建造速率大于吸收,成年人渐趋于平衡,老年人骨质的吸收速率则往往大于建造,使骨质变得疏松,坚固性与支持力也减弱。

(张　军)

第三节 肌肉、神经的构造和生理

一、骨骼肌的构造与功能

骨骼肌是运动系统的动力部分,绝大多数附着于骨骼,在人体内分布广泛,有 600 多块。

(一)骨骼肌的形态和构造

每块骨骼肌包括肌腹和肌腱两部分。肌腹主要由肌纤维组成;肌腱主要由平行排列的致密胶原纤维束构成,色白、强韧而无收缩功能,位于肌腹的两端,其抗张强度为肌腹的112~233 倍。肌腹借肌腱附着于骨骼。

肌的形态多样,按其外形大致可分为长肌、短肌、扁肌和轮匝肌 4 种。根据肌束方向与肌长轴的关系可分为与肌束平行排列的梭形肌或菱形肌,如缝匠肌、肱二头肌;半羽状排列的如半膜肌、指伸肌;羽状排列的如股直肌;多羽状排列的如三角肌、肩胛下肌;还有放射状排列的如斜方肌等。

(二)肌的辅助装置

在肌的周围有辅助装置协助肌的活动,具有保持肌的位置、减少运动时的摩擦和保护等功能,包括滑膜、滑膜囊、腱鞘和籽骨等。

1.筋膜

筋膜分浅筋膜和深筋膜。

(1)浅筋膜:又称皮下筋膜,位于真皮之下,由疏松结缔组织构成,浅动脉、皮下静脉、皮神经、淋巴管行走于浅筋膜内。

(2)深筋膜:又称固有筋膜,由致密结缔组织构成,位于浅筋膜的深面,包括体壁、四肢的肌肉和血管、神经等。

2.滑膜囊

滑膜囊为封闭的结缔组织囊,壁薄,内有滑液,多位于腱与骨面相接触处,以减少两者之间的摩擦。有的滑膜囊在关节附近和关节腔相通。

3.腱鞘

腱鞘是包围在肌腱外面的鞘管,存在于活动性较大的部位,如腕、踝、手指和足趾等处。腱鞘可分为纤维层和滑膜层两部分。腱鞘的纤维层又称腱纤维鞘,位于外层,为深筋膜增厚所形成的骨性纤维性管道,起滑车和约束肌腱的作用。腱鞘的滑膜层,又称腱滑膜鞘,位于腱纤维鞘内,是由滑膜构成的双层圆筒形的鞘。鞘的内层包在肌腱的表面,称为脏层;外层贴在腱鞘纤维层的内面和骨面,称为壁层。

4.籽骨

籽骨在肌腱内发生,直径一般只有几毫米,髌骨例外,为全身最大的籽骨。籽骨多在手掌面或足趾面的肌腱中,位于肌腱面对关节的部位,或固定于肌腱以锐角绕过骨面处。

(三)组织结构

组织结构由肌细胞组成,肌细胞间有少量的结缔组织、血管、淋巴管及神经。肌细胞因呈细长纤维形,又称为肌纤维,其细胞膜称肌膜,细胞质称肌质。致密结缔组织包裹在整块肌肉外面形成肌外膜。肌外膜的结缔组织伸入肌肉内,分隔包裹形成肌束,包裹肌束的结缔组织称肌束膜,分布在每条肌纤维外面的结缔组织称肌内膜。

1.光镜结构

骨骼肌纤维呈长圆柱形,是多核细胞,一条肌纤维内含有几十个甚至几百个核,核呈扁椭圆形,位于肌膜下方。在肌质中有沿肌纤维长轴平行排列的肌原纤维,细丝状,每条肌原纤维上都有明暗相间的带,各条肌原纤维的明带和暗带都准确地排列在同一平面上,构成骨骼肌纤维明暗相间的周期性横纹。明带又称 I 带,暗带又称 A 带,暗带中央有一条浅色窄带,称 H 带,H 带中央有一条深色的 M 线。明带中央有一条深色的 Z 线。相邻两条 Z 线之间的一段肌原纤维称为肌节。肌节递次排列构成肌原纤维,是骨骼肌纤维结构和功能的基本结构。

2.超微结构

(1)肌原纤维:肌原纤维由粗细两种肌丝构成,沿肌原纤维的长轴排列。粗肌丝位于肌节中部,两端游离,中央借 M 线固定。细肌丝位于肌节两侧,一端附着于 Z 线,另一端伸至粗肌丝之间,与之平行走行,其末端游离,止于 H 带的外侧。明带仅由细肌丝构成,H 带仅由粗肌丝构成,H 带两侧的暗带两种肌丝皆有。细肌丝由肌动蛋白、原肌球蛋白和肌钙蛋白组成。粗肌丝由肌球蛋白分子组成。

(2)横小管:横小管是肌膜向肌质内凹陷形成的管状结构,其走向与肌纤维长轴垂直,位于暗带与明带交界处。同一平面上的横小管分支吻合,环绕每条肌原纤维,可将肌膜的兴奋迅速传导至肌纤维内部。

(3)肌质网:肌质网是肌纤维中特化的滑面内质网,位于横小管之间。其中部纵形包绕每条肌原纤维,称纵小管;两端扩大呈扁囊状,称终池。每条横小管与两侧的终池组成三联体,在此部位将兴奋从肌膜传递到肌质网膜。肌质网膜上有钙泵和钙通道。

3.收缩原理

骨骼肌纤维的收缩机制为肌丝滑动原理,主要过程:①运动神经末梢将神经冲动传递给肌膜;②肌膜的兴奋经横小管传递给肌质网,大量 Ca^{2+} 涌入肌质;③Ca^{2+} 与肌钙蛋白结合,肌钙蛋白、原肌球蛋白发生构型或位置变化,暴露出肌动蛋白上与肌球蛋白头部的结合位点,两者迅速结合;④ATP 被分解并释放能量,肌球蛋白的头及杆发生屈曲转动,将肌动蛋白向 M 线牵引;⑤细肌丝在粗肌丝之间向 M 线滑动,明带缩短,肌节缩短,肌纤维收缩;⑥收缩结束后,肌质内的 Ca^{2+} 被泵回肌质网,肌钙蛋白等恢复原状,肌纤维松弛。

二、神经组织的构造与功能

神经系统包括中枢部和周围部,前者包括脑和脊髓,也称中枢神经系统,含有绝大多数神经元的胞体。周围部是指与脑和脊髓相连的神经,即脑神经、脊神经和内脏神经,又称周围神经系统,主要由感觉神经元和运动神经元的轴突组成。

神经组织由神经细胞和神经胶质细胞组成,神经细胞也称神经元,具有接受刺激、整合信息和传导冲动的能力。神经胶质细胞对神经元起支持、保护、营养和绝缘等作用。

(一)神经元的结构

1.胞体

(1)细胞核:位于胞体中央,大而圆,核膜明显,染色质多,核仁大而圆。

（2）细胞质：特征性结构为尼氏体和神经原纤维。

（3）细胞膜：可兴奋膜，具有接受刺激、处理信息、产生和传导神经冲动的功能。

2.树突

每个神经元有一至多个树突，起接受刺激的功能。

3.轴突

每个神经元只有一个轴突，轴突末端的分支较多，形成轴突终末。轴突与胞体之间进行着物质交换，轴突内的物质运输称轴突运输。

（二）突触

神经元与神经元之间，或神经元与效应细胞之间传递信息的部位称为突触。突触也是一种细胞连接方式，最常见的是一个神经元的轴突终末与另一个神经元的树突、树突棘或胞体连接，分别形成轴-树突触、轴-棘突触或轴-体突触。一个神经元可以通过突触把信息传递给许多其他神经元或效应细胞，如一个运动神经元可同时支配上千条骨骼肌纤维。

（三）神经胶质细胞

1.中枢神经系统的神经胶质细胞

（1）星形胶质细胞是最大的一种神经胶质细胞。在脑和脊髓损伤时，星形胶质细胞可以增生，形成胶质瘢痕填补缺损。

（2）少突胶质细胞分布于神经元胞体附近及轴突周围，是中枢神经系统的髓鞘形成细胞。

（3）小胶质细胞是最小的神经胶质细胞。当神经系统损伤时，小胶质细胞可转变为巨噬细胞，吞噬死亡细胞的碎屑。

（4）室管膜细胞衬在脑室和脊髓中央管的腔面，形成单层上皮，称为室管膜。

2.周围神经系统的神经胶质细胞

（1）施万细胞参与周围神经系统中神经纤维的构成。

（2）卫星细胞是神经节内包裹神经元胞体的一层扁平或立方形细胞。

（四）周围神经系统

周围神经系统的神经纤维集合在一起，构成神经，分布到全身各器官。包裹在一条神经表面的结缔组织称为神经外膜。一条神经通常含若干条神经纤维束，其表面有神经束膜上皮，是由几层扁平的上皮细胞围绕形成。神经束膜上皮和束间的结缔组织共同构成神经束膜。在神经纤维束内，每条神经纤维表面的薄层结缔组织称神经内膜。在这些结缔组织中都存在小血管和淋巴管。

1.神经纤维

由神经元的长轴突及包绕它的神经胶质细胞构成。根据神经胶质细胞是否形成髓鞘，可将其分为有髓神经纤维和无髓神经纤维两类。

（1）有髓神经纤维：施万细胞为长卷筒状，一个接一个套在轴突外面，相邻的施万细胞不完全连接，于神经纤维上这一部分较狭窄，称郎飞结，在这一部位的轴膜部分裸露。相邻两个郎飞结之间的一段神经纤维称结间体。在有髓神经纤维的横切面上，施万细胞可分为3层，中层为多层细胞膜同心卷绕形成的髓鞘，以髓鞘为界胞质分为内侧胞质和外侧胞质。髓鞘的化学成分主要是脂蛋白，称髓磷脂。

（2）无髓神经纤维：施万细胞为不规则的长柱状，表面有数量不等、深浅不同的纵形凹沟，纵沟内有较细的轴突，施万细胞的膜不形成髓鞘包裹它们。因此，一条无髓神经纤维可含多条轴突。由于相邻的施万细胞衔接紧密，故无郎飞结。

2.神经末梢

神经末梢是周围神经纤维的终末部分,形成各种末梢装置,按功能分为感觉神经末梢和运动神经末梢两大类。

(1)感觉神经末梢:感觉神经元(假单极神经元)周围突的末端,通常和周围的其他组织共同构成感受器。①游离神经末梢:由较细的有髓或无髓神经纤维的终末反复分支而成。②触觉小体:分布在皮肤的真皮乳头处,以手指掌面最多。③环层小体:广泛分布在皮下组织、腹膜、肠系膜、韧带和关节囊等处。④肌梭:分布在骨骼肌内的梭形结构。

(2)运动神经末梢:运动神经元的轴突在肌组织和腺体的终末结构,支配肌纤维的收缩,调节腺细胞的分泌,可分为躯体运动神经末梢和内脏运动神经末梢两类。①躯体运动神经末梢:分布于骨骼肌,位于脊髓前角或脑干的运动神经元胞体发出的长轴突,抵达骨骼肌时失去髓鞘,轴突反复分支;每一分支形成葡萄状终末,并与骨骼肌纤维建立突触连接,此连接区域呈椭圆形板状隆起,称为运动终板或神经肌连接。一个运动神经元及其支配的全部骨骼肌纤维合称一个运动单位。②内脏运动神经末梢:分布于心肌、各种内脏及血管的平滑肌和腺体等处。

3.神经节

在周围神经系统中,神经元胞体聚集构成了神经节。神经节包括脑神经节、脊神经节和内脏运动神经节。

(1)脑神经节连于脑神经,周围有结缔组织被膜。

(2)脊神经节在椎管内连于脊神经后根,也称背根神经节,表面有结缔组织被膜与脊神经膜相续。

(3)内脏运动神经节大小形态各异,表面也有结缔组织被膜,并向内伸展成支架。

4.周围神经再生

神经纤维因外伤或其他原因与胞体离断,则发生破坏和死亡,称为神经纤维溃变。神经纤维的溃变发生在与胞体离断数小时以后,此时的轴突和髓鞘末梢部分先出现膨胀,继而出现崩裂,溃解成碎片、小滴状,也称 Weller 变性。

神经纤维再生一般发生在损伤后的第2~3周,损伤的神经纤维胞体中的尼氏体逐渐恢复正常形态,胞核回到中央,与胞体相连的损伤神经轴突由损伤的近侧段向远侧生出数条幼芽,这些幼芽部分穿过损伤处的组织缝隙,并沿施万细胞索向远侧生长,最后到达原来所分布的组织器官,其余的幼芽分支则退化或消失。沿施万细胞索生长的轴突幼芽继续增粗,髓鞘也逐渐形成,神经纤维的功能逐渐恢复,此时神经纤维的再生过程初步完成,但有的幼芽进入神经的结缔组织内,形成神经瘤。

（张　军）

第四节　骨和软骨的损伤修复

一、骨的损伤修复——骨折愈合

骨折通常可分为外伤性骨折和病理性骨折两大类。骨的再生能力很强,经过良好复位后的单纯性、外伤性骨折,几个月内便可完全愈合,恢复正常的结构和功能。骨外膜、内膜中骨母细胞的增生和新骨质的产生是骨折愈合的基础。骨折愈合过程与软组织的愈合不同,软组织主要通过纤维组织完成愈合过程,而骨折愈合还需使纤维组织继续转变为骨来完成骨愈合过程。

(一)骨折愈合过程

实验结果表明,骨折愈合过程可分为以下几个阶段。

1.血肿形成

骨组织和骨髓都有丰富的血管,在骨折的两端及其周围伴有大量出血,形成血肿,6～8小时内形成含有纤维蛋白网架的血凝块,纤维蛋白网架被认为是纤维细胞长入血肿的支架。血肿周围的吞噬细胞、毛细血管和幼稚的结缔组织很快长入血肿,后者主要分化为产生胶原纤维的成纤维细胞,与此同时常出现轻度的炎症反应。由于骨折伴有血管断裂,在骨折早期,常可见到骨髓组织的坏死。骨皮质亦可发生坏死,如果坏死灶较小,可被破骨细胞吸收;如果坏死灶较大,可形成游离的死骨片。

2.纤维性骨痂

骨痂形成于骨折后的2～3天,血肿被清除机化,新生血管长入,血管周围大量间质细胞增生,形成肉芽组织,血肿开始由肉芽组织取代,继而发生纤维化,形成纤维性骨痂,或称暂时性骨痂,肉眼及X线检查见骨折局部呈梭形肿胀。约1周,上述增生的肉芽组织及纤维组织可进一步分化,形成透明软骨。透明软骨的形成一般多见于骨外膜的骨痂区,骨髓内骨痂区则少见。

3.骨性骨痂形成

骨折后的新骨形成,始于骨折后7～10天。上述纤维性骨痂逐渐分化出骨母细胞,并形成类骨组织,以后出现钙盐沉积,类骨组织转变为编织骨。纤维性骨痂中的软骨组织也经软骨化骨过程演变为骨组织,至此形成骨性骨痂。

按照骨痂的细胞来源及部位不同,可将骨痂分为外骨痂和内骨痂。外骨痂是由骨外膜的内层,即成骨细胞增生,形成梭形套状,包绕骨折断端。在长骨骨折时以外骨痂形成为主。内骨痂由骨内膜细胞及骨髓未分化间叶细胞演变为骨母细胞,形成编织骨。

从部位来说,骨痂可分为骨外膜骨痂、桥梁骨痂、连接骨痂和封闭骨痂。在血肿机化之前,来自骨外膜的成骨细胞只能绕过血肿,沿其外围与骨折线两端的外骨痂相连的骨痂称为桥梁骨痂。随着血肿的机化,纤维组织经软骨骨化,使内外骨痂相连,称之为连接骨痂。大约在2周内,髓腔损伤区大部分被成纤维细胞样的肉芽组织填充,逐渐转化为海绵质骨,由海绵质骨形成的新骨,从骨折两端开始,横过髓腔,称之为封闭骨痂。

4.骨痂改建或再塑

编织骨由于结构不够致密,骨小梁排列紊乱,故仍未达到正常功能需要。为了适应骨活动时所受应力,编织骨经过进一步改建成为成熟的板层骨,皮质骨和髓腔的正常关系及骨小梁正常的排列结构也重新恢复。改建是在破骨细胞的骨质吸收及骨母细胞的新骨质形成的协调作用下完成的。

骨折愈合过程中塑形,在骨愈合过程中已开始,在骨折愈合后仍持续较长的一段时间,最初塑形较快,当骨折牢固愈合后逐渐变慢。要使骨折愈合处塑造结实,髓腔再通,骨髓组织恢复,骨折线消失,恢复以前的正常结构,通常要几个月甚至几年。

(二)影响骨折愈合的因素

凡影响创伤愈合的全身及局部因素对骨折愈合都起作用。

1.全身因素

主要有年龄、营养因素,以及某些疾病如骨软骨病、糖尿病、维生素 C 缺乏症、梅毒、老年性骨质疏松症等。

2.局部因素

(1)局部血液供应:影响骨折愈合最根本的因素是局部的血液供应。一切影响血液供应的因素,都会直接影响骨折愈合过程。

(2)局部损伤程度:损伤严重的骨折,周围软组织损伤也较重,对周围组织和骨折断端血供影响较大,加重了骨断端的坏死程度,局部创伤性炎症改变较重,骨折愈合较慢。

(3)骨折断端的及时、正确的复位:完全性骨折由于肌肉的收缩,常常发生错位或有其他组织、异物的嵌塞,可使愈合延迟或不能愈合。及时、正确的复位是为以后骨折完全愈合创造必要的条件。

(4)骨折断端的及时、牢靠的固定:骨折断端即便已经复位,由于肌肉活动仍可错位,因而复位后的及时、牢靠的固定(如打石膏、小夹板或髓腔克氏针固定)更显重要,一般要固定到骨性骨痂形成后。骨折可靠的固定,可使骨折愈合在良好的功能位置。

(5)感染:感染是影响骨折愈合的重要因素之一。感染加重了骨的坏死程度,使骨折愈合过程受到干扰,可导致骨折延迟愈合或不愈合。

此外,应早日进行全身和局部功能锻炼,保持局部良好的血液供应。由于骨折后常需复位、固定及卧床,虽然有利于局部愈合,但长期卧床,血供不良,又会延迟愈合。局部长期固定不动也会引起骨及肌肉的失用性萎缩、关节强直等不利后果。为此,在不影响局部固定的情况下,应尽早离床活动。

骨折愈合障碍者,有时新骨形成过多,形成赘生骨痂,愈合后有明显的骨变形,影响功能的恢复。有时纤维性骨痂不能变成骨性骨痂,并出现裂隙,骨折两端仍能活动,形成假关节。

(三)病理性骨折

病理性骨折是指已有病变的骨,在通常不足以引起骨折的外力作用下发生的骨折,或没有任何外力而发生的自发性骨折。

1.骨的原发性或转移性肿瘤

骨的原发性或转移性肿瘤是病理性骨折最常见的原因,原发性骨肿瘤如多发性骨髓瘤、骨巨细胞瘤及骨肉瘤等,转移性骨肿瘤有转移性肾癌、乳腺癌、肺癌、甲状腺癌及神经母细胞瘤等。

2.骨质疏松

老年、各种营养不良和内分泌等因素可引起全身性骨质疏松,表现为骨皮质萎缩变薄,骨小梁变细、数量减少。肢体瘫痪、长期固定或久病卧床等可引起局部失用性骨质疏松。

3.内分泌紊乱

由甲状旁腺腺瘤或增生引起的甲状旁腺功能亢进,可导致骨的脱钙及大量破骨细胞堆积,骨小梁为纤维组织所取代。

4.骨的发育障碍

如先天性成骨不全。

二、软骨的损伤修复

一般认为成熟的软骨细胞在损伤后不能再生,因此修复能力有限。软骨再生起始于软骨膜的增生,这些增生的幼稚细胞形似成纤维细胞,以后逐渐变为软骨母细胞,并形成软骨基质,细胞被埋在软骨陷窝内变为静止的软骨细胞。软骨的修复表现为瘢痕形成与软骨肥厚,损伤部位附近的软骨细胞可增生成群。幼稚的软骨细胞可产生大量糖蛋白,但新生的胶原不足以修复成熟软骨裂伤所形成的缺损。

关节软骨损伤或缺损时,其修复过程有两种形式:①软骨层部分缺损,对于这类缺损,修复过程极为缓慢,不能达到软骨面平整的结果;②软骨全层缺损,其修复主要靠深层松质骨,即经由纤维结缔组织变为纤维软骨,有的最终也可变为透明软骨。软骨组织缺损较大时由纤维组织参与修补。

在骨关节炎、类风湿关节炎或其他关节病时,修复往往慢于破坏。关节炎晚期、关节内骨折和软骨下骨被刮除或钻孔后,关节软骨可被来自松质骨或滑膜血管翳的纤维软骨所代替。

随着年龄增长,关节软骨出现较明显凹陷,混浊并有小的糜烂,软骨厚度有所减少。形态学上,脂质空泡与微丝纤维有所增加,而糖蛋白与胶原之合成率则保持不变。随着年龄增长,细胞外脂质浓度有所增加,胶原的交叉链也可能有轻微变化。

（潘朝晖）

第二章

膝关节单髁置换术

第一节　单髁置换术的手术适应证和患者选择

一、概述

　　膝关节骨关节炎是引起中老年人膝关节疼痛和功能障碍的常见疾病,是膝关节置换的主要适应证。超过 60% 膝关节骨关节炎患者的病变仅仅累及内侧间室,这种单间室的骨关节炎在亚洲人群和南地中海人群中的发病率往往较高,可能是因为它们的胫骨内翻角(tibia bone varus angle,TBVA)(图 2-1)较大的缘故,同时这种仅仅累及内侧间室的病变可能会在患者身上持续多年。通常,下肢的机械轴线处于膝关节中心偏内侧,行走时身体的重量施加在内侧的负荷要高于外侧,而单足站立时有 70% 的负荷处于内侧间室。正常下肢的解剖轴线(股骨和胫骨解剖轴夹角)存在 5°左右的生理外翻,在膝关节内翻畸形时,随着下肢机械轴线内移和内翻活动的增加,膝关节内侧间室的压力会显著增加。如果膝关节内翻畸形为 6°时,内侧负荷比例会高达 90%。

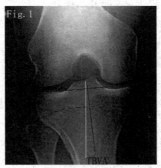

图 2-1　膝关节标准的前后位像

　　内侧间室压力过大将导致内侧间室出现骨关节炎:内侧间室软骨逐步磨损,关节间隙逐步变窄,外侧韧带和前交叉韧带(anterior cruciate ligament,ACL)的张力逐渐增加。随着疾病的进展,外侧韧带逐渐松弛(尤其是髂胫束),膝关节出现不稳定和半脱位。股骨髁间和胫骨嵴骨赘形成,ACL 逐渐磨损并最终出现松弛和断裂,而 ACL 的断裂会导致股骨后脱位。然后股骨内后髁软骨磨损,进而股骨半脱位并与胫骨嵴相摩擦,导致内外侧间室都发生病变。

对于单间室骨关节炎患者的治疗而言,如果不存在半月板撕裂导致的疼痛和交锁症状,使用关节镜进行治疗的效果值得怀疑,也不做推荐。对于年轻、软骨磨损不太严重、活动量较大的患者,如果存在下肢轴线异常通常可以考虑行膝关节周围截骨术。如果软骨磨损严重,但是局限在单间室,ACL 完好,膝关节活动良好,存在应力状态下可矫正的畸形,内侧副韧带(medial collateral ligament,MCL)完好,非炎性关节病则是行单髁置换术(unicompartmental knee arthroplasty,UKA)的很好适应证,临床上最常见的适应证为前内侧骨关节炎。如果病变累及双间室或三间室,可以考虑行全膝关节置换术(total knee arthroplasty,TKA)。

尽管自 20 世纪 50 年代以来单髁置换术已被广泛应用于膝关节骨关节炎的治疗,但是关于他的使用一直以来都存在争议。与胫骨高位截骨术(high tibial osteotomy,HTO)造成的继发畸形相比,UKA 能更好地恢复下肢轴线,对疼痛的缓解更加彻底。UKA 与 TKA 比较的优点:本体感受更好,活动度更高,步态更正常,保留了骨量,由于保留了前后交叉韧带从而能更好地恢复膝关节的运动学功能。成功的 UKA 比 TKA 在缓解症状方面效果更好,安全性更高,严重并发症和死亡率更低,通常不需要输血,术后康复快。一般认为,一旦手术失效,UKA 翻修时更加容易,尽管这一点存有争议。

二、单髁置换术适应证的发展

单髁置换术的适应证是逐渐发展而来的,患者的选择适宜与否影响了手术的成功率。Insall 等报告了 HSS 医院 32 例 UKA 随访 5～7 年的临床结果,疗效较差,并逐渐放弃了 UKA 的使用。由于 HSS 医院的领袖地位,其临床结果导致 UKA 在北美的使用受到负面影响。情形不同的是,波士顿市的 Scott 和洛杉矶市的 Marmor 等人的 UKA 结果却更好一些。1989 年 Kozinn 和 Scott 提出 UKA 经典的手术适应证是膝关节单间室退变的骨关节炎患者,年龄大于 60 岁,体重小于 82 kg,工作、生活强度低,静息痛很轻,膝关节活动度大于 90°,屈曲挛缩小于 15°,成角畸形小于 10°内翻或 15°外翻,前交叉韧带正常,没有内外侧方向上的半脱位,对侧间室正常,髌股关节磨损不能超过 Ahlback 分级的 Ⅱ 度或 Ⅲ 度。采用这种标准选择患者,UKA 能占到全部膝关节置换术数量的 6%～30%。对于年龄、体重、活动水平及髌股关节骨关节炎的存在和严重程度、外侧间室软骨的退变是否影响 UKA 的术后结果,目前仍存有争议。有些作者认为由于 UKA 术后翻修简单,也可以在更年轻更活跃的患者中使用。不同作者对其他影响因素的看法也不尽相同。

当然,手术技术是影响 UKA 手术疗效的一个重要因素,UKA 的学习曲线比 TKA 更长,如果出现技术性错误,UKA 表现出的宽容性不如 TKA。瑞典膝关节登记中心的数据显示经验少的医师组与经验多的医师组比较,UKA 失败翻修的风险要高 1.63 倍。对失败机制认识的深入以及在 UKA 中微创技术的应用和手术器械的改进,聚乙烯耐磨性的优化,使得 UKA 的临床结果得以提高,也同时放大了 UKA 的适应证。

三、单髁置换术的最佳适应证

通常而言,前内侧骨关节炎是单髁置换术最常见的手术适应证,这种类型的病变可以通过临床和放射学征象来进行确认。主要临床表现:①站立时膝疼,行走加重,坐位时缓解;②膝关节伸直或尽可能伸直时,膝内翻畸形不能矫正(通常5°~15°);③膝关节屈曲20°或更多时,内翻可以被动矫正;④膝关节屈曲90°时,内翻自动矫正。此时,患者前后交叉韧带功能正常,胫骨前内侧和股骨远端软骨磨损,外侧软骨通常正常或者轻度退变,内侧副韧带保持正常的长度,可能存在后关节囊的挛缩。放射学检查时可见:①前后位像(见图2-2),标准的膝关节负重位像可显示股骨内髁和胫骨平台接触情况,判断软骨磨损的情况(Ahlback 2级或者更加严重),有时需要拍摄患者屈膝15°负重位像或者内翻应力位像才能更加准确地评价关节间隙和软骨磨损的情况。②外翻应力位像(图2-3),确定外侧间室关节软骨的厚度是否正常,判断关节内的内翻畸形是否能够完全矫正。③侧位像(图2-4),显示胫骨平台磨损的位置和磨损的范围,同时能评价ACL功能是否完好,如果只是软骨磨损,或者存在骨磨损凹陷,但是凹陷的最低点在胫骨平台的前部或者中央,没有延伸到平台后缘,则表明ACL是完整的(95%可能性)。④其他影像学表现,A.骨赘,膝关节外侧和髌股关节骨赘并不意味着这些间室的关节面一定损害,如有必要可在手术中去除;胫骨平台内侧骨赘和股骨后方骨赘会导致膝关节活动受限,手术中应去除;髁间窝的骨赘也应去除,减少对ACL的撞击,这有助于伸直膝关节。B.侧方半脱位,如果内侧间室存在明显骨丢失,可观察到股骨相对于胫骨的侧方半脱位,如果外翻应力时可以矫正半脱位和内翻畸形则可行单髁置换术,如果不能矫正半脱位,应谨慎选择单髁置换术。⑤术中观察ACL完整,功能良好,外侧间室中央部软骨和半月板无明显损伤。完好的ACL对UKA的成功极其重要,Goodfellow和O'Connor比较一组Oxford单髁假体的临床结果发现:ACL功能良好的患者生存率为95%,而一旦ACL损伤或失效则生存率降至81%。

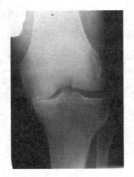

图2-2 前后位像

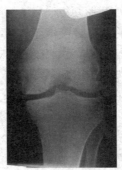

图2-3 外翻应力位像

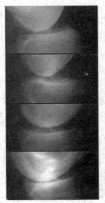

图2-4 侧位像

上述为内侧间室单髁置换术的最佳适应证,以下对某些争议问题进行讨论。

四、适应证边界的影响因素

(一)屈曲畸形

股骨后方的骨赘,股骨髁间窝的骨赘,胫骨嵴的骨赘都会限制膝关节的活动,影响其伸直,后关节囊的挛缩也会使得膝关节出现屈曲畸形。术中去除骨赘后膝关节的伸直会得到改善,并且术后几年屈曲畸形会持续改善,通常术前小于15°的屈曲畸形是可以接受的。

(二)外侧间室软骨退变

在膝关节前内侧骨关节炎中,外侧间室可以见到软骨纤维化或者表面磨损,这可能是整个关节的慢性滑膜炎以及内翻畸形导致的异常负荷所致,如果没有明显的外侧间室软骨变薄可以选择单髁置换术,否则应视为此类手术的禁忌证。

(三)胫骨内翻畸形

单髁置换术主要是治疗前内侧骨关节炎,矫正关节软骨磨损导致的畸形,即矫正关节内畸形。而胫骨内翻时是骨畸形,畸形通常在胫骨平台和胫骨干之间,多为发育性,所以此类患者行单髁置换术后仍会存在一定程度的内翻,因严重的胫骨内翻会影响UKA的生存率,所以当骨性畸形大于5°时应谨慎。

(四)年龄

既往大家认为生理年龄大于60岁,生活方式比较静止的患者比较适合UKA。考虑到TKA的10年生存率优于UKA,对于60～70岁的患者而言,TKA术后假体可伴其一生的可能性较大,所以此年龄段患者倾向于TKA治疗。而UKA适用于另外两种人群,一是中年骨关节炎患者,主要是考虑UKA手术疗效好,保留正常组织多,失败后容易翻修。一是80多岁的骨关节炎患者,对他们而言手术是第一次也是最后1次,UKA手术小,恢复快,风险小。而Price等人的研究发现,UKA对于60岁年龄组和60岁以上年龄组患者的10年生存率没有显著性差异,同时也有作者报告UKA的15年生存率并不低于TKA。综上所述,作者认为选择合适的假体,良好的手术技术可使得UKA疗效令人满意,如果其他手术指征明确,UKA可以适用于任何年龄的患者。

(五)活动水平

活动水平的高低对UKA的生存影响尚无前瞻性数据,我们建议患者术后避免剧烈活动,特别是冲撞性运动。Pandit报道超过30%的年轻患者(使用Oxford活动平台单髁假体)参加了高能量活动,如滑冰、网球以及体力劳动,短期随访结果未发现失败率明显增高。对于活动平台的UKA而言,活动水平并不作为禁忌证。

(六)体重

肥胖通常认为是UKA的禁忌证,但是不同作者所得结果不尽相同。Heck及其同事对一组294个UKA患者研究结果发现翻修组的平均体重为90 kg,而未翻修组的体重平均为67 kg;而Pennington等人的一组平均体重超过90 kg的病例中11年随访生存率超过90%。

Cartier、Argenson等人报道使用固定平台的单髁假体,如Miller-Galante和Marmor假体发现体重大者未出现假体的失败率增加的结果。Surovevic甚至将适应证扩大到BMI指数高达42的患者。但是Berend报告使用全聚乙烯胫骨平台假体在BMI指数超过32的患者中失败率升高,其结果可能与使用的假体类型有关,此类假体胫骨侧未设计龙骨结构。对于Oxford假体而言肥胖并非禁忌证,作者认为应根据假体类型确定是否适宜肥胖患者。

(七)髌股关节炎

既往很多学者认为髌股关节炎是 UKA 的禁忌证,目前对此观点有不同意见。前内侧骨关节炎常常伴有髌股关节的退变:软骨软化、纤维化、软骨磨损甚至骨外露,如果这种损害位于髌骨内侧关节面以及相应的股骨滑车,由于 UKA 术后改善了髌股关节对位,减轻了髌股关节压力,所以术后少有髌股关节症状。如果术前外侧髌股关节狭窄或存在严重的髌股关节骨磨损及纵向磨损沟,则选择 UKA 应慎重。

(八)膝关节局灶性骨坏死

股骨内髁缺血性骨坏死以及胫骨平台骨坏死(图 2-5),通常与前内侧骨关节炎有着相似的病理解剖特征,其存在内侧间室的局限性的骨与软骨的缺失,周围韧带完好,可以行 UKA,如果术中股骨髁存在较大骨缺损,术中刮除坏死组织后建议使用骨水泥充填,避免植骨。

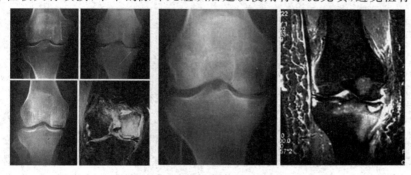

图 2-5 股骨内髁缺血性骨坏死以及胫骨平台骨坏死

(九)HTO 术后失败

HTO 术后的患者不适宜行 UKA。HTO 通过关节外截骨解决了膝内翻畸形,如果再通过 UKA 解决关节内的畸形会导致下肢整体力线外翻,导致外侧间室过度负荷。Meding 报道 HTO 失败后行 UKA 失败率达 34%,建议这类情形下行 TKA 手术。

(十)创伤后骨关节炎

单纯的胫骨平台骨折或股骨内髁骨折出现膝关节内侧骨关节炎,可以考虑行 UKA,但是如果同时合并韧带的损伤则应谨慎。如果患者年轻,ACL 断裂伴有继发性的内侧间室骨关节炎,可以考虑重建 ACL,分期或一期行 UKA 手术。如果以不稳定为主,可分期手术;如果以疼痛为主,可以一期手术。术中可以选用固定平台或活动平台胫骨假体,但后者手术技术要求更高,术后脱位失败的概率更大。

(十一)外侧间室骨关节炎

外侧单间室骨关节炎相对较少,手术显露更加困难。外侧 UKA 约占 UKA 手术总数的 5%～15%,Marmor 报到了 14 例外侧 UKA 平均随访 89 个月的临床结果,其中 11 例(80%)结果为优。由于股骨外侧髁在膝关节屈伸活动中的前后移动距离远远大于内侧髁,且外侧静力性稳定结构在膝关节屈曲过程中存在松弛表现,所以选择 UKA 手术时建议选用固定平台胫骨假体,活动平台假体聚乙烯垫片脱位概率较高。

五、禁忌证

UKA 常规禁忌证同 TKA 相同:感染相关因素,感觉或动力装置功能障碍都会导致手术失败。类风湿关节炎和炎性关节病不适合行 UKA,因为这些滑膜性疾病会累及多个间室。另外,UKA 的解剖性禁忌:①ACL(PCL 或 MCL)缺失或严重损害,但在合适的病例中可以在行单髁置换术的同时进行 ACL 重建;②内侧间室软骨未全消失,非骨对骨接触;③关节内的内翻畸形不能充分矫正;④内外侧的半脱位不能在外翻应力像中矫正;⑤屈曲畸形>15°;⑥麻醉状态下屈曲范围<100°;⑦外侧间室中间部分的软骨变薄或严重磨损;⑧髌股关节骨缺损(尤其在外侧),或存在骨性畸形;⑨既往行 HTO 手术,胫骨外翻截骨术后失败;⑩有些患者有着不适合 UKA 的解剖结构,如患者的股骨内外侧髁非常宽大或内外髁间角过大就很难正确地安放股骨假体,从而影响手术结果。

各位医师对 UKA 手术适应证的把握差异较大,新的手术适应证是否意味着更多的并发症尚待时间的检验,当然这也是 UKA 发展的一部分。

（刘　磊）

第二节　内侧单髁置换固定平台外科技术

全世界范围内,膝关节单髁置换术占整个膝关节置换术的比例在 0～50%,平均为 8%。相比于全膝关节置换术,膝关节单髁置换术具有几个非常明显的优点:保留了前、后交叉韧带,术后膝关节的运动学、功能和本体感觉更接近正常膝关节,活动度更大;保留了更多的骨量,如果将来需要翻修,通常可以转换成初次全膝关节置换术,翻修手术的难度明显降低;手术创伤小,出血少,术后康复快,住院日缩短;手术并发症少,患者满意度高。当然,膝关节单髁置换术不是部分全膝关节置换术,它有相应的手术原理、假体和工具,需要学习曲线。当代的单髁置换术多使用微创入路和工具,给学习和掌握这一手术带来了新的挑战。

一、手术体位

患者平卧位。通常无需使用大腿托架。

二、手术切口和入路

膝关节内侧单髁置换术通常采用膝前内侧小切口入路。屈膝 90°,皮肤切口从髌骨上极内侧至胫骨结节内侧(关节线下 2～4 cm 处)(图 2-6)。

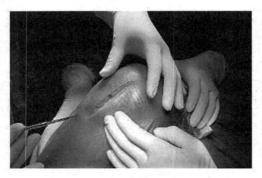

图 2-6　手术切口

26

髌旁内侧切开关节囊(图 2-7)。检查髌股关节和外侧胫股关节,检查交叉韧带,确认适合单髁置换术。

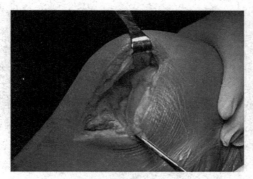

图 2-7　手术入路

三、去除骨赘

用骨刀和咬骨钳去除胫骨平台和股骨髁内侧边缘的骨赘,注意避免做内侧软组织松解。此外还要仔细清理股骨髁间窝的骨赘(图 2-8)。去除股骨髁间窝的骨赘一方面消除骨赘对前交叉韧带的撞击、磨损,另一方面方便使用往复锯进行胫骨平台垂直截骨。

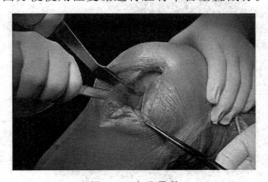

图 2-8　去除骨赘

四、胫骨平台截骨

胫骨平台截骨使用髓外定位。膝关节屈曲 90°位。安装胫骨截骨导向器(图 2-9),其目标:冠状面上,截骨面垂直胫骨机械轴;矢状面上,截骨面后倾 5°~7°。截骨厚度设定为胫骨内侧平台磨损面下 2~4 mm。

用往复锯做胫骨平台垂直截骨(图 2-10)。在内侧髁间嵴基底处沿胫骨前后方向垂直截骨(可以在伸膝位用克氏针标记前后方向),锯片指向股骨头方向。胫骨平台垂直截骨方向很重要,因其决定了胫骨假体的旋转位置,会影响股骨和胫骨假体屈伸过程中的旋转对合关系。注意不要损伤前交叉韧带止点;不要抬高往复锯手柄以免胫骨平台后部锯的过深。

用摆锯做胫骨平台水平截骨(图 2-11)。注意摆锯方向,避免偏向外侧损伤髁间骨质;注意用撬保护好侧副韧带。

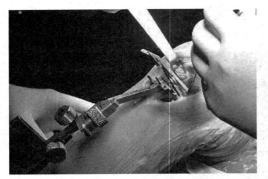

图 2-9　胫骨髓外定位

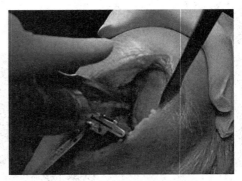

图 2-10　胫骨平台垂直截骨

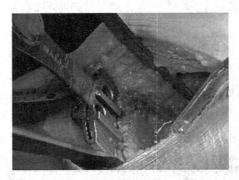

图 2-11　胫骨平台水平截骨

取出截下的胫骨平台(图 2-12)。

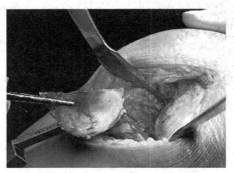

图 2-12　取出截下的胫骨平台

屈膝 90°位,使用最薄的间隙测块测试屈曲间隙。如果屈曲间隙紧张,重新安装截骨导向器行胫骨平台加截骨。

五、股骨远端截骨

股骨远端截骨使用间隔垫块定位。膝关节伸直位。在内侧胫股关节间隙中插入间隔垫块(与屈曲位间隙测块厚度一致),使其平稳坐落于胫骨平台截骨面上并固定。使用下肢力线杆检查下肢力线,注意避免过度矫正(图 2-13)。

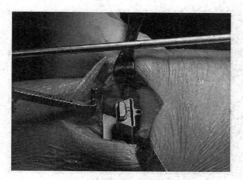

图 2-13　股骨远端截骨定位

　　将股骨截骨导向器连接于间隔垫块上并固定于股骨髁,行股骨远端截骨(图 2-14)。为避免锯片损伤膝后血管,伸直位可以不锯透后部,待屈膝位补锯完成股骨远端截骨。

　　使用间隙测块测试伸直间隙(图 2-15)和屈曲间隙(图 2-16)。

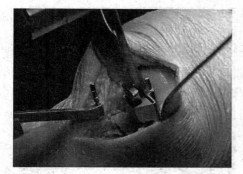

图 2-14　股骨远端截骨

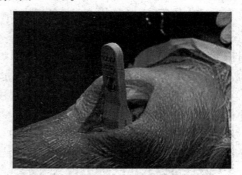

图 2-15　测试伸直间隙

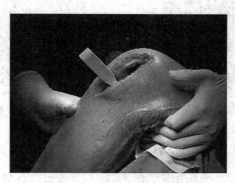

图 2-16　测试屈曲间隙

六、测量股骨假体尺寸

　　股骨截骨导向器的轮廓与假体的轮廓一致,可以用来测量假体尺寸(图 2-17)。注意截骨导向器与股骨远端截骨面贴附平整,截骨导向器脚部与股骨髁后部软骨面或骨面接触。为避免髌骨与股骨假体发生撞击,股骨截骨导向器前缘留出 2 mm 骨面较为合适。股骨截骨导向器内外缘不要悬出。

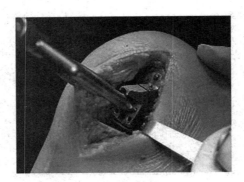

图 2-17　测量股骨假体尺寸

七、股骨斜面和后髁截骨

屈膝位,安放股骨截骨导向器于股骨远端截骨面上,使截骨导向器的弧度与股骨内侧髁弧度一致,内外不要悬出,屈膝位截骨导向器的后平面与胫骨平台截骨面平行。将股骨截骨导向器固定牢靠。用骨钻依次钻前固定柱孔、后固定柱孔。用摆锯行股骨斜面和后髁截骨(图 2-18)。注意用撬和 Z 形拉钩保护好股骨髁周围组织。取下截骨导向器后,用摆锯、骨刀或咬骨钳修整截骨面,清除股骨髁边缘和后方骨赘,切除残余的半月板。

安装股骨假体试模,用间隙测块测试膝关节屈伸间隙和张力(图 2-19)。同时要观察膝关节屈伸过程中股骨假体与胫骨平台垂直截骨“墙”有无撞击,胫股关节有没有边缘负荷。

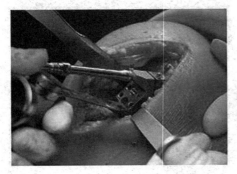

图 2-18　股骨斜面和后髁截骨

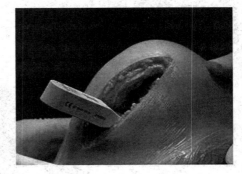

图 2-19　测试屈伸间隙和张力

八、测量胫骨假体尺寸

用胫骨尺寸测定器测量胫骨假体尺寸(图 2-20)。注意测定器滑尺钩要钩住胫骨平台后缘,以便胫骨假体后缘与胫骨平台后缘齐平。检视胫骨尺寸测定器前方和侧面与胫骨平台的关系:胫骨假体最好不要悬出,同时也应避免假体过小(胫骨假体过小容易出现松动)。

九、钻胫骨假体固定柱孔

为方便显露,可以适度外旋胫骨。安放胫骨基板模块于胫骨平台上并固定。用骨钻钻胫骨假体固定柱孔(图 2-21)。

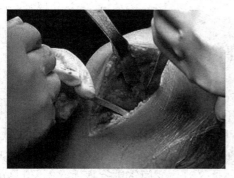

图 2-20　测量胫骨假体尺寸

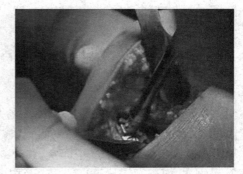

图 2-21　钻胫骨假体固定柱孔

十、测试屈伸间隙

安装股骨假体试模和胫骨垫片试模。检查膝关节活动度、软组织张力和下肢力线。注意膝关节屈伸活动无受限,软组织张力不宜过紧,下肢力线不要过度纠正。

十一、安装假体

取下假体试模,在胫骨和股骨截骨面硬化区钻孔以加强骨水泥固定。脉冲冲洗骨床。

先安放胫骨假体。屈膝并适度外旋胫骨有助于显露。桩孔内填充骨水泥增强固定。为减少关节内尤其是假体后方残留骨水泥,胫骨平台后部骨水泥不要涂抹过多;安放胫骨假体时先压下假体后部,使骨水泥从后向前溢出。仔细清理假体后方骨水泥。再安放股骨假体和垫片试模。清理多余的骨水泥。等待骨水泥硬化。

最后取出垫片试模,安放聚乙烯垫片(图 2-22)。

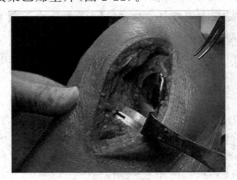

图 2-22　安装假体

十二、关闭切口

松止血带止血,冲洗关节。逐层缝合关节囊、皮下组织和皮肤。无菌敷料包扎。

(刘　磊)

第三节　内侧活动单髁置换外科技术

骨关节炎是一种常见的慢性关节病，多见于中老年人，好发于负重较大的膝关节。膝关节分为三个间室，分别为内侧间室、外侧间室、髌股间室。膝关节炎可以影响其中任何一个间室，但1/3患者早期病变仅局限于一个间室，其中69％发生在髌股间室，1/3发生在内侧间室。单髁关节置换术（unicompartmental knee arthroplasty，UKA）是仅对病变间室进行表面置换，但目前主要是针对内侧髁置换。UKA出现在20世纪70年代早期，因假体设计、病例选择、手术技术等问题，失败率较高。最近十多年来有了很大进展，Riddle等人报道1998－2005年美国UKA数量平均每年增加32.5％，置换数量由6 570例迅速增加至44 990例。

一、术前计划

Oxford膝（Oxford UKA，OUKA）是目前市场上使用最久应用最广的活动单髁假体。股骨假体有五种型号，分别具有不同的曲率半径。每个股骨假体都有与之相匹配的半月板衬垫，半月板衬垫厚度由3～9 mm，共七个型号。每种尺寸的股骨假体，均独有一个股骨器械盘。这些托盘按颜色编码，每个托盘含一个型号的股骨假体及相匹配的半月板衬垫及相应操作器械。

除了必要的器械，专为OUKA设计的大腿支架和合适的锯片也非常重要。三种锯片：往复锯、摆锯、牙槽锯，专为OUKA设计，可以独立包装。往复锯、摆锯都有标记，引导医师准确截骨。牙槽锯有两片平行的牙齿样锯片。这种锯不单纯截骨，还能把中间残留骨去除。Microplasty有两种胫骨模板。若准备安装骨水泥假体，则需要使用骨水泥模板和牙槽锯。外科医师若希望用非骨水泥假体或骨水泥假体，则需要使用非骨水泥模板和牙槽锯。三锯片的牙槽锯也有，但是对硬化骨，相比两锯片的牙槽锯，操作起来困难。

骨水泥和非骨水泥的操作技术基本一致，不同之处将会特别标明。

二、股骨假体型号

在进行手术之前，股骨假体的型号可根据患者身高、性别来选择。手术时，可以根据股骨髁大小和胫骨假体大小进行适当调整。术前X线模板使用的越来越少。

三、肢体摆放

患肢大腿上止血带，置于大腿支架上，使髋关节屈曲40°左右，轻度外展，小腿自然下垂，悬垂时膝关节屈曲约110°。膝关节所处位置必须能自由屈曲至少135°。应注意大腿支撑器不能放置在腘窝处，因为这样会增加腘窝血管损伤的风险。我们单位喜欢平卧体位进行操作。

四、手术入路

沿髌骨内侧缘顶点向关节线远端3 cm处作内侧旁切口，远端止于胫骨结节中点。切口关节线以上占2/3，关节线下占1/3。外科医师在刚开始做UKA手术时，切口可以大一些，从髌骨上缘开始。辨清髌骨内侧边缘，沿髌骨及髌腱内侧缘切开关节囊，暴露髌骨前部。在关节囊上端加长切口,切口延伸 1~2 cm,进入股内侧肌。

切除部分髌下脂肪垫,去除内侧半月板前部的部分组织,暴露胫骨前部。

检查前交叉韧带(anterior cruciate ligament,ACL)、外侧间室、髌股关节。若发现前交叉韧带损伤,应用肌腱探钩拉一下检查韧带完整性,因为前交叉韧带功能缺失是单髁关节置换的手术禁忌,若发现前交叉韧带功能缺失,则须放弃单髁关节置换,改用全膝关节置换术。外侧间室内侧面软骨全层溃疡及髌股关节骨外露可以忽略不管。

五、清理骨赘

股骨内髁内缘和髁间窝两边缘的大型骨赘,均需去除。完全去除股骨髁间窝外侧缘及顶点处的骨赘,以避免 ACL 撞击,并一定程度上矫正固定屈曲畸形。后交叉韧带(posterior cruciate ligament,PCL)起点位于髁间窝前内侧,在这个地方去除骨赘时要务必小心,防止损伤 PCL。用 6 mm 宽的窄骨凿,去除内侧副韧带(medial collateral ligament,MCL)下及股骨内髁后外方的骨赘(为下一步将锯片插入到髁间窝中准备足够的空间)。当去除股骨内侧髁后外方的骨赘后,骨凿应能直接伸入,屈曲 90°指向股骨头。

内侧胫骨平台的骨赘不要去除,否则会损伤 MCL。这些骨赘在胫骨截骨时即可以去除。

胫骨前部的骨赘需要去除,因为它们影响胫骨截骨导向器的安放。另外,前方骨赘对 ACL 止点还有砧板效应,因此需要去除。

髌骨内侧缘大的骨赘需要去除,利于切口显露,但是髌骨关节面形态需要保留。如果髌骨不能向外半脱位,暴露困难,可以向近端关节囊或肌肉适当延长切口。

六、胫骨截骨

屈膝 110°,基于术前评估,插入恰当大小的股骨型号试勺测定。股骨试勺把手应该大致与股骨长轴平行。去除拉钩,摇晃股骨试勺感受韧带张力,应该在两个方向轻松晃动 20°的角度。通常 1 mm 厚的股骨试勺即可达到恰当的韧带张力,如果不行,可以更换厚一点的股骨试勺,直到内侧副韧带张力恢复。通过检查股骨试勺前方和硬化骨之间的关系,确认股骨假体大小。理想的是,恢复骨关节炎发生之前的状态,大约在软骨磨损后的表面之上多出 3~5 mm。一旦股骨试勺插入,可以插入自动拉钩,并锁定。插入组装式胫骨截骨向导,使导向器在两个平面上均与胫骨长轴平行。踝轭指向同侧髂前上棘。胫骨截骨向导自带 7°后倾。安放 0 号截骨垫片。

股骨试勺、胫骨截骨向导和 G 形夹,连接一起使用,可以精确截骨。选择 3 mm 号或 4 mm 号 G 形夹,准确放置向导连接孔,连接股骨试勺和胫骨截骨向导。虽然有不同垫片供选择,以调整胫骨截骨高度,但是,常用的是 0 号。通常,3 mm 号 G 形夹常与超小号、小号股骨配合使用,4 mm 号 G 形夹可以用于其他所有型号的股骨。不过,医师在刚开始使用 OUKA 时,最好使用 4 mm 号 G 形夹。

确保屈膝 110°,调整胫骨截骨上端,使其表面正对硬化骨。向外侧推紧使其侧方缺口容纳髌腱。向下拉动控制杆,咬合凸轮,将三个部件锁定在一起,用大头钉通过中央孔或外侧孔将胫骨截骨向导固定在位。松开 G 形夹,并将其与股骨试勺一起取下。

七、胫骨垂直截骨

分清内侧胫骨棘顶点。使用 OUKA 特制往复锯做胫骨垂直截骨,该往复锯锯片窄且硬,尾端圆钝,且有深度标记。靠近股骨内髁的外侧缘,将锯片插入髁间窝,截骨应位于前叉韧带边缘的内侧,以免损伤其纤维组织。锯片方向应指向髂前上棘或屈曲平面,助手负责定位。锯片必须到达胫骨平台后部,并略微超出一点。将锯片上的适当标识与前方骨皮质对齐即可确定胫骨锯相对胫骨平台的深度。垂直向下截骨直至胫骨截骨导向器的表面。锯片需要与导向器平行。锯的把手不能抬高,以免损伤胫骨后部骨皮质,增加胫骨平台骨折风险。

八、胫骨水平截骨

在进行水平截骨前,移走胫骨截骨向导上的垫块,换上带有锯槽的 0 号垫块,插入一个 MCL 拉钩(又叫 Z 形拉钩或卷发样拉钩),确保 MCL 拉钩在胫骨与内侧副韧带之间,以保护内侧副韧带免受损伤。

用 OUKA 特制 12 mm 宽的摆锯水平截骨胫骨平台,锯片上有锯深标识。要确保锯片沿着 MCL 拉钩将内侧胫骨平台完整切除,而不损伤 MCL。为切除后方骨皮质,加深截骨深度直到锯片上的适当标识与前方骨皮质对齐。胫骨平台截骨完成后,截骨片松动,若是不成功,可能还需要重复上述动作。取下截骨向导垫片,用一把宽的骨刀将截骨片撬起并去除,可能必要时用手术刀切断其后方附着的软组织,后方的骨赘需要骨刀去除。

切除的胫骨平台,应该具有前内侧骨关节炎的典型病变特征:胫骨平台的前中部软骨及骨磨损,而后部软骨结构保存完好。胫骨平台边缘骨赘在截骨后仍连接在胫骨平台上。

胫骨平台切除后,将胫骨模块背面与胫骨平台截出的骨切面相贴,以选择合适宽度的胫骨假体。如果合适宽度的假体显得偏短,可以考虑向外侧移 2 mm 重复进行垂直截骨,这样就可以使用更宽(且更长)的假体。

九、股骨钻孔和力线

膝关节屈曲大约 45°,使用直径 4 mm 钻在股骨上钻孔进入髓腔。5 mm 开口锥扩大钻孔。所钻孔道位于股骨髁间窝前缘前方 1 cm,与内侧壁在同一条线上,指向髂前上棘。

插入髓内定位杆,至定位杆肩部贴近骨面上。如果髓内定位杆不能插入,不能使用锤子打击,否则可能穿透皮质。这种情况下,可以扩大钻孔,就可以深入推进髓内定位杆。

然后,将膝关节屈曲到 110°。此操作必须轻柔,因为髌骨内缘紧贴髓内定位杆,后者可充当拉钩的作用。使用记号笔或电烧在内侧股骨髁中央划线。

再次确认股骨假体与胫骨假体相适配。插入合适的股骨钻孔向导,连接 4 mm 号 G 形夹。如果股骨钻孔向导感觉太紧或不能插入,可以使用 3 mm 号 G 形夹。如果仍紧,可用骨凿去除股骨后髁 1 mm 关节软骨。这样就不需要再继续对胫骨进行重复截骨。

插入髓内连接杆连接髓内定位杆和股骨钻孔向导外侧孔。小锤轻击打入。该连接可以保证力线正确。若内外侧方向准确,即不需要调整。否则,需要调整。

在股骨髁中心线上钻一个直径 6 mm 孔道,确保临近 6 mm 孔的内外两侧距离相等。通过检查 6 mm 孔是否位于先前画的中央线上来确认钻孔是否准确。检查内侧边缘是否悬出,该向导边缘即是假体边缘。若是偏内侧,需要将其向外移一些。

一旦股骨钻孔向导在中央放置好,分别钻 4 mm 和 6 mm 孔。去除钻孔向导和连接杆。

十、股骨截骨

将股骨后髁截骨向导插入股骨钻好的孔中并轻敲到底。注意不要敲击过猛导致偏斜。插入MCL拉钩保护MCL。使用摆锯对股骨后髁进行截骨。锯片要稍向下压,保证它紧贴股骨后髁截骨向导。操作时必须小心,以免损伤内侧副韧带和前交叉韧带。

使用滑锤移除股骨后髁截骨向导,注意取出时与孔道方向一致,避免损坏钉孔。使用滑锤可能跟直觉不一致。把手向前推,锁住假体,滑锤向后拉,拔出假体。完全取出截骨片。

此时,可以很好的进入膝关节后并去除内侧半月板残留结构。去除内侧半月板时,需要残留一圈袖套样组织,以保护MCL免受胫骨假体损伤。半月板后角需要完全去除。

十一、股骨髁的首次研磨

将0号的研磨栓插入到偏大的股骨钻孔中,并轻打至底,直至其颈领贴紧在股骨上。孔道底部及股骨髁表面双保险可保证其方向准确。

轻轻伸直膝关节,拉开软组织,将球形磨钻安在研磨栓上,继续深入切口直至锯齿贴在股骨上。小心勿带入软组织。当进行研磨时,需沿着股骨研磨栓的方向向前平稳的推进,但注意不要使研磨钻倾斜。持续研磨,直至球形研磨钻不能再向前推进为止。如果不知是否到底时,可继续研磨,不存在过度研磨的风险。

移除磨钻和股骨研磨栓,修整股骨后髁球形研磨钻切割齿以外的骨组织。使用12 mm骨凿从股骨磨钻后的切线方向去除边角的骨组织,而不要损伤股骨后髁平面截骨面。同样,还需要去除股骨后内侧残留骨赘。

十二、测量屈曲间隙

插入胫骨试样模板,使用单柱股骨假体试模,使用股骨打击器与股骨轴线呈45°轻击到位。若可能,也可以使用双柱,但是不能完全伸直。屈膝110°,使用间隙测量器仔细测量屈曲间隙。很罕见3 mm间隙测量器都插不进去,此时则需要重复胫骨截骨,放上胫骨截骨向导,而不用垫片。韧带处于自然张力状态下,间隙测量器测量厚度才准确。此种这种情况下,使用示指和拇指把持间隙测量器,间隙测量器能容易的进出屈曲间隙,但不会发生倾斜。再次确认,插入厚1 mm的间隙测量器感觉紧,而薄1 mm的则感觉松。

十三、测量伸直间隙

完成屈曲间隙测量(譬如4 mm),取出间隙测量器,伸直膝关节处于屈曲20°而不是完全伸直位时,测量伸直间隙。医师持住小腿,施加轻柔外翻力量检查MCL是否松弛。使用间隙测量器进行测量伸直间隙(譬如1 mm),伸直间隙通常小于或等于屈曲间隙。使用大一号或小一号的间隙测量器再次核实伸直间隙。若1 mm的间隙测量器感觉紧或无法插入,则伸直间隙为0 mm。屈曲间隙减去伸直间隙即是需要进一步的截骨量(4 mm−1 mm＝3 mm)。因此,对股骨远端进行3 mm截骨。在初次研磨的基础上,应用数字编号1~7(单位mm)的研磨栓再进一步磨去股骨远端骨组织。这样3号研磨栓可去除3 mm。4号研磨栓可去除4 mm,以此类推。如果,医师不确定需要截多少骨量,则最好小心操作,截骨宜少不宜多。

十四、二次研磨

放入恰当的研磨栓,应用球形磨钻对股骨进一步截骨。应用骨凿去除研磨边缘的骨质。如果 6 mm 周围出现一个研磨后的骨领,可以采用环形骨颈领去除器将其去除。再次插入股骨试样测量间隙。屈曲间隙应该保持不变。现在,伸直间隙应该等于屈曲间隙。偶尔,伸直间隙仍小于屈曲间隙,则需要第三次研磨。

十五、第三次研磨

屈曲间隙减去伸直间隙即是需要进一步的截骨量(如 1 mm)。将第二次研磨的研磨栓型号(如 3 mm)增加到需要的型号(如 4 mm),进行第三次研磨截骨。放入恰当的研磨栓(如 3),但不进行锤击,应用球形磨钻对股骨进一步截骨。由于中央小颈领已经磨除,此时研磨栓不会贴到骨面,但是孔道底可以作为参考。

十六、防止撞击

安装防撞击向导在股骨髁,应用前方磨钻对前方进行截骨,修整出一个空间,以容纳膝关节完全伸直时半月板衬垫,而不发生撞击。特别注意磨钻不要损伤胫骨和髌骨。在研磨开始前,确保其在位,研磨自然无阻挡。研磨时,沿栓柱方向轻推,不要倾斜,研磨到位至不能进一步推进。

保留防撞击向导在位,应用骨赘凿对股骨髁的后方进行修整去除后方骨赘。去除骨赘范围包括内侧、外侧、中央。取下引导器,使用骨凿清理后关节囊,并清除切下的骨赘。使用小手指触诊股骨髁远端,确保已切下所有骨赘。

插入胫骨试模、双柱股骨假体试模和恰当厚度的半月板衬垫试模。保持假体试模在位,在整个关节活动范围内屈伸膝关节,检查在完全伸直和屈曲位,骨与衬垫无撞击。若是屈曲位撞击,则呈开书样张开。这时,使用骨凿再次去除后方所有骨赘。

确保半月板衬垫没有撞击试模垂直壁。如果窄式手术刀插入衬垫和试模垂直壁之间,被衬垫夹住,应该考虑重新增加 2 mm 外侧垂直截骨。

使用取出器和滑锤取出所有试模。

十七、胫骨平台最后准备

插入合适型号的胫骨模板。为了确保选择型号合适,放置胫骨模板时模板后缘要与胫骨后方皮质对齐。将通用截骨钩穿过胫骨后方骨皮质有助于完成此步操作。胫骨模板应与胫骨内侧皮质对齐或稍悬出一点。如果悬出部分超过 2 mm,则应该使用小一号的胫骨组件。胫骨模板前方应与胫骨前侧皮质距离小于 3 mm。否则,需要重新进行垂直截骨,以使用大一号的胫骨组件。注意胫骨模板前缘位置。

向外侧用力将胫骨模板靠在垂直截骨面上,并予以固定钉固定保持位置不变。把持住固定钉,保证胫骨模板不再移动。将牙槽锯插入垂直槽前方进行截骨,截骨深度以锯刀贴到胫骨模板为准。向后推进锯的过程中,锯上下摆动。握住螺钉,感觉锯刀撞击截骨槽前后方时,可以确认截骨完成。在完成截骨后,取下胫骨模板,清理截骨面。

十八、骨水泥与非骨水泥的不同

选择合适牙槽锯截骨。标准器械起初是为非骨水泥假体设计的,但目前骨水泥与非骨水泥都可以使用。在一些国家,非骨水泥假体未上市,因此仅使用骨水泥假体。

若骨水泥截骨完成,取出胫骨模板,应用刮勺和骨水泥龙骨锯片建立适合深度的龙骨槽。注意不要损伤前方和后方的骨皮质。比较安全的准备胫骨沟槽的办法是,用胫骨沟凿触及胫骨后侧骨皮质,然后向前移 5 mm,然后压入骨中再向前拉,来清空沟槽里的骨组织。

如果使用非骨水泥锯,骨槽需要特别精确。然而,一些医师喜欢使用骨水泥固定,而把沟槽加宽。从长期结果看,骨槽需要与假体一致。

安装胫骨假体试样,用胫骨打击器将其轻轻打到底。确保胫骨假体试模直接贴紧在骨组织上,且它的后缘已达到胫骨后缘。否则,取出假体,使用恰当的胫骨沟凿挖出龙骨槽。

十九、试模复位

插入胫骨和双柱股骨假体试模,使用合适的打击器将它们轻轻打击到底,确保它们完全到位。

插入所选厚度的半月板衬垫试模。半月板衬垫试模植入后,通过完全屈伸膝关节,判断膝关节稳定性及半月板衬垫试模的安全性,要确保半月板衬垫没有发生撞击现象。半月板衬垫合适的厚度是,将其插入后可使周围韧带恢复到自然张力状态,取出器使用时,可以前方抬起 2～3 mm。另外,当膝关节受外翻应力时,关节间隙可张开 1～2 mm。这个试验需要在屈膝 20°下进行。因为膝关节完全伸直时,后关节囊拉紧,半月板衬垫试模会被卡紧。

使用半月板取出器取出半月板衬垫试模。

二十、固定假体

使用骨水泥钻,在股骨和胫骨表面,包括后髁面,钻出多个小孔,以使其粗糙面。使用脉压冲洗清理截骨面,并干燥。

(一)胫骨假体

将少量骨水泥涂于胫骨表面上,使其产生一薄层。植入胫骨假体并向下压,先压后部,然后再压前部,这样就可使多余的骨水泥从前部挤出。清除干净多余的骨水泥。

使用向右成角的胫骨打击器,用小锤轻敲胫骨假体打压器,从后向前,完成胫骨假体植入。确保胫骨假体下方无软组织嵌入。用骨水泥刮钩将胫骨假体边缘多余的骨水泥去除。屈膝45°,置入股骨假体试模,并插入合适厚度的间隙测量器加压,等待骨水泥固化。在等待骨水泥固化时,保持膝关节屈曲 45°位和压迫状态。切勿完全伸直膝关节,因为该位置压力会使胫骨假体向前倾斜。

当骨水泥固化后,移除间隙测量器和股骨试模,并仔细寻找可能被挤出的骨水泥。沿胫骨关节面滑动平的塑料探针,以感觉胫骨假体边缘和后部是否存在残留骨水泥。

(二)股骨假体

第 2 次混合骨水泥,将骨水泥挤入股骨钻孔中,并将股骨假体的凹面涂满骨水泥。将股骨假体安入股骨髁,与股骨长轴呈 45°,用打击器打紧。用骨水泥刮钩将多余骨水泥从边缘去除。保持膝关节屈曲 45°位,放入适当厚度的间隙测量器并加压固定。在骨水泥固定时,如上述一样,不要完全屈伸膝关节,否则可能会使假体晃动导致假体松动。当骨水泥固化后,移去间隙测量器。清除假体内、外侧边缘挤出的骨水泥。无法直视股骨假体后缘,可以用一把弯曲的解剖钳对后缘进行探查。

有经验的医师可能希望一包骨水泥固定胫骨、股骨。只要后方不留骨水泥,操作起来顺利,这种方法可以接受。但应该使用工作时间长的骨水泥。助手需要帮助涂抹骨水泥。胫骨假体打压后,取出股骨试模和间隙测量器,取出胫骨假体周缘挤出的骨水泥。然后股骨固定,然后保持膝关节屈曲 45°位,放入适当厚度的间隙测量器并加压固定。

(三)非骨水泥假体固定

1.假体打入

非骨水泥假体植入骨内,先进行胫骨植入。使用胫骨小锤打击,太重的锤子会导致骨折。把持胫骨假体压入胫骨,并打紧。小心将龙骨从前面放入龙骨槽。完全屈膝,这样打击器的上表面就平行于股骨后髁截骨面,因此也就增加了空间。与胫骨截骨面成一定角度打击,保证后方滑至胫骨后方,而软组织被挤走。当前方贴上骨面,向下打击到位。

待胫骨假体完全坐好,取下把持器。使用小血管钳探查,若有软组织卡入,必须完全清除。假体前后位可做微调。最后使用标准的胫骨打击器将胫骨假体打实。

若是胫骨假体坐不实,可能有 0.5 mm 间隙,这可以接受,随时间可以沉下。试着用大锤将它消除,反而可能导致骨折。

使用标准股骨打击器将股骨打击到位,要保持与主柱方向一致。务必要使用小锤,大锤容易导致骨折。再次检查两个假体都坐实。

2.半月板衬垫植入

使用间隙测量器再次评估间隙。插入半月板试模,前缘应该能轻微抬起,若能抬起 2～3 mm 为大小正合适。偶尔,由于骨水泥使用后间隙变小,需要使用小号假体。选择合适半月板衬垫,常规闭合手术切口。

(刘　磊)

第四节　外侧间室单髁置换

一、引言

成年人退行性关节疾病常见,膝关节骨关节炎发病率在 4.9%～16.7%。尽管很难给出确切数据,但在美国,成年人骨关节炎发生率却在增加。退变可累及膝关节多个间室,也可只累及一个间室。Laskin 报道,他的患者有不足 12%的比例是单间室疾病,且适合行单髁关节置换手术。另外,外侧单间室骨关节炎非常少见,在骨科文献中也很少有人重视。单髁膝关节骨性关节炎通常影响膝内侧室,但有 10%主要涉及外侧室。Scott 报道在所有膝关节置换中,外侧间室单髁关节置换不足 1%。尽管外侧间室骨关节炎发病率不高,但随着年龄增加和人们活动量增加,外科医师所面对的需要处理的外侧间室关节炎增加。外侧间室关节炎的非关节置换治疗方案,包括保守支具治疗、关节镜清理术、股骨截骨。关节置换选项,包括单间室关节置换术(unicompartmental knee arthroplasty,UKA)或全膝关节关节置换术(total knee arthroplasty,TKA)。正因如此,外侧间室单髁关节置换提供了一个不错的选择。最初,内髁和外髁置换采用相同的假体,外髁置换的结果令人失望,脱位率达到10%。高脱位率的原因是在屈曲时外侧副韧带是松弛的。相反,在所有屈曲角度时内侧副韧带都是紧张的。这些年来,外侧单髁置换的假体及手术技术不断改进,稳定地改善了结果。目前的假体采用了凸起的胫骨平台和双凹面的垫片,采用外侧髌旁入路,将脱位率降低到一个可接受的水平,尽管脱位率仍比内侧置换高。外侧间室置换不常见,只有内侧单髁置换的10%~15%。

导致外侧间室关节炎的原因可能是多方面的。外翻畸形、遗传、外伤、半月板病变等都与之有关。患者常诉膝关节外侧疼痛,常有局限于外侧间室的机械症状。与其他膝关节退变相似,需要对其进行体格检查。股骨外侧髁远端和关节间隙常有压痛。随着疾病进展,常出现外翻畸形,术前需要全面检查,以排除退变累及髌股关节间室或内侧关节间室。另外,韧带稳定,外翻畸形在被动作用下可以矫正。影像学摄片须包括双下肢负重全长正位 X 线、屈膝 45°负重后前位 X 线、侧位 X 线和髌骨切位 X 线。

对不熟悉牛津单髁置换的外科医师,在外侧间室置换时最好使用固定负载假体而不是活动负载型。对关节炎较轻,外翻畸形的年轻患者,避免人工膝关节置换术的股骨截骨比较合适。然而,对于 Ahlback 2 级或更严重的骨关节炎患者,只有有限的功能结果可以预期。此外,由于以前的皮肤切口和内置物取出,股骨截骨术后的全膝关节置换是相对复杂的,而且功能不很好。

自 20 世纪 70 年代以来,膝关节内外侧单髁置换开始出现。对只有一个间室病变的患者,内侧或外侧 UKA 相比于全膝关节置换术可以提供更快的恢复。此外,它保留骨量和可以"轻松"的用 TKA 翻修。技术的改进,结合严格的患者选择,90%以上假体可以获得 10 年的生存率。然而,由于较低的数量以及外侧的功能解剖特点,外侧 UKA 技术比内侧 UKA 更挑战。

二、术前准备

(一)体检标准

在临床检查的膝关节考虑外侧 UKA 评估膝关节运动范围是必要的,我们需要一个至少 100°的屈曲度,没有伸展滞缺,没有膝前疼痛。在冠状面和矢状面上应仔细评估关节的稳定性。评估前交叉韧带(anterior cruciate ligament,ACL)应谨慎进行,由于疼痛和肿胀,轴移试验可能是有限的。膝关节内翻应力试验时,外翻畸形应基本矫正。

(二)成像

影像学系统分析包括膝关节前后(AP)和侧位 X 线片,全长双足和单足站立像,内翻和外翻应力位片,并在屈膝 45°的髌骨切位像。根据 Kozin 等人的早期描述,UKA 应限于那些与术前下肢外翻畸形<15°的患者。然而,在我们的经验中,最重要的因素不是畸形的程度,而是畸形是否可被矫正。内翻和外翻应力位片在仰卧位使用。该片对评估在非手术间室的关节软骨全层损失的存在是绝对必要的。关节周围骨赘的存在不是一个外侧 UKA 的绝对禁忌证。磁共振成像可以确定 ACL 的结构状态。

(三)适应证

对外侧间室关节炎,外科医师应根据患者特点和需要而选择治疗方案。其治疗方案包括保守治疗、截骨术、全膝关节置换或单髁关节置换。外侧间室单髁关节置换适应证为外侧单间室退变,症状局限于外侧间室,韧带功能完整,外翻畸形可被动矫正。

（四）禁忌证

外侧间室单髁关节置换禁忌证,包括内侧间室或髌股关节间室退变,炎性关节病,前交叉韧带或其他韧带功能不完整,固定外翻畸形,或外翻畸形＞10°,屈曲＜90°,屈曲挛缩＞10°,或患者无法适应关节置换术后生活方式。

（五）患者的期望

外侧关节炎通常比内侧关节炎耐受性更长一段时间。因此,重要的是理解为什么患者要做外侧 UKA,如果他们都是年轻和活跃的,如果主要动机是回归高水平的体育活动,那么外侧 UKA 不是合适的解决方案。顽固性疼痛和强烈的限制日常活动是已证明的唯一手术原因。特别是对年轻和活跃的患者。

一个外侧 UKA 患者应做好物理心理康复准备。物理康复准备包括维持一系列的运动来限制风险,防止术后膝关节挛缩症并为患者做准备术后康复计划。此外,增强股四头肌和腘绳肌的力量是必要的。一旦决定手术。术前应将术后的可能情况与患者交代,使他们有较客观实际的期待值。

（六）讨论

与全膝关节置换相比,单髁关节置换术后恢复快,住院时间短,死亡率低,关节功能改善,步态佳,保存骨量,将来翻修为全膝关节置换时相对容易。大量文献研究表明,内侧间室单髁关节置换效果满意。由于内侧间室与外侧间室在解剖和生物学方面有很大不同,上述数据不能完全推演至外侧间室单髁关节置换。外侧间室单髁关节置换报道数量有限。Mammor 第一个讨论了外侧间室单髁关节置换,其报告 14 例中有 11 例结果良好。Ohdera 等人报道 18 例患者随访5 年以上的结果,其中 16 例结果良好。Ashraf 等人报道 88 例外侧间室单髁关节置换,平均随访9 年,结果外侧间室单髁关节置换与内侧间室单髁关节置换结果相似。Pennington 等人报道29 例外侧间室单髁关节置换随访 12 年以上,HSS 评分明显提高,没有翻修病例发生。早中期临床数据提示目前外侧间室单髁关节置换效果满意。如其他任何手术一样,严格把握手术适应证,精湛的手术技术,会影响手术结果。

三、手术器械与入路

（一）器械

我们使用的是与全膝关节置换相同的手术室设备。患者平卧,在术侧髋部放置一软垫,床上放一脚垫或沙袋,容许膝屈曲 90°以上。也有人使用下肢固定架将足悬垂以方便屈曲更大度数。大腿近端上止血带,做下肢准备并悬垂,方便外科医师控制下肢。应用止血带可提高骨水泥固定效果,并改进视野。假体不同,手术器械会相应不同。术前备好全膝关节置换系统,以防术中发现内侧或髌股关节间室退变,需要转为全膝关节置换的可能。类似的是,术前谈话应包括转为全膝关节置换术的可能。其他需准备的是特殊拉钩,我们喜欢使用一个通过滑车的髁间窝拉钩,保护髌股关节间室。入路不同,器械选择不同。

（二）入路

外侧间室手术可采用外侧斜切口入路,延至胫骨结节外侧缘,髌韧带旁平行延伸。改良的髌旁外侧入路切开关节囊。有人对此持有异议,认为若万一术中转为全膝关节置换,则增加了手术难度,以后翻修手术困难也会增加。Sah 和 Scott 报道讨论了该问题,描述了应用内侧髌旁入路进行外侧间室单髁关节置换。从另一角度来说,外侧髌旁入路是可以成功进行手术,术中及术后翻修都没带来麻烦,外侧入路可提供良好的视野以显露手术结构,减少软组织牵拉伤。

切口起自髌骨上极,止于胫骨结节外侧。切口长度以允许足够显露为宜,皮下不宜过度剥离,切开皮肤及皮下脂肪,沿髌腱外侧缘切开外侧支持带。去除部分髌下脂肪垫,以利于显露,并利于判断胫骨旋转。胫骨平台外侧缘充分暴露,拉钩放于胫骨 Gerdy 结节上方拉开髂胫束。膝关节被动屈伸,以方便观察其他间室,再次证实为外侧间室疾病。去除股骨和胫骨外侧骨赘。放置一髌骨拉钩,观察前交叉韧带并证实其完整。切除外侧半月板,放置外侧 Z 形拉钩保护髂胫束和外侧韧带、关节囊。

四、手术技术

假体系统不同,操作方法不同,但总原则是相同的。由于聚乙烯垫的脱位风险高,外侧间室置换要避免使用活动半月板假体。股骨远端及胫骨近端截骨的最终目标是允许假体能矫正外翻畸形,但不可过度矫形,使内侧间室和外侧副韧带应力过大,这样可能会导致内侧间室的过度磨损。按胫骨为先的原则,使用髓外力线杆进行胫骨截骨,并允许胫骨假体植入。由于外侧间室有更大活动度,外侧间室应比内侧间室单髁关节置换的屈伸间隙稍大些。冠状面上应与胫骨机械轴线相匹配,矢状面上应有一定后倾。然后进行矢状面垂直截骨,锯片垂直于截骨模块。此次截骨应沿股骨外侧髁的内缘,轻微内旋,以适应股骨和胫骨完全伸直时由于"锁-扣"机制导致的旋转。小心操作,避免损伤前交叉韧带胫骨附着点。垂直截骨锯片可留在原处防止损伤前交叉韧带胫骨附着点,标准截骨锯片配合截骨模块完成胫骨水平截骨。胫骨截骨骨块可辅助确定胫骨假体大小。由于外侧胫骨平台的形态特点,外侧间室胫骨截骨块比内侧间室要偏短、偏宽。

通过特殊器械进行股骨远端截骨以获取屈伸间隙平衡。股骨远端和后髁截骨对调整关节间隙非常重要,尤其是股骨远端。完成屈曲间隙测量,伸直间隙应能保证放入同样大小的试模。与内侧间室单髁关节置换相比,外侧间室单髁关节置换要感觉稍松些。我们采用胫骨截骨面系统辅助进行平衡伸直力线。股骨远端截骨完成后,应用"二合一"截骨模块进行股骨后髁截骨,截后方斜面,去除后方骨赘及残余半月板。选择合适大小的股骨试模,大小以能覆盖截骨面为宜,前方不宜超出很多,因为其会增加髌骨与假体关节面不匹配的风险。同样方法测量胫骨假体大小,并放入试模。屈伸膝关节应自然,无松弛或太紧。分别在完全伸直位、屈曲30°、中度屈曲、完全屈曲状态检查关节稳定性。矢状面上关节稳定性也很重要。检查膝关节的运动和稳定性时,应去除拉钩以保证韧带处于正常张力状态(图2-23~图2-26)。

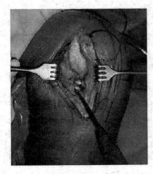

图 2-23 切口暴露

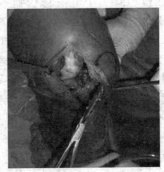

图 2-24 胫骨截骨

胫骨水平截骨垂直力线,纵截骨沿股骨外侧髁的内缘

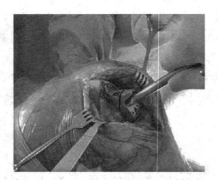

图 2-25　放置股骨截骨模板

股骨截骨模板放置在股骨外髁中心并垂直于胫骨截面

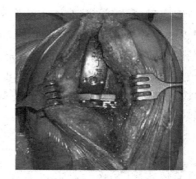

图 2-26　截骨后放入试模，测试轨迹

一旦完成上述步骤，可按前面厂家所推荐的进行栓孔钻孔或准备龙骨槽，这样就完全完成了假体植入前的骨面准备工作。应用脉压冲洗充分冲洗骨面，应用小直径钻头对软骨下骨硬化骨进行钻孔以提高骨水泥固定效果。应用扁桃体钳将湿纱布放在胫骨截骨面周围以防止外侧或后方过多骨水泥残留。放置拉钩，首先置入胫骨假体。当假体放入后，去除骨与假体结合处挤出的水泥很困难，因此此时骨水泥技术很重要。首先放好假体后方部分，然后向前打压，以便骨水泥挤向胫骨和前外侧。取出纱布，就可去除胫骨侧溢出骨水泥。连同胫骨托上的舌形塑料压迫器一起，放入股骨假体，保护股骨不被刮蹭。我们使用的股骨假体是一带股骨栓的假体，其可对股骨后髁进行压迫固定。再次去除溢出骨水泥，将聚乙烯衬打入胫骨托，保持膝关节处于轻度屈曲状态，等待骨水泥固化，防止胫骨托假体前方翘起。最后再次检查关节活动度，应无髌骨撞击。

放松止血带，充分止血。与其他关节置换一样，充分冲洗。根据医师喜好，关闭切口。应用麻药及止痛药进行局部注射，有利于术后镇痛及早期活动。消毒敷料轻度压迫包扎，不需要放置引流。

五、特殊问题

外侧间室单髁关节置换与内侧间室单髁关节置换在技术上有很大不同，其中最重要的一点就是胫骨假体的旋转。目前胫骨准备时有越来越多的外旋部件出现。胫骨截骨是膝屈曲时进行，当膝伸直时，胫骨相对于股骨外旋。由于解剖复杂性和叉韧带存在，膝关节出现了"锁-扣"机制。Moglo 和 Shirazi-Adl 发现在膝屈曲 90°时，胫骨内旋 16.4°，过度伸直时外旋 1.3°。若在骨准备时，未考虑胫骨外旋问题，胫骨假体相对于股骨假体会出现外旋，从而导致聚乙烯边缘负荷增大。Pennington 等人发现只有外侧间室置换存在这方面问题，因而提出了如何避免它的建议。从根本上，最主要的是胫骨截骨时要充分考虑到胫骨旋转的问题。屈膝时，将胫骨截骨向导放置在正确的力线上，并保证冠状面上力线正确，胫骨后倾恰当。完全伸直时，检查其截骨方向，进行初始垂直截骨。股骨髁要在全部活动范围内都有良好的匹配。必要时，可将股骨假体轻微靠外置入，以改善胫骨关节面。然而，若完全伸直时关节面有偏离，假体边缘应力增大，则说明胫骨旋转存在问题。通过文献尚未证实的结果，若胫骨假体关节面不正常，会降低假体生存率。

单髁关节置换后，患者常感觉膝关节自然。手术保留膝关节韧带结构、软组织、骨和未置换间室的软骨可能是患者术后良好感觉的原因。为了保证韧带功能良好，保留恰当的软组织张力而不过度矫形至关重要。若操作得当，韧带张力保存，就不会将张力转移至对侧间室。每个系统的假体试样和间隙模块都相似，要求插入过程中保持适当张力。通过培训，熟悉假体特点，可以增强对单髁关节置换恰当平衡的感觉。

六、术后处理

术后镇痛、物理及专业化治疗,有利于术后快速恢复。在物理康复治疗帮助下,患者可以很快负重,麻醉专家给予周围神经阻滞泵可以较好镇痛且适用于快速恢复方案。这些方案有利于早期活动,减少住院时间。患者通常需在医院过夜,术后第1、2天即可出院,出院前应有多人小组评议认为可以出院才出院(图2-27)。预防深静脉血栓包括早期锻炼和压力梯度泵。大部分患者口服阿司匹林,每天两次,每次325 mg,术后服用4~6周。高风险患者在医师指导下服用依诺肝素,而不是阿司匹林。使用助步器辅助行走。出院患者主要应锻炼步态、肌力、本体感觉及关节活动度。通常术后2~4周进行初次随访。患者恢复工作因工作性质和需要而异。但对大多数办公室的工作者来说,可以更早恢复工作。

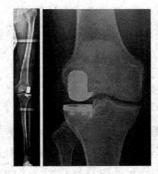

图 2-27　外侧间室 UKA 术后 X 线片

七、外侧 UKA 的结果

外侧间室 UKA 在技术上更具挑战性,数量只有内侧 UKA 的 1/10,因此外侧 UKA 的数据有限。Scott 等报道 19 例 89 个月的随访只有 1 例失败。最近,其他两个系列的 5.2 年和 12.4 年随访报道,功能评分高,没有翻修。一些作者报道了牛津移动外侧髁假体失败率很高,负荷垫脱位率达到 10%。研究内侧或外侧 UKA 患者假体运动,发现在屈曲时的股骨外侧髁更大的后移。根据这些结果,固定负载植入物似乎更适合于外侧间室的生物力学特性。

八、总结

外侧间室单髁关节置换对单纯外侧间室关节炎是恰当有益的术式,虽然外侧间室关节炎并不常见。早中期研究数据表明,外侧间室单髁关节置换效果良好。我们期望长期结果来证明其良好效果。无论哪一种治疗方案,恰当把握指征及良好手术技术是成功的关键。当遵循上述原则,采用当今外侧间室假体治疗外侧间室疾病,可以预期取得满意效果。

精要:①把握适应证可提高成功率;②截骨时,不要损伤前交叉韧带附着点,也不要低于前交叉韧带附着点截骨;③屈膝位准备胫骨,注意冠状面和矢状面力线,伸直位检查,确保适当的旋转,避免过度的外旋;④良好骨水泥技术,可提高固定效果而不残留过多骨水泥;⑤为避免髌骨关节面不匹配,不要选择过大号股骨假体或过度外侧放置假体;⑥不要过度矫正畸形,避免造成内翻。

(刘　磊)

第三章

肩部及上臂损伤

第一节　复发性肩关节脱位

一、病因

复发性肩关节脱位的发生主要取决于初次脱位时的损伤程度。初次脱位的创伤程度、发生年龄、是否顺利复位、复位后的固定等因素均与日后的复发相关。一般来讲,初次脱位的创伤越大、年龄越小、复位困难、复位后的固定不足均易导致复发性脱位。肩关节脱位复发的病理方面有以下几种原因。

(1)盂唇从关节盂腔的前缘上剥离,肩盂前方或前下方的盂唇一旦剥离,非手术治疗下愈合困难,易导致盂肱关节前方不稳。

(2)肩关节囊过度松弛,盂肱中韧带松弛或断裂,肩关节囊的前壁松弛及膨胀不易修复。随脱位次数增加,其松弛程度加重。

(3)肩关节前脱位时,肱骨头撞向关节盂缘,肱骨头的后外侧面可因撞击导致骨缺损。该部位的凹陷性骨缺损,使肱骨头外旋到达一定角度,加上后伸动作即可促使肱骨头的缺损部位自肩盂的边缘向前滑出,导致再次脱位。

二、分型

肩关节脱位可依据以下几方面来进行分型和决定治疗:不稳的方向、程度和病程,引起不稳的原发创伤,患者的年龄、心理状态及伴随疾病情况。

(一)肩关节脱位的分型

1.按方向分型

分为前脱位、后脱位及上、下脱位。约97%的复发性脱位为前脱位,约3%为后脱位,上、下脱位极为罕见。

2.按程度分型

分为半脱位或全脱位。

3.按病程分型

分为急性、亚急性、慢性或复发性。如果肱骨头脱位超过 6 周,被称为慢性脱位。

4.按与脱位有关的创伤分型

分为创伤性脱位,即由一次单独的创伤即可造成的脱位;微创伤性脱位(获得性的),即肢体运动时反复的创伤造成了关节囊盂唇复合体的塑性变形。

5.随意性脱位

即一些患有后方不稳定的患者能通过选择性地收缩肌肉,使其肩关节随意地脱位。对这些患者应以心理治疗为主。另对患有原发性神经肌肉疾病或综合征而伴发的复发性脱位,应首先进行药物治疗。

(二)患者的年龄

患者的年龄对于预后极为重要。依年龄常分为 20 岁以下、20~40 岁和 40 岁以上。

三、诊断

复发性肩关节脱位,有经常脱位的病史,当上臂外展、外旋和后伸时,即可发生脱位。但肩关节复发性半脱位的患者,症状不典型,有的患者诉说有肩关节滑进与滑出的感觉,有的无任何不适,常被漏诊。检查时应双侧对比,进行双肩关节的全面检查。观察肩部是否有萎缩,有无压痛,压痛部位和程度。检查双肩的主动与被动活动范围,评价三角肌、肩袖与肩胛骨稳定肌肉的肌力。此外,还有一些特殊检查可帮助判断肩关节的稳定性。

(一)肱骨头推移试验

上臂 0°外展位,检查者一手固定肩胛骨,另一只手握住肱骨头施加压力,观察肱骨头在关节盂中前后移位的程度。

(二)陷窝试验

分别在上臂 0°和 45°外展位,牵拉患侧上肢远端,观察肱骨头与肩峰间的陷窝,测量肱骨头与肩峰间距离,并分为三级,小于 1 cm 为 1＋,1~2 cm 为 2＋,大于 2 cm 为 3＋,0°外展位时,半脱位更多地提示旋转间隙的松弛;而 45°外展位时,半脱位则提示下盂肱韧带复合体的松弛。

(三)负荷和位移实验

患者取仰卧位,在肩胛骨平面,将肢体在各个角度外展、外旋。检查患者的右肩时,检查者的左手握住肱骨近端,右手轻握住肘部。用左手在肱骨近端向前方施压,观测移位程度及脱位点。移位程度被分为 0~3 级。1 级,移位超过对侧正常肢体;2 级,肱骨头滑至关节盂缘的上方,但可自行复位;3 级,脱位。检查左肩时相反。

(四)前方恐惧试验

将肩关节外展 90°,屈肘 90°,肩部在向前的压力下,轻度外旋上肢。此时患肩关节前方不稳定的患者一般可产生一种恐惧感。

(五)复位试验

复位试验用于检查击球运动员的不稳定。患者取仰卧位,肩关节外展 90°并外旋,检查者在肱骨的后部向前方施压,如果患者出现疼痛或脱位的恐惧感,则对肱骨施以向后的压力,使肱骨头复位于关节内,疼痛或恐惧感消失。若解除向后的压力,疼痛或恐惧感又出现,提示前方不稳定。

（六）其他

存在后方不稳定时,要判断患者是否能将肩关节随意脱位。如果患者有掌指关节过伸超过90°、肘膝关节过伸、双肩关节松弛、拇指能被动触及前臂等表现提示存在韧带普遍松弛。

通过病史及体格检查一般能诊断肩关节不稳,常规 X 线检查可进一步支持诊断。X 线检查包括肩关节的前后位与腋窝侧位平片。如仍不能得出结论,必要时可行磁共振成像（MRI）扫描或计算机断层扫描（CT）关节造影。

四、治疗

（一）复发性肩关节前脱位的治疗

虽然已有 100 多种手术及更多的改良方法来治疗创伤性复发性肩关节前方不稳定,但却没有一种最好的方法。要获取满意效果需依据不同的病理特点选择手术方法。复发性肩关节前脱位的手术方法可分为下列几类:①修复关节囊前壁,加强肩关节前方稳定性的手术,常用的有 Bankart 手术和 Putti-Platt 手术。②肌止点移位,加强肩关节前壁的手术,常用的有 Magnuson-Stack 手术。③骨移植术:使用移植骨块修复肩盂的缺损,同时肌肉韧带的"悬吊作用"可有效地防止脱位复发,常用的是 Latarjet 术和 Bristow 术。

1.Bankart 手术

盂唇与关节囊在关节盂缘分离或关节囊较薄时,有行 Bankart 手术的指征。该手术的优点是可矫正盂唇缺损并将关节囊重叠加固;主要缺点是手术操作较困难。

（1）患者体位:患者取仰卧位,患肩垫高,头端摇高 20°,整个肩部消毒并铺单。

（2）切口及显露:从喙突部至腋皱襞作一直切口,于胸大肌、三角肌间沟进入,将头静脉及三角肌牵向外侧,显露喙突及附着其上的肱二头肌短头、喙肱肌与胸小肌联合腱,向内侧牵开联合腱。如果显露困难,可行喙突截骨,先自喙突的尖部沿其纵轴钻一骨孔,以利于喙突重新固定。

（3）手术方法:骨刀截断喙突,将喙突尖与附着的联合腱一起向内下方牵开,注意勿损伤肌皮神经。外旋肩关节,显露整个肩胛下肌肌腱,如发现有裂口,在肱骨头上方修补该裂口,如果打算把肩胛下肌肌腱从关节囊上游离下来,则应在切断肩胛下肌肌腱后,切开关节囊前修补该裂口。如果打算水平切开肩胛下肌及其肌腱,则应在切开肩胛下肌前修补该裂口。切开肩胛下肌的方法:①二头肌间沟的外侧约 1 cm 处,锐性垂直分离肩胛下肌腱。②仅切开肩胛下肌肌腱的上 3/4,下 1/4 保留于原位以保护腋神经及其下方的血管。③沿肩胛下肌肌纤维方向分开。外旋肩关节打开关节囊,如关节囊松弛或多余,那么在关节囊修补过程中,应收紧松弛部分。外旋肩关节,垂直切开关节囊,如发现有 Bankart 损伤,则通过盂缘的 3 个骨孔将关节囊重新固定于关节盂缘,打孔前,用刮匙刮净肩胛颈边缘及前关节盂缘,促进关节囊附着并与骨组织愈合。骨孔距关节盂缘 4～5 mm,然后将关节囊的外侧部与关节盂缝合。检查肩关节的活动,外旋应能达到 30°。缝合前关节囊的所有剩余开口,将肩胛下肌肌腱缝回原位,如截断喙突,则要用 1 枚螺纹钉重新固定。

（4）术后处理:吊带固定肩关节,以防止外旋。第 3 天解除吊带,进行肩关节摆动锻炼。3 周后,开始肌肉等长收缩锻炼。3 个月后,进行抗阻力锻炼。6 个月时应恢复肩关节的全部功能。

2.Putti-Platt 手术

该方法的优点是不论肱骨头外上方是否缺损,不论盂唇是否脱落,均可防止肱骨头再脱位;缺点是术后肩关节外旋受限。

（1）手术方法：大部分与 Bankart 手术相似，主要不同在于重叠缝合关节囊和肩胛下肌肌瓣。用褥式缝合法将关节囊的外侧瓣缝在肩胛骨颈部软组织上，内旋上臂，并下压上臂近端，然后收紧结扎缝线。将关节囊的内侧瓣重叠缝于外侧瓣的浅层，然后将肩胛下肌向外侧移位，缝于肱骨头大结节处的肩袖肌腱上或肱二头肌沟处。缝合后肩胛下肌的张力应以肩关节仅能外旋 35°～45°为宜。这样就形成一个抵御再脱位的结实的屏障。但当前关节囊组织结构较差或如果后肱骨头缺损较大需行手术以限制外旋时，这种重叠手术的作用极小。

（2）术后处理：同 Bankart 手术。

3.Magnuson-Stack 手术

由马格努森（Magnuson）与斯塔克（Stack）设计，该方法将肩胛下肌的止点由小结节移至大结节，这种手术的成功率较高，且简单可行，因而目前非常流行。其缺点是不能矫正盂唇及关节囊的缺损，且术后外旋受限。外旋恢复正常的患者会出现复发。

（1）手术方法：手术入路同 Bankart 手术，显露肩胛下肌后，外旋上臂，沿肩胛下肌的上、下缘做一切口，游离肩胛下肌至小结节的附着部。在肱骨小结节处将肩胛下肌凿开，附着一薄骨片，但不要损伤肱二头肌腱沟，将肩胛下肌向内侧掀起，显露肩关节囊。内旋上臂，显露肱骨大结节，在大结节部位选择新的附着点，其标准是能限制肩关节 50% 的外旋。选定新附着点后，在新的附着点骨皮质上凿楔形骨槽，骨槽外侧壁钻 3～4 个小孔，将肩胛下肌腱连同附着的骨片用粗丝线缝在骨槽内。将肩胛下肌上、下缘与邻近组织间断缝合，逐层缝合关闭切口。

（2）术后处理：同 Bankart 手术。

4.Bristow 手术

手术指征为关节盂缘骨折、慢性破损或前关节囊肌肉等支持组织结构不良。喙突转位的位置是否正确是手术成败的关键。喙突转位后必须贴近关节盂前缘，而不是超越。手术的关键：①喙突转位点在关节盂中线以下，距关节盂内侧缘 5 mm 以内。②固定螺钉应不穿透关节面，并过关节盂后方皮质骨。③喙突与肩胛骨之间产生骨性融合。

该手术的主要缺点：①术后产生内旋挛缩。②不能矫正盂唇或关节囊的病理状况。③可能损伤肌皮神经。④肩胛下肌相对短缩，降低了内旋力量。⑤破坏了肩关节原有的解剖结构，损伤喙肩弓。

（1）手术方法：取肩关节前切口，于胸大肌、三角肌间沟进入，显露喙突及其上附着的联合腱。切断喙突，将喙突尖及与其附着的联合腱与喙肩韧带移向远端，注意保护肌皮神经。然后，找到肩胛下肌的上下界限，顺其肌纤维方向，约在该肌的中下 1/3，由外向内劈开肩胛下肌，显露前关节囊。同法劈开前关节囊。探查关节内的病理变化。如果关节囊及盂唇从关节盂前缘剥离，用缝线将其缝合于新的骨床上。骨膜下剥离，显露肩胛颈前部。转位点位于关节盂中线以下，距关节盂内侧缘 5 mm。在这一位置，钻一个直径 3.2 mm 的骨孔，穿过肩胛颈的后部皮质，测深，在喙突尖钻一个同样直径的孔。去除肩胛颈的所有软组织并使其表面粗糙。间断缝合关节囊，将转位的喙突尖及其附着的肌肉穿过肩胛下肌的水平裂隙固定于肩胛颈，用 1 枚适当长度的松质骨螺钉将喙突尖固定于肩胛颈。检查肌皮神经不被牵拉，间断缝合肩胛下肌纵裂，逐层缝合切口。

（2）术后处理：肩关节制动 1 周，然后悬吊制动 3～4 周，并进行肩关节摆动锻炼。6 周后，不负重增加活动范围。3～4 个月时进行非接触性运动。6 个月后进行接触性运动。定期摄片，以观察转位的喙突或螺钉位置的变化。螺钉松动，应及时去除。可能仅有50%～70%的患者产生骨愈合,其余患者可产生牢固的纤维连接。

5.关节镜下 Latarjet 术

最近数年,在切开 Latarjet 手术成功及关节镜技术和器械改进的基础上,国际上开始尝试将高难度的切开 Latarjet 手术在关节镜下完成,既保留了切开手术稳定性好的优点,又采用了微创技术。关节镜下 Latarjet 手术拥有许多优势,包括在肩胛盂前颈部提供了清楚的视野,可以准确地放置骨块和螺钉;可同时治疗伴随病理损伤;降低了肩关节术后粘连和僵硬的风险等。2010 年,拉福斯(Lafosse)报道全关节镜下 Latarjet 手术是一个可行但高难度的技术,需要很长的学习曲线及一定程度的专业知识和技能。Latarjet 手术区附近有臂丛神经和腋血管,是一个有潜在危险的手术,需要对肩胛下肌、喙突和臂丛神经解剖有十足的把握。这一技术的开展使复发性肩关节前脱位的治疗全面微创化。

(二)复发性肩关节后脱位的治疗

1.保守治疗

肩关节后方不稳定的初期应采用非手术治疗。治疗包括以下内容。

(1)教育指导患者避免特殊的、可引起后方半脱位的随意动作。

(2)进行外旋肌与三角肌后部的肌力锻炼,锻炼恢复肩关节正常的活动范围。经过至少4~6 个月恰当的康复治疗后仍不能好转,并且疼痛与不稳定影响日常生活和工作,在排除了习惯性脱位且患者的情绪稳定后,则应采用手术治疗。

2.手术治疗

多年来已有多种类型的手术用于矫正肩关节后方不稳定,包括后关节囊肌腱紧缩术、关节囊后壁修复术,如反 Bankart 与反 Putti-Platt 手术,肌腱转位术,骨阻挡术及关节盂截骨术。

(1)后关节囊肌腱紧缩:后关节囊肌腱紧缩术基本上是一种改良的反 Putti-Platt 手术,由霍金斯(Hawkins)和扬达(Janda)提出。可用于肩关节反复遭受向后的创伤或有一定程度内旋丧失的运动员或体力劳动者。

手术方法:患者取侧卧位,患肢消毒铺单,应使其可被自由搬动。从肩峰后外侧角的内侧2 cm 处开始做纵向切口,延伸至腋后部。顺肌纤维方向钝性剥离分开下方的三角肌,显露冈下肌与小圆肌。将上肢置于旋转中立位,平行关节线,垂直切开冈下肌肌腱与关节囊,注意保护小圆肌和腋神经。切开关节囊后,缝定位线,将肱骨头半脱位,检查关节,外旋上肢,将关节囊外侧缘缝合于正常的后关节盂盂唇上。如果盂唇已被剥离,在关节盂上钻孔固定关节囊的边缘。将关节囊内侧部与冈下肌向外侧缝合于关节囊外侧缘的表面。上肢应能内旋约20°。缝合三角肌筋膜,常规缝合切口。

术后处理:上肢用支具或肩人字石膏制动于外展 20°并外旋 20°位。非创伤性脱位的患者,制动6 周。创伤性脱位的患者,制动 4 周。然后除去支具,开始康复训练,先被动锻炼,后主动锻炼,一般经6 个月的积极锻炼,患者才能重新参加体育运动或重体力工作。

(2)关节盂截骨术。①手术方法:患者取侧卧位。切口同后关节囊肌腱紧缩术,显露三角肌肌纤维。在肩峰后角内侧 2.5 cm 处,顺三角肌肌纤维方向向远端将三角肌劈开 10 cm,向内、外侧牵开三角肌,显露下方的冈下肌与小圆肌。然后,将小圆肌向下翻至关节囊水平。切断冈下肌肌腱并将其翻向内外侧,注意勿损伤肩胛上神经。垂直切开关节囊显露关节。于关节盂缘截骨,截骨部位不要超过关节盂面内侧0.6 cm,以免损伤肩胛上神经。骨刀边推进,边撬开截骨部,使后关节盂产生向外侧的塑性变形。截骨不应穿出前方,应恰好止于肩胛骨的前侧皮质部,以形成完整的前侧皮质、骨膜软组织链,使移植骨不用内固定即能固定于截骨处。然后从肩峰取约 8 mm×30 mm 的移植骨,用骨刀撬开植骨处,插入移植骨。维持上肢于旋转中立位。将内侧关节囊向外并向上牵拉缝在外侧关节囊的下面。将外侧关节囊向内并加上牵拉缝在内侧关节囊上。然后在上肢旋转中立位修复冈下肌肌腱。②术后处理:术后用石膏或支具维持上肢于外展 10°～15°并旋转中立位。6～8 周拆除石膏,循序渐进开始康复锻炼。

(邵士元)

第二节 肩锁关节脱位

一、病因

肩锁关节脱位通常由暴力自上而下作用于肩峰所致。坠落物直接砸在肩顶部后,锁骨下移,由于第 1 肋骨阻止了锁骨的进一步下移,如果锁骨未骨折,则肩锁韧带、喙锁韧带断裂,同时可伴有三角肌和斜方肌锁骨附着点的撕裂,肩峰、锁骨和喙突的骨折,肩锁纤维软骨盘的断裂和肩锁关节的关节软骨骨折。锁骨的移位程度取决于肩锁和喙锁韧带、肩锁关节囊,以及斜方肌和三角肌的损伤程度。

二、分型

尤里斯特(Urist)根据关节面解剖形态和排列方向,把肩锁关节分为 3 种形态(图 3-1)。①Ⅰ型:冠状面关节间隙的排列方向自外上向内下,即锁骨端关节面斜形覆盖肩峰端关节面。②Ⅱ型:关节间隙呈垂直型排列,两个关节面相互平行。③Ⅲ型:关节间隙由内上向外下,即肩峰端关节面斜形覆盖锁骨端关节面。Ⅲ型的结构属于稳定型,Ⅰ型属于不稳定型。在水平面上,肩锁关节的轴线方向由前外指向后内。

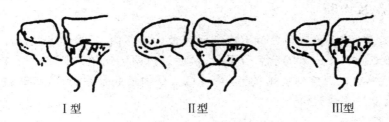

Ⅰ型　　　　　　Ⅱ型　　　　　　Ⅲ型

图 3-1　肩锁关节 3 种形态

三、分类

罗克伍德(Rockwood)等将肩锁关节脱位分为Ⅰ～Ⅵ型(图 3-2)。

(一)Ⅰ型

Ⅰ型指肩锁关节的挫伤,并无韧带断裂和关节脱位,肩锁关节稳定,疼痛轻微,早期 X 线片阴性,后期可见锁骨远端骨膜的钙化。

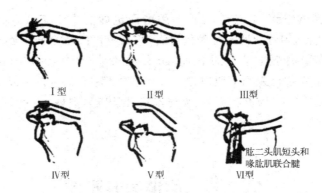

图 3-2　肩锁关节损伤分 6 型

（二）Ⅱ型

由更大的外力引起,肩锁韧带和关节囊破裂,但喙锁韧带完好,肩锁关节不稳定,尤其是在前后平面上不稳定。X 线片上可看到锁骨外侧端高于肩峰,但高出的程度小于锁骨的厚度,肩锁关节出现明显的疼痛和触痛,必须拍摄应力下的 X 线片来确定关节不稳定的程度。

（三）Ⅲ型

损伤肩锁韧带和喙锁韧带及锁骨远端三角肌附着点的撕裂。锁骨远端高于肩峰至少一个锁骨厚度的高度。

（四）Ⅳ型

损伤的结构与Ⅲ型损伤相同,但锁骨远端向后移位进入或穿过斜方肌。

（五）Ⅴ型

损伤三角肌与斜方肌在锁骨远端上的附着部均从锁骨上分离,肩锁关节的移位程度为 $100\% \sim 300\%$,同时在锁骨和肩峰之间出现明显的分离。

（六）Ⅵ型

损伤较少见,由过度外展使肩锁韧带和喙锁韧带撕裂所致,锁骨远端移位至喙突下、肱二头肌和喙肱肌联合腱后。

四、临床表现及诊断

查体有局部疼痛、肿胀及肩锁关节不稳定伴锁骨远端移位,X 线片可以帮助评价损伤的程度。患者直立,摄双侧肩锁关节的前后位平片,然后进行两侧比较。必要时可在患者腕部悬挂 $4.5 \sim 6.8$ kg 的重物,可以观察到肩锁关节的不稳定,重物最好是在患者腕部,避免让患者用手握,以使上肢肌肉能够完全放松。

五、治疗

（一）非手术治疗

Ⅰ型损伤通常采用吊带制动,配合局部冰敷、止痛药物治疗。Ⅱ型损伤的治疗方法与Ⅰ型相似,如果锁骨远端移位的距离不超过锁骨厚度的 $1/2$,可应用绑扎、夹板或吊带制动 $2 \sim 3$ 周,但必须在 6 周以后才能恢复举重物或参加体育运动。

（二）手术治疗

对于Ⅲ、Ⅳ、Ⅴ、Ⅵ型损伤应行手术治疗,手术方法有许多种,可以分为 5 个主要类型:①肩锁关节复位和固定。②肩锁关节复位、喙锁韧带修复和喙锁关节固定。③前两种类型的联合应用。④锁骨远端切除。⑤肌肉转移。常用的手术方法如下所述。

1.喙锁韧带缝合、肩锁关节克氏针内固定术(改良 Phemister 法)

通过肩部前内侧的 Thompson 和 Henry 入路,显露肩锁关节、锁骨外侧端及喙突。探查肩锁关节,去除关节盘或其他妨碍复位的结构,然后褥式缝合肩锁韧带,暂不要打结,接着逆行穿出克氏针,整复脱位的肩锁关节后顺行穿入,使其进入锁骨 2.5～4.0 cm。通过前后位和侧位(腋部)X 线片检查克氏针的位置和复位的情况。如二者均满意,则于肩峰外侧边缘将克氏针折弯 90°并剪断,保留 0.6 cm 的钩状末端以防止其向内侧移位,旋转克氏针,将末端埋于肩峰下软组织内,修复肩锁关节囊和韧带,并将预先缝合喙锁韧带的线收紧打结,修复斜方肌和三角肌止点的损伤。术后处理用肩胸悬吊绷带保护,术后 2 周去除绷带并拆线,开始主动活动,8 周在局麻下拔除克氏针。克氏针的折断和移位是常见的并发症。

2.喙锁关节的缝线固定术

做一个弧形切口显露肩锁关节、锁骨的远端和喙突,彻底清除关节盘或其他碎屑,褥式缝合断裂的喙锁韧带,暂不打结。用直径约为 0.7 cm 的钻头在喙突上方的锁骨上前后位钻两个孔,在喙突基底的下方穿过 1 根不吸收缝线,并向上穿过锁骨的两个孔,复位肩锁关节,打紧缝线,这样缝线就可不绕住整个锁骨,以避免缝线割断锁骨。如果仍有前后向不稳定,可按 Phemister 法用 1 枚克氏针固定肩锁关节,最后收紧打结喙锁韧带的缝线,修复肩锁关节囊,缝合撕裂的三角肌和斜方肌。术后处理同改良 Phemister 法。

3.喙锁关节螺钉内固定及喙锁韧带缝合术(改良 Bosworth 法)

通过前内侧弧形切口显露肩锁关节和锁骨末端,向远外侧牵开三角肌以暴露喙突尖和喙锁韧带(图 3-3)。同 Phemister 法一样,检查肩锁关节,去除关节盘或其他妨碍复位的结构,缝合喙锁韧带,暂不要打结,用直径为 4.8 mm 的钻头在锁骨上垂直钻一个孔,此孔在锁骨复位后应同喙突基底在同一直线上。复位锁骨,用另外一个直径为 3.6 mm 的钻头通过先前在锁骨上钻好的孔在喙突上再钻一个孔,选择一个长度合适的 Bosworth 螺钉穿过两孔,拧紧螺钉使锁骨上表面与肩峰上表面平齐,收紧打结喙锁韧带缝线,修复撕裂的斜方肌和三角肌止点。术后用悬吊带制动,1 周后去除悬吊,开始轻微的主动功能锻炼,术后 2 周拆线,6～8 周取出螺钉,10 周内避免超过 90°的外展运动和举重物。

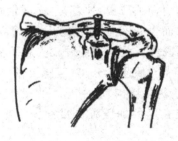

图 3-3 改良 Bosworth 法

4.锁骨远端切除术

通过前方弧形切口显露肩锁关节、锁骨外侧端及喙突,沿锁骨长轴切开关节囊和肩锁上韧带,骨膜下剥离显露锁骨,然后修复关节囊和韧带,用咬骨剪或摆动锯在骨膜下自下外方斜向内上方截除 1 cm 长的锁骨外侧端,挫平上缘残端。褥式缝合损伤的喙锁韧带,暂不打结,交叉穿入

2枚克氏针,将锁骨外侧端维持在正常位置。术后悬吊制动1周,进行轻微的主动环绕运动,术后2周拆线,增加活动量,4周内避免抬举重物,8周内避免体育活动。

5.喙肩韧带移位加强肩锁关节术

通过前内侧弧形切口显露肩锁关节、锁骨外侧端及喙突,切断喙肩韧带在喙突前外侧缘的起点,向下推压锁骨外侧段,复位肩锁关节,用克氏针1～2枚贯穿固定肩锁关节,将喙肩韧带向前上翻转,固定缝合于锁骨外侧端前方,修复肩锁韧带和喙锁韧带。术后处理同 Stewart 法。

6.喙肩韧带移位重建喙锁韧带术

同 Neviaser 法显露肩锁关节、锁骨外侧端及喙突,切断喙肩韧带在肩峰前内侧缘的起点(图3-4)。在锁骨外侧端相当于喙突尖的上方行锁骨切骨术,切骨线由内下向外上倾斜,切除锁骨外侧端约2 cm。在切骨端近侧1 cm处,于锁骨前壁钻两个骨孔,以细钢丝或粗丝线在喙肩韧带的肩峰端做褥式缝合,两线端分别经髓腔从锁骨的骨孔引出。下压锁骨,恢复正常喙锁间距,抽紧缝线,结扎固定,使喙肩韧带移入锁骨断端的髓腔内。

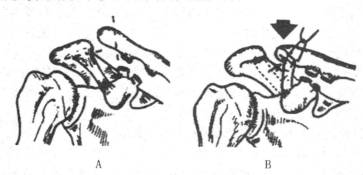

图 3-4　Weaver 法喙肩韧带移位重建喙锁韧带术

A.切除锁骨外侧端,切断喙肩韧带;B.喙肩韧带移入锁骨断端的髓腔内

术后用 Velpeau 绷带固定患肩4周,之后改用三角巾悬吊4周,术后8周去除悬吊,进行康复训练。

7.Dewar 手术

显露肩峰、肩锁关节及锁骨外侧端,自肩峰和锁骨外侧端前方切断三角肌附着点,行骨膜下剥离,显露肩锁关节。切除破碎的肩锁关节囊、软骨盘,显露锁骨外侧端并切除1.0 cm。切开喙突上方的锁骨前方骨膜,将锁骨前面1.5～2.0 cm的皮质骨制成粗糙面,于骨粗糙面中央由前向后钻孔备用。切开胸肌筋膜,显露喙突及其下方的肱二头肌短头、喙肱肌和胸小肌。在肱二头肌短头、喙肱肌和胸小肌之间做由下而上的逆行分离,至喙突前、中1/3交界处,环形切开骨膜,在喙突角部由前向后钻孔备用。以骨刀在喙突前、中1/3处截骨,使喙突骨块连同肱二头肌短头和喙肱肌一起向下翻转,以1枚适当长度的加压螺钉贯穿固定喙突骨块于锁骨前方原钻孔部位。将三角肌前部重新缝合。

术后三角巾悬吊患臂3周,3周后练习上举及外展活动,6～8周后即可进行负重功能训练。

8.锁骨钩钢板内固定、喙锁韧带缝合术

近年来,有学者采用锁骨钩钢板内固定,喙锁、肩锁韧带缝合治疗肩锁关节脱位(图3-5)取得了满意疗效。该方法固定牢靠,并可早期行肩关节功能锻炼,又无克氏针内固定断裂后游走的危险。

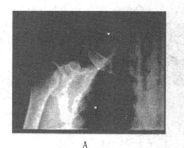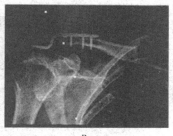

图 3-5　肩锁关节脱位锁骨钩钢板内固定、喙锁韧带缝合术

A.术前 X 线片;B.术后 X 线片

9.关节镜下微创治疗肩锁关节脱位

随着关节镜技术的发展,微创理念的不断推广,传统的切开复位手术已经逐渐地被小切口微创手术和关节镜手术所取代,关节镜下手术治疗肩锁关节脱位被越来越多的临床医师和患者所接受,并取得了较好的疗效。

(1)关节镜下螺钉固定肩锁关节:采用这种手术方法的优点是关节镜下直视喙突下面的结构,有助于选择合适长度的空心钉,并将空心钉置于合适的位置。螺钉固定可以防止锁骨脱位,并防止肩锁关节复位不良。还有助于检查肩关节和肩峰下间隙的损伤。

(2)关节镜下喙肩韧带转位重建喙锁韧带:喙肩韧带可以防止肱骨头向上方移位,以及保持前后向的稳定性。因此,有巨大肩袖损伤的患者不适于此类手术。使用喙肩韧带转位重建喙锁韧带不仅使肩锁关节得到重建,而且喙肩韧带为新生的细胞和胶原纤维提供了支撑结构。此外,这种术式还保留了胸肩峰动脉的肩峰支,有利于组织愈合。术中没有破坏肩锁关节周围的稳定结构,患者术后可早期活动患肢。

(3)关节镜下纽扣钢板重建喙锁韧带:采用纽扣钢板(Endobutton)重建喙锁韧带,无须再次手术拆除内固定钢板,带袢纽扣钢板生物力学强度大,能够满足生物力学需求,术后对肩关节外展和上举活动影响小,有利于早期功能锻炼,可减少肩锁关节炎和肩关节粘连的发生。

(邵士元)

第三节　胸锁关节脱位

一、解剖与损伤机制

胸锁关节是由锁骨内侧端与胸骨柄切迹构成的关节,锁骨关节面较胸骨关节面大,锁骨内侧关节面仅有 50% 与向外倾的胸骨关节面相对,其间借一个软骨盘补偿。胸锁关节由关节囊、前后胸锁韧带、锁骨间韧带和肋锁韧带维持其稳定性(图 3-6)。正常状态下胸锁关节约有 40°的活动范围。上肢外展时肩前方受到暴力可导致锁骨内端向前移位,胸锁关节发生前脱位。暴力作用于肩部后外侧,可导致锁骨移位到胸骨后方,发生胸锁关节后脱位。胸锁关节脱位也可以是先天性的,还可在发育、退变及炎症过程中发生。

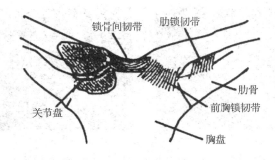

图 3-6　胸锁关节解剖图

二、临床表现

当创伤导致前脱位时,会产生剧烈疼痛,脱位关节处有明显的肿胀和前突畸形,锁骨内端相对于胸骨向前隆起,而在靠近第 1 肋骨处出现凹陷,程度取决于韧带损伤的程度。胸锁关节后脱位很少见,但锁骨内端向后移位,可导致气管、食管、胸导管或纵隔内大血管的损伤,故可能会出现严重的损伤。

三、诊断及鉴别诊断

(一)诊断

对症状和体征可疑有胸锁关节脱位者,可进一步行前后位 X 线片检查和 CT 扫描。以胸骨为中心的胸腔上部的顶前突位 X 线片具有诊断意义,阳性表现是锁骨内端位于对侧正常锁骨内端前方或后方。CT 扫描可显示胸锁关节的结构变化,明确诊断胸锁关节脱位。

(二)鉴别诊断

胸锁关节是半脱位还是脱位,取决于关节囊韧带、关节软骨盘及锁骨间韧带和肋锁韧带的损伤程度。20 岁以下患者的锁骨内端骨骺损伤与胸锁关节脱位表现相似,应加以鉴别。

四、治疗

(一)手法复位外固定

胸锁关节后脱位的闭合复位方法有两种:一种为患者取仰卧位,在肩胛骨间垫大沙袋,肩内收位牵引患侧上肢,由前向后用力下压肩和锁骨远端;另一种为外展位牵引伤肢,用手指夹住锁骨,用力向前牵引以帮助复位,如仍不能复位,消毒皮肤,用无菌巾钳夹住锁骨,向前牵引复位。大多数后脱位复位后是稳定的,复位后以 8 字绷带、商品化的锁骨固定带或 8 字石膏固定 4 周,限制活动 6 周。如果在全麻状态下仍无法使后脱位闭合复位,应行手术复位,因为使其处于脱位状态是危险的。手术复位时应找有胸外科经验的医师会诊。

(二)切开复位内固定

1.前脱位者

如不易复位或有小片骨折,整复不易维持关节的对合关系,且有疼痛者,可考虑行开放复位,用 2 枚克氏针经过关节固定,合并有骨折者也可用 2 枚空心拉力螺钉内固定(图 3-7),用克氏针时需将克氏针尾端弯成钩状,以防克氏针移位。缝合修复撕破或断裂的胸锁前韧带,术后用前 8 字石膏绷带固定 4 周,6 周左右拔除克氏针,活动关节。

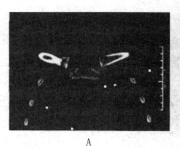
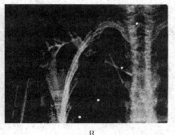

图 3-7　锁骨近端骨折并胸锁关节脱位切开复位空心钉内固定

A.术前 CT 表现;B.术后 X 线表现

2.后脱位者

不能用手法复位,或有气管或纵隔血管压迫症状者,沿锁骨内侧段切口,暴露胸锁关节及锁骨内侧段,在直视下向外牵引上臂,并用巾钳夹住锁骨内端向外前方牵拉,使脱位整复,并用 2 枚克氏针经过关节固定,尾端弯成钩状,术后用后 8 字石膏固定 5 周,6 周左右拔除克氏针。

3.陈旧性未复位的胸锁关节前脱位

一般认为即使造成了功能丧失,也是程度较轻的。这种疾病手术治疗的指征是患者主诉在用力或者在体育运动时上臂乏力和疲劳。常用的手术方法有在锁骨和第 1 肋骨周围使用筋膜条固定,在锁骨和胸骨之间行阔筋膜稳定术、锁骨下肌腱移植重建术、锁骨内侧端切除术。

(邵士元)

第四节　肩胛骨骨折

肩胛骨位于两侧胸廓后上方,周围有丰厚的肌肉覆盖,骨折较为少见。肩胛骨对上肢的稳定和功能起着重要的作用,骨折后如不能得到正确治疗,可能会对上肢功能造成严重影响。

一、骨折分类

(一)按部位分类

肩胛骨骨折按解剖部位可分为肩胛体骨折、肩胛冈骨折、肩胛颈骨折、肩胛盂骨折、喙突骨折和肩峰骨折等。肩胛体和肩胛冈骨折最为常见,其次为肩胛颈骨折,然后是肩胛盂骨折、肩峰骨折、喙突骨折,不少骨折属于上述各类的联合骨折。另外,还有肌肉和韧带附着点的撕脱骨折、疲劳骨折或应力骨折。

1.肩胛盂关节内骨折

此类骨折可进一步分为 6 种类型。①Ⅰ型盂缘骨折:通常合并肩关节脱位。②Ⅱ型骨折:是经肩胛盂窝的横形或斜形骨折,可有肩胛盂下方的三角形游离骨块。③Ⅲ型骨折:累及肩胛盂的上1/3,骨折线延伸至肩胛骨的中上部并累及喙突,经常合并肩锁关节脱位或骨折。④Ⅳ型骨折:骨折线延伸至肩胛骨内侧。⑤Ⅴ型骨折:是Ⅱ型和Ⅳ型的联合类型。⑥Ⅵ型骨折:是肩胛盂的严重粉碎性骨折。

2.喙突骨折

根据骨折线与喙锁韧带的位置关系,可进一步分成两型。①Ⅰ型骨折:位于韧带附着点后方,有不稳定倾向。②Ⅱ型骨折:位于韧带前方,稳定。

(二)按关节内外分类

根据骨折是否累及肩盂关节面,肩胛骨骨折可分为关节内骨折和关节外骨折。关节外骨折根据稳定性,又可进一步分为稳定的关节外骨折和不稳定的关节外骨折两种。

1.关节内骨折

此类骨折为涉及肩胛盂关节面的骨折,常合并肱骨头脱位或半脱位。肩胛盂骨折中只有10%有明显的骨折移位。

2.稳定的关节外骨折

此类骨折包括肩胛体骨折、肩胛冈骨折和一些肩胛骨骨突部位的骨折。单独的肩胛颈骨折一般较稳定,也属稳定的关节外骨折。

3.不稳定的关节外骨折

此类骨折主要指合并锁骨中段移位骨折的肩胛颈骨折,即"漂浮肩"(图 3-8)损伤,该损伤常由严重暴力引起,此种骨折造成整个肩胛带不稳定。由于上臂的重力作用,它有向尾侧旋转的趋势。常合并同侧肋骨骨折,也可损伤神经血管束,包括臂丛神经。

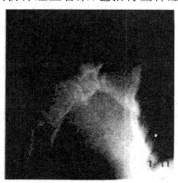

图 3-8 "漂浮肩"损伤

二、临床表现及诊断

肩胛骨骨折根据外伤史、症状、体征及 X 线检查,可明确诊断。

(一)病史

1.体部骨折

常由直接暴力引起,受伤局部常有明显肿胀,皮肤常有擦伤或挫伤,压痛也很明显,血肿的刺激可引起肩袖肌肉的痉挛,使肩部运动障碍,表现为假性肩袖损伤的体征。但当血肿吸收后,肌肉痉挛消除,肩部主动外展功能即恢复。喙突骨折或肩胛体骨折时,当深吸气时,胸小肌和前锯肌带动骨折部位活动可使疼痛加剧。

2.肩胛盂和肩胛颈骨折

多由间接暴力引起,即跌倒时肩部外侧着地,或手掌撑地,暴力经肱骨传导冲击肩胛盂或肩胛颈造成骨折。多无明显畸形,易于漏诊。但肩部及腋窝部肿胀、压痛,活动肩关节时疼痛加重,骨折严重移位者可有肩部塌陷,肩峰相对隆起呈方肩畸形,犹如肩关节脱位的外形,但伤肢无外展、内收、弹性固定情况。

3. 肩峰骨折

肩峰突出于肩部,多为自上而下的直接暴力打击,或由肱骨突然强烈的杠杆作用引起,多为横断面或短斜面骨折。肩峰远端骨折,骨折块较小,移位不大;肩峰基底部骨折,远侧骨折块受上肢重量的作用及三角肌的牵拉,向前下方移位,影响肩关节的外展活动。

(二)X 线检查

多发损伤患者或怀疑有肩胛骨骨折时,应常规拍摄肩胛骨 X 线片,常用的有肩胛骨正位、侧位、腋窝位和穿胸位 X 线片。注意肩胛骨在普通胸部正位片上显示不清,因为肩胛骨与胸廓冠状面相互重叠。此外,还可根据需要加拍一些特殊体位平片,如向头侧倾斜 45°的前后位平片可显示喙突骨折。CT 检查能帮助辨认和确定关节内骨折的程度和移位,以及肱骨头的移位程度。因为胸部合并损伤的发生率高,胸片应作为基本检查方法的一部分。

(三)合并损伤

诊断骨折的同时,应注意检查肋骨、脊柱及胸部脏器的损伤。肩胛骨周围有肌肉和胸壁保护,所以只有高能量创伤才会引起骨折。肩胛骨骨折多由高能量直接外力引起,因此合并损伤发生率为 35%～98%。合并损伤常很严重,甚至危及生命。然而,在初诊时却常常漏诊。最常见的合并损伤是同侧肋骨骨折并发血气胸,其次是锁骨骨折、颅脑闭合性损伤、头面部损伤、臂丛损伤。肩胛骨合并第 1 肋骨骨折时,因可伤及肺和神经血管,故特别严重。

三、治疗

绝大多数肩胛骨骨折可采用非手术方法治疗,只有少数患者需行手术治疗。由于肩胛骨周围肌肉覆盖多,血液循环丰富,骨折愈合快,骨折不愈合很少见。

(一)肩胛体和肩胛冈骨折

肩胛体和肩胛冈骨折一般采用非手术治疗,可用三角巾或吊带悬吊制动患肢,早期局部辅以冷敷,以减轻出血及肿胀。伤后 1 周内,争取早日开始肩关节钟摆样功能锻炼,以防止关节粘连。随着骨折愈合,疼痛减轻,应逐步锻炼关节的活动范围和肌肉力量。

(二)肩峰骨折

如肩峰骨折移位不大,或位于肩锁关节以外,用三角巾或吊带悬吊患肢,避免做三角肌的抗阻力功能训练。如骨折块移位明显,或移位到肩峰下间隙,影响肩关节运动功能,则应早期行切开复位内固定手术。手术取常规肩部切口,内固定可采用克氏针张力带钢丝,骨块较大时也可选用拉力螺钉内固定。如合并深层肩袖损伤,应同时行相应治疗。

(三)喙突骨折

对不稳定的 I 型骨折应行手术治疗。对单纯喙突骨折可以保守治疗,因为喙突是否解剖复位对骨折愈合及局部功能没有影响。但如合并有肩锁分离、严重的骨折移位、臂丛受压、肩胛上神经麻痹等情况,则需考虑手术复位,用松质骨螺钉固定治疗。

(四)肩胛颈骨折

对无移位或轻度移位的肩胛颈骨折,可采用非手术方法治疗。用三角巾制动患肢 2～3 周,4 周后开始肩关节功能锻炼。

肩胛颈骨折在冠状面和横截面成角超过 40°或移位超过 1 cm 时,需要行手术治疗。根据骨折片的大小和骨折的类型,在单纯的拉力螺钉和支撑接骨板之间选择内固定物。使用后入路,单个螺钉可从后方拧入盂下结节。骨折片很大时,应在后方使用1/3管状接骨板支撑固定,使带有关节面的骨片紧贴于肩胛骨近端的外缘。接骨板与直径为3.5 mm的皮质骨拉力螺钉的结合使用,增加了固定的稳定程度。合并同侧锁骨骨折的肩胛颈骨折,即"漂浮肩"损伤,由于肩胛骨很不稳定,移位明显,应采用手术治疗。通常先复位固定锁骨,锁骨骨折复位固定后,肩胛颈骨折常常也可得到大致的复位,如肩胛骨稳定就不需切开内固定肩胛颈骨折;如锁骨复位固定后肩胛颈骨折仍不能有效复位,或仍不稳定,就需进一步手术治疗肩胛颈骨折。

(五)肩胛盂骨折

肩胛盂骨折只占肩胛骨骨折的10%,而其中有明显骨折移位者占肩胛盂骨折的10%。对大多数轻度移位的骨折患者可用三角巾或吊带保护,早期开始肩关节活动范围的练习。一般制动6周,去除吊带后,继续进行关节活动范围练习及逐步开始肌肉力量的锻炼。

1.Ⅰ型盂缘骨折

如骨折块面积占肩盂面积的25%(前方)或33%(后方),或移位超过10 mm将会影响肱骨头的稳定并引起半脱位现象,应考虑手术切开解剖复位和内固定,目的在于重建骨性稳定,以防止慢性肩关节不稳定。以松质骨螺钉或以皮质骨螺钉采用骨块间加压固定(图3-9)。如肩盂骨块粉碎,则应切除骨碎片,取髂骨植骨固定于缺损处。小片的撕脱骨折,一般是肱骨头脱位时由关节囊、唇撕脱所致。前脱位时发生在盂前缘,后脱位时见于盂后缘。肱骨头复位后,采用三角巾或吊带保护3~4周。

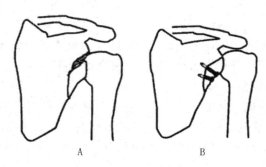

图3-9　盂缘骨折松质骨螺钉内固定

A.盂缘骨折;B.松质骨螺钉内固定

2.Ⅱ型骨折

如果出现台阶移位5 mm时,或骨块向下移位伴有肱骨头向下半脱位,应行手术复位固定。可采用后方入路,复位盂下缘骨折块,以拉力螺钉向肩胛颈上方固定。也可采用易调整外形的重建钢板,置于肩胛颈的后方或肩胛体的外缘固定。

3.Ⅲ~Ⅴ型骨折的手术指征

骨折块较大合并肱骨头半脱位,采用肩后方入路,复位盂下缘骨折块,以拉力螺钉向肩胛颈上方固定。也可采用易调整外形的重建钢板,置于肩胛颈的后方或肩胛体的外缘固定(图3-10);关节面台阶大于等于5 mm,上方骨块向侧方移位或合并喙突、喙锁韧带、锁骨、肩锁关节、肩峰等所谓肩上部悬吊复合体(SSSC)损伤时,可采用后上方入路复位骨折块,采用拉力螺钉,将上方骨折块固定于肩胛颈下方主骨上。手术目的是防止肩关节的创伤性骨关节炎、慢性肩关节不稳定和骨折不愈合。

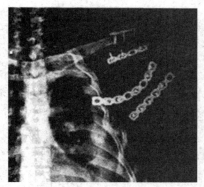

图3-10　肩胛骨骨折合并肩锁关节脱位,切开部位重建钢板、锁骨钩钢板内固定术后

4.Ⅵ型骨折

Ⅵ型骨折较少见,也缺乏大宗病例或对照研究结果指导治疗。由于盂窝严重粉碎,不论骨块移位与否或有无肱骨头半脱位的表现,一般都不行切开复位。可采用三角巾悬吊制动,或用外展支架制动,也可采用尺骨鹰嘴牵引,早期活动锻炼肩关节。如果上肩部悬吊复合体有严重损伤,可行手术复位、固定,如此可间接改善盂窝关节面的解剖关系。

5.肩胛盂骨折关节镜手术

修复骨性Bankart损伤,先经标准的后方入路施行诊断性关节镜。通常情况下,关节镜视野最初会被骨折血肿所阻挡。使用关节镜刨刀清除骨折血肿,最终可观察到骨折块。尽可能低地定位前方入路,使得经该入路到达下方肩胛盂具有最大可能性。然后建立前上外侧入路(ASL),该入路不仅是重要的观察入路,也是重要的操作入路。重要的是在所有3个关节内入路中都使用关节镜套管,可在各个入路之间便捷地转换关节镜和器械,以获得理想的视野和操作通道。然后确认所有的伴随病变。在发现Bankart损伤之后,便必须将其游离。经前方入路或前上外侧入口放入15°关节镜下剥离器,将骨折块完全抬起并游离。在骨折块完全游离后,应去除所有的软组织使之新鲜化,以求取得最大的骨性愈合。在取得充分游离后,用抓钳进行暂时性复位。然后用螺丝固定骨折块,随后评估固定的牢固性和复位情况。

(六)上肩部悬吊复合体损伤

上肩部悬吊复合体是在锁骨中段和肩胛体的外侧缘间组成的一个骨和软组织环,由肩盂、喙突、喙锁韧带、锁骨远端、肩锁关节和肩峰组成。上肩部悬吊复合体的单处损伤,不会影响其完整性,骨折移位较小,只需保守治疗;两处损伤则会影响其完整性,可能会引起一处或两处明显移位,对骨折愈合不利,影响其功能。对这种骨折,只要有一处或两处存在不能接受的移位,就应行切开复位内固定。即使只固定一处,也有利于其他部位骨折的间接复位和稳定。

(邵士元)

第五节　锁　骨　骨　折

锁骨骨折是临床常见的骨折之一,占全身骨折的6%左右,各种年龄均可发生,但青壮年及儿童多见。发病部位以中1/3处最多见。

一、病因、病机

(一)间接暴力

间接暴力是引起锁骨骨折最常见的因素,如跌倒时,手掌、肘部或肩部触地,传导暴力冲击锁骨发生骨折,多为横断形或斜形骨折。骨折内侧因胸锁乳突肌的牵拉作用向后上移位,外侧因上肢的重力作用和胸大肌的牵拉作用向前下方移位(图3-11)。

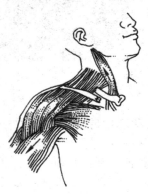

图 3-11　锁骨骨折移位

(二)直接暴力

暴力从前方或上方作用于锁骨,可发生锁骨的横断或粉碎性骨折,幼儿多为横断或青枝骨折。骨折移位严重时可伤及锁骨下方的臂丛神经,锁骨下动、静脉。

二、临床表现

锁骨全长均位于皮下,骨折后局部有肿胀和压痛,触诊可摸到移位的骨折端,可闻及骨擦音和触到异常活动,患肩下沉,并向前、内倾斜。患者常用健侧手掌托起患肢肘部,以减轻因上肢的重量牵引所引起的疼痛,同时头部向患侧偏斜,使胸锁乳突肌松弛而减轻疼痛,患肢活动功能障碍。幼儿因不能自述疼痛部位,畸形可不甚明显。但若不愿活动上肢,且于穿衣伸手入袖或上提患肢有啼哭等症状时,应仔细检查是否有锁骨骨折。锁骨骨折刺破皮肤或损伤臂丛神经及锁骨下血管者也较为常见,且多为青枝骨折。

三、诊断与鉴别诊断

锁骨骨折的患者通过外伤史,临床的症状、体征及X线检查诊断并不困难。锁骨外侧1/3处骨折需与肩锁关节脱位相鉴别。骨折患者一般疼痛、肿胀更加明显,有骨折的特有症状、骨擦音和异常活动等。X线片可以明确诊断。

四、治疗

(一)儿童青枝骨折及成人无明显移位的骨折

可用三角巾或颈腕吊带悬吊2~3周即可痊愈。

(二)锁骨有移位骨折复位法

骨折端局部血肿内麻醉。患者坐在凳子上,两手叉腰挺胸。首先进行牵引。

(1)一助手立于患者背后,用两手反握两肩前下腋侧,两侧向外后上扳提,同时用一个膝部顶住患者背部胸椎棘突,使骨折远侧端在挺胸的作用及助手两手向后上扳提的作用下,使两骨折端被牵引拉开,两骨折端的轴线在一个直线上,多数可自行复位(图3-12)。

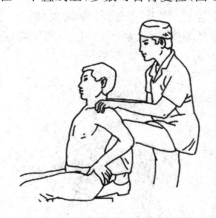

图 3-12　锁骨骨折手法复位

(2)上述的牵引方法,向后上扳提的作用力较大,而向外的牵引力则较弱,常因远侧骨折端向外的牵引力不够,影响手法复位。因此,另一助手一手推顶伤侧胸壁,另一手向外牵拉伤肢上臂,协助第一助手缓缓将远侧骨折牵开,再行手法复位。

(3)手法复位,在助手牵引的情况下,术者立于患者面前,用两拇指及示指摸清并捏住两骨折端向前牵拉,即可使骨折复位。或用两拇指摸清两骨折端,并以一拇指及示指捏住近侧骨折端向前下侧牵拉,同时另一手拇指及示指捏住远侧骨折端向后上方推顶,也可使骨折端复位(图3-13)。

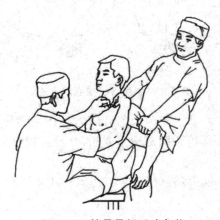

图 3-13　锁骨骨折手法复位

手法复位后,将向外的牵引力稍放松一些,使对位的两骨折端互相嵌紧,然后进行外固定。

(三)外固定方法

1.“8”字绷带固定

将棉垫或纸压垫放置于两骨折端的两侧,并用胶布固定。两侧腋窝放置棉垫,用绷带行“8”字形缠绕固定,绷带经患侧肩部腋下,绕过肩前上方,横过背部至对侧腋下,再绕过对侧肩前上方,经背部至患侧腋下,包绕8~12层。缠绕绷带时应使两侧腋部的绷带松紧合适,以免引起血管或神经受压(图3-14)。

2.双圈固定

用绷带缠绕棉花制作好大小合适的绷带圈两只,于手法复位前套于两侧腋部,待骨折复位后,用棉垫或纸压垫将两骨折端上下方垫压合适,并用胶布固定。从患者背侧拉紧此两布圈,在其上下各用一布带扎牢,维持两肩向外、向上后伸;另用一布带将两绷带圈于胸前侧扎牢,以免双圈滑脱(图3-15)。

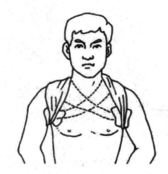

图 3-14　锁骨骨折"8"字绷带固定法

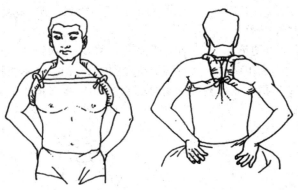

图 3-15　锁骨骨折双圈固定法

用以上两种固定方法固定后,如出现手及前臂麻木感或桡动脉搏动摸不清,表示固定过紧,有压迫血管或神经的情况,应立即给予固定适当放松,直至症状完全解除为止。

(四)手术治疗

手法治疗难获满意疗效者或多发性骨折等情况,可行手术治疗。

五、预防与调护

骨折整复固定后,平时应挺胸抬头,睡觉时应采取平卧位,肩胛骨间稍垫高,保持双肩后仰,有利于骨折复位。固定初期可做腕、肘关节的屈伸活动。中、后期逐渐做肩关节功能练习,尤其是肩关节的外展和内、外旋运动。肩部长时间固定,易出现肩关节功能受限,所以早期功能锻炼十分必要。

(邵士元)

第六节　肱骨干骨折

一、解剖特点

自胸大肌附着处上缘至肱骨髁上为肱骨干。近端肱骨干横断面呈圆周形,远端在前后径上呈狭窄状。内、外侧肌间隔将上臂分成前间隔和后间隔。前间隔包括肱二头肌、喙肱肌和肱肌。肱动脉、肱静脉、正中神经、肌皮神经及尺神经沿肱二头肌内侧走行。后间隔包含肱三头肌和桡神经。桡神经穿过肱三头肌在后方骨干中段走行于桡神经沟内,在臂中下 1/3 处穿过外侧肌间隔至臂前侧,骨折移位时易受到损伤。

二、损伤机制

(一)直接暴力

直接暴力是造成肱骨干骨折的常见原因,如打击伤、机械挤压伤、火器伤等,可呈横断骨折、粉碎性骨折或开放性骨折。

(二)间接暴力

如摔倒时手或肘部着地,由于身体多伴有旋转或因附着肌肉的不对称收缩,发生斜形或螺旋形骨折。

(三)旋转暴力

因军事或体育训练引起的投掷骨折,以及掰手腕所引起的骨折最为典型,多发生于肱骨干的中下 1/3 处,主要因肌肉突然收缩,引起肱骨轴向受力,导致螺旋形骨折。

由于肱骨干上的肌肉作用,骨折后常呈典型的畸形。当骨折线在胸大肌止点近端时,由于肩袖的作用,骨折近端呈外展和内旋畸形,远端由于胸大肌的作用向内侧移位;当骨折线位于胸大肌以远、三角肌止点以近时,骨折远端由于三角肌的牵拉向外侧移位,近端则由于胸大肌、背阔肌及大圆肌的牵拉作用向内侧移位;当骨折线位于三角肌止点以远时,骨折近端外展、屈曲,远端则向近端移位。

三、骨折的分类

同其他骨折的分类一样,肱骨干骨折可依据不同的分类因素构成多种分类方式。根据骨折是否与外环境相通,可分为开放性骨折和闭合性骨折;因骨折部位不同,可分为三角肌止点以上及三角肌止点以下骨折;根据骨折程度不同,可分为完全骨折和不完全骨折;根据骨折线的方向和特性又可分为纵形、横形、斜形、螺旋形、多段和粉碎性骨折;根据骨的内在因素是否存在异常可分为正常和病理骨折等。

四、肱骨干骨折的临床症状和体征

同其他骨折一样,肱骨干骨折后可出现疼痛、肿胀、局部压疼、畸形、反常活动及骨擦音等,骨科医师不应为证实骨折的存在而刻意检查骨擦音,以免增加伤者的痛苦和桡神经损伤。对于不完全或无移位的骨折,单凭临床体检很难判断,所以对可疑骨折的患者必须拍 X 线片。拍片范围包括肱骨的两端、肩关节和肘关节。对于高度怀疑有骨折的患者,即使在急诊拍片时未能发现骨折也不要轻易下无骨折的结论,可用石膏托暂时固定两周后再拍片复查,若有不全的裂纹骨折,此时会因骨折线的吸收而显现出来。若骨折合并桡神经损伤,可出现垂腕、手部掌指关节不能伸直、拇指不能伸展和手背虎口区感觉减退或消失。肱骨干骨折的患者应当常规检查患肢远端血运的情况,包括对比两侧桡动脉搏动、甲床充盈状况、皮肤温度等,必要时可行血管造影,以确定有无肱动脉损伤。

五、治疗方法

近几十年来,骨折固定技术有了极大的提高,治疗手段远比过去丰富,在具体实施何种治疗方案时必须考虑如下因素:骨折的类型、水平和移位程度,患者的年龄、全身健康情况、与医师的配合能力、合并伤的情况,患者的职业及对治疗的要求等。此外,经治医师还应考虑自身所具备的客观设备条件,掌握各种操作技术的水平、经验等。经过全面分析比较后再确定最佳治疗方案。根本原则是要有利于骨折尽早愈合,有利于患肢的功能恢复,尽可能减少并发症。

(一)闭合治疗

近几十年来的骨科著作中,均强调绝大多数的肱骨干骨折可经非手术治疗而痊愈,国外的文献报道中其成功的比例甚至高达 94%。但在临床实际工作中能否达到如此高的比例仍值得商榷。此外,现代的就医人群已对骨科医师提出了更高的要求,即不仅要获得良好的最终治疗结果,而且希望治疗过程中尽量减少痛苦,在骨折愈合期间有相对高的生活质量,甚至仍能够从事一些工作。那种令患者在石膏加外展架上苦撑苦熬数月,夜间无法平卧的传统治疗方式很难为多数患者所接受。依现代的治疗观点,闭合治疗的适应证应结合患者的具体情况认真审视后而定。

1.适应证

可供参考的适应证如下。

(1)移位不明显的简单骨折(AO 分类:A_1、A_2、A_3)。

(2)有移位的中、下 1/3 骨折(AO 分类:A_1、A_2、A_3 或 B_1、B_2)经手法整复可以达到功能复位标准的。

2.闭合治疗的复位标准

肱骨属非负重骨,轻度的畸形愈合可由肩胛骨代偿,其复位标准在四肢长骨中最低,其功能复位的标准为 2 cm 以内的短缩,1/3 以内的侧方移位,20°以内的向前,30°以内的外翻成角及 15°以内的旋转畸形。

3.常用的闭合治疗方法

(1)悬垂石膏:应用悬垂石膏法治疗肱骨干骨折已有半个多世纪的历史,目前在国内外仍有相当多的骨科医师在继续沿用。此法比较适合于有移位并伴有短缩的骨折或者斜形、螺旋形的骨折。悬垂石膏应具有适当的重量,避免过重或过轻,其上缘应至少超过骨折断端 2.5 cm 以上,下缘可达腕部,屈肘 90°,前臂中立位,在腕部有三个固定调整环。在石膏固定期间,前臂需始终维持下垂,以便提供一向下的牵引力。患者夜间不宜平卧,而采取坐睡或半卧位(这是使用悬垂石膏的不便之处)。吊带需可靠地固定在腕部石膏固定环上,向内成角畸形可通过将吊带移至掌侧调整,反之向外成角则通过背侧的固定环调整。后成角和前成角可利用吊带的长短来调整,后成角时加长吊带,而前成角则缩短吊带。使用悬垂石膏治疗应经常复查拍 X 线片,开始时为 1～2周,以后可改为2～3周或更长的间隔时间。石膏固定期间应注意进行功能锻炼,如握拳、肩关节活动等,以减少石膏固定引起的不良反应。对某些患者,如肥胖者或女性,可在内侧加一衬垫,以免因过多的皮下组织或乳房造成成角畸形。当骨折的短缩已经克服、骨折已达到纤维性连接时,可更换为 U 形石膏。

　　悬垂石膏曾成功地治愈过许多患者,但也不乏骨折不愈合或延迟愈合的例子。故治疗期间应注意密切观察,若固定超过3个月仍无骨折愈合迹象,已出现失用性骨质疏松时,应考虑改用其他方法,如切开复位内固定加自体植骨,不要一味地坚持下去,以避免最后因严重的失用性骨质疏松导致连内固定的条件都不具备,丧失有利的治疗时机,对中老年患者更应注意这点。

　　(2)U 形或 O 形石膏:多用于稳定的中下1/3骨折复位后,或应用其他方法治疗肱骨干骨折后的继续固定手段。所谓 U 形,即石膏绷带由腋窝处开始,向下绕过肘部,再向上至三头肌以上。若石膏绷带再延长一些,使两端在肩部重叠则成为 O 形石膏。U 形石膏有利于肩、腕和手部的关节功能锻炼(图3-16),而 O 形石膏的固定稳定性更好一些。

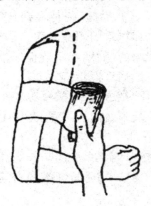

图 3-16　U 形石膏

　　(3)小夹板固定:对内外成角不大者,可采用二点直接加压方法(利用纸压垫);对侧方移位较多,成角显著者,常可用三点纸压垫挤压原理,以使骨折达到复位。不同水平的骨折需用不同类型的小夹板,如上1/3骨折用超肩关节小夹板,中1/3骨折用单纯上臂小夹板,而下1/3骨折需用超肘关节小夹板固定。其中尤以中1/3骨折的固定效果最为理想(图3-17)。

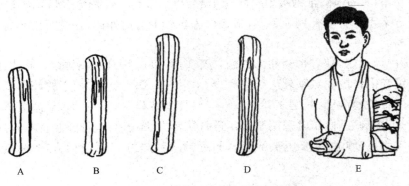

图 3-17　小夹板固定治疗肱骨干骨折

A.内侧小夹板;B.前侧小夹板;C.后侧小夹板;D.外侧小夹板;E.小夹板固定后的外形

利用小夹板治疗肱骨干骨折时,经治医师需密切随诊,观察病情的变化,根据肢体肿胀的程度随时调整夹板的松紧度,避免因固定不当而引起并发症,同时鼓励患者在固定期间积极锻炼患肢功能。

(4)其他治疗方法:采用肩人字石膏、外展架牵引或鹰嘴骨牵引等治疗肱骨干骨折,但多数情况下已经较少使用。

(二)手术治疗

如果能够正确掌握手术指征并配合以高质量手术操作,绝大多数的肱骨干骨折可以正常愈合。同时可以减少因长期石膏或小夹板等外固定带来的邻近关节僵硬、肌肉萎缩和失用性骨质疏松等不利影响,甚至可在固定期间从事某些非负重性工作,治疗期的生活质量相对较高。不利的方面是所花费用较多,需二次手术取出内固定物,手术本身具有一定的风险等。

1.手术治疗的适应证

(1)绝对适应证:①保守治疗无法达到或维持功能复位的。②合并其他部位损伤,如同侧前臂骨折、肘关节骨折、肩关节骨折,伤肢需早期活动的。③多段骨折或粉碎性骨折(AO分型:B_3、C_1、C_2、C_3)。④骨折不愈合。⑤合并有肱动脉、桡神经损伤需行探查手术的。⑥合并有其他系统特殊疾病而无法坚持保守治疗的,如严重的帕金森病。⑦经过2～3个月保守治疗已出现骨折延迟愈合现象,开始有失用性骨质疏松的(如继续坚持保守治疗,严重的失用性骨质疏松可导致失去切开复位内固定治疗的机会)。⑧病理性骨折。

(2)相对适应证:①从事某些职业对肢体外形有特殊要求,不接受功能复位而需要解剖复位的。②因工作或学习需要,不能坚持较长时间的石膏、夹板或支具牵引固定的。

2.手术治疗的方法

(1)拉力螺钉固定:单纯的拉力螺钉固定只能用于长螺旋形骨折,而且术后常需要外固定保护一段时间,优点是骨折段软组织剥离较少,骨折断端的血运影响小,正确使用可缩短骨折愈合时间。

(2)接骨钢板固定:尽管带锁髓内钉的使用趋于增多,但现阶段接骨钢板仍在较广的范围内继续应用,缘于其操作简单,易于掌握,无须使用C形臂X线透视等较高档辅助设备。钢板应有足够长度,螺钉孔数目不得少于6孔,最好选用较宽的4.5 mm动力加压钢板(DCP或LC-DCP),远近骨折段至少各由3枚螺钉固定,以获得足够的固定强度。对于短斜形骨折尽量使用1枚跨越骨折线的拉力螺钉,而粉碎性骨折最好同时植入自体松质骨(图3-18)。AO推荐的手术入路是后侧切口(Henry),将钢板置于肱骨干的后侧,而且在骨折愈合后不再取出。但国内多数骨科医师愿意采用上臂前外侧入路,将钢板放置在骨干的前外侧,在骨折愈合后取出内固定物也相对比较容易。

(3)带锁髓内针固定:随着带锁髓内针的普及应用,以往的Rush针或V形针、矩形针已较少使用。使用带锁髓内针的优点是软组织剥离少,术后可以适当负重,用于粉碎性骨折时其优点更为突出。由于是带锁髓内针,其尾端部分基本与肱骨大结节在同一平面,对肩关节功能影响不大(近期可能有一定影响)。使用时采用顺行或逆行穿针方法,但与股骨或胫骨不同的是,其近端锁钉一般不穿过对侧皮质(避免损伤腋神经),而远端锁钉最好采用前后方向(避免损伤桡神经)(图3-19)。

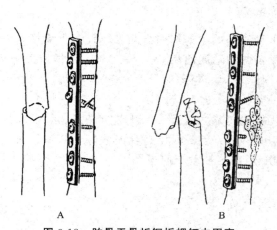

图 3-18　肱骨干骨折钢板螺钉内固定

A.横形骨折的固定方法；B.如为粉碎性骨折应Ⅰ期自体松质骨植骨

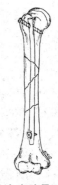

图 3-19　髓内针治疗肱骨干骨折(顺行穿针)

（4）外固定架固定：从严格意义上讲，外固定架固定是一种介于内固定和传统外固定之间的一种固定方式，其有固定针进入组织内穿过两侧皮质，必要时可切开直视下复位。优点是创伤小，固定相对可靠，愈合周期比较短，不需二次手术取出内固定物，对邻近关节干扰小。缺点是针道可能发生感染，尽管其固定物已经比其他外固定方式轻便了许多，但仍有不便，用于中上 1/3 骨折时可能影响肩关节活动。肱骨干骨折多用单边固定方式，有多种比较成熟的外固定架可供选择，治疗成功的关键在于熟悉和正确使用，而不在于外固定架本身。

（5）Ender 针固定：采用多根可弯曲的髓内针——Ender 针固定，现国内少数医院的医师仍在应用。利用不同方向插针和三点固定原理，可较好地控制骨折端的旋转、成角。操作比较简单，既可顺行也可逆行打入。术前需要准备比较齐全的规格、型号，包括不同长度和直径的Ender针。切忌强行打入，否则可造成骨质劈裂和髓内针穿出髓腔。

六、护理要点

（一）固定的患者护理

可平卧，要保持固定不移位，悬垂石膏固定患者取坐位或半卧位，以保证下垂牵引作用。内固定术后宜取半卧位，患肢下垫枕，减轻肿胀。伴有桡神经损伤者，注意观察神经恢复情况。石膏或夹板固定者，密切观察患肢血运。术后观察伤口渗血情况。

（二）功能锻炼

　　骨折1周内，做患侧上臂肌肉的主动舒缩活动，握拳、伸曲腕关节、小幅度的耸肩运动。伴桡神经损伤者，可被动进行手指的主动屈曲活动。2～3周后可做肩关节内收外展活动。4周后可做肩部外展、外旋、内旋、后伸，手爬墙等运动以恢复患肢功能。

（三）健康指导

　　向患者解释，肱骨干骨折复位后可遗留20°以内向前成角，30°以内向外成角，不影响功能。伴桡神经损伤者伸指伸腕功能障碍，要鼓励坚持功能锻炼。嘱其分别在术后第1、第3、第6个月复查X线片，伴桡神经损伤者，应定期复查肌电图。

（邵士元）

第七节　肱骨近端骨折

一、解剖特点

　　肱骨近端包括肱骨头、小结节、大结节及外科颈。肱骨头关节面呈半圆形，朝向上、内、后方。在肱骨头关节面边缘与大、小结节上方连线之间为解剖颈，骨折少见，但骨折后对肱骨头血运破坏明显，极易发生坏死；大、小结节下方的外科颈，相当于圆形的骨干与两结节交界处，此处骨皮质突然变薄，骨折好发于此处。大结节位于肱骨近端外上后方，为冈上肌、冈下肌和小圆肌提供止点，向下移行为大结节嵴，有胸大肌附着。小结节居前，相当于肱骨头的中心，有肩胛下肌附着，向下移行为小结节嵴，有背阔肌及大圆肌附着。结节间沟内有肱二头肌长头腱经过（图3-20、图3-21）。

二、损伤机制

　　肱骨近端骨折多为间接暴力所致。对于老年患者，其与骨质疏松有一定关系，轻度或中度暴力即可造成骨折。常见于在站立位摔伤，即患肢外展时身体向患侧摔倒，患肢远端着地，暴力向上传导，导致肱骨近端骨折。对于年轻患者，导致其受伤的暴力较大，多为直接暴力。

　　大结节骨折时，在冈上肌、冈下肌和小圆肌的牵拉下向后上方移位；小结节骨折时，在肩胛下肌的牵拉下向内侧移位。外科颈骨折时三角肌牵拉使骨折端短缩移位，胸大肌使远折端向内侧移位。

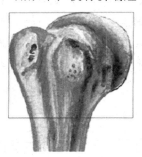

图3-20　肱骨近端

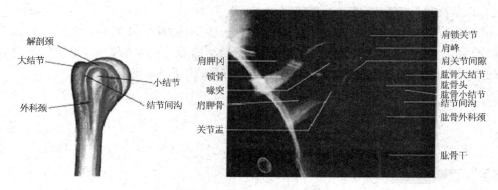

图 3-21　肱骨近端解剖特点

三、骨折分类

(一)骨折分类法的发展

肱骨近端骨折的分类不但能充分区别和体现肱骨近端骨折的特点,还能对临床治疗有指导意义。1986 年,科赫(Koher)根据骨折线的位置进行了骨折的解剖分类,分为解剖颈、结节部和外科颈,但没有考虑骨折的移位,对临床治疗的意义不大。沃森-琼斯(Watson-Jones)根据受伤机制将肱骨近端骨折分为内收型和外展型,有向前成角的肱骨近端骨折,肩内旋时表现为外展型,而肩外旋时表现为内收型损伤。所以临床诊断有时会引起混乱。1934 年,考德曼(Codman)描述了肱骨近端的 4 个解剖部分,即以骺线为基础,将肱骨近端分为肱骨头、大结节、小结节和干骺端 4 个部分。1970 年内尔(Neer)发展 Codman 理念,基于肱骨近端的 4 个解剖部分,将骨折分为一、二、三、四部分骨折。4 个解剖部分之间,如骨折块分离超过 1 cm 或两骨折块成角大于45°,均称为移位骨折。如果两部分之间发生移位,即称为两部分骨折;三个部分之间或四个部分之间发生骨折移位,分别称为三部分或四部分骨折(图 3-22)。任何达不到此标准的骨折,即使是粉碎性骨折也被称为一部分骨折。Neer 分类法对临床骨折有指导意义,所以至今广为使用。肱骨近端骨折除 Neer 分类法外,AO 分类法在临床应用也较多。

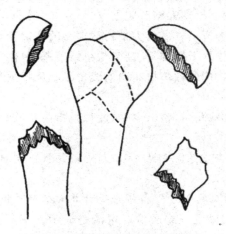

图 3-22　肱骨近端四个解剖结构

(二)Neer 分类

Neer(1970)在 Codman 的四部分骨块分类基础上提出的 Neer 分类(图 3-23)包括因不同创伤机制引起的骨折的解剖位置、移位程度,不同骨折类型的肱骨血运的影响,以及因不同肌肉的牵拉而造成的骨折的移位方向,为临床治疗方法的选择提供了可靠的参考。

解剖颈

外科颈

大结节

小结节

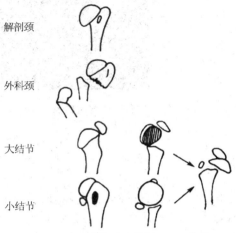

图 3-23　肱骨近端骨折 Neer 分类

Neer 分类法骨折移位的标准为相邻骨折块彼此移位大于 1 cm 或成角大于 45°。

1.一部分骨折(包括无移位和轻度移位骨折)

轻度移位骨折是指未达到骨折分类标准的骨折,无移位和轻度移位骨折占肱骨近端骨折的85%左右,常见于 60 岁以上老年人。骨折块因有软组织相连,骨折稳定,常采用非手术治疗,前臂三角巾悬吊或石膏托悬吊治疗即可。

2.二部分骨折

指肱骨近端四部分中某一部分移位,临床常见外科颈骨折和大结节撕脱骨折,为二部分骨折。小结节撕脱或单纯解剖颈骨折少见。

(1)大结节骨折:多种暴力可引起大结节骨折,如肩猛烈外展、直接暴力和肩关节脱位等。骨折后,主要由于冈上肌的牵拉可出现大结节向上、向后移位,骨折后往往合并肩袖肌腱或肩袖间隙的纵形撕裂。大结节撕脱骨折可以被认为是特殊类型的肩袖撕裂。

(2)外科颈骨折:发生于肱骨干骺端、大结节与小结节基底部。多见,占肩部骨折的 11%,外科颈骨折由于远端胸大肌和近端肩袖牵拉而向前成角。临床根据移位情况而分为内收型和外展型骨折。

(3)解剖颈骨折:单纯解剖颈骨折临床少见,此种骨折由于肱骨头血运破坏,形成骨折愈合困难、肱骨头坏死率高的特点。

(4)小结节骨折:单纯小结节骨折少见,多数与外科颈骨折同时发生。

3.三部分骨折

三个主要结构骨折和移位,常见于外科颈骨折合并大结节骨折并移位,肱骨头可因肩胛下肌的牵引而有内旋移位。CT 扫描及三维成像时可清楚显示。三部分骨折时,肱骨头仍保留较好的血运供给,故主张切开复位内固定。

4.四部分骨折

四个解剖部位均有骨折和移位,是肱骨近端骨折中最严重的一种,约占肱骨近端骨折的3％,软组织损伤严重,肱骨头的解剖颈骨折使肱骨头血供系统破坏,肱骨头坏死率高。若行内固定手术,应尽可能保留附着的软组织结构。四部分骨折因内固定手术后并发症多,功能恢复缓慢,对60岁以上老年人来说,人工肱骨头置换是手术适应证。

5.骨折脱位

在严重暴力时,肱骨近端骨折可合并肱骨头的脱位,脱位方向依暴力性质和方向而定,可出现前后上下甚至胸腔内的脱位,临床二部分骨折合并脱位常见,如大结节骨折并脱位。

6.肱骨头劈裂骨折

严重暴力时,除引起肱骨近端骨折、移位和肱骨头脱位外,还可造成肱骨头骨折或肩盂关节面的塌陷。肱骨头关节面塌陷骨折如达到或超过关节面的40％,应考虑人工肱骨头置换;肱骨头劈裂伴肩盂关节面塌陷时,应考虑盂肱关节置换术。

(三)AO分类法

A型骨折是关节外的一处骨折。肱骨头血循环正常,因此不会发生肱骨头缺血坏死。B型骨折是更为严重的关节外骨折。骨折发生在两处,波及肱骨上端的3个部分。一部分骨折线可延及到关节内。肱骨头血循环部分受到影响,有一定的肱骨头缺血坏死发生率。B_2型骨折是干骺端骨折无嵌插,骨折不稳定,难以复位,常需手术复位内固定。C型骨折是关节内骨折,波及肱骨解剖颈,肱骨头血液供应常受损伤,易造成肱骨头缺血坏死。

AO分类较复杂,临床使用显得烦琐,但分类法包括了骨折的位置和移位的方向,还注重骨折块的形态结构,同时各亚型间有相互比较和参照,对临床治疗更有指导意义。而Neer分类法容易操作,但同一类型骨折中缺少进一步的分类。对同一骨折不同的影像照片,不同医师的诊断会有不同的结果。

四、临床表现及诊断

肩部的直接暴力和肱骨的传导暴力均可造成肱骨近端骨折,骨折患者肩部疼痛明显,主、被动活动均受限,肩部肿胀、压痛,活动上肢时有骨擦感。患肢紧贴胸壁,需用健手托住肘部,且怕别人接触伤部。诊断时还需注意有无病理性骨折的存在。肱骨近端骨折可能合并肩关节脱位,此时局部症状很明显,肩部损伤后,由于关节内积血和积液,压力增高,可能会造成盂肱关节半脱位,待消肿后半脱位能自行恢复。单纯肱骨近端骨折合并神经、血管损伤的机会较少,如合并肩关节脱位,在检查时应注意有无合并神经血管损伤。

骨折的确诊和准确分型依赖于影像学检查,而影像学检查的质量直接影响对骨折的判断。虽然投照中骨折患者伤肢在摆放位置上不方便,会增加痛苦,但应尽可能帮助患者将伤肢摆放在标准体位上。肱骨近端骨折检查通常采用创伤系列投照方法。包括肩胛骨标准前后位,肩胛骨标准侧位及腋位等体位。通过三种体位投照,可以从不同角度显示骨折移位情况。

肩胛骨平面与胸廓的冠状面之间有一夹角,通常肩胛骨向前倾斜35°～40°,因此盂肱关节面既不在冠状面,也不在矢状面上。通常的肩关节正位片实际是盂肱关节的轻度斜位片,肱骨头与肩盂有一定的重叠,不利于对骨折线的观察,拍摄肩胛骨标准正位片,需把患侧肩胛骨平面贴向胶片盒,对侧肩向前旋转40°,X线球管垂直于胶片(图3-24)。正位片上颈干角平均为143°,是垂直于解剖颈的轴线与平行肱骨干纵轴轴线的交角,此角随肱骨外旋而减少,随内旋而增大,可有30°的变化范围。肩胛骨侧位片也称肩胛骨切线位或 Y 形位片。所拍得的照片影像类似英文大写字母 Y(图 3-25)。其垂直一竖是肩胛体的切线位投影,上方两个分叉分别为喙突和肩峰的投影,三者相交处为肩盂所在,影像片上如果肱骨头没有与肩盂重叠,需考虑肩关节脱位的可能性。腋位 X 线片上能确定盂肱关节的前后脱位,为确定肱骨近端骨折的前后移位及成角畸形提供诊断依据(图 3-26,图 3-27)。

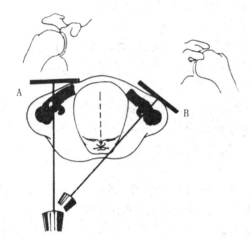

图 3-24　肩真正前后位 X 线片拍摄法及其投影

A.肩正位 X 线片 B.肩真正前后位 X 线片(肩盂前后缘重叠)

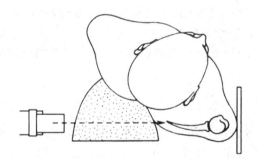

图 3-25　肩真正侧位 X 线片拍摄法

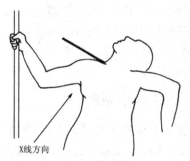

图 3-26　标准腋位投照

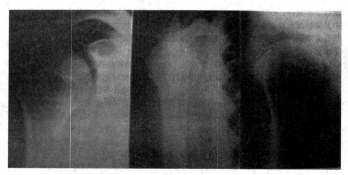

A 正位　　　　　　　B 侧位　　　　　　　C 腋位

图 3-27　肩关节 X 线投照

对新鲜创伤患者,由于疼痛往往难以获得满意的各种影像片,此时 CT 扫描及三维重建有很大的帮助,通过 CT 扫描可以了解肱骨近端各骨性结构的形态,骨块移位及旋转的大小及游离移位骨块的直径。CT 扫描三维重建更能提供肱骨近端骨折的立体形态,为诊断提供可靠的依据(图 3-28)。MRI 对急性损伤后骨折及软组织损伤程度的判断帮助不大。

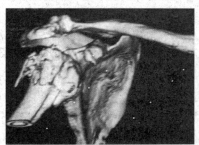

图 3-28　肱骨近端骨折三维重建图

五、治疗

肱骨近端骨折的治疗效果直接影响肩关节的功能,治疗原则是争取骨折早期解剖复位,保留肱骨头血运,通过合理可靠的骨折固定及早期功能锻炼,减少关节僵硬和肱骨头坏死的发生。肩关节是全身活动最大的关节,关节的一定程度的僵硬或畸形愈合,由于代偿的功能,一般不会造成明显的关节功能障碍。治疗骨折方法的选择需综合考虑骨折类型、骨质量条件、患者的年龄、功能要求和自身的医疗条件。

肱骨近端骨折中有 80%～85% 为轻度移位骨折,Neer 分型中为一部分骨折,常采取保守治疗。二部分骨折中,部分外科颈骨折可以保守治疗,大结节骨折明显移位者应尽可能行手术复位,以免骨折愈合后,引起肩峰下撞击和影响肩袖功能。而三、四部分骨折中只要情况允许,应尽可能行手术治疗。肩关节脱位的患者,无论有无骨折,有学者主张行关节镜内清理,撕脱盂唇缝合修复,以免引起肩关节的再脱位,肱骨头劈裂多需要手术探查或固定或切除。

(一)一部分骨折

肱骨近端虽有骨折线,但骨折块的移位和成角均不明显。骨折的软组织合页均有保留,肱骨头的血运也保持良好。骨折相对比较稳定,一般不需再闭合复位或切开复位,尽可能采取非手术治疗。通过制动维持骨折稳定,减少局部疼痛和骨折再移位的可能,进行早期功能锻炼,一般可以取得较为满意的治疗效果。

常用颈腕吊带或三角巾悬吊,可把患肢固定于胸前,肘关节 90°屈曲位,腋窝垫一棉垫保护皮肤,如上肢未与胸壁固定,患者仰卧休息时应避免肘部支撑。固定 3 周左右即可开始做上臂摆动和小角度的上举锻炼,定期照 X 线片观察是否有继发性的移位,4 周后可以练习爬墙,3 个月后可以部分持重。

(二)二部分骨折

1.外科颈骨折

原则上首选闭合复位,克氏针固定或用外固定治疗。闭合复位需在麻醉下进行。全麻效果好,肌间沟麻醉不完全。肌肉松弛有利于操作,复位操作手法应轻柔,复位前认真阅片和分析暴力机制,根据受伤机制及骨折移位方向,按一定的手法程度复位,切忌粗暴盲目地反复复位。这样不但难以成功,反而增加损伤,复位时尽可能以 X 线透视辅助。骨折断端间成角大于 45°时,不论有无嵌插均应矫正,外科颈骨折侧位片上多有向前成角畸形,正位有内收畸形。整复时,先行牵引以松开断端间的嵌插,然后前屈和轻度外展骨干,以矫正成角畸形,整复时牵引力不要过大,避免骨折端间的嵌插完全解脱,以免影响骨折端间的稳定。复位后用三角巾悬吊固定或石膏托固定。

骨折端间完全移位的骨折,近骨折块因大、小结节完整,旋转肌力平衡,因此肱骨头没有旋转移位。远骨折端因胸大肌的牵拉向前,故有内侧移位,整复时上臂向远侧牵引,当骨折近端达到同一水平时,轻度内收上臂以中和胸大肌牵拉的力量,同时逐渐屈曲上臂,以使骨折复位,正位片呈轻度外展关系。整复时助手需在腋部行反牵引,并以手指固定近骨折块,同时帮助推挤骨折远端配合术者进行复位,复位后适当活动肩关节,可以感觉到骨折的稳定性,如果稳定,可用三角巾悬吊或石膏固定。如果骨折复位后不稳定,可行经皮克氏针固定。克氏针固定一般需 3 根克氏针。自三角肌止点处向肱骨头打入两枚克氏针,再从大结节向内下干骺端打入第 3 枚克氏针。克氏针需在透视下打入,注意不要损伤内侧的旋肱血管。旋转上臂观察克氏针位置满意、固定牢固,再处理克氏针尾端,可以埋于皮下,也可留在皮外,三角巾悬吊,早期锻炼,6 周左右拔除克氏针。

如骨折端有软组织嵌入,影响骨折的复位,二头肌长头腱卡于骨折块之间是常见的原因。此时需采取切开复位内固定治疗。手术操作应减少软组织的剥离,可以依据具体情况选择松质骨螺钉、克氏针、细线缝合固定或以钢板螺钉固定。

总之,外科颈骨折时,不管移位及粉碎程度如何,断端间血运比较丰富,只要复位比较满意,内、外固定适当,骨折基本能按时愈合。

2.大结节骨折

移位大于 1 cm 的结节骨折,由于肩袖的牵拉,骨块常向上方移位,此时会产生肩峰下撞击和卡压,影响肩关节上举活动,且肩袖肌肉松弛、肌力减弱,往往需行切开复位内固定。

肩关节前脱位合并大结节撕脱骨折。一般先行复位肱骨头,然后观察大结节的复位情况,如无明显移位可用三角巾悬吊,如有移位大于 1 cm,则手术切开内固定为宜。现有学者主张肱骨头脱位时,应当修复损伤的盂唇和关节囊,以免关节脱位复发。

3.解剖颈骨折

单纯解剖颈骨折少见。由于骨折时肱骨头血运遭到破坏,肱骨头易发生缺血性坏死,对于年轻患者,如有肱骨头移位建议早期行切开复位内固定。术中操作应力求减少软组织的剥离,减少进一步损伤肱骨头的血运。尤其是头的边缘如有干骺端骨质相连或软组织连接时,肱骨头有可能由后内侧动脉得到部分供血而免于坏死,内固定方式可用简单的克氏针张力带固定,也可用螺钉或可吸收钉固定。

4.小结节骨折

单独小结节骨折极少见,常合并肩关节后脱位。骨块较小不影响肩关节内旋时,可行悬吊保守治疗。如骨块较大,且有明显移位时,会影响肩关节的内旋,则应行切开复位螺钉内固定术。

(三)三部分骨折

三部分骨折中常见类型是外科颈骨折合并大结节骨折,由于损伤严重,骨折块数量较多,手法复位常难以成功,原则上需手术切开复位;三部分同时骨折时由于肱骨头血运常受到破坏,肱骨头坏死有一定的发生率,有报告为 3％～25％不等。手术治疗的目的是将移位骨折复位,重新建立血供系统,尽量减少软组织剥离,可用钢丝克氏针张力带固定,临床也常用解剖型钢板螺钉内固定,这样可以行早期功能锻炼。对有骨质疏松的老年患者,临床使用 AO 的 LCP 系统锁定型钢板取得了较好的效果,对骨缺损患者可以同时植骨,但对骨质疏松非常严重,估计内固定可能失败的患者,可一期行人工肱骨头置换术。

(四)四部分骨折

四部分骨折常发生于老年人、骨质疏松患者。比三部分骨折有更高的肱骨头坏死发生率,有的报告高达 13％～34％,目前一般均行人工肱骨头置换术(图 3-29)。对有些患者,由于各种原因,不能行人工肱骨头置换术,也可行切开复位克氏针张力带内固定术,基本能保证骨折愈合,但关节功能较差,肩关节评分不高。但这些患者,对无痛的肩关节也很满足。年轻患者发生四部分骨折,一般主张行切开复位内固定术。

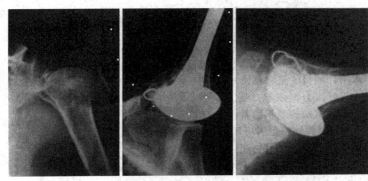

图 3-29　肱骨上端粉碎性骨折,人工关节置换

人工肱骨头置换术首先由 Neer 在 1953 年报告,在此之前,肱骨近端的严重粉碎性骨折只能采用肱骨头切除术或肩关节融合术治疗。人工关节的应用为肱骨近端骨折的治疗提供了更多的选择,对某些特殊骨折患者有着内固定无法达到的效果。1973 年 Neer 重新设计出新型人工肱骨头(Neet Ⅱ型),经过几十年的应用和改进,目前人工肱骨头置换术治疗肱骨近端骨折已达到 83％以上的优良效果。

(五)骨折合并脱位

1.二部分骨折合并脱位

此类以大结节骨折最常见,此时应先急诊复位,复位后大结节骨折往往达到同时复位,如大结节仍有明显移位,则应行切开复位内固定。

肱骨头脱位合并解剖颈骨折时,此时肱骨头血管破坏严重,宜考虑行人工肱骨头置换术。肱骨头脱位合并外科颈骨折时,可先试行闭合复位脱位的肱骨头,然后再行外科颈骨折复位。如闭合复位不能成功,则需手术切开复位,同时复位和固定骨折的外科颈。

2.三部分骨折脱位

一般均需切开复位肱骨头及移位的骨折,可选择克氏针、钢板螺钉,尽可能减少软组织的剥离。

3.四部分骨折脱位

由于肱骨头解剖颈骨折失去血循环,应首先考虑人工肱骨置换术。手术复位肱骨头时,应常规探查关节囊及盂唇,应缝合修补因脱位引起的盂唇撕裂,可用锚钉或直接用丝线缝合,防止肱骨头再次脱位。

(1)肱骨头压缩骨折:肱骨头压缩骨折一般是关节脱位的合并损伤,肱骨头压缩面积小于20%的新鲜损伤,可进行保守治疗。后脱位常发生较大面积的骨折,如肱骨头压缩面积达20%～45%时,可造成肩关节不稳定,引起复发性肩关节脱位,需将肩胛下肌及小结节移位于骨缺损处,以螺钉固定;压缩面积大于40%时,需行人工肱骨头置换术。

(2)肱骨头劈裂骨折或粉碎性骨折:临床不多见,此种骨折因肱骨头关节面破坏,血运破坏严重,加之关节面内固定困难,所以一般需行人工肱骨头置换术。年轻患者尽可能行切开复位内固定,尽可能保留肱骨头。

(邵士元)

第四章

前 臂 损 伤

第一节　桡骨远端骨折

桡骨远端骨折是指桡骨远端 3 cm 范围内的骨折,又称桡骨下端骨折。

一、病因、病机

桡骨下端骨折临床较为常见,多见于老年人及青壮年人。直接暴力和间接暴力均可造成骨折。但多为间接暴力引起。根据受伤的机制不同,可发生伸直型骨折、屈曲型骨折两种类型(图 4-1)。

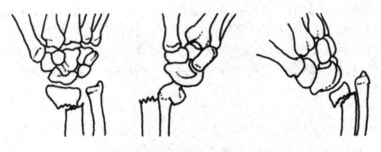

图 4-1　桡骨远端骨折类型

(一)伸直型骨折

伸直型桡骨远端骨折又称科雷(Colles)骨折,临床多见。跌倒时,患肢腕关节呈背伸位,手掌部着地,躯干向下的重力与地面向上的反作用力交集于桡骨下端而发生骨折。骨折的远端向背侧和桡侧移位,腕及手部形成"餐叉样"畸形。桡骨远端关节面改向背侧倾斜,向尺侧倾斜减少或完全消失,甚至形成相反的倾斜。常合并有下尺桡关节脱位及尺骨茎端彬突骨折。老年人骨质疏松骨折常呈粉碎并可波及关节面,此类骨折若畸形愈合可对腕关节的功能产生严重障碍。

(二)屈曲型骨折

屈曲型桡骨远端骨折又称史密斯(Smith)骨折,临床少见。跌倒时,腕关节呈掌屈位,手背先着地,传达暴力作用于桡骨远端而造成屈曲型骨折,骨折的远端向掌侧和桡侧移位,手腕部形成"锅铲样"畸形。桡骨远端的背侧被外力直接打击、骑摩托车跌倒时亦可造成此型骨折。

二、临床表现

患者多为跌倒受伤,少数病例由外力直接打击腕部所致。临床以伸直型常见,约占桡骨远端骨折的 90%。多发生于中老年,女性多于男性。伤后腕关节局部疼痛肿胀,腕关节活动障碍,手指作握拳动作时疼痛加重,桡骨下端压痛明显,有纵向叩击痛,部分病例可触及骨擦感;有移位骨折常有典型畸形,伸直型骨折远端向背侧移位时,从侧面可见典型"餐叉样"畸形,向桡侧明显移位时,呈"枪上刺刀状"畸形,缩短移位时,可扪及桡骨茎突上移。屈曲型骨折远端向掌侧移位并有重叠时,可见"锅铲状"畸形。巴尔通、反巴尔通骨折基本上与伸直型和屈曲型骨折相似。腕关节正位与侧位照片可明确骨折类型和移位情况。但无移位骨折畸形不明显,应注意不可漏诊。

三、诊断与鉴别诊断

根据受伤史,临床症状、体征及 X 线检查可做出诊断。

无移位骨折或不完全骨折时,肿胀多不明显,患者仅感局部轻微疼痛,也可有环形压痛和纵向叩击痛,腕和指运动不便,须注意与腕部软组织扭伤相鉴别,腕部软组织扭伤多无环形压痛。伸直型桡骨远端骨折与巴通骨折、屈曲型桡骨远端骨折与反巴通骨折的临床表现相似,主要依靠 X 线进行鉴别诊断。

X 线片要注意观察:骨折线位置、走向、骨折移位的方向和程度、骨折线是否涉及关节面、是否合并尺骨茎突骨折等。典型的伸直型骨折可见骨折远端向背、桡侧移位;骨折处向掌侧成角,骨折端重叠,骨折处背侧骨质嵌入或粉碎骨折。远端骨折块有时呈现旋后移位,掌倾角及尺偏角减小或呈负角。X 线片上常见合并有尺骨茎突骨折及不同程度的分离,严重者向桡侧移位。如无尺骨茎突骨折,而桡骨远折端向桡侧移位明显时,说明有三角纤维软骨盘的撕裂。

屈曲型骨折在 X 线片上的典型征象是骨折线斜行,自背侧关节面的边缘斜向近侧和掌侧,骨折远端连同腕骨向掌侧及向近侧移位;亦有少数骨折线呈横形,自背侧通达掌侧,未波及关节面。掌侧骨皮质常见碎裂,屈曲型骨折较少发生嵌插,尺骨茎突骨折亦少见。

四、治疗

伤后紧急处理用夹板初步固定并用三角巾悬于胸前,再进一步检查治疗。无移位骨折或不全骨折,仅用夹板固定即可。移位骨折须根据骨折类型采用相应的方法整复固定。陈旧性骨折畸形愈合者,可切开复位内固定。

(一)手法复位

1.伸直型骨折

(1)三人复位法:复位时患者取坐位或卧位,肩外展 90°,肘屈 90°,前臂中立位。①第 1 步:采用拔伸牵引手法纠正重叠移位。令近端助手握住患肢前臂上端,远端助手双手握住患肢手掌部,先沿畸形方向然后沿前臂纵轴方向进行拔伸牵引。②第 2 步:横挤、尺偏腕关节,纠正侧方移位。术者一手置于骨折远端的桡侧,另一手置于骨折近端的尺侧相对横挤,同时令远端助手将患肢腕关节极度尺偏,以纠正桡侧移位,恢复尺偏角。③第 3 步:端提、屈曲(或伸直)腕关节,纠正骨折的掌背侧移位,恢复掌倾角。术者双手拇指置于骨折远端的背侧,余指置于骨折近端的掌侧,相对用力挤压端提,同时令远端助手将腕关节极度屈曲,以纠正骨折的背侧移位和恢复掌倾角。注意保持腕部在旋前及轻度掌屈尺偏位,直至应用外固定。

(2)二人复位法:患者坐位,老年人则平卧,屈肘90°,前臂中立位,一助手双手握住前臂对抗拔伸,术者双手握远端,扣紧大小鱼际,先顺势拔伸牵引3~4分钟,待重叠移位完全矫正后,将前臂旋前位,两手拇指并列置背侧压在骨折远端,余指置腕部掌侧,示指顶在骨折近端,并利用牵引力骤然猛抖,拇指将向背侧移位的远端推向掌侧,示指将向掌侧移位的骨折近端远端推向背侧,同时迅速尺偏掌屈,以恢复掌倾角和尺偏角,骨折即可复位。

2.屈曲型骨折

坐位或卧位,屈肘90°,前臂旋后位,助手握前臂,术者握手腕,两手拇指置于骨折远端的掌侧,余指置于骨折近端背侧,拔伸牵引后,相对用力挤压端提,将腕关节迅速背伸,即将远端向背侧推挤,将近端向掌侧按压,再尺偏,骨折即可复位。

(二)手术治疗

闭合整复失败者、陈旧性骨折畸形愈合且影响功能者可切开复位内固定,骨缺损及粉碎区域应以自身松质骨植骨填充。

(三)固定方法

维持牵引下局部外敷药物后,用夹板超腕关节固定。伸直型骨折在骨折远端背侧和近端掌侧各放一平垫,其桡侧及背侧夹板应超腕关节,限制手腕背伸桡偏活动,关节置于轻度屈曲位固定;屈曲型骨折压垫置于远端的鹜俩和近端的鸳够桡侧夹板和掌侧夹板腕关节,限制桡偏和掌屈活动,关节置于轻度背伸位固定。压垫夹板置妥后用3~4条布带扎固定,松紧度可上下活动1 cm,用三角巾将前臂悬吊于胸前,保持固定4~6周(图4-2、图4-3)。

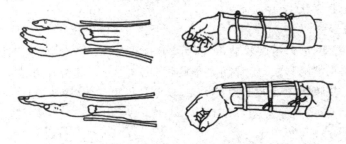

图4-2 伸直型桡骨远端骨折夹板固定方法

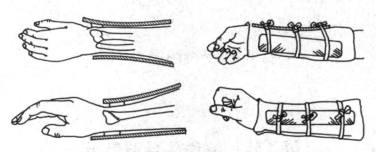

图4-3 屈曲型桡骨远端骨折夹板固定方法

(四)练功疗法

固定期间积极作握拳、指间关节、掌指关节屈伸锻炼及肩关节活动,伸直型骨折多做掌屈、尺偏活动,屈曲型骨折多做背伸、尺偏活动,粉碎型骨折由于关节面遭破坏,应早期进行腕关节功能锻炼,使关节面得到模造,改善关节功能,预防后遗创伤性关节炎。解除固定后,配合外洗药做腕关节屈伸旋转等活动。

五、预防与调护

桡骨远端骨折是老年人骨质疏松症常见的并发症,中老年人应注意合理膳食,多在户外锻炼预防骨质疏松;青年人运动、工作时注意防护,避免跌伤。

早期应进行积极的掌指关节及指间关节屈伸活动,如握拳肌肉静力收缩等。同时必须十分重视肩、肘关节的活动,尤其是老年患者更应积极地进行肩关节的功能活动,以防止并发肩周炎及其他并发症。解除外固定后,在外用熏洗药物的配合下作腕关节屈伸和前臂旋转功能活动。桡骨远端骨折只要早期及时、准确进行手法整复,绝大多数患者均可获得满意的功能,对于老年人的陈旧性骨折,即使稍有畸形,但不影响功能者,亦不必去强求解剖对位。

六、巴通(Barton)骨折

巴通骨折很少见,分为前缘(掌侧缘)、后缘(背侧缘)两种类型。

(一)巴通背侧缘骨折

多为间接暴力引起,常见于跌倒时腕背伸而前臂旋前,腕骨冲击桡骨远端关节面之背侧缘,造成骨折。侧位X线片上骨折更易见到。骨折位于桡骨远端背侧缘,骨折块呈楔形,包括了关节面的1/3,多向背侧及近侧移位,呈腕关节半脱位状。复位方法为牵引下将移位的骨折块向掌侧及远侧推挤,即可复位。通常以短臂石膏托将腕关节固定于中立位(图4-4A)。为防止再移位,应使腕掌韧带处于紧张状态(图4-4B)。

(二)巴通掌侧缘骨折

多为摔倒时手背着地,应力沿腕骨冲击桡骨远端的掌侧缘造成骨折。其骨折块较巴通背侧缘骨折者为小,向近侧及掌侧移位,腕骨随之半脱位(图4-4C)。其治疗方法与屈曲型桡骨远端骨折类似。固定时,应使腕背韧带处于紧张状态,以免骨折再移位(图4-4D)。

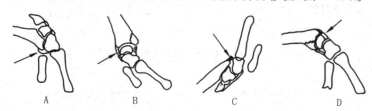

图4-4 巴通骨折的移位特点及固定体位

(王飞飞)

第二节 桡骨头颈部骨折

桡骨头颈部骨折是临床常见的骨折类型之一,约占全身骨折的0.8%,属于关节内骨折。由于其解剖结构复杂,比一般骨折难以处理,治疗结果关系到肘关节的稳定性和前臂的功能,因此正确的临床治疗尤显重要。

一、病因、病机

桡骨头颈部骨折多见于青壮年。多由间接暴力所致,如跌倒时手掌着地,暴力沿桡骨向上传达,引起肘过度外翻,使桡骨头撞击肱骨小头,反作用力使桡骨头受到挤压而发生骨折。儿童由于桡骨近端薄弱,暴力作用可造成头骺分离或干骺端骨折,即桡骨颈骨折。如暴力继续作用,肘关节进一步外翻,则造成肘关节内侧副韧带支持结构的损伤——内侧副韧带损伤或肱骨内上髁撕脱骨折;而伸肘位时尺骨鹰嘴紧嵌于鹰嘴窝内可造成尺骨鹰嘴骨折;桡骨结节对尺骨的顶压可导致尺骨上段骨折;由于外翻暴力的影响,桡神经与桡骨头关系又极为密切,故容易受到挤压或牵拉而致伤;本病伤后还常合并肱骨内上髁、尺骨鹰嘴骨折及桡神经正中神经、尺神经损伤。

二、临床表现

桡骨头处有明显疼痛感、压痛及前臂旋转痛。桡骨头处局限性肿胀,并可伴有皮下瘀血。肘关节屈伸、前臂旋转活动明显障碍。还可伴有桡神经损伤。

依据影像学所见,一般分为以下四型。

(一)无移位型

指桡骨颈部的裂缝及青枝骨折,此型稳定,一般无须复位。多见于儿童。

(二)嵌顿型

多系桡骨颈骨折时远侧断端嵌入其中,此型亦较稳定。

(三)歪戴帽型

即桡骨颈骨折后,桡骨头部骨折块偏斜向一侧,犹如头戴法兰西帽姿势。

(四)粉碎型

指桡骨、颈及(或)头部骨折呈三块以上碎裂者。

三、诊断与鉴别诊断

患者有明显的外伤史,局部疼痛、肿胀、前臂屈伸功能障碍,前臂旋转功能受限,以旋后运动受限明显。如合并伴有肘关节脱位,肘部明显畸形,肘窝部饱满,前臂外观变短,尺骨鹰嘴后突,肘后部空虚和凹陷,出现肘后三角关系破坏的表现。一般X线检查,可以确诊。

四、治疗

对于无移位或轻度移位骨折采用非手术保守治疗为主,移位明显者用切开复位内固定术。

(一)无移位及嵌入型

仅在肘关节用上肢石膏托或石膏功能位固定3～4周。

(二)轻度移位者

施以手法复位,在局麻下,在助手的持续的牵引条件下,由术者一手拇指置于桡骨头处,另一手持住患者腕部在略施牵引情况下快速向内、外两个方向旋转运动数次,一般多可复位。

(三)移位明显者

先复位不佳者,可行桡骨头切开复位,必要时同时行内固定术。在桡骨头严重粉碎性骨折,无法重建修复桡骨头时,可行桡骨头切除术,也可在切除后内置人工桡骨头。14岁以下儿童不宜做桡骨头切除术。

五、预防与调护

复位成功后即可进行简单的手指及腕关节的屈伸活动,2～3周后,可以开始肘关节屈伸功能训练。合理的功能锻炼有助于功能最大限度恢复,采取循序渐进的原则,早期以被动活动为主,晚期则改为主动活动为主,并根据骨痂生长情况,给予适当的负荷锻炼,促进功能康复。

(王飞飞)

第三节　桡骨干骨折

桡骨干骨折比较少见,患者多为青、少年。桡骨的主要功能是参与前臂的旋转活动和支持前臂。桡骨干上1/3骨质较坚固,具有丰厚的肌肉包裹,不易发生骨折,中、下1/3段肌肉逐渐变为肌腱,容易受直接暴力打击而骨折。在桡骨中、下1/3交界处,为桡骨生理弯曲最大之处,是应力上的弱点,故骨折多发生于此处。

一、病因病理

直接暴力和间接暴力均可造成桡骨干骨折,但多由间接暴力所致。直接暴力多为重物打击于前臂桡侧所造成,以横断或粉碎骨折较常见。间接暴力多为跌倒时手掌撑地,因暴力向上冲击,作用于桡骨干所致,以横断或短斜形骨折较常见。桡骨干骨折,因有尺骨支持,骨折端重叠移位不多,而主要是肌肉造成的旋转移位。在幼儿多为不全或青枝骨折。成人桡骨干上1/3骨折时,附着于桡骨结节的肱二头肌及附着于桡骨上1/3的旋后肌,拉骨折近段向后旋移位;而附着于桡骨中部及下部的旋前圆肌和旋前方肌,拉骨折远段向前旋转移位。桡骨干中1/3或中下1/3骨折时,骨折位于旋前圆肌终止点以下,因肱二头肌与旋后肌的旋后倾向,被旋前圆肌的旋前力量相抵消,骨折近段就处于中立位,而骨折远段被附着于桡骨下端的旋前方肌的影响而向前旋转移位。

二、临床表现与诊断

骨折后局部疼痛、肿胀、压痛和纵向叩击痛。完全性骨折时,可有骨擦音,较表浅的骨段骨折,可触及骨折端。不完全性骨折症状较轻,尚有部分旋转功能。前臂X线正侧位片可明确骨折部位和移位情况,拍摄X线片时,应包括上、下尺桡关节,注意检查是否有尺桡关节脱位。

三、治疗

无移位的骨折,先将肘关节屈曲至90°,矫正成角畸形,再将前臂置于中立位,用前臂夹板或长臂管型石膏固定4～6周。对有移位的骨折应以手法整复夹板固定为主。

(一)手法复位夹板固定法

1.手法复位

患者平卧,麻醉下,患肩外展,屈肘90°。一助手握住肘上部,另一助手握住腕部。两助手作对抗牵引,骨折在中或下 1/3 时,前臂置中立位,在上 1/3 置稍旋后位,牵引 3～5 分钟,待骨折重叠移位矫正后,进行夹挤分骨。在牵引分骨下,术者一手固定近侧断端,另一手的拇指及示、中、环三指,捏住向尺侧倾斜移位远侧断端,并向桡侧提拉,矫正向尺侧移位。若有掌背侧移位可用折顶提按法,加大骨折断端的成角。术者一手将向掌侧移位的骨折端向背侧提拉,另一手拇指将向背侧移位的骨折端向掌侧按捺,一般都可复位成功。

手法整复要领:桡骨骨折后可出现重叠、成角、旋转、侧方移位等 4 种畸形,其中断端的短缩、成角和侧方移位是在暴力作用时发生,而旋转移位则是在骨折以后发生的。由于前臂的主要功能是旋转活动,故如何纠正旋转移位就成为整个治疗的关键。由于有尺骨的支撑,桡骨骨折的短缩重叠移位甚少,但常有桡骨骨折端之间的旋转畸形存在。因此,在整复时,只有恰当地处理好这个主要移位,才能为纠正其他移位创造条件。如上 1/3 骨折,为旋前圆肌止点以上的骨折,则骨折端是介于两旋转肌群之间,近侧断端只有旋后肌附着,则近折端处于旋后位,远折端只有旋前肌附着,则远折端相对旋前,按照骨折远端对近端的原则,首先应将前臂牵引纠正至稍旋后位,以纠正远折端的旋前移位。如桡骨中、下 1/3 骨折,近折端有旋后肌与旋前肌附着,其拮抗作用的结果使近折段仍处于中立位,远折端则受旋前方肌的作用而相对旋前,故应首先纠正远折端的旋前移位至中立位。对于桡骨中、下 1/3 骨折整复侧方移位较容易,而桡骨上 1/3 骨折因局部肌肉丰满则较难整复,但如果能以前臂创伤解剖为基础,使用推挤旋转复位亦较易成功。即整复时将肘关节屈曲纵行牵引,前臂由中立位渐至旋后位,术者两手分别握远近骨折端,将旋后而向桡背侧移位的骨折近端向尺掌侧推挤,同时将旋前而向尺掌侧移位的骨折远端向桡背侧推,使骨折断端相互接触,握远端的助手在牵引下小幅度向后旋转并作轻微的摇晃,使骨折完全对位。

2.固定方法

骨折复位后,用前臂夹板固定,尺侧夹板和桡侧夹板等长,不超过腕关节。在维持牵引下,先放置掌、背侧分骨垫各一个,再放置其他压垫。桡骨上 1/3 骨折须在骨折近端的桡侧再放一个小压垫,以防向桡侧移位。然后放置掌、背侧夹板,用手捏住,再放置桡、尺侧夹板。桡骨中 1/3 骨折及下 1/3 骨折,桡侧夹板下端超腕关节,将腕部固定于尺偏位,借紧张的腕桡侧副韧带限制骨折远端向尺侧偏移。两骨折端如有向掌、背侧移位,可用两点加压法放置压垫。夹板用 4 条布带缚扎固定,患肢屈肘 90°。桡骨上 1/3 骨折者,前臂固定于稍旋后位;中、下 1/3 骨折者,应将前臂固定于中立位。用三角带悬吊前臂于胸前,一般固定4～6周。

固定要领:无论是手法复位或夹板固定,均应注意恢复和保持桡骨旋转弓的形态,复和保持骨间隙的正常宽度。桡骨旋前弓、旋后弓的减少或消失,骨间隙的变窄,不仅影响前臂旋转力量,也将影响前臂的旋转范围。为了保持桡骨旋转弓的形态和骨间隙的正常宽度,在选择前臂夹板固定时,掌背侧夹板应有足够的宽度,使扎带的约束力主要作用于掌背侧夹板上,尺桡侧夹板宜窄,尺侧夹板下端不宜超过腕关节,强调腕关节应固定于尺偏位以抵消拇长肌及伸拇短肌对骨折端的挤压。

(二)切开复位内固定

不稳定骨折和骨折断端间嵌有软组织手法整复困难者,应行切开复位,以钢板螺丝钉固定,必要时同时植以松质骨干于骨折周围。手术途径在桡骨中下段以采用前臂前外侧切口为宜,经桡侧腕伸肌、肱桡肌与指浅屈肌之间进入,此部位桡骨掌面较平坦,宜将钢板置入掌面。桡骨上 1/3 则宜选用背侧切口,经伸指总肌与桡侧腕短伸肌之间进入,钢板置于背侧。术后仍以长臂石膏固定较稳妥。

(王飞飞)

第四节　尺骨鹰嘴骨折

尺骨鹰嘴骨折多发生于成年人,是肘部常见损伤之一,占全身骨折的1.17%。尺骨近端后方位于皮下的突起为鹰嘴。尺骨鹰嘴是肱三头肌的附着点,尺骨半月切迹关节面与肱骨滑车关节面共同构成肱尺关节。尺骨鹰嘴骨折是波及半月切迹的关节内骨折。

一、病因、病机

尺骨鹰嘴骨折是肘关节常见损伤之一,多发生于成年人,少年儿童亦可发生,除少数鹰嘴尖端撕脱骨折外,大多数病例是骨折线涉及半月状关节面的关节内骨折。尺骨鹰嘴骨折多由直接暴力引起,低能量的直接暴力可致简单骨折。当高能量损伤的直接暴力作用于肘关节后侧后,可造成尺骨鹰嘴粉碎性骨折。同时,强大的外力使尺桡骨同时向前移位,常发生"鹰嘴骨折合并肘关节前脱位"现象。间接暴力使肘关节突然地强力屈曲,鹰嘴被猛烈收缩的肱三头肌撕裂。

二、临床表现

尺骨鹰嘴部有局限性肿胀和疼痛,明显压痛,肘关节屈曲活动疼痛加重,主动伸直活动障碍。骨折有分离移位时,可触及骨折裂隙或骨擦音。临床上将骨折分为3种。

(一)无移位骨折

多由直接暴力造成,骨折块无移位。

(二)移位骨折

多由间接暴力造成,骨折块有明显移位,骨折线为横断或斜行。

(三)粉碎性骨折

严重的直接暴力造成,骨折碎片多无明显移位。

三、诊断与鉴别诊断

受伤后尺骨鹰嘴部疼痛、压痛明显,局限性肿胀,活动肘痛加剧。分离移位时,主动伸肘功能丧失,可在局部扣及鹰嘴骨折片上移和明显的骨折间隙或骨擦感。肘关节正侧位X线片可明确骨折类型和移位程度。一般根据受伤史、临床表现和X线片结果可以确诊。

四、治疗

无移位的尺骨鹰嘴骨折一般不需手法整复,有分离移位者需要手法整复;手法整复效果不佳,可行切开复位。

(一)非手术治疗

1.整复方法

无移位的尺骨鹰嘴骨折一般不需手法整复,有分离移位者需要手法整复。患者取坐位或仰卧位。若局部肿胀明显,则先在伤肢肘后局部皮肤消毒用注射器做关节穿刺,抽出关节内血肿块。伸直肘关节,令助手维持此位置不变。术者站立于患者伤肢外侧,一手固定骨折远端,如果是粉碎性骨折,则可用固定于远端之手的示、中指指腹放于碎骨块后方按压碎骨块,另一手的拇、示指将尺骨鹰嘴近折端骨折块向远折端推挤,使其复位。同时助手将其伤肢肘关节做轻度反复伸屈活动,以矫正骨折端残余错位,促进关节面平整光滑。

2.固定方法

无移位的尺骨鹰嘴骨折,因伸肘装置多未损伤,屈肘至功能位不会导致骨折端分离,一般采取功能位固定 3 周,亦可固定肘关节于屈曲 20°～60°位 3 周。有移位骨折手法整复后,在尺骨鹰嘴上端置一块有半圆形缺口朝下的抱骨垫,用以顶住尺骨鹰嘴的上端,不使骨折块再向上移位,并用前、后侧超肘夹板固定肘关节 0°～20°位 3 周,以后再逐渐改为固定在屈肘 90°位 1～2 周。亦有人用石膏托、树脂绷带外固定。

3.药物治疗

内服药按骨折分期给药。去掉夹板后肘关节局部配合活血通络、理气舒筋药物熏洗或外敷。

(二)手术治疗

手法整复效果不佳,可行切开复位。骨折移位明显或属粉碎性骨折,应切开做碎骨片清除,内固定治疗。尺骨鹰嘴骨折合并血管神经损伤者,应考虑手术探查并进行复位内固定。

五、预防与调护

自复位固定 3～5 天后即指导患者进行握拳、腕关节活动功能锻炼,并禁止肘关节屈伸活动。第 4 周后,逐渐开始肘关节的自主屈伸运动,严禁暴力被动功能锻炼。

保持肘关节处于伸直位固定,逐渐屈曲肘关节,正确合理的功能锻炼。绑缚应适宜,过松则达不到稳定固定的目的,过紧则易影响血液在肢体远端的供应,应注意观察肢体远端皮肤颜色、温度。

尺骨鹰嘴骨折并发症包括运动丧失、不愈合、尺神经麻痹、畸形愈合、创伤后关节炎等。尽量做好初次固定,稳定固定,治疗后积极功能锻炼,必要时的尺神经前置术可以减少后遗症的发生。

(王飞飞)

第五节 尺骨冠突骨折

尺骨冠突是尺骨半月关节面的一部分,它可阻止尺骨向后脱位,阻止肱骨向前移位,防止肘关节过度屈曲对维持肘关节的稳定性起重要作用。冠突边缘有肘关节囊附着,前面为肱肌附丽部,尺骨冠突骨折常合并肘关节脱位及肘部骨折,临床上并不少见,常见报道 15％肘关节后脱位患者可合并尺骨冠突骨折。而单纯的尺骨冠突骨折较少,多为肱肌猛烈收缩牵拉造成的撕脱性骨折。冠突骨折常并发肘关节的后脱位,如处理不当,可产生创伤性关节炎、疼痛和功能障碍。

一、应用解剖和损伤机制

尺骨冠突在尺骨鹰嘴切迹前方,与鹰嘴共同构成切迹,冠突在切迹之前方与肱骨滑车形成关节,并与外侧桡骨头一起构成肘关节(尺肱桡关节),借助环状韧带,尺桡骨紧密相合,并互成尺桡上关节。尺骨冠突不仅是肱尺关节的主要组成部分,而且也是肘关节内侧副韧带前束,前关节束和肱肌的附着点,起阻止肱二头肌、肱肌和肱三头肌牵拉尺骨向肘后移位的作用,是维持肘关节稳定的主要结构。

冠突有 3 个关节面,与滑车关节面相合,关节面互相移行。冠状高度是指尺骨冠突尖到滑车切迹的最低点的垂直距离,高的为 1.5 cm,低的 0.9 cm,儿童的发育 4 岁时最快,至 14～16 岁大致长成。

当暴力撞击手掌,冠突受到传导应力,与肱骨滑车相撞。若暴力足以大到引起冠突骨折时,会造成冠突不同程度的骨折,进而发生肘关节后脱位。研究表明,冠突的损伤会对肘关节的稳定性产生影响;与此同时,附力于冠突前下的肱肌强力收缩还引起间接暴力的冠突撕脱骨折。

二、临床分类

Regan 和 Marry 在 1984 年将冠突骨折分 3 种类型(图 4-5)。

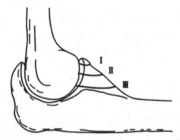

A.尺骨冠突骨折的Regan-Morrey分类

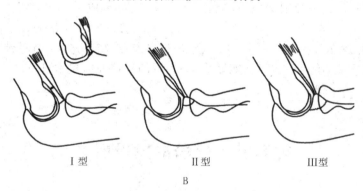

Ⅰ型　　　　　　　　Ⅱ型　　　　　　　　Ⅲ型

B

图 4-5　尺骨冠突骨折的分类分型

Ⅰ型骨折:冠突尖小骨片骨折(又称撕脱骨折),骨块常游离关节腔内或附着于关节囊壁上。

Ⅱ型骨折:50%的冠突骨折,伴肘关节不稳定,临床上往往行手法石膏外固定,必要时行切开复位内固定。

Ⅲ型骨折:冠突基底部骨折,如有移位常伴肘关节后脱位。如冠突骨折无移位者,可单纯石膏固定。临床上偶见冠突纵形骨折合并尺骨鹰嘴骨折,治疗方法同尺骨鹰嘴。

根据解剖及临床文献报道,尺骨冠突内侧缘高度 1/2 处为尺侧副韧带前束的附着部,冠突骨折常合并该韧带的损伤,而尺侧副韧带前束是肘关节内侧副韧带的主要结构,对肘关节内侧稳定具有重要作用。因此,尺骨冠突骨折的分型应考虑尺侧副韧带前束损伤情况。

此外,还按骨折形态分类,斜形抑或横形骨折,通过冠突骨折与否各有异同,其预后亦有不同。O'Driscoll从冠突关节面作了骨折分类。

三、诊断

临床上出现的关节肿胀、出血和肘关节的功能障碍情况，仅能提示可疑骨折，而借以确诊的唯一依据是作X线检查，可见冠突残缺和骨折线，骨片上移，偶可进入肱尺关节囊内，影响功能。从X线片上观察半月切迹是否圆滑，若不圆滑而出现阶梯样，则提示发生骨折，可作为诊断的一个重要指标。骨片进入关节内，以CT扫描最形象地描记出部位、骨片大小，必要时亦可行CT三维重建检查。

四、治疗

（一）非手术治疗

适用于冠突骨折骨块小或没有移位的患者。仅用石膏托固定，肘关节于屈曲80°～90°位。2周解除石膏托，开始活动肘关节，并继续做颈腕带悬吊，间歇行主动肘关节功能锻炼。对骨折块较大，可行手法复位，石膏外固定方法。

（二）手术治疗

O'Driscoll认为维持尺关节的稳定须具备3个条件：完整的关节面、完整的内侧副韧带前束和桡侧副韧带复合体。所以对尺骨冠突骨折的手术治疗，首先恢复骨性解剖结构，其次应重视内侧副韧带的修复和重建，以期获得一个稳定的关节。对关节腔内游离骨块或骨块较大，手法复位失败的患者，均可考虑手术治疗。避免因非手术治疗因神经或肌肉损伤的忽视而造成后期预后不良、活动度降低等现象。

（1）关节腔内的游离骨切摘除术（Ⅰ型）。对较小的冠突骨折，游离于关节腔内，影响肘关节的活动，应行骨块摘除。有条件者，可行肘关节镜下骨块摘除术。

（2）大块冠突骨折，影响尺骨半月关节面。为恢复滑车的屈戌关节的稳定性，应进行切开复位与内固定。AO提出开放整复，螺钉内固定方法，从尺侧入路，辨认并保护尺神经，用一薄凿将肱骨内上髁截骨，将内上髁连同附着肌肉和尺神经一起牵向前方，切开关节囊，即可充分显露骨折部，此时可在直视下将冠突复位，并从尺骨背侧穿入螺钉固定，然后再复位内上髁，用预先准备好的螺钉固定，同时检查前关节囊、肱肌和内侧副韧带前束止点，如有损伤一并缝合。最后将尺神经放回原位或行前置术。冠突骨折超过1/2高度必须良好复位，近特制螺钉固定尤为推崇。

（3）冠突切除术。对于冠突骨折愈合和骨质增生，或畸形愈合，影响肘关节正常屈曲时，应手术切除冠突。一般以不超1/2冠突高度为限；如切除超过1/2，可致肘前方不稳定。

对于尺骨冠突粉碎性骨折，由于碎片多少和大小不等，有的与关节囊相连，有的游离于关节腔内影响关节屈曲功能，所以应手术摘除。Ⅲ型骨折患者往往合并尺侧副韧带前束断裂。在冠突骨折的切开内固定时，一定要修复或重建前束。

目前根据骨折类型及肘部合并伤等情况，多数学者采用肘前入路，肘前入路可避开尺神经，直接行冠突骨折的复位内固定术。但采用肘前入路时，注意适当向远侧游离穿过旋前圆肌深浅头的正中神经，防止术中过度牵拉，产生神经症状或损伤正中神经支配前臂屈肌及旋前圆肌的分支。内固定物可选用螺钉包括小的可吸收螺钉或克氏针加张力带及钢丝固定为主，不主张克氏针、钢丝或缝线单一固定。要求尽量牢固固定，争取早期肘关节的功能锻炼。

儿童冠突骨折少见，常合并肘关节后脱位。儿童尺骨冠突骨折在X线上显示骨块虽小，但周围有软骨,因此实际上骨块比 X 线片所显示的要大。对于儿童冠突骨折的治疗同成人相同。由于儿童冠突骨折大都较易愈合,预后良好。

手术时应注意以下几点:①因尺神经穿过内侧副韧带前束于尺骨的止点外,先游离尺神经并牵开加以保护,避免损伤之。术终根据手中情况,可将尺神经放置原位或行尺神经前置术。②内固定尽量留于背侧,以利肘关节功能练习。③注意尺侧副韧带及关节囊等软组织的修复,尤其是尺侧副韧带前束的修复,以防产生肘外翻不稳定。④术中注意微创操作,不要剥离附着于骨块的关节囊等软组织,以防发生骨化性肌炎。⑤冠突骨折多为复杂骨折的一部分,应重视并发症,尤其是肘部合并伤,也是影响预后的重要因素。⑥内固定要加强,争取早期行肘关节的主、被动功能练习,提高治疗效果。

当冠突骨折合并桡骨小头骨折和肘关节脱位为肘部"恐怖三联征"时,应引起重视,诊断时须借助X 线和 CT 三维重建,采用特别螺钉,后期采用人工桡骨小头替代切除桡骨小头,有些则不得不采取人工肘关节置换。

五、并发症

(一)早期并发症

可因肘关节屈曲固定时间过长,影响肘关节的活动功能或在锻炼中引起疼痛。

(二)后期并发症

在冠突骨折合并肘关节脱位和臂部软组织有广泛撕裂时,偶可发生肘关节的纤维性僵直。当冠突骨折块落入关节腔内,较难退出,而形成关节内的游离体,游离骨块对关节面造成损伤或发生交锁。因此,关节内骨块一经确认,就需尽早切除。当晚期骨折处骨质增生,形成骨化性肌炎骨突,严重妨碍肘关节活动。

部分冠突骨折术后关节活动范围稍差,但肘关节稳定性良好。关节活动范围减少的常见的原因为关节粘连,另外可能与重建骨无软骨而致术后发生创伤性关节炎有关。因此,在今后的临床中可考虑采用带软骨面且有血供的骨块或人工冠突假体重建,以期术后肘关节功能良好恢复,减少肘关节退变和发生骨性关节炎的可能,提高冠突骨折治疗的效果。

(王飞飞)

第六节　尺桡骨茎突骨折

一、桡骨茎突骨折

单纯桡骨茎突骨折临床上较为少见,在 20 世纪初,也被称为 Hutchinson 骨折。

(一)损伤机制

直接暴力或间接暴力均可引起此类骨折,但以间接暴力引起为多见。直接暴力常由汽车摇柄直接打击而骨折。间接暴力常为跌倒时手掌着地,暴力沿腕舟骨冲击桡骨下端而致骨折。

（二）分类

按桡骨茎突骨折的受伤机制分为：①横形骨折，常为间接暴力手掌着地所致，骨折线为横形，从外侧斜向关节面（图4-6）。②桡骨茎突撕脱性骨折，此类骨折块甚小，并向远侧移位，损伤机制为受伤时腕关节强力尺偏，桡侧副韧带牵拉桡骨茎突而造成。

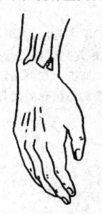

图4-6　桡骨茎突骨折

（三）临床表现

伤后桡骨茎突处出现肿胀、疼痛。桡骨茎突处压痛明显，并有较明显的骨擦音。

（四）影像学检查

侧位X线片不易见到骨折。正位X线片，可见一横形骨折线，骨折线从外侧斜向关节面，骨折块常为三角形。很少有移位，如有移位，常向背侧桡侧移位。

（五）治疗

大部分桡骨茎突骨折均可通过手法复位石膏外固定而治愈。手法复位的方法为术者一手握着患者之手略尺偏，纵向牵引，另一手持腕部，其拇指于骨折片近侧向下并向尺侧推压即可得到满意的复位。复位后采用短臂石膏固定于腕中立位，轻度尺偏位5～6周（图4-7）。

通过手法复位如骨折块不稳定或再移位，可行经皮克氏针内固定或行切开复位克氏针或加压松质骨螺钉内固定。

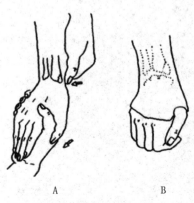

A　　　　　　　　　　B

图4-7　手法治疗

A.手法复位；B.石膏外固定

二、尺骨茎突骨折

单纯尺骨茎突骨折极为少见,临床上常与 Colles 骨折并发损伤。单纯尺骨茎突骨折常为跌倒时手旋前尺偏着地而造成。尺骨茎突骨折处局部轻度肿胀、疼痛,常与扭伤不易区别,但通过腕部 X 线拍片即可得到准确的诊断。

治疗:单纯尺骨茎突骨折可行牵引下手法复位,短臂石膏托固定前臂于中立位,腕关节尺偏位 4 周即可。但大部分尺骨茎突骨折很难达到骨性愈合。近几年,有许多学者主张对不稳定性的尺骨茎突骨折应早期行切开复位,螺钉加张力带内固定。如尺骨茎突骨折发生骨不愈合,局部疼痛较重,压痛明显时可考虑行手术切除骨不愈合的尺骨茎突。

（王飞飞）

第五章

腕部及手部损伤

第一节　腕关节不稳定

腕关节不稳定是指一组以腕关节骨性成分组合关系或运动异常为主要特征的临床病征,原因有创伤、炎症和先天性关节韧带松弛。目前,不稳定的含义已被延伸为任何引起已存在的不稳定或潜在不稳定的腕关节损伤。

一、舟月骨分离

舟月骨分离是腕关节不稳定最常见的类型,也有人将其描述为舟骨旋转性半脱位或舟月不稳定,表示因某些特定原因导致舟月骨骨间韧带(舟月韧带)连续性部分或完全中断,或韧带连续性存在但因损伤或先天性因素造成其松弛,进而引起一系列的腕关节解剖、生物力学改变及其相关的临床表现。过去一直将以上三个概念等同理解,但目前认为它们之间还是有一定的不同之处,如舟骨存在不稳定时,并不一定会发生半脱位,半脱位一般均发生在舟月骨分离或不稳定的晚期(即掌侧桡腕韧带损伤时);而多数情况下舟骨半脱位都伴发有不稳定(舟骨陈旧性半脱位后引起舟骨位置固定时除外)。一般认为,作用于腕关节尺掌侧的背伸、尺偏和旋后暴力引起稳定舟骨近极的韧带断裂,导致舟月骨分离,同时桡侧副韧带和桡舟头韧带也可能断裂。腕关节反复重复性活动、握物旋转伤、先天性韧带松弛、尺骨负向变异或其他损伤等也与舟月骨分离有关。从临床治疗角度出发,目前有如下分类。①急性舟月骨分离:损伤4周以内者,常与舟骨骨折、桡骨远端骨折、月骨周围脱位或月骨脱位等损伤共存。②慢性舟月骨分离:损伤4周以上者,常由急性舟月骨分离迁延不愈所致。③单纯性舟月骨分离:不伴有腕关节及其周围其他结构的损伤,常见病因有创伤、先天性韧带松弛、腕背腱鞘囊肿切除术后、尺骨负向变异等。④复合型舟月骨分离:伴发其他损伤或病变的舟骨分离,如腕舟骨骨折(尤其是舟骨近极骨折)、月骨周围脱位或月骨脱位、桡骨远端骨折、月骨缺血性坏死、类风湿关节炎等。⑤静态舟月骨分离:常规体位X线平片即可发现舟月骨分离的异常改变,提示稳定舟骨近极的韧带完全断裂。⑥动态舟月骨分离:常规体位X线平片无异常发现,当通过外在应力的作用后或腕关节处于特殊体位时,舟月骨分离才可在X线平片上显示出来。提示韧带不完全断裂或韧带处于松弛状态。

(一)临床表现与诊断

(1)中青年多见,多数有外伤史,也可无明显外伤史。早期单纯性舟月骨分离临床症状常不典型,容易被诊断为软组织损伤或腕关节挫伤,直到症状严重时才确诊。

(2)腕关节桡侧疼痛和力弱为主要临床症状,也可伴有痛性弹响及运动功能障碍。

(3)局限于舟月骨间的压痛是具有临床诊断意义的体征,创伤性关节炎发生时关节疼痛和触痛范围可有不同程度的增加。

(4)腕关节应力试验阳性可提供间接诊断依据:①Waston试验(舟骨漂浮试验);②握拳试验;③舟骨移动试验。

(5)放射影像学及关节镜检查:①X线片(进行双侧对比)。前臂旋后位时,腕关节X线前后位正位片,舟骨骨间间隙大于2 mm为可疑分离,如大于4 mm即可肯定诊断。皮质环征,舟骨间韧带损伤引起舟骨掌屈角度增大,其长轴与桡骨纵轴角度接近垂直,此时舟骨远极皮质在正位片上的投影成环状改变。环下界与舟骨近极关节面的间距小于7 mm。舟骨缩短。侧位X线片,舟月角大于70°,桡月角大于20°,即中间体背伸不稳定(DISI)。②有条件者可行透视、电影摄形、腕关节造影、磁共振检查。③腕关节镜检查是目前最为客观的诊断手段,可直接观察到舟月骨间韧带的损伤及相关的病变情况。

(二)治疗

1.急性单纯型分离

(1)闭合复位石膏外固定:适合于手法复位后舟骨位置稳定者。但临床经验证实,石膏外固定并不是一个可靠的方法,固定期间可能发生舟月骨分离复发,建议同时用经皮克氏针内固定。

(2)闭合复位经皮克氏针内固定:适合于手法复位后舟骨位置不稳定者,即使是复位后稳定者也建议行经皮克氏针内固定。注意将舟月角保持在45°~60°,或更大一些。一般将舟月骨间关节和舟头骨间关节同时予以固定,外固定最好选用管形石膏,将腕关节固定在掌屈位,8周后拆除固定。

(3)切开复位韧带修复:适合于手法复位后舟骨位置不稳定者,少部分慢性韧带损伤者也存在韧带修复的可能。如两侧韧带断端可以找到,可直接修复韧带;如一端韧带从舟骨(多数情况韧带从舟骨上撕脱)撕脱,可在相对应的骨上钻骨孔,行韧带附着点重建,或使用微型骨锚进行修复。仍需要用克氏针将舟月骨间关节和舟头骨间关节同时予以固定。术后选用长臂管形石膏固定腕关节于掌屈位6周,然后改换前臂管形石膏,直到术后8~10周。

2.不合并创伤性关节炎的慢性单纯型分离

(1)切开复位背侧关节囊韧带固定:适合于韧带回缩或纤维化严重,无法直接缝合者。利用腕关节背侧舟月骨间关节处关节囊,形成一个蒂位于桡骨远端的舌形关节囊瓣,舟骨复位并固定后,将关节囊瓣前移,用钢丝将其固定缝合在舟骨远极背侧。术后拇人字石膏固定8周。

(2)切开复位韧带重建:适合于韧带回缩或纤维化严重,无法直接缝合者。主要目的是重建桡腕掌侧韧带和舟月骨间韧带,恢复两者之间的正常关系。目前,各种韧带重建方法的临床效果尚不一致,如何选用合适的韧带重建材料及其重建后生物力学强度和弹性的变化规律、手术操作的技术改进等均为需要解决的问题。

(3)局限性腕关节融合:适合于无法直接缝合或重建韧带者。即使是有条件重建韧带者,也可直接选择局限性腕关节融合。常用的局限性腕关节融合方法,如舟大小多角骨间关节融合、舟头骨间关节融合、舟月骨间关节融合等。主要目的在于矫正舟骨旋转脱位和舟月骨间分离。舟大小多角骨间关节融合是目前最常用的方法,局限性腕关节融合在一定程度上可以缓解或消除相关的症状,但将引起腕关节部分运动功能和握力的下降,也有可能使桡腕关节的应力增加,是否会导致术后创伤性关节炎发生概率加大,仍需临床密切观察。

3.伴有创伤性关节炎的慢性单纯型分离

(1)舟骨假体置换和头月骨间关节融合:适合于舟骨严重变形、塌陷者。虽然舟骨人工假体置换可以恢复舟骨的解剖形态,但假体脱位、松动,对桡骨远端关节面的撞击或磨损,硅胶颗粒沉积性滑膜炎等合并问题仍未得到良好的解决。

(2)近排腕骨切除:当桡骨远端关节面和腕中关节面(尤其是头骨近一侧关节面)正常无损时,可选择近排腕骨切除。术后可以缓解疼痛症状,但腕关节稳定性稍差,同时握力有可能减弱。

(3)全腕关节融合:适合于腕关节广泛创伤性关节炎形成者。术后症状得到有效缓解,但腕关节的所有运动功能丧失,患者往往难以接受。人工腕关节置换或许能够为治疗带来新的契机,但现行的假体仍存在相应的问题,有待进一步的改进和总结。

4.伴有舟骨骨折的分离

(1)切开复位克氏针内固定:适合于急性、有骨折移位的分离。

(2)闭合复位经皮克氏针内固定:适合于急性、无骨折移位者。

(3)切开复位植骨和舟大小多角骨间关节融合:适合于伴有舟骨骨折不愈合的分离,当腕关节有创伤性关节炎存在时,则行舟骨假体置换和头月骨间关节融合。

5.伴有月骨周围脱位或月骨脱位的分离

(1)闭合复位经皮克氏针内固定,适合急性期患者。

(2)切开复位韧带修复,适合急性期患者及需重视韧带修复者。

6.动态分离

(1)石膏托制动:适用于急性动态分离不稳定。

(2)舟月骨间韧带重建:保守治疗无效,而韧带回缩无法直接缝合者。

(3)舟大小多角骨间关节融合:保守治疗无效和慢性分离者。

二、头月骨分离

(一)病因及损伤机制

头月骨分离是一种动态型不稳定,临床较为少见。从解剖学上讲,头骨和月骨之间没有直接的韧带联系,其稳定和支持作用由腕关节掌侧的桡舟头韧带和"V"字韧带完成,当它们的作用减退或消失时,头月骨不稳定即可能发生。急性期患者常因惧怕疼痛而难以完成相关检查,因而不易早期诊断。临床上所见者多为慢性分离。另外一种头月骨分离为继发性,如Colles骨折畸形愈合后,引起韧带功能失用,导致头月骨分离。

(二)临床表现与诊断

1.临床表现

多见于年轻好运动及先天性腕关节韧带松弛者。无不稳定发生的先天性韧带松弛者在应力下拍摄X线片,也可见到与头月骨分离相同的表现,但临床上无症状出现。如果出现有关的症状,则考虑有关节不稳定发生。

2.原发性分离

可有外伤史,如腕关节强力背伸、桡骨远端骨折或桡尺远侧关节损伤,也可无外伤史。渐进性腕关节肿痛、力弱,在握拳或腕关节承受纵向应力、腕关节侧偏或背向应力作用下可出现痛性弹响,关节活动可正常,腕中关节背侧可有压痛。头状骨背移试验阳性:对头骨施加背向应力时,由于头骨近极移向背侧,与月骨背侧极发生碰撞,引起腕关节局部疼痛或不适,同样的试验对于仅有韧带松弛而没有不稳定发生者,则不会出现症状。常规 X 线片检查仅可见原始损伤表现。向头骨施加背向应力时,可见头骨近极向背侧移位,头月骨间关节掌侧间隙增宽及背侧半脱位。如果月骨有背伸出现,表明 DISI 发生。

3.继发性分离

多见于桡骨远端骨折畸形愈合、桡骨远端腕关节面背倾的患者。关节疼痛为主要症状,渐进性加重,可有痛性弹响。关节握力及运动幅度下降,头月骨间关节和三角钩骨间关节背侧压痛。X 线片可见原骨折遗留畸形,桡骨远端关节面背倾,头骨和月骨中轴线移向桡骨干中轴线后方。腕关节尺偏时,头月骨间关节呈现背侧半脱位。动态 X 线或摄影检查为较好的确诊手段。

(三)治疗原则

1.原发性分离

桡舟头韧带紧缩术疗效较为可靠,术后用石膏固定腕关节 8 周左右。

2.继发性分离

桡骨远端截骨、楔形骨块植骨,矫正桡骨远端腕关节面背倾畸形。

三、月三角骨分离

(一)病因及损伤机制

与舟月骨分离一样,同属分离型不稳定。一般认为,单纯月三角骨间韧带损伤难以引起月三角骨分离,当月三角骨间韧带、桡腕背侧韧带(或背侧桡三角韧带)、掌侧月三角韧带复合损伤时,分离方可发生。由于月三角骨分离后桡腕关节生物力学变化较小,其 X 线片表现常不如舟月骨分离明显,容易漏诊或误诊,同时临床上发生创伤性关节炎的可能性也较小。

(二)临床表现与诊断

其损伤机制与舟月骨分离相似,多有腕背伸着地的外伤史,也可由腕关节旋转暴力引起,或继发于类风湿关节炎。腕尺侧疼痛,握力下降,腕关节尺偏及旋转时疼痛明显加重。局限性压痛位于月三角骨间关节背侧,腕关节桡尺偏活动时可出现痛性弹响。偶有尺神经受压症状。

1.三角骨冲击试验

检查者一手稳定月骨,另一手捏持三角骨和豌豆骨,并使其向掌背方向移动,若发现三角骨移动幅度过大或月三角骨间关节疼痛或有摩擦感,视为阳性。

2.放射学检查

(1)Ⅰ型:常规 X 线片无异常发现,应力位片可有中间体掌屈不稳定(VISI)出现。关节造影和关节镜检查可见月三角骨间韧带穿孔或部分撕裂。闪烁摄影显示月三角骨间关节处有核素浓集。

(2)Ⅱ型:由Ⅰ型发展而来,可有上述阳性发现。

3.X 线检查

X 线检查可见舟骨掌屈、投影变短和皮质环征;月骨掌屈,桡月角>15°,三角骨呈背伸位;月三角骨关节间隙可有增宽,腕骨弧线中断。

由于腕关节尺侧疼痛的原因众多,如腕三角纤维软骨损伤、尺腕关节撞击综合征、三角钩骨关节炎、豌豆骨骨折、尺动脉血栓、腕尺管综合征、肌腱炎等,诊断月三角骨分离时应注意鉴别。临床上单纯靠放射学检查较难对月三角骨分离做出确切诊断,如临床怀疑为月三角骨分离,有条件者应通过腕关节镜检查来明确诊断。

（三）治疗原则

1.保守治疗

适用于急性期月三角骨分离者。最好用长臂石膏管型固定腕关节于背伸、尺偏位6～8周。如有 VISI,则先行复位,然后通过经皮克氏针做内固定。

2.手术治疗

适用于保守治疗失败,VISI 畸形严重及慢性分离者。有以下两种方法。

（1）韧带修复:修复和手术操作方法与舟月骨分离相似,对于严重的 VISI 畸形者,需同时修复背侧桡三角韧带。

（2）局限性腕关节融合:如月三角骨间关节融合、头月骨间关节融合等,以纠正关节分离和 VISI 畸形。

四、舟大小多角骨间关节不稳定

（一）病因及损伤机制

一种少见的无分离型腕关节不稳定形式,一般认为与拇指强力外展或腕桡背侧受伤有关,导致舟大小多角骨间韧带复合体的掌侧部分损伤,而大小多角骨过度背移。有动态和静态之分。

（二）临床表现与诊断

1.静态不稳定

多有外伤史,如拇指强力外展位致伤或腕背桡侧最先着地致伤。舟骨远极掌侧或舟大小多角骨间关节有疼痛和压痛,关节活动受限。X 线片及关节造影检查可见舟大小多角骨间关节间隙增宽,或舟、月、三角骨掌屈,呈 VISI。

2.动态不稳定

可有外伤史;局部可有疼痛和压痛,某些体位时可出现关节交锁或关节活动受限。X 线片无异常发现。动态放射学检查可见舟大小多角骨间关节有暂时性的分离和纵向半脱位。

（三）治疗原则

石膏管型制动适用于急性期。急性期及慢性期均可行手术修复韧带。

五、腕骨尺侧移位

（一）病因及损伤机制

腕骨尺侧移位由多种原因引起,如类风湿关节炎、尺骨头切除术后、创伤、多发性骨软骨瘤、马德隆畸形等。正常情况下,腕骨承受纵向负荷时有滑向尺侧和掌侧的趋势,而桡腕掌、背侧韧带、三角纤维软骨复合体及尺骨远端有控制这种趋势的作用,当稳定结构损伤后,其稳定作用减弱或消失,导致腕骨尺侧移位发生,同时腕骨也可表现掌屈移位的特点。该不稳定也可以是动态型不稳定,临床发现桡腕掌侧韧带有明显损伤。

（二）临床表现与诊断

关节肿胀、疼痛、活动受限和握力减弱。其原发疾病也可引起上述症状。可见患手向尺侧移位,桡骨茎突凸出,可出现"银叉"样畸形,施加外力时畸形可消失,但某些情况下畸形也可以是固定的,如严重的类风湿关节炎。X 线片检查为主要诊断手段。①Ⅰ型:所有腕骨均向尺侧移位,桡骨茎突与舟骨间的间距加大,桡尺距比大于健侧,月骨近极关节面与桡骨远端关节面相对部分少于其 1/2。侧位片有时可见近排腕骨掌屈和向掌侧移位，表现为 VISI。②Ⅱ型：桡骨与舟骨的对应关系不变，月骨和其他腕骨移向尺侧，舟月骨间间隙加大，近排腕骨掌屈，呈 VISI。

（三）治疗原则

早期患者可进行损伤韧带的直接修复，但临床效果不是十分肯定。晚期治疗方法主要为局限性腕关节融合，如桡月关节融合或桡舟月关节融合。

六、腕骨背侧移位

（一）病因及损伤机制

腕骨背侧移位又称为桡腕关节背侧半脱位，常继发于桡骨远端骨折或骨折畸形愈合（Colles骨折、Barton 背侧骨折）。

（二）临床表现与诊断

关节肿痛，握力和活动度减弱。侧面可见枪刺刀畸形。X 线片可见桡骨远端骨折或骨折畸形愈合，关节面掌倾角消失或呈背倾，月骨和头状骨背侧移位，中轴线位于桡骨干轴线的背侧。

（三）治疗原则

急性期将桡骨远端骨折复位腕骨背侧移位即可矫正。慢性期宜手术治疗，桡骨远端截骨植骨，恢复桡骨远端腕关节面正常掌倾角和尺偏角。如发生创伤性关节炎则宜行桡舟月关节融合。

七、腕骨掌侧移位

（一）病因及损伤机制

腕骨掌侧移位又称为桡腕关节掌侧半脱位，常见于 Barton 掌侧骨折，腕骨与骨折片一起移向掌侧。也可发生于韧带损伤、感染性炎症及 smith 骨折畸形愈合后，或与腕骨尺侧移位同时存在。

（二）临床表现与诊断

症状与腕骨背侧移位相同，但腕部畸形较轻。X 线片可见桡骨远端骨折或骨折畸形愈合，月骨背伸并向掌侧移位，中轴线移向桡骨干中轴线的掌侧。可合并尺侧移位。

（三）治疗原则

合并尺侧移位时，可行桡月关节融合。其他类型的掌侧移位，可行骨折切开复位纠正腕骨掌侧移位，如合并创伤性关节炎需行桡舟月关节融合。

（张　军）

第二节　桡尺远侧关节损伤

桡尺远侧关节（DRUJ）是一个运动滑膜关节，它连接桡、尺骨远端，并作为旋前旋后的旋转轴。由于尺骨和桡骨关节面的曲率半径不同，因此，软组织在控制和限制关节上起到了重要的作用。在前臂运动时，桡尺远侧关节与桡尺近侧关节同步，因此任何涉及桡骨或尺骨的损伤或畸形都能够影响两个关节的功能。桡尺远侧关节和尺腕关节在解剖和功能上融为一体，两者均可受到创伤和关节炎的影响。尺骨是前臂的稳定单元并协助桡腕之间的应力传递。桡骨在乙状切迹围绕尺骨头进行旋转。尺骨变异是用来描述桡骨和尺骨相对长度变化的术语。尺桡韧带是维持桡尺远侧关节稳定的主要结构。

一、三角纤维软骨复合体(TFCC)损伤

(一)病因及损伤机制

TFCC 是腕关节稳定和力量传导的重要结构,引起三角纤维软骨复合体损伤的原因有创伤性损伤和退行性损伤。

1.创伤性三角纤维软骨复合体损伤

创伤性三角纤维软骨复合体损伤分为 4 种。①A 型损伤:三角纤维软骨复合体中央部穿孔。②B 型损伤:三角纤维软骨复合体从尺骨茎突的止点上撕裂,可伴有或不伴有尺骨茎突骨折。③C 型损伤:三角纤维软骨复合体周边部撕裂。④D 型损伤:三角纤维软骨复合体从桡骨附着缘上撕脱。

2.退行性三角纤维软骨复合体损伤

退行性三角纤维软骨复合体损伤分为 5 种。①A 型损伤:三角纤维软骨复合体水平部在近侧面或远侧面磨损。②B 型损伤:除具有 A 型损伤外,还有月骨的尺侧面或尺骨头的桡侧面软骨破坏。③C 型损伤:三角纤维软骨复合体水平部发生穿孔。④D 型损伤:退变处于进展期,月骨和尺骨头的关节面出现退行性变化,三角纤维软骨复合体水平部穿孔,月三角骨间韧带断裂。⑤E 型损伤:尺骨撞击综合征的终末期,出现创伤性关节炎,三角纤维软骨复合体水平部通常完全消失,月三角骨间韧带完全断裂。

(二)临床表现与诊断

多数有腕关节外伤史或过度重复使用史,少数患者也可无明确外伤史。持续腕尺侧慢性疼痛,关节无力、肿胀、活动受限,腕关节活动及前臂旋转时腕疼痛加剧,活动时可有响声。腕尺侧或桡尺远侧关节处压痛,腕关节各向活动受限。伴有桡尺远侧关节脱位时局部可见尺骨远端骨性隆起凸出皮下,尺骨末端可有异常活动及骨擦音。腕关节尺侧挤压试验阳性。X 线片可见桡尺骨远端分离、重叠,也可见尺骨茎突骨折。腕关节造影三角纤维软骨复合体可见裂隙、缺损,造影剂渗漏到桡尺远侧关节。腕关节镜可准确了解其损伤部位、形状、范围、程度及滑膜炎情况。断层摄影、磁共振及放射性核素扫描等均可辅助诊断。

(三)治疗原则

保守治疗包括去除原发病因、制动、理疗、药物止痛等,如效果不满意可考虑手术治疗。①尺骨短缩术:适用于三角纤维软骨复合体中央部撕裂或磨损及尺骨撞击综合征。②尺骨头部分切除术:适用于桡尺远侧关节不稳定、骨性关节炎、尺骨撞击综合征等。③三角纤维软骨清创术:适用于三角纤维软骨复合体中央部撕裂、穿孔或桡侧附着部撕裂。④腕关节镜下三角纤维软骨清创术:周围撕裂型可在腕关节镜下修复。

二、急性桡尺远侧关节不稳

大多数单纯性 DRUJ 脱位为背侧脱位,是由过度旋前和腕背伸,如跌倒时手部撑地所致。相反,掌侧脱位发生在前臂旋后或由前臂尺侧的直接暴力导致。尽管造成 DRUJ 不稳定的最常见原因是桡骨远端骨折,但急性期行骨折复位固定后发生不稳定很少见。在大多数病例中,DRUJ 的次要稳定结构包括骨间膜、尺侧腕伸肌腱鞘、尺腕韧带及月三角骨间韧带,在愈合直至

恢复为稳定关节的过程中保持着足够的稳定性。当外伤的严重程度增加,累及次要稳定结构,将最终导致关节不稳定程度增加。骨折的复位和桡骨排列的维持是 DRUJ 稳定性恢复的最重要因素。研究表明,较中部桡骨干骨折,骨折越靠近远端,伴发 DRUJ 不稳定的危险性越高。

单纯性桡尺远侧关节背侧脱位较掌侧脱位常见,急性期复位容易完成。通常,背侧脱位时旋后位最稳定,而掌侧脱位时旋前位最稳定。可用肘上位石膏在该位置固定 3～4 周。

尺骨茎突尖部骨折无须干预,因为该类骨折不会导致 DRUJ 不稳定,并且预后良好。尺骨茎突基底骨折,尤其当发生移位时,伴发 DRUJ 不稳定的风险较高。可考虑固定尺骨茎突,骨块的大小常决定了固定的方式。

三、慢性桡尺远侧关节不稳

腕关节外伤后,尤其是桡骨远端骨折畸形愈合后,常见有症状的 DRUJ 功能障碍。桡骨残存的背侧成角大于 $20°～30°$ 可伴发尺骨远端负荷增加,桡尺远侧关节不匹配,TFCC 扭曲变形和掌侧 DRUJ 不稳定。桡骨远端或前臂骨折畸形愈合导致的 DRUJ 不稳定常表现为前臂旋转受限、尺骨头突出及腕尺侧痛。这是合并了桡腕关节、尺腕关节及 DRUJ 畸形愈合的效果导致的。无桡骨远端骨折时也能出现 DRUJ 不稳定。最常见的外伤史为跌倒时手部撑地或腕关节遭受意外的旋转暴力。外伤后出现尺侧肿痛,前臂及腕部活动后加重。若外伤未行治疗,残留的疼痛或肿胀常可自行改善,但活动时疼痛、无力及力学症状将持续存在,尺骨远端持续疼痛并且明显突起。慢性不稳定很少自行改善,并且也不明确这种不稳定是否易导致关节炎。

非手术治疗严重的慢性 DRUJ 不稳定常常无效,除非患者愿意使用限制前臂旋转的支具4 周。恢复稳定性和全幅无痛的活动度是手术治疗创伤后不稳定 DRUJ 的目标。软组织重建手术适用于 TFCC 可修复并且乙状切迹仍可胜任的患者。用尺侧腕屈肌腱束重建掌侧尺腕韧带的术式尤其适合于尺腕不稳为主要问题,而 DRUJ 不稳定为相对次要的情况。对于有累及乙状切迹骨折病史或怀疑存在 DRUJ 畸形的患者来说,CT 有助于评估乙状切迹的情况。为了改善乙状切迹边缘的机械性支持作用,可考虑单独行骨成形术,或作为韧带重建的补充手术。

四、尺骨撞击综合征

尺腕关节通过相对较小的接触面积传递大量的应力负荷,因而易发生关节退变。这种退变过程常称为尺骨撞击综合征或尺腕撞击综合征,慢性过度的压力负荷是其主要原因。关节表面的剪切应力和通过软组织的拉伸应力无疑也起到促进作用。尺骨撞击综合征专门指尺骨头切除后的尺骨残端与桡骨干骺端发生的痛性碰撞。

尺骨撞击综合征表现为腕尺侧疼痛、局限性肿胀及偶尔的活动受限。其病史和查体与急性 TFCC 损伤相似。疼痛多在握拳尺偏时加剧,尤其是合并主动的旋前和旋后时。尺骨头和三角骨周围存在掌、背侧压痛。被动和主动尺偏可导致疼痛,检查者按压尺骨头同时提升尺侧腕骨(推挤豌豆骨)可使疼痛加剧。拍摄标准腕关节 X 线片以评估腕关节和 DRUJ 的关节炎,以及测量尺骨变异。

在治疗腕尺侧痛时,必须要明确尺腕关节的退变是一个常见的、自然发生的过程。在手术前,应试行数月的非手术治疗。手术适于临床和影像学存在尺腕撞击,不伴有 DRUJ 关节炎,并且非手术治疗无效的患者。可选择尺骨头部分切除术或尺骨短缩截骨术,手术的目的是减轻尺腕负荷。

五、桡尺远侧关节炎

创伤性关节炎、炎症性关节炎、骨性关节炎、或偶尔因长期的 DRUJ 不稳定可导致 DRUJ 的退变。在治疗腕尺侧退行性改变时,区别 DRUJ 关节炎和尺骨撞击综合征非常重要。在一些病例中二者同时存在,并且均需要治疗以缓解症状。疼痛、肿胀、握力下降及僵硬是最常见的症状。在 DRUJ 水平可直接引发点状压痛。前臂旋转可导致疼痛加剧,尤其是在关节被动挤压时。DRUJ 退行性关节炎早期的 X 线表现通常在关节的近端部分。在尺骨头近端边缘可见骨赘形成,而乙状切迹通常没有表现。在晚期的病例,手术治疗计划通过尺骨头完全或部分切除,关节融合或尺骨头置换,切除尺骨和桡骨远端间的关节。在选择治疗方案时,应当考虑到每一种术式的优点和缺点,合理采用。

(张　军)

第三节　下尺桡关节脱位

下尺桡关节脱位又称尺骨头脱位。下尺桡关节是由桡骨下端尺侧和尺骨小头,在桡尺背侧韧带、掌侧韧带和三角纤维软骨连接和维持下组成的。下尺桡关节是前臂的旋转枢纽,也是腕关节尺侧负荷的传导枢纽。由于下尺桡关节主要靠关节盘和桡尺掌、背侧韧带维持稳定,没有像桡尺近侧关节一样有环状韧带环抱桡骨颈,因此在解剖结构上较不稳定。下尺桡关节与腕关节隔开而不相通。下尺桡关节与上尺桡关节联动,是车轴关节,在正常活动时,尺骨不动,仅是桡骨的尺骨切迹围绕尺骨小头,并以其为轴心做 150°左右弧形旋转,其主要功能是使前臂作旋前和旋后运动。

下尺桡关节脱位临床比较多见,患者多为青壮年。

一、病因病理与分类

下尺桡关节脱位可由直接或间接暴力引起,多为间接暴力所致。腕背部尺侧直接遭受暴力时,可造成尺骨头掌侧脱位,又如做转动螺丝刀、扣排球及旋转机器摇把等动作时,患肢前臂遭到过度旋转的直接暴力;或跌倒时腕部在背伸位,遭到间接暴力,即旋转剪切力,或分离外力作用,均可导致三角纤维软骨撕裂,或与桡尺掌、背侧韧带同时破裂,发生尺骨小头脱位。按脱位方向分类,有尺骨远端向尺侧移位、尺骨头向掌侧脱位、尺骨头向背侧脱位、下尺桡关节分离等 4 种类型,一般为 3 个方向的移位同时存在。孤立性下尺桡关节半脱位或脱位在临床上比较少见。最常见的脱位为桡骨远端骨折或者桡骨短缩的长轴脱位,以及在此基础上并发的尺骨远端的背侧脱位。此外,强制桡骨内旋、外旋或长期劳损,可发生下尺桡关节分离或脱位。

二、临床表现与诊断

腕部有外伤史,常有下尺桡关节处疼痛、轻度肿胀,通常无明显畸形。旋前或旋后时腕部疼痛加剧,握力下降,腕关节运动时会产生弹响。患手不能端提重物,自觉无力,握力亦减弱,伸腕、尺偏旋后活动受限。尺骨头向背侧脱位时,尺骨头较正常时更为隆起,向掌侧按压时,弹性感较健侧明显;尺骨头向掌侧脱位时,尺骨头在背侧的隆起消失,甚至有凹窝出现。下尺桡关节分离时,两侧对比,患侧较健侧增宽。摄腕关节正、侧位 X 线片,可明确有否下尺桡关节分离,X 线正位片可见下尺桡关节间隙增大(>2.5 mm)(图 5-1),侧位片可见桡、尺骨相对位置的变化,即尺骨头向掌侧或背侧突出,必要时应与健侧比较。也可做 CT、MRI 或腕关节造影及关节镜检查,以进一步明确诊断。若疑诊为三角纤维软骨破裂者,可作腕关节碘剂造影,若 X 线片显示碘剂流入下尺桡关节间隙者,即为三角纤维软骨破裂(图 5-2)。

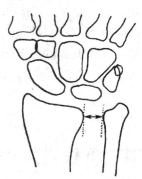

图 5-1 X 线正位片显示下尺桡关节分离

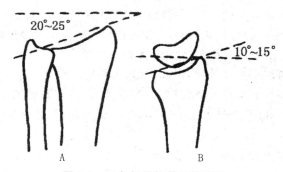

图 5-2 三角纤维软骨损伤造影

A.三角纤维软骨尖破裂;B.三角纤维软骨基底部破裂

三、治疗

下尺桡关节脱位临床并不少见,常因认识不足发生诊疗失误,导致腕功能出现障碍和疼痛。其治疗主要以恢复腕关节功能为主。单纯脱位一般考虑保守治疗,如合并桡骨远端骨折或尺骨茎突骨折则不可强求手法复位。

(一)手法复位夹板外固定

1.中立位手法复位夹板外固定

以背侧脱位为例。患者坐于凳上或床边,平伸前臂,掌心向下,助手二人,一人双手握其上臂,一人握其腕,行相对拔伸牵引。术者用力将尺骨向桡骨和掌侧推挤按压,并让远端助手屈曲肘关节,手搭其肩,使其复位。复位后持宽 3 cm、厚 1.0～1.5 cm、长可环绕腕部多半圈的纸压垫或硬纸板,用水蘸湿(不能浸透),置放在腕背侧尺侧下尺桡关节处,再用桡骨下端骨折夹板固定,前臂中立位用绷带或三角巾悬挂胸前,手心紧握柱状托板圆柱,不得内倾外翻,减少腕关节旋转,固定 3～4 周。亦可用石膏外固定于旋前位 4～6 周。

2.前臂完全旋后位夹板固定治疗下尺桡关节背侧脱位

将患者前臂极度旋后,同时向掌侧按压尺骨小头即可复位。固定方法:维持复位位置,放置合骨垫,前臂4块夹板超腕关节旋后位固定,屈肘90°悬吊前臂。夹板的远端均要有向外的弧度,其大小必须适合正常的腕关节解剖,一般为桡侧板35°,尺侧板15°,掌侧板15°,背侧板30°。角度过小会压伤皮肤且达不到治疗效果。在固定期间可做屈伸运动,严禁前臂旋前。

旋后位固定的优点和原理:前臂旋后位,三角软骨盘掌侧和桡尺掌侧韧带紧张,向掌侧拉紧尺骨小头,同时旋前方肌浅头对尺骨小头有压迫,起到支撑和维持作用。上述综合因素不仅阻止尺骨小头向背侧移位,同时有利于桡尺背侧韧带和三角软骨盘背侧缘修复,也减少了下尺桡关节潜在的不稳定因素。

(二)钳夹固定治疗急性下尺桡关节脱位

此法认为以往的夹板、石膏多不能有持续加压作用,保持复位后的位置困难。采用X线下整复固定,行常规消毒后,术者维持对位的下尺桡关节,一助手直视下用预先准备好的消毒钳夹从桡骨茎突上1.0 cm处与桡骨冠状面平行经内外侧穿入夹住尺、桡骨。钳尖直接穿过皮肤达骨质,用力加压,同时徐徐上下摇晃,使钳夹进入骨皮质,将钳柄锁死,以防滑脱。对于儿童患者,可在桡骨茎突上2.0 cm处进钳,避开骨骺板,以免损伤。术后掌背侧用夹板固定,前臂悬吊在胸前。定期复查,调整钳夹。固定后可活动手指,2周后可适当活动腕关节,4～6周去除固定。

此法的实质是使下尺桡关节对合紧密,利用钳夹将尺桡骨下端内外侧牢固固定,使韧带、关节囊和骨间膜充分修复,恢复下尺桡关节的生理功能。

(三)经皮穿刺克氏针内固定治疗下尺桡关节脱位

手术方法:臂丛麻醉下手法复位。背侧脱位置于旋后位牵引下向掌侧推压脱位的尺骨头,成功后固定于旋后位。掌侧脱位于旋前位牵引下向背侧推压脱位尺骨头,成功后固定于旋前位。取克氏针,以桡骨茎突处为进针点,垂直进针,通过下尺桡关节平面及下尺桡骨远端骨化中心,以免损伤血管、神经和肌腱,针尖以刚透过尺骨尺侧骨皮质为度(图5-3)。将针尾剪短、折弯埋于皮下。术后用硬纸板外固定,4～5周去除克氏针行腕关节功能锻炼。

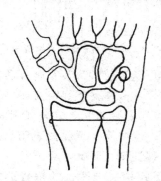

图5-3 经皮穿刺克氏针内固定

此法疗效可靠,术中注意维持原位,选好进针点及掌握好进针方向,以减少损伤,注意进针深度以针尖刚透过尺骨尺侧骨皮质为度。术后不可过早去针,去针后应积极锻炼,以利功能恢复,减少脱位复发率。

(四)手术治疗

对于复位失败、下尺桡关节陈旧性损伤造成习惯性脱位及晚期下尺桡关节脱位者,均需手术治疗。

1.旋前方肌紧缩术治疗下尺桡关节背侧脱位

手术方法：自尺骨茎突向近端做一长约 6 cm 的纵形切口，切开显露深筋膜，把尺侧腕屈肌腱，指浅、深屈肌腱牵向桡侧，即可显露旋前方肌。沿旋前方肌尺骨附着处的边缘，切开骨膜，行骨膜下剥离，把旋前方肌骨膜瓣轻轻掀起，注意保护血管神经分支。前臂旋前位，按压尺骨小头，使下尺桡关节复位，此时将前臂固定在中立位，直视下经尺桡骨远端固定一克氏针，一端针尾留在皮外，便于拔除。把旋前方肌骨膜瓣从尺骨前缘移到背侧，与尺骨背侧骨膜缝合，然后依次关闭切口。前臂中立位用石膏固定 4 周。此法要领是依靠旋前方肌的动力修复来维持下尺桡关节的稳定。用新的受力方式，使腕部恢复了新的力量平衡。旋前方肌有血管神经支配，复位后不会引起缺血性肌挛缩或失神经支配而降低疗效。

2.用掌长肌腱修补下尺桡关节脱位

手术方法：从腕背侧入路，避开浅静脉主干，逐层分离，显露尺桡骨远端 2.0～3.5 cm，手持式电钻在距尺骨远端 1 cm 处钻孔，方向尽可能前后垂直，出孔稍偏桡侧。试行复位后，在同一平面的桡骨中线处钻孔，前后垂直，出口稍偏尺侧，冲洗伤口，取同侧掌长肌腱，串通尺桡两孔，在桡侧交叉，充分复位后拉紧肌腱，用 7 号线缝合，两头拉直缝合在附近韧带上，关闭切口（图 5-4）。前臂充分旋后位用石膏固定。术后 3 天开始手指锻炼，3 周后拆除石膏开始屈腕锻炼，随后行旋转功能锻炼。

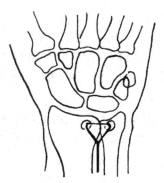

图 5-4　掌长肌腱修补下尺桡关节脱位

传统切除尺骨小头的方法基本可恢复前臂旋转及腕部功能，但外观畸形，患肢承重、稳定性明显偏差，而随着尺骨头的消失，前臂部分单支架旋转，腕关节结构破坏，会产生"内空"感。掌长肌腱修复下尺桡关节脱位，不但能保存完整的解剖结构，且肌腱力量大，穿入骨内而相连，对腕部稳定性和手部承重有着重要的作用。术中应注意保护表浅静脉，注意无菌技术、止血、术后抗感染等环节，以利尽早恢复局部血运，保证掌长肌腱存活。

（五）单边外固定架治疗合并下尺桡关节脱位的桡骨远端粉碎性骨折

手术方法：采用 Bastiani 单平面半针骨外固定架（小号）。臂丛麻醉下，患肢外展置于边台，消毒铺巾。远端两针固定于第 3 掌骨背侧，近端固定于桡骨中下段背侧距桡腕关节 10 cm 处。锐性小口切开皮肤后，钝性分离至骨面，钻头钻孔后，拧入支架钉过对侧皮质。注意支架钉应避开中指伸肌腱，且穿过掌侧皮质1 个螺纹即可。上外固定架后，于牵引下 X 线透视，下尺桡关节解剖结构基本恢复，拧紧加压杆螺母。或用加压杆在 X 线动态观察下反向撑开，恢复下尺桡关节解剖结构，使桡骨和尺骨关节面水平。调节万向节，固定腕关节于背伸 20°、尺偏 10°的功能位,手法复位桡骨远端,固定 6 周后拆除外固定架。

本疗法优势:应用外固定架撑开关节间隙,解除对桡骨茎突的压迫;牵拉骨块恢复正常解剖关系,并可直接固定于功能位,便于护理;术后可随时调整;由于固定范围小,患者握拳充分,消肿快,局部血液循环恢复快,有利于骨折愈合,且不影响一般日常生活和工作。

(六)中药治疗

中药在下尺桡关节脱位治疗中,对于消肿止痛、活血化瘀和通利关节有重要的作用。可按不同病程中所出现的病症进行辨证用药。

四、并发症

下尺桡关节脱位在腕部损伤中比较常见,它可单独发生,或并发桡骨头骨折、桡骨远端骨折、前臂尺桡骨双骨折和肘关节脱位等。因此治疗较为复杂,可遗留持续腕痛、腕关节畸形、手和前臂运动受限和桡尺关节不稳。这主要是因为长期以来对这种损伤认识不足,在诊断和治疗上存在一些问题。随着诊断和治疗水平的提高,其后遗症亦将逐渐减少。

(张 军)

第四节 腕骨脱位

腕骨脱位或骨折脱位是继发于腕骨或韧带损伤后引起的。摔倒后以手撑地是腕骨脱位的常见损伤方式,在跌倒时腕部损伤的机制依靠如下因素:①伤力的大小和特征。②撞击手的位置。③腕骨和韧带的相对强度。患者常有较为典型的手过伸位或过屈位外伤史,表现为腕部疼痛,活动严重受限。在 X 线片上有3个特征应在正位片上检查:腕弓、关节间的对称性和单个腕骨的形状,尤其是舟骨和月骨。

一、月骨周围脱位

月骨周围脱位是月骨周围的腕骨相对于桡骨远端的背向或掌向移位,周围的腕骨与月骨及桡骨远端的正常关节丧失,而月骨与桡骨的解剖关系正常。月骨周围脱位多为背侧脱位,而且常合并有腕骨或尺、桡骨远端的骨折,如舟骨骨折、头状骨骨折和桡骨茎突骨折。并发舟骨骨折的月骨周围脱位通常称为经舟骨月骨周围脱位,以此来表明损伤的程度与单纯的月骨周围脱位有所不同。如果骨折发生于其他骨骼,名称可依此类推,如经头状骨月骨周围脱位、经三角骨月骨周围脱位、经桡骨茎突月骨周围脱位等。如果为多发骨折,诊断时可将受累骨骼的名称序次列出,如同时并发舟骨和头状骨骨折的月骨周围脱位可称之为经舟骨、头状骨月骨周围脱位。与月骨周围脱位并发的骨折,其近端与月骨、桡骨远端的解剖关系保持不变,而远端则向背侧或掌侧脱位。

(一)损伤机制

月骨周围背侧脱位为月骨周围进行性不稳定Ⅲ期表现,是舟月骨分离后背伸、尺偏暴力向关节尺侧延伸的结果。暴力使桡舟头韧带、头月骨间韧带、头三角韧带、月三角韧带和月三角骨间韧带逐一断裂,或导致头状骨、钩骨和三角骨骨折,头状骨、钩骨和三角骨与月骨分离并与舟骨一起向背侧脱位。头状骨背侧脱位,除了与维持其稳定的桡舟头韧带断裂及其本身的骨折有联系外,也可继发于桡骨茎突骨折(桡舟头韧带附着于此)。头状骨骨折多为腕关节过度背伸时桡骨远端背侧缘与之撞击的结果。

经舟骨月骨周围脱位虽然也为月骨周围进行性不稳定Ⅲ期表现,但损伤机制与上述略有不同,它发生于舟骨骨折之后,为背伸、桡偏暴力作用的延续,骨折近侧段与月骨、桡骨远端的解剖关系不变,而远侧段则与其他腕骨一起向背侧脱位。月骨周围掌侧脱位少见,多为作用于手背侧的掌屈暴力所致。

(二)临床表现与诊断

(1)腕关节有明确的背伸外伤史。关节疼痛、肿胀及压痛的范围较单独骨折广泛,晚期可局限于一较小区域。运动幅度及握力明显下降。

(2)X线正位片可见腕骨弧线中断,头状骨与月骨、桡骨与舟骨影像重叠域加大,腕中关节间隙消失,舟月骨间关节间隙变宽,脱位复位后尤为明显,月骨周围的腕骨及桡、尺骨远端可有骨折线存在。侧位片可见舟骨掌屈,纵轴与桡骨纵轴近乎垂直,近极位于桡骨远端背侧缘或掌侧缘,月骨与桡骨远端解剖关系正常,桡月关节间隙无明显的不对称,其余腕骨向背侧或掌侧脱位,其中头状骨最显著。月骨周围的腕骨如有骨折,远侧段常脱向背侧或掌侧,而近侧段仍滞留在原位,与月骨的解剖关系保持正常。

(三)治疗

首先要矫正脱位及恢复桡骨远端、月骨与周围腕骨间的正常解剖关系;然后矫正骨折移位、舟月骨或月三角骨分离。脱位矫正后,舟月骨分离或月三角骨分离可依然存在甚至可能变得更加明显,需加以整复,彻底消除妨碍关节功能恢复的不利因素。

1.月骨周围背侧脱位

(1)闭合复位外固定:闭合复位在关节明显肿胀之前容易获得成功。

(2)闭合复位经皮穿针固定:由于外固定不能彻底消除舟月骨分离及骨折移位复发的可能性,因此,在闭合复位成功后可先经皮穿针固定舟头骨和舟月骨及远、近侧骨折段,然后再用石膏托作外固定,以阻止分离及移位的复发。6～8周拔针进行功能锻炼。

(3)切开复位克氏针内固定:适用于复位失败者或陈旧性的脱位、移位骨折和舟月骨分离。月骨周围脱位,通常采用背侧S形或纵向弧形切口,如复位困难或修复韧带还需作掌侧切口。在牵引下矫正脱位、舟月骨分离、DISI和移位骨折,然后穿针于舟月骨、舟头骨及月三角骨作固定,修复切开和撕裂的背侧关节囊及韧带。术后,用长臂石膏托将腕关节固定于屈曲位或中立位,2周后拆线,6～8周拔针开始功能锻炼。经桡骨茎突月骨周围脱位,多采用横形或S形切口。茎突骨折多为粉碎性骨折,但无须特殊处理。如骨折块较大并有移位,可在复位后作克氏针内固定。经舟骨月骨周围脱位,脱位与骨折移位并存者可用背侧入路,如脱位已矫正,仅存移位骨折,可采用掌侧入路。植骨与否,可根据掌侧骨质缺损程度及损伤时限而定。术后固定同闭合复位。就陈旧性脱位/骨折脱位的切开复位而言,复位前彻底清除关节腔内肉芽组织,松解背侧关节囊及瘢痕组织,复位后仔细地修复背侧关节囊(韧带)和腕背伸肌支持带,是获得成功的关键。

(4)腕中关节融合:适用于陈旧性脱位或软骨损伤严重者。术后关节运动幅度虽有所降低,但疼痛消失,腕关节仍可保持原有的高度。

(5)近排腕骨切除:适应证与腕中关节融合相同,术后虽也可保留部分运动度,但关节高度有所减少,手的握力明显降低。此术所需的固定时间较短,因而不能耐受长期固定的老年人宜选用此法。

（6）全腕关节融合：当腕骨或关节软骨广泛破坏时可做全腕关节融合，用牺牲运动来换取疼痛症状的缓解和消失。

2.月骨周围掌侧脱位

闭合复位的难度大于背侧，通常需要做切开复位。

二、月骨脱位

月骨脱位一般分为掌侧和背侧脱位两种，后者较为少见。

（一）损伤机制

月骨外形比较规则，正面观为四方形，侧面观为半月形。近侧凸面与桡骨下面组成关节；远侧凹面与舟骨共同对应头状骨，组成腕中关节的一部分，并有小部分与钩骨构成关节。月骨桡侧与舟骨以前上及后下两关节面接触。月骨与舟骨、桡骨间有坚强的桡舟月间韧带相连，在月骨的掌侧及背侧各有韧带连接于桡骨及周围的腕骨。月骨是腕骨中唯一掌侧宽而背侧窄的腕骨，并且月骨位于腕部的中心，加之桡骨远端关节面具有掌倾的特点，因而在桡腕关节极度背伸暴力作用下，月骨受到头状骨和桡骨的挤压，被迫沿腕的冠状轴急剧向掌侧旋转脱位，脱位时月骨背侧韧带、舟月韧带及三角韧带同时断裂。1902年比亚利（Bialy）将月骨的掌侧脱位根据月骨旋转情况分成3个阶段：第一阶段月骨的远侧凹面向背侧向；第二阶段远侧凹面向掌侧向，月骨旋转90°；第三阶段远侧凹面向近侧向，旋转180°。按照梅菲尔德（Mayfield）的观点，月骨掌侧脱位为腕关节背伸型损伤发展的最终阶段，即月骨周围进行性不稳定Ⅳ期表现。

月骨脱位机制的分期：①1期仅限于舟月韧带。②2期发展至桡舟头韧带腕中部分，或者表现为舟（头状）骨骨折等大弧损伤。③3期发展至月三角骨间韧带和尺三角骨间韧带断裂。④4期发展至桡舟月三角韧带断裂，月骨掌侧脱位。

（二）临床表现与诊断

（1）有明确的外伤史。

（2）腕部肿胀，腕关节前后径增粗，局部压痛，有空虚感或腕部活动受限。由于月骨向掌侧脱位，压迫屈指肌腱使之张力增大，手指不能完全伸直，被动伸展或主动屈曲手指均可引发剧烈疼痛。

（3）腕关节掌侧饱满，触诊可感觉到皮下有隆起物体。

（4）脱位的月骨还可能压迫正中神经，出现腕管综合征，正中神经支配的桡侧3个半手指感觉麻木，拇对掌功能障碍。

（5）X线摄片可清楚显示月骨脱位。正位片上月骨由四边形变成三角形，周围的关节间隙不平行或宽窄不等。侧位片上桡骨、月骨、头状骨三者轴线关系发生改变，月骨向掌侧脱离原位，月骨凹形面向掌侧倾斜，呈倾倒的茶杯状或者仍位于桡骨远端的凹面内，但掌屈度加大，桡月关节背侧间隙明显变宽。头状骨已不在月骨凹形面上，而位于月骨的背侧，但头状骨和桡骨的轴线关系正常。

（三）治疗

月骨脱位，即使旋转180°也未必一定发生缺血性坏死。因为位于掌侧韧带内的滋养血管多保持连续性，月骨仍由此获得血液供应。因此，复位是治疗月骨脱位的首选方案。其治疗原则应先完成复位，恢复月骨与桡骨及周围腕骨的正常解剖关系，然后再矫正腕骨分离和移位骨折。

（1）闭合复位外固定：臂丛麻醉下，助手分别握持患者手指和前臂，使腕关节背伸，同时向远端牵引。术者用双手握其腕部，以拇指用力挤压腕位的月骨凹面的远侧使其复位。如不易将月骨推挤复位，可用细克氏针在无菌操作及 X 线透视下，自掌侧把针刺入月骨凹面的远端，在牵引下向背侧压迫协助复位。

（2）闭合复位经皮穿针固定。

（3）切开复位克氏针内固定。适用于：①闭合复位失败。②陈旧性脱位。③正中神经卡压、肌腱断裂。手术多选掌侧切口，切开屈肌支持带，牵开指屈肌腱，然后将月骨复位。手术过程中，应注意保护附着在月骨掌侧的软组织结构，以免损伤血管导致月骨坏死。对复位有困难的陈旧性脱位，可于背侧再做一切口，以松解腕骨间挛缩的软组织、清除占据月骨原有位置的肉芽组织。

月骨一经复位便需矫正舟月骨分离及移位骨折。正中神经充血、变硬严重者，需做外膜或束间松解。复位后用克氏针做内固定，并修复关节囊及韧带。术后再用石膏托外固定 4～6 周。

（4）月骨切除和肌腱充填：对于掌背侧韧带均断裂、与周围骨骼完全失去连接的月骨脱位及切开也无法复位的月骨脱位，如果桡骨远端关节软骨无明显的损伤，可行月骨切除和带蒂头状骨移位替代月骨，亦可应用豌豆骨或其他假体替代。关节若有不稳定，应加做舟大小多角骨间关节融合，以矫正舟骨旋转半脱位，恢复正常的负荷传导和运动功能。术后用石膏托于腕关节中立位或掌屈位固定 6～8 周。

（5）近排腕骨切除、腕关节融合：用于关节软骨损伤严重的脱位。

三、舟骨脱位

（一）病因及损伤机制

舟骨脱位较为少见，分为旋转半脱位和完全脱位，前者多见。其常由腕关节背伸、桡偏暴力导致舟月骨间韧带断裂引起，一般合并其他的腕关节骨折与脱位。

（二）临床表现与诊断

（1）外伤史。

（2）腕关节肿胀、疼痛、活动受限及握力减低。

（3）X 线表现：旋转半脱位可见舟骨远端向掌侧旋转，近端向桡背侧旋转脱位；舟月间隙大于 3 mm；皮质环征阳性；舟月角加大，桡骨和舟骨掌侧边缘呈 V 字形。完全脱位则可见舟骨近端从桡骨远端关节面舟骨窝中完全向掌侧脱出。

（三）治疗原则

（1）早期可行手法复位，经皮克氏针固定。

（2）手法复位失败或晚期者行切开复位，韧带修复或重建。

（3）如发生腕关节炎，则需行关节融合术。

四、桡腕关节脱位

（一）病因及损伤机制

多合并其他部位的骨折或脱位，往往由直接暴力引起。根据暴力引起桡腕掌侧韧带损伤或背侧韧带损伤的不同，可导致掌侧或背侧桡腕关节脱位。

（二）临床表现与诊断

（1）外伤史。

（2）腕部畸形、肿胀、疼痛、活动受限及握力减低。可伴有正中神经损伤或尺神经损伤。

（3）X线片显示腕关节结构紊乱。相对于桡骨，近排腕骨以远的腕骨向背侧或掌侧移位，可伴发其他骨折或脱位。

（三）治疗原则

（1）新鲜闭合脱位可行手法复位石膏托外固定。

（2）开放性损伤可行切开复位克氏针内固定，同时可修复损伤的韧带。陈旧性损伤可行切开复位畸形矫正。如有神经受压症状，可同时探查神经，并予以松解。

（张　军）

第五节　腕骨骨折

腕骨骨折是腕部损伤中最为常见的一种形式，它可发生于某一单独腕骨，也可同时发生于多块腕骨，甚至合并有腕部关节的脱位或韧带等软组织的损伤。虽然国内外学者对腕骨骨折发生率的统计不甚一致，但普遍认为舟骨骨折发生率最高，其次依次为三角骨、大多角骨、月骨、头状骨、钩骨、豌豆骨和小多角骨。

一、舟骨骨折

在腕骨骨折中，以舟骨骨折最为多见，占全身骨折的 2%～7%，占腕骨骨折的 70% 左右。由于舟骨血供特点和在腕骨排列中独特的解剖位置与功能，以及目前诊断技术、治疗方法的不规范，在临床诊断和治疗上国内尚存在很多问题，如新鲜舟骨骨折的漏诊率高和晚期舟骨骨不连、骨坏死及多并发腕关节不稳定等，导致临床治疗的困难和治疗时间过长，常遗留腕关节的疼痛和不同程度的腕关节功能丧失，甚至发生创伤性关节炎，是临床亟待解决的重要课题。

（一）损伤机制

舟骨是近排腕骨之一，但排列于远、近两排腕骨间，在功能解剖上发挥桥接作用，控制和协调桡腕和腕中关节的运动。因此，在腕关节外伤时易发生骨折。舟骨骨折多为间接暴力所致，因体育运动或交通事故等造成腕关节的非生理性过伸及内收（尺偏），舟骨背伸，舟月间韧带断裂，舟骨呈水平位嵌于桡骨茎突与大、小多角骨之间，受嵌压应力和桡骨茎突背侧缘的挤压应力而发生骨折。由于舟骨中部细小，对暴力抗折性小，所以舟骨骨折以腰部最为多见，占 70%，结节部及近端骨折相对少见，分别占 15%。

（二）分类

舟骨骨折的分类应以治疗为目的，从而决定不同的手术适应证。一般根据部位、时间、骨折线的走行和骨折的稳定性进行分类，而目前国外的 Herbert 分类法则是依据以上因素制定而成，更具有临床的实用性。

（1）按部位分为结节部、腰部和近端骨折。

（2）按时间分为新鲜、陈旧性骨折和骨不连。

(3)按骨折线分为水平型、横形、垂直型、撕脱性和粉碎性骨折。

(4)按骨折的稳定性分为稳定型和不稳定型骨折。稳定型骨折:包括舟骨结节部、腰部和近端的横形骨折,并且无移位,可保守治疗。不稳定型骨折:①4 种不同体位的 X 线片(腕关节正位、侧位、旋前 45°位和舟骨轴位)示有骨皮质的不连续,且骨折端移位大于或等于 1 mm。②近 1/3 部的骨折。③伴有 DISI 的骨折,在侧位 X 线片上桡月角大于健侧 10°。④腕高指数较健侧降低 0.03 以上的骨折。⑤舟骨长度较健侧缩短 1 mm 以上的骨折。⑥有游离骨折块或粉碎性骨折。⑦纵形骨折。⑧骨不连。⑨伴有月骨周围脱位的骨折。这些骨折有移位或骨不连,稳定性差,难以手法整复和外固定,必须手术治疗。

(三)诊断

早期正确的诊断,取决于以下几个方面:①理学检查方法的改善和开发。②X 线摄影方法的改进和计测等的进展。③CT、MRI、骨扫描、腕关节镜和关节造影等先进诊断技术的应用。

1.临床表现

(1)鼻烟窝的肿胀、疼痛和压痛是新鲜舟骨骨折最典型的症状和体征。由于鼻烟窝的底为舟骨腰部,此体征较特异,可同时伴有舟骨结节的压痛。但在陈旧性骨折病例中,该体征往往不典型,新鲜骨折亦有体征轻微者,应行双侧对比检查,以免漏诊。

(2)舟骨的纵向叩击痛:沿第 1、2 掌骨的纵向叩击痛是诊断新鲜舟骨骨折的又一特有体征。其优点是在腕关节石膏托外固定后仍可检查,但陈旧性骨折多表现阴性。

(3)腕关节功能障碍:以桡偏和掌屈受限为主,是新鲜舟骨骨折的非特异体征。

(4)舟骨漂浮实验(Watson 试验):用于诊断不稳定型舟骨骨折和舟月骨分离。将患者腕关节被动尺偏,检查者用一只手握住患者手掌被动使腕关节桡偏。正常时检查者拇指可明显感觉到舟骨结节向掌侧突出,似有压迫拇指的感觉;异常时无此感觉,而产生剧烈的疼痛或弹响。

2.辅助检查

(1)X 线检查:现常规采用 4 个体位摄影:腕关节正位、侧位、旋前 45°斜位和舟骨轴位像。为了提高腕关节 X 线片的再现性和诊断的准确率,应采用由帕尔默(Palmer)和埃普纳(Epner)所提倡的标准正侧位像,即在肩外展 90°、肘关节屈曲 90°、腕伸直、手掌触片时进行正位拍摄,在肩关节 0°位、肘屈 90°位、前臂中立位拍摄侧位片。旋前 45°斜位像和舟骨轴位像,可最大限度显示舟骨轴长,便于观察有无骨折,判断其与周围腕骨的关系。①正位:两侧对比判断舟骨的形状是否有短缩,有无骨折线、骨吸收、骨硬化,舟月间隙的大小和近排腕骨弧形连线有无异常。舟骨骨折可见骨折线和舟骨的短缩。舟月骨分离时,可见舟月间隙超过 3 mm 和舟、月骨近端连线出现段差。②侧位:观察舟骨有无骨折、移位、驼背畸形和 DISI。在侧位像,舟骨与月骨、三角骨和头状骨相重叠,判断舟骨骨折较困难,应在熟悉正常 X 线片后两侧对比阅读。在合并 DISI 时,可见月骨与舟骨近侧骨折背伸,舟骨结节则掌屈,向背侧成角畸形,测量桡月角在 0°以下,舟月角在 70°以上。③旋前 45°斜位像:矫正了舟骨生理性的向掌侧 45°、向桡侧 30°的倾斜角,最大限度地展现了舟骨全长,可清除重叠所致的骨折线不清。④舟骨轴位像:通过腕关节背伸和尺偏,以矫正舟骨在正位像向下、前、外的倾斜角,较大程度显示舟骨的轴长,同时可避免腕骨的重叠,以利观察骨折线及判断有无移位。

在 X 线诊断上,只要能正确而熟练地阅片,则上述 4 种体位可诊断 97% 的舟骨骨折。对疑有而 X 线片不明确的,应在 3 周后重复拍片,可因骨折端骨质坏死吸收、骨萎缩而间距增大,从而显示清晰的骨折线,以明确诊断。

（2）腕关节造影：通过腕关节造影，可直接观察舟骨骨折的骨折线及有无连接，软骨有无损伤，舟骨与其他腕骨间韧带是否断裂，是否有滑膜炎及其程度与范围等。

（3）腕关节镜：在镜下可直接观察舟骨的骨折线，是否有移位和缺损，关节软骨及骨间韧带有无损伤等，是一种有价值的诊断方法。

（4）CT：由于 CT 能得到腕关节的不同横断面图像，对于舟骨骨折、移位和骨不连是一种有决定意义的诊断方法，在国外已作为常规进行的术前、术后检查。CT 的最大优点是可在横断面观察舟骨，观察范围广，1 mm 的骨折线或骨分离均可有良好的图像显示，并可沿舟骨长轴做横断像观察。

（5）MRI：MRI 对腕骨的缺血性变化显示了非常敏感的反应，这种性质对舟骨骨折、骨坏死的临床诊断是非常有用的。在 T_1 加权像骨折线表现为低信号区，舟骨的缺血性改变亦为低信号区。而在 T_2 加权像远位骨折端表现为高信号时，表示为骨折的愈合期；近位骨折端的低信号表示骨的缺血性改变；点状信号存在于等信号区域表示缺血性改变有明显恢复。这些变化突破了 X 线诊断的界限，对舟骨骨折的早期诊断和骨折的转归判定有重要意义。

虽然目前在舟骨骨折的辅助诊断上主要依据 X 线片，但应用腕关节镜、CT、MRI 等先进的诊断技术，可提高舟骨骨折的早期诊断率，对判定预后、防止漏诊和并发症的发生有重要意义。

（四）治疗

1．新鲜无移位的舟骨骨折的治疗

对于新鲜无移位的舟骨骨折，采取石膏外固定的治疗。只要固定可靠、时间充足，骨折基本都可以愈合。对此，国内外学者达成了共识，但对于石膏外固定的类型、固定的长度与时间、体位及有无必要固定腕关节以外的其他关节的意见不一。

2．不稳定型舟骨骨折的治疗

新鲜舟骨骨折保守治疗发生骨不连的概率是比较高的，迪亚斯（Dias）对 82 例患者随访，骨不连的发生率是 12.3%；赫伯特（Herbert）报道骨不连发生率是 50%，其主要原因是骨折的移位、DISI 等不稳定骨折的存在。因此，对舟骨不稳定型骨折、晚期的骨不连和骨坏死均采用手术治疗。治疗方法大致有以下几种。

（1）单纯切开复位内固定：如克氏针、螺钉、骨栓内固定等，适用于新鲜的不稳定型骨折。

（2）内固定加游离骨移植技术：用于治疗骨不连。

（3）带蒂骨瓣移植术：适用于晚期的骨延迟愈合、骨不连和近侧骨折端的缺血性坏死。

（4）桡骨茎突切除术：适用于腰部骨折，切除桡骨茎突的 1/4 左右，以消除腰部的剪力。

（5）加压螺栓（Herbert 螺钉）内固定术：1984 年，由 Herbert 和费希尔（Fisher）首先报道，螺栓前后带有螺纹，材料选用钛合金。头端螺纹的螺距较宽，而尾端螺纹的螺距较窄。此方法具有内固定确切可靠、对骨折端有加压作用、可矫正舟骨骨折的畸形和移位等优点，从而可以促进骨折愈合、缩短治疗时间，有利于早期恢复功能和工作，临床治愈率达 90% 以上。近 10 余年来在国外推广应用，已成为舟骨骨折的主要治疗手段。

二、月骨骨折

月骨骨折在腕骨中较为少见，这与月骨的解剖特点、位置、功能密切相关。月骨位于由桡骨、月骨和头状骨组成的关节链的中央，在协调腕关节运动和维持腕关节稳定上均起到重要的作用，其活动度及所承受的剪力均很大。由于约有 20% 的月骨是单一由掌侧或背侧供血的，这类单侧主干型供血的月骨,易发生骨折后的缺血坏死。

(一)损伤机制

月骨骨折可由于外力的直接打击,造成月骨的纵形劈裂、碎裂或部分骨小梁断裂。但多数患者为间接外力所致,均有腕关节过度背伸的外伤史,如滑倒坠落时以手掌支撑地面等。在腕关节过度背伸的过程中,头状骨与月骨发生撞击,从而发生月骨冠状面横断骨折,骨折线多位于月骨体的掌侧。在尺骨负向变异时,月骨内、外侧面因受力不均匀而出现矢状面骨折。腕关节过度屈伸时,起止于月骨的韧带受到紧张牵拉,易发生月骨的掌、背侧极撕脱骨折。月骨背侧极骨折,亦可因桡骨远端背侧关节缘的撞击所致。同时,月骨在轻微外力的长期作用下,受到桡骨与头状骨的不断挤压,亦可发生月骨疲劳性骨折及骨内微血管网损伤。由于症状轻微,易被忽视,进而发生月骨的缺血性坏死。

(二)临床表现

患者均有明显的腕部外伤史。腕部疼痛,月骨区有明显的肿胀、压痛,腕关节屈伸运动受限,甚至影响手指的屈伸运动。疲劳性骨折多无外伤史,而且症状轻微。

(三)辅助检查

1.X 线片

正、侧位像均可见断裂的骨小梁和骨折线。侧位像因月骨和其他腕骨的重叠,有时难以诊断,需要加摄断层片。

2.CT

尤其是三维重建 CT,可以观察到月骨的 3 个断面,有利于明确诊断。

3.MRI

对月骨骨折后发生的缺血性坏死可早期诊断。

(四)治疗

月骨骨折可用短拇人字管形石膏外固定 4~6 周,掌侧极骨折固定腕关节于屈曲位,背侧极骨折固定在腕背伸位,无移位的月骨体骨折固定在功能位。有移位的月骨体骨折应行切开复位克氏针内固定,在骨折固定期间应定期复查断层 X 线片或 CT,判断有无缺血性坏死的发生,以便及时更改治疗方案。月骨背侧极骨折可发生骨折不愈合,出现持续性腕部疼痛,将骨折片切除后,可缓解症状。

三、三角骨骨折

三角骨骨折是继舟骨骨折之后最常见的腕骨骨折,多合并有其他腕关节损伤。三角骨是腕关节中韧带附着最多的腕骨,在维持腕关节稳定与功能及传递轴向外力时具有重要作用。

(一)损伤机制

三角骨骨折多由腕关节过度背伸、尺偏和旋前位时遭受暴力所致,为月骨周围进行性不稳定的 I 期表现。远侧骨折段与月骨周围的腕骨一起向背侧移位,近侧段与月骨的对应关系不变,称经三角骨月骨周围脱位。在腕关节过伸和尺偏时,可发生钩骨或尺骨茎突与三角骨撞击,导致三角骨背侧部骨折,或因韧带牵拉导致三角骨掌、背侧的撕脱骨折。直接暴力亦可导致三角骨体部的骨折。

(二)临床表现与诊断

(1)临床上患者多表现为腕关节尺侧半肿胀、疼痛、压痛,伴有挤压痛,腕关节运动明显障碍。

(2) X 线片:腕关节正位像可清晰见到三角骨的骨折线和其与周围腕骨的关系;侧位像可明确背侧皮质骨折;旋后 30°斜位像可观察到三角骨掌侧面骨折线及与豌豆骨的对应关系,以及有无脱位。

(3) CT:临床症状明显、疑有三角骨骨折而普通 X 线片无异常时,可行 CT 或断层检查,以消除其他腕骨遮盖效应的影响,进一步明确诊断。

(三)治疗

无移位的横断骨折,可采用短拇人字管形石膏外固定 4～6 周即可。并发移位或脱位的骨折,先行手法复位、石膏外固定,手法复位失败者可行切开复位内固定。撕脱骨折虽常有骨折不愈合的发生,但只要无不适可不需特殊处理;如有症状可行撕脱骨折片切除术,同时修补损伤的韧带。

四、豌豆骨骨折

豌豆骨是 8 块腕骨中最小的一块,多被认为是一个籽骨,骨折的发生率并不多见。豌豆骨位于三角骨的掌侧,与三角骨构成豆三角关节,也是尺侧腕屈肌的止点,参与腕关节的屈伸运动。同时豌豆骨又与远排腕骨的钩骨钩构成腕尺管,是尺神经和尺动、静脉的通道。

(一)损伤机制

直接暴力是骨折的主要原因,由于滑倒、坠落时腕关节呈背伸位,豌豆骨直接接触地面所致,分为线状和粉碎性骨折。多有腕部复合性损伤,如腕关节的突然强力背伸,尺侧腕屈肌会剧烈收缩以抗衡暴力作用,维持关节稳定,这种间接暴力可致豌豆骨的撕脱骨折。直接或间接暴力均可致豆三角关节发生脱位或半脱位。

(二)临床表现与诊断

1.临床表现

腕尺侧部疼痛、肿胀,豌豆骨处压痛明显,伴有屈腕功能障碍和牵拉痛。有时出现尺神经卡压症状,如环、小指的刺痛及感觉过敏等。

2.辅助检查

旋后 30°斜位像和腕管切位像可清晰显示骨折线,亦可判断豌豆骨与三角骨的对应关系。同时腕关节正、侧位像可明确腕关节有无并发损伤。腕关节中立位时,豆三角关节间隙正常宽 2～4 mm,豌豆骨与三角骨关节面近乎平行,其夹角小于 15°。若怀疑豆三角关节半脱位,应做双腕对比检查,患侧可见豆三角间隙大于 4 mm;豆三角关节面不平行,夹角大于 20°;豌豆骨远侧部或近侧部与三角骨重叠区超过关节面的 15%。

(三)治疗

用石膏托将腕关节固定在微屈曲位 4～5 周,以减少尺侧腕屈肌对骨折端的牵拉,直至骨折愈合。对少数骨折未愈合,遗留有局部疼痛和压痛,影响腕关节功能或骨折畸形愈合,合并有尺神经刺激症状者,可切除豌豆骨,但必须仔细修复软组织结构,重建尺侧腕屈肌腱的止点。4 周后开始功能练习。

五、大多角骨骨折

大多角骨介于舟骨与第 1 掌骨之间,在轴向压力的传导上具有重要作用,分别与舟骨、小多角骨构成关节,尤以第 1 腕掌关节的鞍状关节至关重要,具有双轴运动,为完善拇指的重要功能奠定了解剖学基础。

（一）损伤机制

拇指遭受外力时,轴向暴力经第1掌骨向近侧直接撞击大多角骨而发生体部骨折。间接暴力亦可迫使腕关节背伸和桡偏,大多角骨在第1掌骨和桡骨茎突下发生骨折。结节部骨折既可来自直接暴力,如腕背伸滑倒、大多角骨与地面直接撞击;又可来自间接暴力,如腕屈肌支持带的强力牵拉等。

（二）临床表现与诊断

1.临床表现

临床上多表现为腕桡侧疼痛和压痛,纵向挤压拇指可诱发骨折处疼痛。

2.辅助检查

（1）X线片:腕关节正位、斜位、腕管位平片检查可见骨折线存在。

（2）CT:对结节部骨折可明确诊断。

（三）治疗

对无移位的体部和结节部骨折,用短拇人字管形石膏外固定4~6周;对移位的体部骨折,可行切开复位克氏针内固定,以恢复鞍状关节面的光滑和平整;对有明显移位的结节部骨折,应做骨折块切除,以避免诱发腕管综合征。

六、小多角骨骨折

小多角骨体积小,四周有其他骨骼保护,内外介于大多角骨和头状骨之间,远近介于舟骨与第2掌骨之间。又因其位置隐蔽,与其他腕骨相比,鲜有骨折发生。并且小多角骨是远排腕骨中唯一与单一掌骨底形成关节的腕骨,由第2掌骨传递的轴向压力经小多角骨传向舟骨。由于其掌侧面狭窄、背侧面宽阔,轴向压力下易发生背侧脱位。

（一）损伤机制

小多角骨骨折极少发生,多并发第2、第3掌骨基底骨折或脱位。在轴向暴力作用下,第2掌骨向近侧移位并与小多角骨相互撞击,导致骨折或小多角骨背侧脱位。陈旧性小多角骨脱位,因合并附着韧带及滋养动脉的撕裂,易发生缺血性坏死。

（二）临床表现与诊断

1.临床表现

临床上患者多有腕背小多角骨处的肿胀、疼痛和压痛,腕关节运动有轻度障碍,伴有活动痛。如骨折块向掌侧移位,可诱发腕管综合征。

2.辅助检查

X线片上通常可显示骨折线的存在,对可疑的骨折可通过CT明确诊断。

（三）治疗

无移位的小多角骨骨折采用石膏外固定4~6周。对有骨折移位或并发第2、3掌骨底骨折及脱位的小多角骨骨折,需切开复位克氏针内固定,必要时做植骨、第2腕掌关节融合,以求得到一个稳定和无症状的第2腕掌关节。

七、头状骨骨折

头状骨骨折可单独发生,亦可与其他结构损伤同时存在。头状骨头部无滋养动脉进入,其血供来源与舟骨近端相似,由该骨体部的滋养动脉逆行分支供血。因此,头状骨头部和颈部的骨折易损伤此逆行供血系统,一旦治疗不当,可造成头状骨骨折不愈合或头部的缺血性坏死,进而导致腕关节运动障碍。

（一）损伤机制

腕关节在掌屈位时,外力直接作用于头状骨,可造成头状骨体部的横折或粉碎性骨折。间接暴力多发生在腕关节桡侧损伤、舟月骨分离或舟骨骨折后,系腕关节过度背伸、头状骨与桡骨远端关节面背侧缘相互撞击的结果,多见于颈部骨折。骨折后的腕关节继续背伸,可导致骨折远、近侧段分离,无韧带附着的近侧段相对于远侧段约呈90°的旋转移位。暴力作用消失后,腕关节由过度背伸恢复到自然状态下的屈、伸体位,会加剧近侧端的旋转,使之呈180°旋转移位。因此间接暴力所致的头状骨颈部骨折为不稳定型骨折,且移位的近侧端（头部）易发生缺血性坏死。

（二）临床表现与诊断

(1)临床上表现为头状骨背侧疼痛、肿胀及压痛,腕关节功能受限,伴有活动痛、畸形、异常活动,骨擦音不明显。

(2)常规腕关节正、侧位 X 线片上可清晰显示骨折线和骨折端的移位。少数无移位的骨折X 线平片难以显示,需通过 CT 确诊。

（三）治疗

治疗单纯无移位的骨折可采用石膏外固定 6 周。有移位的新鲜骨折,需行切开复位克氏针内固定;有移位的陈旧性骨折,在切开复位的同时,需切取桡骨瓣游离植骨。骨折近侧端（头部）发生缺血性坏死或创伤性关节炎时,可切除头部,做腕中关节融合术。

八、钩骨骨折

钩骨呈楔形,介于头状骨与三角骨之间,分别与其构成有关,有坚强的骨间韧带相连。钩骨钩介于腕管与腕尺管之间,分别有屈肌支持带、豆钩韧带及小鱼际肌附着,钩的桡侧是屈肌腱,尺侧是尺神经血管束,尺神经深支绕过钩的底部进入掌深间隙,因此钩骨钩一旦骨折、移位,易造成屈肌腱断裂和尺神经卡压。由于钩骨供血来源多样、供血充分、骨内供血多极化,故不易发生缺血性坏死。

（一）损伤机制

钩骨体部骨折多见间接暴力,偶尔由直接暴力所致,可分为远侧部和近侧部骨折两类,以远侧部骨折较多见。钩骨钩骨折多见于运动性损伤,直接暴力可发生于球拍对钩骨钩的撞击,从而导致钩骨钩基底的骨折。间接暴力为腕关节过度背伸时,屈肌支持带和豆钩韧带对钩骨钩的牵拉所致钩骨钩尖端的骨折。

（二）临床表现与诊断

1.临床表现

腕掌尺侧肿痛,握拳时加重,局部压痛明显,将小指外展时疼痛加重。钩骨钩骨折时压痛明显,并有轻度异常活动。有 50% 以上患者可出现腕尺管综合征。陈旧性钩骨钩骨折,亦可出现环、小指屈肌腱自发性断裂。移位骨折及环、小指腕掌关节背侧脱位可导致腕关节尺背侧隆凸畸形、局部肿胀和压痛。

2.X 线片

钩骨体部骨折拍摄腕关节正位平片即可明确诊断,但钩骨钩骨折在腕关节正、侧位 X 线片上难于诊断,需采用特殊体位摄影。

3.CT

通过观察腕骨的不同横截面,可直接显示出钩骨钩骨折的部位及移位程度。因此,在临床上怀疑钩骨钩骨折而单纯 X 线片不能明确诊断时,应常规做 CT 检查。特别是三维 CT 可消除重叠腕骨的影响,从立体上判断移位骨折的方向性,因而具有很高的诊断价值。

(三)治疗

(1)无移位的钩骨体部骨折,因其较稳定,也无并发症,采用石膏托外固定 4～6 周即可。

(2)体部骨折有移位或并发腕掌关节脱位,早期可行切开复位克氏针内固定,晚期则在复位后做腕掌关节融合术,以消除持续存在的疼痛等症状。钩骨钩骨折对手的功能影响较大,并发症多,骨折片较小并且垂直于手掌,很难复位和外固定,因此一旦确诊,即应手术治疗,可行切开复位克氏针内固定或钩骨钩切除术。前者因内固定较困难,易并发尺神经卡压和屈肌腱损伤,而较少应用;后者手术操作简单,不破坏腕关节的稳定,术后无并发症,腕关节功能得以迅速恢复。术中应修复钩骨钩骨折断面、豆钩韧带,将屈肌支持带的止点与骨膜一起缝合。合并尺神经卡压时应同时行尺神经松解术,屈肌肌腱断裂时也应修复。

(张　军)

第六节　桡骨远端骨折

桡骨远端骨折是指距桡骨远端关节面 3 cm 以内的骨折,这个部分是松质骨和密质骨交界处,是解剖薄弱的区,较易发生骨折。桡骨远端骨折常见,约占全身骨折总数的 1/6。骨折无人种差异,年龄呈双峰分布,5～14 岁为关节内骨折,60～69 岁为关节外骨折,老年人性别比为男:女＝1:4。

尺桡骨远端三柱理论:桡侧柱为桡骨远端外侧半,包括舟骨窝和桡骨茎突,对于桡侧的腕骨具有支撑作用,一些稳定腕关节的韧带也起自于此。中柱为桡骨远端的内侧半,包括关节面的月状窝(与月骨相关节)和乙状切迹(与尺骨远端相关节)。通常情况下,来自月骨的负荷经由月骨窝传递到桡骨。尺侧柱包括尺骨远端、三角纤维软骨和下尺桡关节,承载来自尺侧腕骨及下尺桡关节的负荷,具有稳定作用。

一、致伤机制

多为间接暴力引起。跌倒时,手部着地,暴力向上传导,发生桡骨远端骨折。多发于中、老年人,与骨质量下降因素有关。而年龄大于 60 岁的老年人常合并骨质疏松,因此桡骨远端骨折多继发于摔伤等低能量损伤。年轻患者则多继发于交通事故、运动损伤等高能量损伤。

二、临床表现

(1)外伤史明确。

(2)患者伤后出现腕关节疼痛、活动受限。骨折移位明显时,桡骨远端骨折可出现典型的餐叉样、枪刺刀畸形。

（3）检查腕部肿胀,有明显压痛,腕关节活动明显受限,皮下可出现瘀斑,尺桡骨茎突关系异常,则提示桡骨远端骨折。如果腕部有骨擦音、异常活动,不要反复尝试诱发骨擦音,以免引起神经和血管损伤。

（4）腕部神经、血管肌腱损伤发生率不高,但需充分重视。骨折向掌侧移位可能导致正中神经、桡动脉等损伤。骨折向背侧移位可能导致伸肌腱卡压。

（5）注意患者的全身情况及其他合并伤。

三、检查

（一）X 线表现

评估桡骨远端损伤的首选检查。多数骨折、脱位、力线不良、静态不稳定等,都很容易从标准的 X 线检查鉴别出来。标准的前后位及侧位 X 线可测量出桡骨远端的掌倾角、尺偏角和桡骨高度等重要参数。

（二）CT 平扫及三维成像

可以明确骨折块的移位方向、角度,明确关节面的塌陷程度,发现隐蔽的腕骨骨折,特别是普通 X 线难以诊断的涉及舟骨窝、月骨窝的桡骨远端骨折,对于桡骨远端骨折的诊断起着重要作用,可以提高诊断的准确率。而且 CT 检查对于尺桡骨远端三柱理论的应用,尤其是传统 X 线检查容易疏漏的中间柱损伤,包括月骨关节面损伤的诊断具有重要意义。

（三）MRI

MRI 在桡骨远端骨折的应用中也不可替代。MRI 检查是评估桡腕骨间韧带撕裂、TFCC 损伤、软骨损伤及肌腱损伤的最准确评估手段。此外,MRI 还对于腕关节创伤性或非创伤性疼痛、炎症性疾病、腕骨骨折、缺血性坏死等伤病的诊断均起到至关重要的作用。

四、骨折诊断与分类

（一）Melone 分类法（按冲模损伤机理）

1984 年梅隆（Melone）认为与 Neer 的肱骨近端骨折分型相似,根据桡骨远端的骨干、桡骨茎突、背侧中部关节面及掌侧中部关节面这四个部分的损伤情况,将桡骨远端骨折分为 5 型:这一分型较好地体现了桡骨远端关节面的月骨窝完整状态。

Ⅰ型:关节内骨折,无移位或轻度粉碎性,复位后稳定。

Ⅱ型:内侧复合部呈整体明显移位,伴干骺端粉碎和不稳定（冲模骨折）。ⅡA 型,可复位;ⅡB 型,不可复位（中央嵌入骨折）。

Ⅲ型:同Ⅱ型,伴有桡骨干蝶形骨折。

Ⅳ型:关节面呈横向劈裂伴旋转,常见严重软组织及神经损伤。

Ⅴ型:爆裂骨折,常延伸至桡骨干。

（二）Cooney 分类法

库尼（Cooney）按 Gartland 和 Werley 分类法结合骨折发生于关节外或关节内、稳定或不稳定,将桡骨远端骨折分为 4 型。

Ⅰ型:关节外骨折,无移位。

Ⅱ型:关节外骨折,移位。ⅡA 型,可整复,稳定;ⅡB 型,可整复,不稳定;ⅡC 型,不能整复。

Ⅲ型:关节内骨折,无移位。

Ⅳ型：关节内骨折，移位。ⅣA型，可整复，稳定；ⅣB型，可整复，不稳定；ⅣC型，不能整复；ⅣD型，复杂性骨折。

(三)Frykman 分类法

1967 年弗莱克曼(Frykman)根据桡骨远端骨折是在关节内还是关节外、是否伴有尺骨茎突骨折将其分为 8 型。

Ⅰ型：关节外骨折。

Ⅱ型：关节外骨折伴尺骨茎突骨折。

Ⅲ型：桡腕关节受累。

Ⅳ型：桡腕关节受累伴尺骨茎突骨折。

Ⅴ型：下尺桡关节受累。

Ⅵ型：下尺桡关节受累伴尺骨茎突骨折。

Ⅶ型：下尺桡、桡腕关节受累。

Ⅷ型：下尺桡、桡腕关节受累伴尺骨茎突骨折。

将桡腕关节和桡尺关节各自受累情况结合起来分类，其型数越高，骨折越复杂，功能恢复越困难。由于该分型缺乏显示骨折移位程度或方向、背侧粉碎程度及桡骨短缩，对预后并无帮助。

(四)Fernandez 分类法(按损伤机理)

1993 年，费尔南德斯(Fernandez)提出了基于力学特点的分类系统，这有利于发现潜在的韧带损伤。

Ⅰ型：屈曲损伤，张应力引起干骺端屈曲型骨折(Colles 和 Smith 骨折)，伴掌倾角丢失和桡骨短缩(DRUJ 损伤)。

Ⅱ型：剪切损伤，引起下尺桡关节面骨折(Barton 骨折、桡骨茎突骨折)。

Ⅲ型：压缩损伤，关节面压缩，不伴有明显的碎裂，包括有明显骨间韧带损伤的可能性。

Ⅳ型：撕脱损伤，由韧带附着引起的骨折(桡骨和尺骨茎突骨折)。

Ⅴ型：高能量损伤所致Ⅰ～Ⅳ型骨折伴明显软组织复合伤。

(五)人名分类法

以人名命名的骨折目前仍在使用，但不能包含桡骨远端的各种骨折类型，易引起混淆。

Colles 骨折：最常见的骨折，桡骨远端、距关节面 2.5 cm 以内的骨折，伴远侧骨折断端向背侧移位和向掌倾成角。1814 年由亚伯拉罕·柯莱斯(Abraham Colles)详细描述，因此以他的名字命名为 Colles 骨折。骨折常涉及桡腕关节和下尺桡关节，常合并尺骨茎突骨折。

Smith 骨折：1847 年 Smith 首先详细描述了与 Colles 骨折有不同特点的桡骨远端屈曲型骨折，又称 Smith 骨折，也称反 Colles 骨折。

Barton 骨折：指桡骨远端关节面骨折，常伴有脱位或半脱位，1938 年由巴顿(Barton)首先描述，故又称 Barton 骨折。

Barton 骨折与 Colles 骨折、Smith 骨折的不同点在于脱位是最多见的。也有学者将 Barton 骨折归入 Colles 骨折，将反 Barton 骨折归入 Smith 骨折中的 Thomas Ⅲ型。

(六)AO 分类、分型

桡骨远端骨折共分 A、B、C 三大类，每类有 3 个组，每组又分 3 个亚组。

关节外骨折 A 型，包括 A1 型，孤立的尺骨远端骨折；A2 型，桡骨远端骨折，无粉碎、无嵌插；A3 型，桡骨远端骨折，粉碎、嵌插。

简单关节内骨折 B 型,包括 B1 型,桡骨远端矢状面骨折;B2 型,桡骨远端背侧缘骨折;B3 型,桡骨远端掌侧缘骨折。

复杂关节内骨折 C 型,包括 C1 型,关节内简单骨折(2 块),无干骺端粉碎;C2 型,关节内简单骨折(2 块),合并干骺端粉碎;C3 型,粉碎的关节内骨折。

五、并发症

桡骨远端骨折可累及位于腕关节周围的正中神经、尺神经和桡神经感觉支,引起相应的症状,有时会引起反射性交感神经营养不良(创伤后骨萎缩)。部分患者可出现肌腱的原始或继发损伤,其中以拇长伸肌腱发生率最高。老年患者长时间外固定后可出现肩-手综合征。晚期各种原因造成复位不良或复位后再移位未能纠正,常导致腕关节创伤性关节炎。

不稳定的桡骨远端骨折还常出现畸形愈合,如果影响腕关节活动并导致疼痛,则需要手术治疗。手术方法包括桡骨远端截骨楔形植骨矫形术、尺骨小头切除术、尺骨短缩术等。

六、治疗

(一)非手术治疗

手法复位外固定为主要的治疗方法。桡骨远端屈曲型骨折复位手法与伸直型骨折相反。由于复位后维持复位位置较困难,因此宜在前臂旋后位用长臂石膏屈肘 90°固定 5～6 周。复位后若极不稳定,外固定不能维持复位者,则需行切开复位接骨板或克氏针内固定。

(二)手术治疗

对于复杂骨折类型且对功能要求较高的患者建议手术治疗。行关节镜辅助复位＋外固定或内固定、切开复位内固定术。手术治疗的目的是恢复下尺桡关节的正常解剖关系,恢复桡骨下端关节面的完整性。

(三)手术适应证

(1)严重粉碎性骨折,移位明显,桡骨远端关节面破坏。

(2)不稳定骨折:手法复位失败,或复位成功,外固定不能维持复位及嵌插骨折,导致尺、桡远端关节面显著不平衡者。

(四)内固定手术方式的选择

钉板系统内固定术,于桡骨掌侧置入单接骨板或掌背两侧置入双板或三板(附加桡骨茎突的单独板钉固定)固定骨折,尤其是对于 C3 型复杂的粉碎性骨折,单板虽然能固定干骺端的骨折,但缺少对关节骨块的有效把持,骨块易发生向板对侧的移位。掌背侧联合固定,能通过对板加强对关节骨块的固定。

有限切开复位克氏针联合外固定支架固定术的指征:①开放的桡骨远端骨折。②极度粉碎,内固定无法达到稳定固定的骨折。③临时固定。

七、康复治疗

无论手法复位或切开复位,术后均应早期进行手指屈伸活动。保守治疗者外固定后,每 1～2 周需复查 X 线片了解骨折是否再发生移位。如果未再移位,则继续石膏外固定;如果出现移位,则需要再次手法复位或进行手术复位。4～6 周可去除外固定后再复查 X 线片,逐渐开始腕关节活动。手术内固定稳妥者术后可不必再行外固定,早期进行腕关节的主动屈伸活动训练。

骨折愈合后,桡骨远端因骨痂生长,或由于骨折对位不良,使桡骨背侧面变得不平滑,拇长伸肌腱在不平滑的骨面反复摩擦,导致慢性损伤,可发生自发性肌腱断裂,需行肌腱转移术修复。若骨折短缩畸形未能纠正,使尺骨长度相对增加,尺、桡下端关节面不平衡,常是后期腕关节疼痛及旋转障碍的原因,可行尺骨短缩术。

八、预后

功能评定 4 个 90°(旋前、旋后、伸腕、屈腕各达 90°)。一般病例预后较好,但少数损伤较重,且因治疗不当而引起骨骺早期闭合者,数年后可出现尺骨长、桡骨短、手腕桡偏的马德隆畸形。此种畸形给患者带来不便和痛苦,可行尺骨茎突切除术矫正。

(张 军)

第七节 掌 骨 骨 折

一、损伤机制

掌骨骨折多为直接暴力造成,暴力多种多样,如重物压砸伤、机器绞伤、压面机挤伤、车辆撞击伤和压轧伤等。这种力量往往比较大,常造成皮肤、神经、肌腱等组织的复合性损伤。骨折也比较严重,多是粉碎性骨折,有明显的移位、成角、旋转畸形。此类骨折不但骨折难处理,同时还会有皮肤、神经、肌腱等组织缺损,有的还会有血液供应障碍,可能造成手指或整个肢体坏死。

也有的损伤相对简单,如第 5 掌骨颈骨折,又称拳击者骨折,是发生在第五掌骨颈的骨折。当握拳作拳击动作时,暴力纵向施加掌指关节上,传达到掌骨颈部造成骨折。其次,掌骨颈骨折也可发生在第 2 掌骨(图 5-5)。其他掌骨颈骨折较少见。

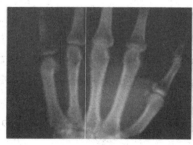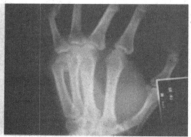

图 5-5　第 5 掌骨颈骨折

在掌骨头骨折则是由于手在握拳位,掌骨头受直接打击所致。也可发生于机器的压轧伤。掌骨头的骨折是在关节内,故骨折常影响到关节面的平整及晚期关节的活动。

发生在掌骨基底的骨折是为腕掌关节内的骨折,多由于纵向撞击力量作用在掌骨,传达至腕掌关节处,造成腕掌关节骨折脱位。虽然骨折移位不多,但如治疗不当,常会遗留局部隆起、疼痛及因屈、伸肌腱张力失衡使手指活动受限。

二、损伤分类

(一)掌骨头骨折

(1)单纯掌骨头骨折:发生在掌骨头的骨折可有斜形、横形、纵形,损伤多为闭合性。骨折愈合后,如关节面不平,可影响关节活动。晚期,由于关节面反复磨损,还会造成创伤性关节炎。

(2)关节软骨骨折:此种损伤多由于紧握拳时拳击锐利性的物体,如牙齿、玻璃等,致使关节内软骨破碎。损伤多为开放性,可从伤口看到破碎的软骨面。

(3)掌骨头粉碎性骨折:多发生于较大暴力的损伤,常合并有相邻的掌、指骨骨折及严重的软组织损伤(图5-6)。

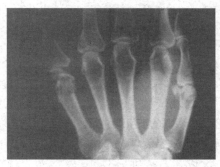

图 5-6　第 5 掌骨头骨折

(二)掌骨颈骨折

正常掌骨颈向背侧轻度成角,称颈干角,在斜位 X 线片上,第 5 掌骨的颈干角约为 25°。有人认为,此角超过 30°,即为手术或整复的适应证。在 30°以内者,对手的外观及功能都没有明显影响。

(三)掌骨干骨折

掌骨干骨折发生在第 3、第 4 掌骨者较多。作用在手或手指上的旋转暴力,常致成斜形或螺旋形骨折;由纵轴方向的暴力传达致掌骨上时,多造成横形骨折。一般横形骨折是稳定性骨折,而斜形或螺旋形骨折为不稳定性骨折(图5-7)。

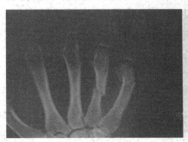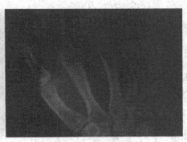

图 5-7　第 4 掌骨干及第 5 掌骨颈骨折

(四)掌骨基底骨折

多为腕掌关节的骨折脱位,常发生在第 1、第 4、第 5 腕掌关节。第一腕掌关节已单有论述,第4、第 5 腕掌关节也有较大的活动,它们分别可屈、伸 15°和 20°,位于尺侧边缘,故易受伤(图5-8)。

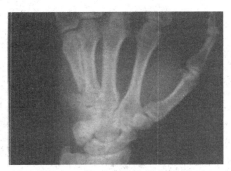

图 5-8　第 4、5 掌骨基底骨折

三、治疗

(一)掌骨头骨折

要根据骨折移位的情况,如骨折稳定,横形或斜形骨折,但无明显移位,而且关节面平整的,可用石膏托固定掌指关节于屈曲位。3 周后解除制动作主动功能锻炼。

有移位的骨折,因骨折块在关节内,又无韧带或肌腱的牵拉,复位比较容易。要使关节在屈曲位,轻轻牵拉该指,使手指侧偏,并轻轻挤压掌骨头,可使向两侧移位的骨块复位。屈曲掌指关节,向背侧推顶掌骨头,可使向掌侧移位的骨折块复位。

如手法复位失败,可行切开复位及克氏针内固定手术。但应注意,掌骨头为松质骨,骨折复位后,钢针应准确打入,争取一次成功。否则,钢针反复穿入,会使钢针松动,固定不牢或失败。钢针可保留 4 周左右,然后去除固定,开始活动。

对关节软骨骨折,应彻底清创,脱入关节内的小骨折片应摘除,较大的骨折可复位后以石膏托作短时间固定,然后开始活动。

掌骨头粉碎性骨折对骨折移位不明显,关节面尚平整者,可做石膏托固定 3～4 周后开始功能练习。有移位的骨折治疗比较困难,可行切开复位,以多根细钢针分别将骨折块固定。若骨折块小,钢针粗,贯穿骨折块时容易碎裂。固定后,一旦骨折初步愈合,即可开始活动以防关节僵直。如掌骨头严重粉碎、短缩、已无法使用内固定时,可用骨牵引 3～4 周,然后开始主动功能练习。

(二)掌骨颈骨折

对稳定性骨折,且成角在 30°以内者,对手的外观及功能都没有明显的影响。可做整复或不作整复直接用石膏托固定腕关节于轻度背伸,掌指关节屈曲 50°～60°,指间关节在休息位,6～8 周,拆除石膏鼓励患者活动患手。有的患者可能有 15°～20°的掌指关节伸展受限,一般锻炼 2～3 个月后即可恢复正常。

掌骨颈不稳定性骨折,常有较大的成角畸形及移位,可行手法整复。因为掌指关节侧副韧带附着于掌骨头两侧偏背部,掌骨颈骨折后,若将掌指关节伸直位牵引,则可使侧副韧带以掌骨头的止点处为轴,使掌骨头向掌侧旋转,反而加重掌屈畸形。整复时,必须将掌指关节屈曲 90°,使掌指关节侧副韧带处于紧张状态,使近节指骨基底托住掌骨头,再沿近节指骨纵轴向背侧推顶。同时再在骨折背部向掌侧加压,畸形即可矫正(图 5-9)。

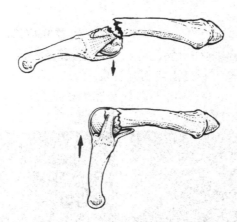

图 5-9　掌指关节屈曲 90°,以近节指骨推顶掌骨头,使骨折复位

整复后,用背侧石膏托将掌指关节制动于屈曲 90°及握拳位。4 周后,拆除石膏,开始活动。

还可用经皮克氏针固定。先将骨折复位,然后经皮在远骨折段横形穿入不锈钢针。用相邻的正常掌骨头固定。如第 5 掌骨颈骨折,可固定在第 4 掌骨上;第 2 掌骨颈骨折,可固定在第 3 掌骨颈上。钢针应从掌骨头侧副韧带止点处穿出,若穿过韧带中部时,则限制掌指关节屈伸活动。

如掌骨颈有较多的骨质,还可使用微型钢板固定。使用 T 或 Y 形钢板固定骨折,可达到坚强的固定。术后可使用短时间制动或在固定非常牢固情况下不使用制动,早期开始功能锻炼。但应注意,活动时要空手,不能负重或用力。

(三)掌骨干骨折

由于相邻骨间肌及掌骨间韧带的作用,一般骨折比较稳定。

对稳定性骨折,可使用石膏托将患手固定在腕轻度背伸,掌指关节屈曲,指间关节休息位,6～8 周后去除石膏,练习手部活动。

骨折端有短缩或旋转时为不稳定性骨折,可行手法复位后用石膏托或石膏管型固定。但很多斜形或螺旋形骨折复位后,用石膏固定很难防止畸形重新出现,应行切开复位内固定。

斜形或螺旋形骨折可用不锈钢针垂直骨折线固定。为控制骨折块旋转,常需用 2～3 根钢针作内固定。

不稳定性骨折,也可经皮用钢针横形穿过远、近骨折块固定在相邻完整的掌骨上。为使术后早期开始活动,目前应用较多的是微型钢板。由于掌骨较长,可以使用 5 孔或 6 孔钢板。固定后骨折稳定,可以早期开始活动。但应注意,开始时一定要空手活动,不能负重及用力(图 5-10)。

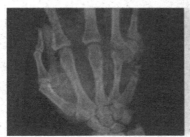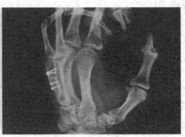

图 5-10　第 5 掌骨干骨折,使用微型钢板固定

(四)掌骨基底骨折

常合并有腕掌关节脱位,但在早期,复位容易。手法整复后,以短臂石膏托固定。第2、第3腕掌关节因活动度小,骨折后移位少,复位后比较稳定,容易固定。而第4、第5腕掌关节活动度大,复位容易,固定困难,因而可行经皮或切开复位。

经手术复位固定后预后大多较好,由于掌骨基底为松质骨,因而愈合快,很少有不愈合者。骨折愈合后对手的功能影响不大(图5-11,图5-12)。

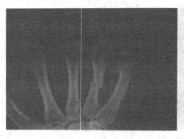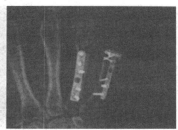

图 5-11　掌骨干及掌骨颈骨折,使用钢板内固定

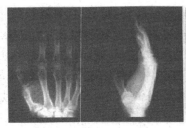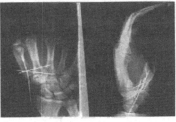

图 5-12　拇指掌骨基底骨折,切开复位以克氏针内固定

（张　军）

第八节　指骨骨折

一、远节指骨骨折

远节指骨骨折分为3种类型:爪粗隆骨折、指骨干骨折、指骨基底骨折(图5-13)。

(一)爪粗隆骨折

骨折分为简单及复杂型。简单骨折移位较少,常伴有软组织损伤,对这种损伤的处理,软组织的修复及术后预防伤口感染应放在比治疗骨折更重要的位置。原因是骨折块由于连接于皮肤、骨膜间的纵形韧带及指甲的支持而移位较少且比较稳定。相反,由于暴力直接压砸造成的损伤,常使之碎裂,软组织损伤严重,伤口不整齐,有时手指末节血液循环破坏比较厉害,还会造成部分指腹或指端的坏死。

爪粗隆骨折因为有指甲作为支托,骨折一般不需要制动。但有时手指肿胀、疼痛剧烈时,可用一单指石膏托制动以减轻疼痛,并对伤指起到保护作用。

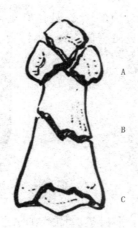

图 5-13　远节指骨骨折
A.爪粗隆骨折；B.指骨干骨折；C.指骨基底骨折

复杂型骨折为粉碎开放性骨折。清创时应将小块的、分离的骨块切除，但应避免去掉过多的骨质。否则可能造成不愈合及甲床基底的缺失，而间接影响指甲的生长及功能。

（二）指骨干骨折

多由压砸伤造成，可有横形、斜形、纵形及粉碎性骨折。此处由于没有肌肉或韧带的牵拉而移位较少。但无论哪种类型的骨折，任何意义的移位都应进行复位。

手法整复时需用骨折远端去对接近端，一般复位并不困难。复位后可将手指固定在屈曲位，有些开放性骨折，由于甲床可能嵌入其中、难以整复，应做切开复位，修复甲床，并用克氏针纵形穿入固定。但不要穿过远侧指间关节，以免损伤关节面，也不要损伤指甲根，以免生长畸形指甲（图 5-14）。

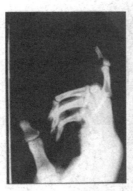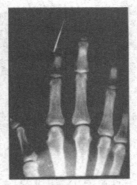

图 5-14　指骨干骨折切开复位克氏针内固定

（三）指骨基底骨折

指骨基底骨折均为关节内骨折，骨折可发生在指骨基底的掌侧、背侧或侧方，大多数为撕脱伤造成的（图 5-15）。伸指肌腱撕脱骨折最常见。伸指肌腱两侧束汇合后，止于末节指骨基底背侧。在暴力强烈屈曲远节手指时，可发生撕脱骨折。骨折片大小不一，可以从针尖大小到包括大部分关节面。新鲜损伤（1 周以内）可用石膏或支具将近侧指间关节屈曲，远侧指间关节过伸位固定 6 周。屈曲近侧指间关节，可以使近侧指间关节至远侧指间关节的一段伸指肌腱侧束松弛，远侧指间关节过伸，则可使骨折对合，以利愈合。撕脱的骨折块如不超过关节面的 1/3，可用上述外固定方法治疗。如骨折片超过关节面的 1/3,且伴有远侧指间关节脱位者,可行切开复位,用钢丝或不锈钢针内固定(图 5-16)。也可行闭合复位后,用不锈钢针固定。

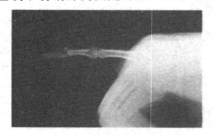

图 5-15　指骨基底骨折

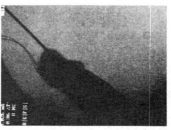

图 5-16　克氏针固定关节在伸展位并用钢丝固定骨折

如骨折片很小,可将其切除,然后将肌腱缝合固定在原止点处。

掌侧的撕脱骨折,为指深屈肌腱附着在远节指骨基底处受暴力造成,常合并有远侧指间关节掌板的破裂。在 X 线片上,可见到手指掌侧的骨折片。骨折片的部位,视撕脱肌腱回缩多少而不同。如骨折块小于关节面的 1/3,可将其切除,并使用钢丝将撕脱的肌腱重新固定在其止点部;骨折块超过关节面 1/3 者,可作切开复位及骨折内固定。

侧方撕脱骨折,多由指间关节侧方受直接外力或旋转暴力致成,常伴随关节囊或韧带撕裂。骨折片比较小,移位不多。可在关节伸直位固定患指,3 周后进行主动功能练习。如骨折块较大、移位较多、关节有侧方不稳,可进行切开复位,用克氏针或螺丝钉作内固定(图 5-17)。

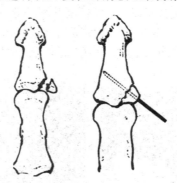

图 5-17　远节指骨基底骨折侧方骨折,用不锈钢针内固定

二、中节指骨骨折

中节指骨骨折多发生于直接暴力,如机器伤、压砸伤等。骨折的移位是受两种力量的影响,即损伤的外力和手指肌腱牵拉作用。如骨折线位于指浅屈肌腱止点远端,由于指浅屈肌腱的牵拉,使近端骨折块屈曲,同时由于指伸肌腱在远节止点的牵拉,使远端骨折块背伸,则骨折向掌侧成角(图 5-18)。

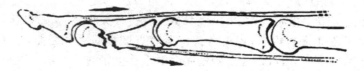

图 5-18　骨折线位于浅屈肌止点远端,骨折向掌侧成角

治疗可采用手法整复,将骨折远端屈曲复位,用石膏或绷带卷在屈曲位制动。

若骨折线位于指浅屈肌腱止点的近端,由于指浅屈肌腱的牵拉,使远端骨折块屈曲;指伸肌腱中央腱束在中节指骨基底背侧止点的牵拉,使近端骨折块背伸,则骨折向背侧成角(图 5-19)。

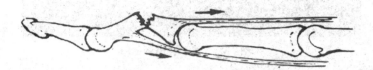

图 5-19　骨折线位于指浅屈肌腱止点近侧,骨折向背侧成角

整复时需将骨折远段伸直复位,用石膏托将伤指制动在伸直位。

上述两种骨折在整复时牵拉手指力量不要太大,要与骨折成角的相反方向屈或伸展手指,同时按压移位的骨折块使之复位。因为在骨折成角的凹面一般有骨膜相连,相连的骨膜可起到张力带作用,有利于骨折复位及愈合,不应在骨折复位过程中将其破坏。

为了避免手指在伸直位外固定过久而影响关节功能,或开放性骨折需作清创术时,均可采用不锈钢针作内固定,再用石膏托进行功能位制动。中节指骨骨折,还可使用微型钢板固定。目前,由于在材料和设计上的改进,钢板比以前更薄、更小,但坚固性仍然很好。因此,在中节指骨的背面及侧面放置钢板都对肌腱的活动影响不大,术后可以早期活动,对手部功能的恢复有利。当然,使用微型钢板要有适应证,如靠近关节的骨折就无法使用。

对靠近关节处的骨折及粉碎性骨折,无法使用指骨侧方钢板及指骨背侧钢板(图 5-20、图 5-21),使用克氏针也会损伤关节,另外也无法用钢针固定那些小的骨折块。此时,可用外固定架,先用手法复位骨折,再将骨折线远、近端正常骨质横向穿针,上外固定架、旋转螺丝拉长支架,同时还可用手法复位。外固定架可以保持粉碎的骨折块大致复位,还可保持关节间隙,便于将来功能恢复(图 5-22)。

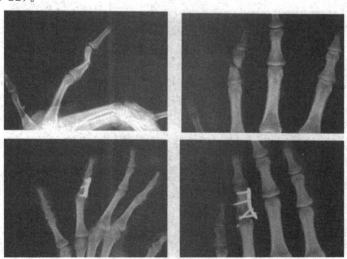

图 5-20　指骨侧方钢板

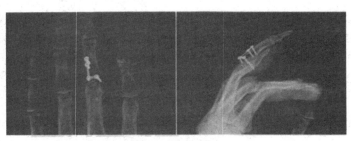

图 5-21　指骨背侧钢板

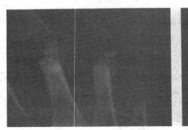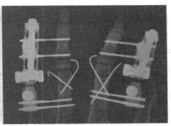

图 5-22　使用外固定架固定骨折

三、近节指骨骨折

在指骨骨折中最常见,常为直接暴力所造成,如压砸、挤压、打击等。

骨折线可有横形、斜形、螺旋行、纵形。近端骨折块由于骨间肌的牵拉而呈屈曲位,远端骨折块由于伸肌腱中央腱束在中节指骨止点的牵拉作用呈背伸位,使骨折向掌侧成角(图 5-23)。

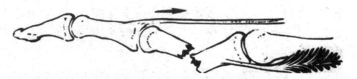

图 5-23　近节指骨骨折

由于肌腱的牵拉作用,骨折向掌侧成角

治疗可用手法整复外固定。对某些闭合性、稳定性骨折,可闭合复位。将伤指轻轻牵拉,使骨折断端分开,术者用另一手指从掌侧向背侧按压,矫正成角。然后在牵引的情况下逐渐屈曲,掌指关节屈曲 45°,近侧指间关节屈曲 90°,指尖对着舟骨结节,由前臂至患指末节,用石膏托制动。还可用绷带卷制动,卷的粗细,可因手的大小而定,以握住后掌指关节及指间关节符合上述角度为合适。对有些粉碎性骨折也可用此法固定。

手法整复外固定失败者,斜形骨折不稳定者或开放性骨折需作清创者,可考虑作切开复位内固定。

(一)不锈钢针内固定

用钢针作内固定时,逆行穿针比顺行穿针更容易。即先将钢针从骨折远端穿入远端骨折段,从皮肤穿出,复位骨折,再将针打入近骨折段,针尾留在远端骨折块皮肤外。一般要用两根针固定以防止骨折旋转。

根据不同类型骨折采用不同方式穿针。如横形骨折,用交叉钢针固定,要尽量避免钢针穿过关节面,以使关节活动不受影响。有的学者认为,交叉钢针通过手指中心轴的背侧,其固定强度要大于从中心轴掌侧穿过者。另外,钢针的交叉点在近段骨折块时,其抵抗应力的作用更大。斜形骨折,复位后可使钢针与骨折线呈垂直方向穿入(图 5-24)。对一些小的骨折块,如撕脱骨折,可在复位后用克氏针直接将骨块穿钉在原骨折处。

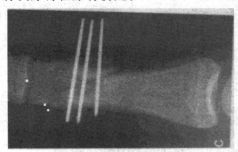

图 5-24 斜形骨折用克氏针固定

克氏针作为异物,在内固定器材中是比较小的。另外,手术中不需要广泛剥离软组织,不妨碍关节活动,又不需要再次手术取出内固定物。但不锈钢针没有加压作用,骨折间有间隙等使其固定作用不够理想。虽然不锈钢针有诸多缺点,但由于其操作简单、费用低,有些特殊情况还需要它来固定,因此克氏针目前在临床上仍在广泛应用。

对于不锈钢针固定法,如应用不当,不容易维持精确的解剖复位;也不能产生骨折块间的加压作用,而且,可能使两骨折块间出现缝隙,不利愈合。针尾留在皮肤外,虽然便于取出,但也可能成为感染源。

（二）切开复位钢丝内固定

为了克服克氏针的缺点,以求更稳定的制动。Robertson 于 1964 年提出用钢丝作内固定的方法。即利用两根平行或互相交叉成 90°的钢丝,垂直于骨折线作环绕固定骨折(图 5-25)。此法对横形骨折较为适用,而长斜形或螺旋行及粉碎性骨折不宜用此法。

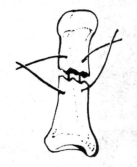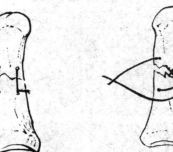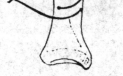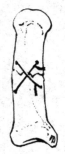

A. 平行固定   B. 交叉90° 固定

图 5-25 应用钢丝固定骨折

对横形骨折可用钢丝固定,在早期由于钢丝拧紧时,可有一定的加压作用,对骨折有一稳定的固定。但晚期,由于钻孔拧钢丝处骨质的吸收,会出现钢丝的松动,造成骨折固定不牢,甚至有移位、成角畸形出现。因此,目前基本不再使用钢丝来作骨折的固定。一般钢丝常用在撕脱骨折时,用钢丝贯穿肌腱与骨折块间兜住骨折块,拉向骨折处,从骨折相对面穿出拧紧,使撕脱骨折复位、固定。

再有,在纵形、粉碎性骨折时,钢丝可横形捆绑骨折条,使骨折稳定。

(三)切开复位

以螺丝钉或微型钢板内固定,对斜形或螺旋行骨折,用螺丝钉作垂直于骨折线固定,固定效果较好(图5-26)。术后可用石膏托短时间固定,或不做外固定而使手指做有限制的早期活动。其缺点是螺丝钉可能干扰肌腱的滑动,或皮下有异物突起,横形或粉碎性骨折不宜使用。螺丝钉大多需要二次手术取出。

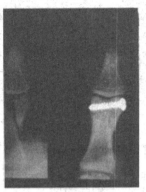

图 5-26　用螺丝钉固定斜形骨折

微型钢板固定牢固,可控制骨折块间的旋转,可以术后早期活动患手。对横形、短斜形的骨干骨折可选用(图5-27)。但接近关节的骨折,由于在关节侧无法容纳钢板而不宜使用。

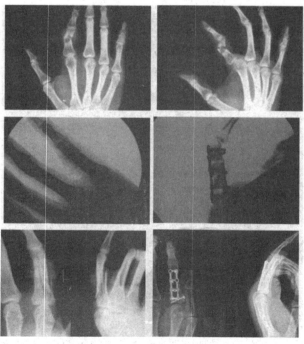

图 5-27　手指中、近节骨折,使用微型钢板固定

（张　军）

128

第九节 掌指关节脱位

掌指关节脱位是第 1 节指骨基底部与掌骨头发生移位。以拇指、掌指关节脱位常见，示指、掌指关节脱位次之，第 3～5 掌指关节脱位少见。

一、病因、病机

掌指关节脱位可分为背侧脱位和掌侧脱位，以背侧脱位多见。拇指掌指关节脱位发生率较高，且多为背侧脱位(图 5-28)，常由杠杆作用及关节过伸位受伤所致。如跌倒时拇掌关节在伸直位触地，外力使拇指过度背伸，造成掌指关节掌侧关节囊紧张继而破裂，掌骨头由破裂处脱向掌侧，移位于皮下，近节拇指移向背侧。第 2～5 掌指关节脱位较拇指、掌指关节脱位少见，亦以背侧脱位多见，侧方和前方脱位较少见。常由过伸暴力引起，指骨被过度背伸扭曲而发生。掌骨头向掌侧移位，指骨基底部向背侧移位，屈指肌腱被推向掌骨头尺侧，蚓状肌脱向桡侧，掌侧关节囊纤维板移至掌骨头背面，掌骨头掌侧被掌浅横韧带卡住。

二、临床表现

患者多为在进行篮、排球运动接、抢球时，或斗殴、劳动时受伤。掌指关节被外力作用而过度背伸。伤后患处疼痛、肿胀、功能丧失。拇指(或其他手指)外形短缩、背伸，指间关节屈曲，拇指(或其他手指)掌侧面隆起(图 5-29)，可触及皮下之掌骨头，掌指关节呈过度背伸而弹性固定，掌指关节功能丧失。

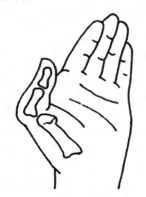

图 5-28 拇指、掌指关节背侧脱住

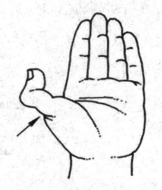

图 5-29 拇指掌指关节脱位外观畸形

三、诊断与鉴别诊断

根据外伤史，临床表现和 X 线检查，可做出诊断。

X 线正位片显示关节间隙消失(图 5-30)；侧位或斜位片可见指骨呈过伸位向上、向背侧移位，指骨基底部位于掌骨头的后上方。

四、治疗

掌指关节脱位一般采用手法复位,多能成功。如反复多次复位未能成功者,说明系掌骨头被卡住,应果断放弃手法复位的尝试,采用手术治疗,否则将贻误病情。

(一)手法复位

将患肢腕关节及近节指间关节屈曲,以放松屈指肌腱。术者用拇、示指握住脱位指骨(或用一绷带绕结于患指上),顺畸形方向持续牵引,同时另一手握住腕关节相对牵引,再用拇指抵住患指近节指骨基底部,并向掌骨头远侧及掌侧推压,使脱位的指骨基底部与掌骨头相对,然后向掌侧屈曲患指即可复位(图 5-31)。

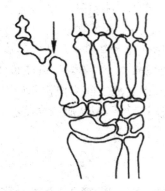

图 5-30　拇指掌指关节脱位 X 线表现

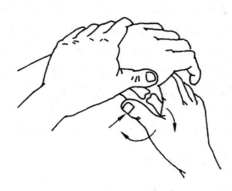

图 5-31　拇指掌指关节脱位手法复位方法

(二)手术治疗

若多次未能复位时,说明掌骨头前方关节囊或拇指屈肌腱卡住掌骨头,阻碍复位(图 5-32),应手术切开复位。掌指关节脱位,如出现关节交锁征,采用暴力牵拉,可造成组织损伤甚至掌骨头骨折。

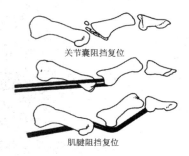

关节囊阻挡复位

肌腱阻挡复位

图 5-32　掌指关节脱住关节交锁

(三)固定

将患指置于轻度屈曲,对掌功能位,用铝板或竹板压弯塑形,固定 1～2 周。然后进行主动屈伸关节的功能锻炼。注意关节应固定在屈曲位,在此位置侧副韧带紧张关节稳定,可避免侧方移位。如采用掌指关节伸直位固定,因侧副韧带松弛,如关节于伸直位固定过久,侧副韧带会短缩,关节僵直,导致功能障碍。

(四)练功疗法

损伤早期,除患指外,可作其余关节的练功活动,去除外固定后,即可开始患指掌指关节及指间关节的主动屈伸练功活动,范围从小到大,力量由轻到重。

(五)药物治疗

参照月骨脱位。

五、预防与调护

应重视早期功能锻炼,否则后期极易引起关节僵硬。

（张　军）

第十节　指间关节脱位

指间关节脱位临床颇为多见,各手指的近侧和远侧指间关节均可发生。

一、病因、病机

过伸、扭转或侧方挤压等形式的暴力,均可造成指间关节囊撕裂或破裂、侧副韧带断裂,进而产生指间关节脱位。有时伴有指骨基底撕脱性骨折(图5-33)。临床以背侧或内侧脱位多见,前侧脱位极少见。

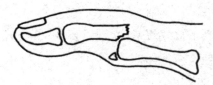

图5-33　指间关节脱位伴指骨基底撕脱性骨折

二、临床表现

伤后关节局部疼痛、活动障碍。检查时可见伤处肿胀畸形、压痛明显、被动活动时疼痛加剧,且可有明显的弹性固定感。伴有侧副韧带断裂或有指骨基底撕脱性骨折者,则可出现明显侧方异常活动。

三、诊断与鉴别诊断

根据外伤史,临床表现和X线检查,可做出诊断。X线片可明确诊断,并确定有无并发骨折。必须注意的是,部分患者常自行扳正而复位,就诊时常无明显的脱位体征,X线片亦可无脱位征象。若被动过伸或侧方活动时,患指关节出现脱位畸形者,应注意与单纯指间关节侧副韧带断裂鉴别,单纯韧带断裂者关节肿胀和压痛局限于一侧,存在异常的侧方活动,侧向分离试验阳性。

四、治疗

(一)手法复位

术者一手固定患肢掌部,另一手握住伤指作顺势牵引,同时用拇指将脱位的指骨基底部推向前方,同时示指托顶指骨头向背侧,逐渐屈曲指间关节,即可复位(图5-34)。

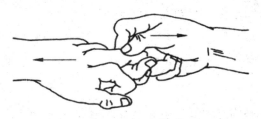

图 5-34　指间关节脱位手法复位

（二）手术治疗

若合并骨折，骨折片有明显分离移位，骨折片旋转或嵌入关节间隙，导致手法复位失败者，或复位后不能维持对位者，应切开复位细钢针固定。若合并侧副韧带断裂者，则需手术修补侧副韧带。陈旧性指间关节脱位可行关节融合术。

（三）固定方法

用塑形铝板或竹片，置于手指的掌侧，固定患指于轻度对掌位1～2周。或用绷带卷置于手掌心，将手指固定于屈曲位亦可。此外亦可用邻指胶布法固定。

（四）练功疗法

2～3周待损伤的关节囊及韧带修复后即可进行主动锻炼，屈伸掌指关节和指间关节，活动范围由小到大，逐渐加大。同时配合应用中药熏洗疗法。禁忌强力推扳推拿等被动活动。

五、预防与调护

指间关节脱位后，指间关节囊的修复缓慢，常常需要3～5个月才能彻底恢复。治疗不当常出现关节增粗、强直僵硬及活动痛等后遗症。

（张　军）

第十一节　拇指腕掌关节脱位

拇指腕掌关节由第一掌骨底与大多角骨构成。第一掌骨基底的关节面为鞍状，前后为凹面，在桡尺方向是个凸面。与其相对应的大多角骨关节面为前后凸的关节面，而桡尺方向为凹面，构成鞍状关节。第1腕掌关节囊肥厚，较松弛，但关节周围有多条韧带附着。脱位后如治疗不当易造成复发性脱位。

单纯脱位少见。多合并第1掌骨基底掌尺侧撕脱骨折，即 Bennett 骨折-脱位。

一、病因病理与分类

拇指在强力作用下外展，使掌骨间韧带、前斜韧带和背桡韧带均断裂，导致第1腕掌关节脱位。如果外力继续作用，则第1腕掌关节的其他韧带也将发生断裂。由于前斜韧带在第1腕掌关节过度外展和背伸时紧张，在功能上可防止关节背侧脱位，故其断裂是第1腕掌关节脱位的重要因素。拇指腕掌关节脱位分为单纯性拇指腕掌关节脱位和 Bennett 骨折-脱位。

二、临床表现与诊断

拇指有外伤史,主要表现为局部隆起畸形,第1腕掌关节活动受限,肿胀、压痛不明显。如合并第1掌骨骨折,可见第1掌骨基底部向桡侧突出,局部肿胀、疼痛明显,畸形不一定明显。查体可见拇指活动受限。X线检查可明确诊断。

三、治疗

拇指腕掌关节脱位治疗方法多样,目前尚不统一。其治疗关键为保持复位位置,维持拇指功能。保守治疗功能恢复好,但不易外固定;手术治疗则存在术后功能恢复的问题。脱位类型不同,具体治疗方法也不一样。

(一)单纯拇指腕掌关节脱位治疗方法

1.手法复位夹板外固定

以右侧为例。复位前术者左手握患者右手拇指,术者右手拇指抵于脱位的掌骨基底背侧,其余四指触及掌骨掌侧大鱼际处。复位时,术者左手牵引,右手拇指挤压脱位掌骨基底使其还纳,局部高凸复平,即示复位成功。将"L"形夹板与掌骨头处及前臂桡侧粘固,并以绷带缠绕固定。固定6周后拆除夹板。

2.手法复位经皮钢针内固定

单纯新鲜关节脱位,复位很容易,但维持位置很难。即便用不锈钢针作内固定,6周后去除钢针时,有时仍复发脱位。手法复位后应将关节置于充分旋前位,同时用钢针经皮做内固定,外用石膏管型制动6周。

3.桡侧腕长伸肌腱部分移位修复第1腕掌关节脱位

采用桡侧腕长伸肌腱部分移位修复断裂的桡尺远侧关节韧带,以坚固关节,防止再脱位。术式是将桡侧腕长伸肌腱作外侧半纵切,远端保留,行腕掌关节远端固定。手术方法:以第1腕掌关节为中心,于腕背桡侧作"S"形切口,约长10 cm,依次切开皮肤、皮下组织和深筋膜,向两侧牵开拇长、短伸肌腱(注意保护切口外侧的桡神经浅支及桡动脉背侧支),显露出第1腕掌关节背侧及内外侧,纵向切开关节囊,探查第1腕掌关节。继续显露桡侧腕长伸肌腱,并纵形劈开肌腱,在距止点6.5~8.0 cm处切断肌腱桡侧半,向远端翻转备用。在第1腕掌关节止点附近,于第1掌骨基底横行钻一骨性隧道,将肌腱条自外向内穿过隧道。将第1腕掌关节复位,调整腱条的松紧度,用可吸收2/0无创伤缝线,重叠紧缩缝合桡背侧关节囊和腱条重叠交叉处,腱条的游离端穿过拇长展肌腱深面,缝合固定于大多角骨结节附近的关节囊上。并用1根细克氏针将第1腕掌关节固定于拇指外展对掌位,针尾留在皮外。术后石膏托固定4~6周。在去除外固定的同时拔除克氏针,进行功能锻炼。

本法具有以下优点:桡侧伸腕长肌腱位置表浅,解剖容易,取材、转位方便,操作简单,创口小,切取的部分肌腱有足够的长度和强度,可重建、加强背侧和桡侧韧带,坚固稳定脱位的关节。

4.部分桡侧腕屈肌腱瓣修复陈旧性第1腕掌关节脱位手术方法

于前臂腕掌桡侧作"S"形切口,自腕掌横纹向近端延伸,长约10 cm,切开皮肤、皮下及前臂深筋膜,找出桡侧腕屈肌腱,将肌腱一半在腱腹交界处,纵形劈开直至第2掌骨基底近端止点处。距止点8 cm处切断肌腱尺侧半,向远端翻转形成腱瓣备用。于第1掌骨基底横行钻一骨性隧道,将腱瓣由外向内穿进此隧道,将第1腕掌关节复位,拉紧腱瓣,重叠缝合,其游离端缝于大多角骨附近关节囊上，拇指垂直外展位用石膏固定，6周后拆除行功能锻炼。

本法以桡侧腕屈肌腱的腱性部分内侧半转位，重建第1腕掌关节，方法简便可靠。其主要优点：有血供的腱瓣日后可形成韧带样组织，修复效果可靠；切取的腱瓣有足够的长度和强度，且不影响腕部力量。

5.掌长肌腱移位重建韧带治疗拇腕掌关节脱位

手术方法：以拇腕掌关节背侧为中心作"S"形切口，从背侧第2掌骨基底向桡侧绕过拇腕掌关节桡背侧直达腕掌横纹。充分显露拇腕掌关节合桡侧腕长伸肌腱远端附着点，于前臂掌侧中下1/3段作横切口，显露掌长肌腱腹交界处并切断。向远端游离掌长肌腱，通过皮下隧道将其从拇腕掌关节桡背侧切口引出。从第1掌骨基底相当于桡侧韧带止点远端0.5 cm处向掌骨"鼻状突"尺侧，沿着关节面平行线钻孔作骨隧道，将断裂的桡侧韧带和背侧韧带游离，切除瘢痕组织，将拇腕掌关节复位后，修复关节囊。将掌长肌腱从第1掌骨桡侧向尺侧穿过骨隧道，将其向尺侧牵引调整张力后从桡侧腕伸肌腱深面通过，后绕过桡侧腕伸肌腱浅面返折向桡侧达第1掌骨背侧与背侧韧带止点缝合，最后将掌长肌腱断端缝合到背侧韧带在大多角骨的起点处。缝合肌腱后试行拇内收、屈曲及对掌运动，并沿第1掌骨加压，证明韧带重建后牢固，关节无脱位，活动功能无障碍。依次缝合切口，石膏托固定腕关节于功能位4周后进行康复治疗。

（二）第1腕掌关节骨折与脱位（Bennett 骨折-脱位）的治疗

1.非手术治疗

对于新鲜的、闭合性的 Bennett 骨折，在早期可采用手法复位。即向远端纵向牵拉拇指，同时从掌骨基底部的侧方压迫，通常能较容易复位，复位后用前臂拇"人"字石膏固定6～8周。或用直径1.5 mm 的铁丝弯成鸭形铁丝夹板固定，"鸭嘴"钩住第1掌骨基底背侧（图5-35），维持复位状态优于拇"人"字石膏，简易方便，效果良好。待骨折愈合后可去除固定，开始功能练习。

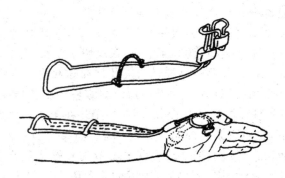

图 5-35　第1掌骨基底部骨折复位后鸭形铁丝夹板固定

另可用石膏加拇指皮肤牵引治疗 Bennett 骨折。先手法复位，后用长25 cm、宽2 cm 的胶布条，将中间制成蝶形，两端沿正中剪开，分别贴于拇指及第1掌骨侧缘，于第1掌骨基底部桡背侧及第1掌骨头掌侧各置一棉花垫，以胶布固定。将长40 cm、直径2 mm 的铁丝制成牵引弓形，末端弯成钩状。维持复位后的位置，将10层石膏绷带分成两片，远端至指间关节，近端至前臂中下段，在温水中浸泡后固定于前臂下端及腕掌的桡侧，铁丝弓置于两片中间，其末端的钩自外层中穿出，以防滑脱，维持第1掌骨于30°外展背伸位塑形，待石膏硬固后以3～4根橡皮筋连于皮牵引胶布蝶形部与铁丝弓之间，行牵引固定。

2.手术治疗

对于手法复位失败、关节内有骨折片、关节囊嵌入、开放性或陈旧性第1腕掌关节骨折,可在臂丛麻醉下,采取切开复位内固定术。

(1)Wagner法:在第1掌骨桡侧沿手掌与手背皮肤交界处作一"L"形切口,近端弯至腕横纹,暴露第1腕掌关节及第1掌骨骨折处,然后在直视下对好关节面,用克氏针固定。将第1掌骨基底部骨片与内侧小骨片固定在一起,如1枚克氏针固定不牢固,可加用第2枚克氏针固定第1掌骨与大多角骨,石膏固定拇指外展位。术后4周拔除克氏针,石膏再固定2周(图5-36)。

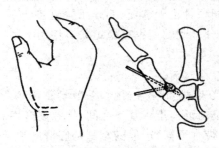

图 5-36　Wagner 法整复第 1 掌骨骨折示意

(2)Moberg-Gedda法:在鱼际跟部弧形切开,将鱼际部诸肌的附着点向远侧剥离,暴露第1腕掌关节及第1掌骨骨折处,接着将1枚克氏针经手掌部皮肤刺入内侧骨折片,克氏针的尖端露出骨折部,并挂上不锈钢丝后,克氏针继续前行至外侧骨折断端,用克氏针和不锈钢丝进行撬拨操作,直至两骨折端复位。然后继续穿入克氏针至第1掌骨的背侧,将骨折处进行正确的固定,并把克氏针从手背侧引出。如果固定不牢固,再用第2枚克氏针经第1掌骨的桡背侧穿入骨折断端。上述各项完成后,从一端抽出钢丝。在手背侧切断克氏针,包埋于皮下。术后前臂石膏固定,4周后拔除克氏针,6周后拆除石膏(图5-37)。

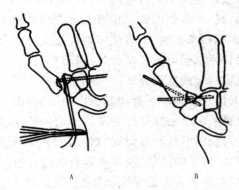

图 5-37　Moberg-Gedda 法整复第 1 掌骨骨折
A.用钢丝复位;B.克氏针内固定

四、并发症

拇指腕掌关节是拇指功能活动的关键关节,其脱位后可引起手部功能丧失较多。其关节囊松弛,不易固定,如失治误治可导致预后不良。常见并发症有疼痛、复发性脱位、晚期畸形和腕部及手的功能障碍。

（张　军）

第十二节　拇指掌指关节脱位

拇指掌指关节近似髁状关节,可屈、伸、收、展及少许旋转。活动范围因人而异,正常变异很大。关节两侧有侧副韧带,维持侧方稳定性。关节伸直时韧带呈紧张状态,屈曲时松弛。在关节尺侧,拇收肌止点部分经过尺侧籽骨止于掌板,部分肌腱直接止于近节指骨基底尺侧,还有些纤维参加背侧腱膜的尺侧扩展部分。此腱膜也有稳定关节作用。

一、病因病理

掌指关节背伸时受伤,近节指骨可脱向背侧,关节囊掌侧软骨板多从掌骨颈处膜状部分撕裂,软骨板可夹在掌骨头和脱位的近节指骨基底之间,导致复合性脱位,使复位非常困难,常使闭合复位不可能。桡尺侧侧副韧带常不断裂,但随掌骨基底滑向掌骨颈背侧,如损伤时外力偏向一边,可致一侧韧带断裂。

二、临床表现与诊断

患处疼痛、肿胀,拇指明显畸形,背侧掌骨头突出,可触及。手指呈屈曲弹性固定。如为掌侧脱位,可见掌侧隆起,在掌横纹皮下可触摸到脱位的掌骨头,手指变短,活动障碍。X线片示:指骨呈过伸位并向上、向背侧移位,指骨基底位于掌骨头的后上方。

三、治疗

单纯掌指关节脱位,闭合复位容易。复合性脱位,在充分麻醉下仍可试行闭合复位。腕屈曲位,拇指末节掌屈,以放松屈肌腱,从脱位的近节指骨基底背侧向远侧推移,同时屈掌指关节,有时可得到复位。如果开始时即牵拉掌指关节,可使单纯脱位变为复合性脱位,同时越牵拉越使穿破的关节囊、拇短屈肌腱及拇长屈肌腱等夹紧掌骨颈,而阻挡复位。复位后石膏制动3周。

手法复位方法:拇长屈肌腱缠绕的复位方法。采用臂丛麻醉或局部麻醉。术者右手握住脱位拇指使其内、外旋转,左手拇指放在第1掌骨桡侧赤白肉际处,四指托患手背处,轻轻用力往尺侧反复推挤,意在使拇长屈肌腱从掌骨头髁部回到掌侧。当拇长屈肌腱复位时,手下往往有滑动感,但很轻微。掌骨头嵌夹于拇长屈肌腱和拇短屈肌腱之间或拇长屈肌腱和拇收肌之间的复位方法关键在于加大向掌侧成角的指骨的度数,使其与掌骨接近直角。方法是术者右手握住患指,在稍加牵引下,尽量使其背伸,左手四指握患手大鱼际处,拇指顶住患指第1节指骨基底部用力向掌骨头推,待肌腱从掌骨颈部解脱,即可自然复位。

若闭合复位失败,需立即行手术切开复位,在直视下将撕破脱位的掌侧腱移位到掌骨头的掌侧,关节即可复位。

四、并发症

拇指掌指关节脱位复位后多遗留骨节肥大、关节僵硬,影响手部的活动功能。主要由关节囊破坏和固定时间过长所致,可用中药外洗,加强功能锻炼。

（张　军）

第六章

髋部及大腿损伤

第一节　髋关节脱位

髋关节脱位是指股骨头与髋臼构成的关节发生脱位。髋关节脱位约占全身各关节脱位的5％,占全身四大关节(肘、肩、髋、膝)脱位的第三位,仅次于肘、肩关节脱位。由于髋关节周围有坚强的韧带和丰厚的肌群,其结构十分稳固,一般不易发生脱位,只有在强大暴力作用下才可能发生髋关节脱位。髋关节脱位以活动力强的青壮年多见,多为高能量损伤如车祸、塌方、高处坠落等所致,复位越早治疗效果越好。如脱位时间过长,可能会增加股骨头缺血性坏死和创伤性关节炎的发生。

髋关节脱位,中医学称为"胯骨出""大腿根出臼""机枢错努""臀骱骨出"等。

一、病因、病理

髋关节脱位一般是由间接暴力导致,直接暴力所致极少见。随着我国交通运输业及建筑业的发展,因车祸、从工地高处坠落、塌方等高能量损伤所致的髋关节脱位日益增多,布兰德(Brand)在对髋关节脱位并骨折的病因学研究中发现约80％由机动车车祸所致。由于损伤能量高,对髋关节结构破坏严重,除脱位外,关节囊及邻近的肌肉等软组织亦有广泛损伤,常伴有髋臼、股骨头骨折,甚至并有同侧股骨颈、股骨干骨折等复合伤。由于损伤严重,其晚期并发症也相对增多。

二、分类

临床上按脱位的方向可分为后脱位、前脱位、中心型脱位。除此之外,还有陈旧性髋关节脱位。

(一)后脱位

髋关节在屈曲位时股骨头的一部分不在髋臼内,稳定性靠关节囊维持,若同时再有内收则股骨头大部分位于髋臼后上缘,其稳定性甚差。在车祸中患者处于坐位,膝前方顶撞于硬物上,或患者由高处坠落时髋关节处于屈曲位,来自膝前方的强大冲击力沿股骨干纵轴传递至股骨头,使股骨头冲破关节囊向后脱出,这样的脱位常伴有髋臼后缘或股骨头骨折,部分患者可同时伴有股骨颈或股骨干骨折;如若患者髋关节在屈曲、内收、内旋位受伤,或暴力纵向传递时存在迫使大腿内收、内旋的分力,这时股骨颈可被髋臼前内缘阻挡,形成一杠杆支点,股骨头更易向后上脱出。这样的脱位伴有髋臼后缘或股骨头骨折、股骨颈或股骨干骨折的概率相对较小。塌方时患者髋关节处于屈曲、内收位,膝关节着地,重物由腰骶部或臀后冲击髋关节,也能迫使股骨头冲破后方关节囊而形成后脱位。髋关节后脱位发生时由于髋关节屈曲的角度不同,股骨头脱出的位置亦有所不同。当屈髋小于 90°时股骨头脱出的位置多位于髋臼后上方的髂骨部,形成后上方脱位;当屈髋 90°时股骨头多停留在髋臼后方,称为后方脱位;当屈髋大于 90°时股骨头脱向髋臼后下方,停留在近坐骨结节部,称为髋关节后下方脱位。

股骨头脱出关节囊,造成股骨头圆韧带断裂,后关节囊撕裂,关节囊后上方各营养支发生不同程度的损伤。但前侧髂股韧带和关节囊保持完整,并具有强大拉力,使患肢出现屈髋、内收、内旋畸形。髋关节后脱位约占髋关节脱位的 85%。

髋关节后脱位并发髋臼后缘骨折约占 32.5%,合并股骨头骨折占 7%～21%。坐骨神经可因牵拉或受到股骨头的挤压,骨折块的碾挫而发生牵拉伤、撕裂伤、挤压伤、挫伤,出现下肢麻痹,踝背伸功能障碍。

(二)前脱位

外界暴力作用使大腿强力外展、外旋,此时股骨大转子顶部与髋臼上缘接触,以此为支点的杠杆使股骨头脱出髋臼,突破关节囊,向前方脱位。少数情况下髋关节在外展外旋位时,大转子后方遭受向前的暴力,造成前脱位。脱位后若股骨头停留在耻骨横支水平,称为耻骨型或高位型,可致股动脉、股静脉受压而出现下肢循环障碍;若股骨头停留在髋臼前方,称为前方脱位;若股骨头停留于闭孔处,称为闭孔脱位。临床上以此型多见。股骨头可压迫闭孔神经而出现股内侧区域性麻痹。前脱位占髋关节脱位的 10%～15%。

(三)中心型脱位

中心型脱位多由传达暴力所致。多因挤压伤致骨盆骨折,折线通过臼底,股骨头连同骨折片一起向骨盆内移位所致。亦可发生于下肢在轻度外展屈曲位时,强大暴力作用于股骨大转子外侧;或髋关节在轻度外展外旋位,高处坠落,足跟着地,暴力沿股骨纵轴传达致股骨头撞击髋臼底,致臼底骨折,当暴力继续作用,股骨头可连同髋臼的骨折片一同向盆腔内移位,形成中心型脱位,有时可伴有盆腔内脏器损伤。

(四)陈旧性髋关节脱位

当脱位超过 3 周即称为陈旧性脱位。近年来由于诊断水平的提高,这类疾病已明显减少,常见于漏诊或延误治疗的患者。漏诊多见于伴有同侧股骨干骨折,由于骨折症状掩盖了脱位征象,临床检查欠周详;延误治疗多见于伴有其他严重复合伤,为抢救生命或治疗复合伤而延误治疗时机。此时髋周肌肉、肌腱挛缩,髋臼为血肿机化形成的纤维瘢痕组织填充,关节囊破裂口在股骨颈基底部愈合,股骨头为纤维瘢痕组织包裹粘连而固定于脱出的位置。同时由于长时间的废用,患侧股骨,尤其是股骨颈及转子部骨质疏松明显。这些都给手法复位增加了一定的困难。

中医学认为髋关节脱位的病机为骨错筋伤,气滞血瘀,病理性质为实证。早期,由于髋关节骨错筋伤,筋膜断裂,络脉受损,血离经脉,气机凝滞,瘀积不散,经络受阻,故髋部疼痛、肿胀、关节活动受限,瘀血泛溢肌肤,则局部皮肤瘀紫;中期,骨位虽正,但筋络尚未修复,瘀血内滞未尽去,故肿痛减轻,瘀斑渐散;后期,瘀血已尽,肿痛消退,虽筋络连续,但尚未坚韧,故关节活动不利,患肢乏力。

三、诊断

（一）病史

有如车祸、高处坠落、塌方、运动伤等明确的外伤史。

（二）临床表现

1.髋关节脱位常见症状

受伤后患侧髋部疼痛、淤肿、畸形，出现功能障碍，弹性固定。

2.髋关节脱位的体征

（1）后脱位：患髋呈屈曲、内收、内旋、短缩畸形，伤侧膝关节屈曲并靠于健侧大腿中 1/3 处，即"粘膝征"阳性；患者臀部膨隆，股骨大转子上移凸出，在髂前上棘与坐骨结节连线（Nelaton线）上可扪及股骨头。

（2）前脱位：患髋外展、外旋、轻度屈曲，患侧较健肢增长畸形；患侧膝部不能靠于健侧下肢上，"粘膝征"阴性；患侧大转子区平坦或内陷，在腹股沟或闭孔处可扪及股骨头。

（3）中心型脱位：移位不多者无特殊体位畸形；移位明显者可出现患肢短缩畸形，大转子不易扪及，阔筋膜张肌、髂胫束松弛；若髋臼骨折形成血肿，患侧下腹有压痛，肛门指检可在患侧有触痛或扪及包块。

3.陈旧性髋关节脱位

可分为陈旧性后脱位、陈旧性前脱位、陈旧性中心型脱位。由于时间的迁延，局部的瘀肿已退，疼痛常不明显，甚至可扶拐跛行，伤侧肢体肌肉萎缩，但脱位造成的畸形仍在。

（三）影像学检查

1.X 线检查

X 线检查是诊断髋关节脱位的主要方法，一般情况下，髋关节正位、闭孔斜位、髂骨斜位X 线片可明确脱位的类型及是否伴有骨折。

（1）髋关节后脱位：股骨头脱出位于髋臼后方，在 Nelaton 线之上，Sheton 线不连续；股骨干内收、内旋，大转子突出，小转子消失，内旋越明显，股骨颈越短。若合并髋臼骨折、股骨头骨折或股骨颈骨折，宜加照闭孔斜位及髂骨斜位片。若合并髋臼后缘骨折，骨折片常被脱位的股骨头推向上方，位于股骨头顶上；若合并股骨头骨折，则多发生于股骨头的前内下部，很少累及负重区，股骨头前下内方骨折块多保留在髋臼内。

（2）髋关节前脱位：股骨呈极度外展、外旋位，小转子突出，股骨头位于髋臼前方多在闭孔内或耻骨横支水平。

（3）髋关节中心型脱位：髋臼臼底骨折，骨折片随股骨头突入盆腔，骨盆正位片可显示髋臼及股骨头的改变，闭孔斜位及髂骨斜位片可清楚显示髋臼骨折及移位情况。

（4）陈旧性髋关节脱位：X 线可显示脱位的方向，伴骨折者可见移位的骨折片；脱位时间长者，髋关节周围可见增大的软组织影，部分患者可有软组织钙化影，股骨上段可有不同程度的骨质疏松。

2.CT 检查

在常规 X 线检查中由于患者摆位时的剧痛等，难以达到满意的双斜位投照效果，加之影像的重叠及遮盖等因素的干扰，对创伤后并有骨折者容易漏诊或低估。CT 薄层扫描及三维重建可提高髋臼及股骨头骨折检出率；能初步了解关节及周围软组织损伤后的形态变化；能准确地进行髋关节合并骨折的分型,对临床治疗及减少晚期并发症有重要的意义。

3.MRI 检查

MRI 在了解髋关节脱位并髋臼骨折、股骨头骨折骨片的大小及移位情况不如 CT 清楚,但在观察髋关节周围软组织损伤、髋臼唇撕裂、关节腔内出血的情况较 CT 敏感。晚期可用来观察是否伴有股骨头坏死。

(四)分类分型

1.根据股骨头与髋臼的位置关系分型

(1)前脱位:以 Nelaton 线(髂前上棘与坐骨结节的连线)为标准,位于该线前方者为前脱位。前脱位又可分为前上方脱位(耻骨脱位)、前方脱位(髋臼前方脱位)、前下方脱位(闭孔脱位)。

(2)后脱位:脱位后股骨头位于 Nelaton 线后方者为后脱位。后脱位又可分为后上方脱位(髂骨部脱位)、后方脱位(髋臼后方脱位)、后下方脱位(坐骨结节脱位)。

(3)中心型脱位:股骨头冲破髋臼底或穿入盆腔者为中心型脱位。

2.根据合并骨折类型分型

髋关节脱位并骨折分型种类较多,下面介绍临床上常用的分型。

(1)Thompson-Epstein 髋关节后脱位并骨折分型:该分型法缺失髋关节后脱位并股骨颈骨折的分型。

Ⅰ型:髋关节后脱位伴有或不伴有髋臼后缘小骨折片。

Ⅱ型:髋关节后脱位伴有髋臼后缘较大单一骨折片。

Ⅲ型:髋关节后脱位伴有髋臼后缘粉碎性骨折。

Ⅳ型:髋关节后脱位伴有髋臼后缘及髋臼顶骨折。

Ⅴ型:髋关节后脱位伴有股骨头骨折。

(2)髋关节前脱位并骨折分型:髋关节前脱位发生概率较小,一旦脱位常易致股骨头骨折。

凹陷型髋关节前脱位并股骨头负重区压缩性凹陷骨折。

经软骨骨折型髋关节前脱位并股骨头负重区骨软骨骨折或关节软骨缺损。

(3)髋关节中心型脱位分型。

Ⅰ型:髋臼底部横形或纵形骨折,股骨头无移位。此型损伤轻,较多见。

Ⅱ型:髋臼底部骨折,股骨头呈半脱位进入盆腔。此型损伤较重,亦较多见。

Ⅲ型:髋臼底部粉碎性骨折,股骨头完全脱位于盆腔,并嵌入于髋臼底部骨折间。此型损伤严重,较少见。

Ⅳ型:髋臼底骨折并有髋臼缘骨折或同侧髂骨纵形劈裂骨折,骨折线达臼顶,股骨头完全脱位于盆腔。此型损伤严重,很少见。

3.根据脱位时间长短分类

新鲜髋关节脱位时间在 3 周以内,陈旧性髋关节脱位时间超过 3 周。

(五)常见并发症

1.骨折

髋关节脱位可并有髋臼骨折、股骨头骨折,少数情况下可出现同侧股骨颈骨折或股骨干骨折。

2.坐骨神经损伤

髋关节后脱位并髋臼后上缘骨折者或未能及时复位者,易致坐骨神经损伤,多表现为不完全损伤,以腓总神经损伤表现为主,出现足下垂、足趾背伸无力、足背外侧感觉障碍等体征。

3.闭孔神经损伤

前脱位的股骨头亦可压迫闭孔神经,致闭孔神经支配区域麻木。

4.股静脉损伤

髋关节前脱位的股骨头可直接压迫或部分挫伤股静脉导致患侧肢体深静脉栓塞,表现为患肢肿胀、疼痛,凹陷性水肿由足踝逐渐发展至近端,腓肠肌压痛明显。

5.股动脉损伤

下肢血液循环障碍,可见患肢大腿以下苍白、青紫、发凉,足背动脉及胫后动脉搏动减弱或消失。

6.内脏损伤

髋关节中心型脱位,髋臼骨碎片可随移位的股骨头进入盆腔,刺伤膀胱或直肠,常首先表现为腹膜刺激征,若同时伴有血尿、尿外渗体征,应考虑膀胱破裂。

7.创伤性关节炎

髋关节脱位并骨折常致髋关节面严重损伤,或关节内游离骨块,晚期易引起髋关节创伤性关节炎。临床上出现髋疼痛不适,骨性关节面模糊、中断、消失及硬化,关节间隙变窄或见关节内游离体。

8.股骨头坏死

髋关节脱位常引起圆韧带撕脱,关节囊广泛撕裂,上、下干骺端动脉遭受不同程度的损伤,致股骨头坏死。临床上出现髋痛,股骨头内死骨形成,股骨头塌陷变形。

9.髋关节周围骨化性肌炎

多见于髋部创伤严重,髋关节脱位并骨盆、髋臼骨折及股骨上段骨折者。轻者髋关节活动时有响声,重者髋关节活动障碍。

10.下肢深静脉血栓及肺栓塞

髋部脱位并骨折患者由于局部肿胀,下肢活动受限,静脉血流多处于缓慢状态,易引起深部静脉血栓。尤其是髋关节前脱位,股骨头可压迫或挫伤股静脉,更易引起下肢静脉血栓。静脉血栓形成后最常见也最危险的并发症是肺栓塞。

四、治疗

(一)治疗原则

新鲜脱位应及早复位,一般不应超过 24 小时,以手法闭合复位为主,复位后需充分固定。合并股骨干骨折者,先整复脱位,再整复骨折;对难复性髋关节脱位或脱位并髋臼、股骨头、股骨颈骨折,应早期行手术切开复位内固定。警惕严重并发症。

(二)治疗方法

1.非手术治疗

(1)闭合复位:应在全麻、腰麻或硬外麻下进行,据不同的脱位类型选择不同的手法进行复位,或行牵引复位。

后脱位:①屈髋拔伸法(Allis 法)。患者取仰卧位,助手固定骨盆,使患肢屈髋屈膝,术者面向患者弯腰站立,跨骑于患肢上,用双前臂、肘窝扣在患肢腘窝部,沿股骨轴线方向提拉并外旋患肢,使股骨头滑入髋臼。②回旋法(Bigelow 法)。患者仰卧,助手固定骨盆,术者一手握住患肢踝部,另一手以肘窝提拉其腘窝部,在向上提拉基础上,将患髋依次做内收-内旋-极度屈曲,然后将其外展、外旋并伸直,此复位轨迹在左髋形如"?",右髋则为反"?",复位过程中若感到或听到弹响,患肢伸直后畸形消失,即已复位。③拔伸足蹬法。患者仰卧,术者双手握患肢踝部,用一足外缘蹬于坐骨结节及腹股沟内侧,手拉足蹬,身体后仰,协同用力,并将患肢旋转,即可复位。④俯卧下垂法(Stimson 法)。令患者俯卧于检查台上,患髋及下肢悬空,屈髋屈膝 90°,助手固定骨盆,术者用一手握住患者足踝部,保持屈膝 90°,然后术者亦屈膝 90°,将患者小腿置于自己膝上,另一手沿股骨干长轴向下压小腿近端,即可复位。⑤后脱位合并同侧股骨干骨折整复法。患者侧卧,健肢在下,一助手握住患肢踝部顺势牵引,另一助手以宽布带绕患肢大腿根部向外上方牵引,术者站于患者身后,以手掌向前、远侧推股骨大转子,直至股骨头移至髋臼水平,在保持牵引情况下,第三助手用手提拉膝关节,使髋关节屈曲 90°,同时术者以手掌推股骨头向前即可复位。

前脱位:①屈髋拔伸法。患者仰卧,一助手固定骨盆,另一助手握住小腿近端,保持屈膝,顺原畸形方向,向外下方牵引并内旋,术者用双手环抱大腿根部,向后外方挤压,同时助手在持续牵引下内收患肢,使股骨头回纳入髋臼。②反回旋法。操作步骤与后脱位相反,先将髋关节外展、外旋、极度屈曲,然后内收、内旋、伸直患肢,此复位轨迹,左髋如反"?",右髋则为"?"。③俯卧下垂法。令患者俯卧于检查台上,患肢下垂,助手固定骨盆,屈髋屈膝 90°,术者用一手握住患者小腿持续向下牵引,同时旋转患肢即可复位。④侧牵复位法。患者仰卧,一助手以双手固定骨盆,另一助手用一宽布带绕过大腿根部内侧,向外上方牵拉,术者双手分别扶持患膝及踝部,连续屈患髋,在伸屈过程中,可慢慢内收、内旋患肢,常可听到或感到股骨头纳入髋臼的弹响,畸形消失,即可复位。⑤前脱位合并同侧股骨干骨折整复法。患者仰卧,一助手固定骨盆,另一助手握膝部,顺畸形方向牵引,在维持牵引下,第三助手以宽布带绕大腿根部向外上牵引,术者站于健侧,以手将股骨头近端向内扳拉,同时令握膝牵拉的助手内收患肢,即可复位。

中心型脱位:①拔伸扳拉法。对轻度移位者可用此法进行复位。患者仰卧,一助手固定骨盆,另一助手握患肢踝部,使足中立,髋外展约 30°,在此位置下拔伸旋转;术者以双手交叉抱住股骨上端向外扳拉,至大转子处重新高起表明股骨头已从骨盆内拔出,然后行胫骨结节骨牵引,维持 6~8 周,重量为 6~10 kg。②牵引复位法。本法适用于各类型脱位患者。对移位不明显者,行胫骨结节或股骨髁上骨牵引,牵引重量为 3~4 kg,2~3 周逐步减少牵引重量,4~5 周可去掉牵引。对移位明显,且髋臼底骨折严重者,应行股骨髁上牵引,牵引重量为 10~12 kg,同时在大转子部另打一前后克氏针向外牵引,牵引重量为 3~4 kg,一般 3 天内可将股骨头牵引复位。复位后可去除侧向牵引,纵向牵引重量减至 4~6 kg,维持骨牵引 8~10 周。

陈旧性髋关节脱位:陈旧性脱位手法复位需严格掌握适应证,做好复位前工作。①适应证:身体条件好,能耐受麻醉及整复时刺激;外伤脱位后,时间在 2~3 个月;肌肉韧带挛缩较轻,关节轮廓尚清晰;关节被动活动时,股骨头尚可活动;X 线示骨质疏松及脱钙不明显,不合并头、臼及其他骨折,关节周围钙化或增生不严重。②术前牵引:术前先用大重量骨骼牵引,通常选用股骨髁上牵引,牵引重量为 7~12 kg,抬高床尾,以加大对抗牵引力。待股骨头牵至髋臼平面,方可考虑手法复位。③松解粘连:在充分麻醉、筋肉松弛的情况下进行,一助手固定骨盆,术者持患肢膝及踝部,顺其畸形姿势,作髋关节屈、伸、收、展、内旋、外旋等运动,范围由小到大,力量由轻到重,将股骨头从粘连中松解出来。④手法复位:当粘连松解充分后可按新鲜脱位整复方法进行复位。若复位后髋不能伸直,或伸直后股骨头又脱出,可能因为髋臼为瘢痕组织填充,可反复屈伸、收展、内外旋,并可令一助手在大转子部同时挤压,使股骨头推挤、研磨髋臼内充填的瘢痕组织,从而完全进入髋臼。

(2)固定:髋关节脱位复位后,但由于部位特殊,难以通过夹板及石膏获得有效的固定作用。常需结合骨牵引或皮肤牵引固定,患肢两侧置沙袋防内、外旋。①髋关节后脱位:维持髋关节轻度外展皮肤牵引3~4周,避免行髋关节屈曲、内收、内旋活动。合并髋臼后缘骨折者,采用胫骨结节或股骨髁上牵引,牵引重量为6~12 kg,定期复查X线片,调整骨牵引重量,复位后应维持骨牵引8~12周。②髋关节前脱位:维持髋关节内旋、内收、伸直位皮肤牵引3~4周,避免外展、外旋活动。③髋关节中心型脱位:中立位牵引6~8周,待髋臼骨折愈合后方能拆除牵引。

2.手术治疗

(1)手术治疗适应证:髋关节后脱位、前脱位、中心型脱位及陈旧性脱位的手术适应证各不相同,现分述如下。

髋关节后脱位手术适应证:①软组织嵌入关节腔,手法复位失败者。②合并较大髋臼骨折,影响关节稳定者或股骨头负重区骨折者。③合并同侧股骨颈、转子间及股骨干骨折者。④伴有骨盆耻骨体骨折或耻骨联合分离者。⑤合并坐骨神经损伤需手术探查者。

髋关节前脱位手术适应证:①股骨头嵌入腰大肌或前关节囊,手法复位失败者。②合并股动脉损伤需手术探查者。③合并深静脉血栓保守治疗无效者。

髋关节中心型脱位手术适应证:①股骨头在骨盆内被骨片嵌顿难以脱出者。②髋臼穹隆部或髋臼和股骨头间存在骨碎片使股骨头无法复位者。③股骨头或穹隆有较大骨碎片,用牵引方法无法复位者。④合并有同侧股骨干骨折不能牵引治疗者。

髋关节陈旧性脱位能耐受手术者。

(2)手术方法及内固定的选择:不同的髋关节脱位的手术方法及内固定各不相同。

髋关节后脱位:一般采用髋关节后外侧切口,若合并坐骨神经损伤或髋臼骨折常用后侧切口入路。无骨折者仅需仔细从股骨头上切除或分离阻挡股骨头复位的肌肉、关节囊或韧带,扩大关节囊裂口,使股骨头复位。合并髋臼骨折Ⅱ~Ⅴ型者,宜将骨折块复位以1~2枚螺钉固定或用AO可塑形钢板塑形后固定。若合并股骨头骨折可选用2枚可吸收螺钉或异体骨钉固定股骨头骨折块。合并股骨颈、转子间骨折可予加压螺钉或滑动鹅头钉(DHS)固定。

髋关节前脱位:采用髋关节前外侧切口入路。切开关节囊,在内侧充分松解游离股骨头,然后在外展、外旋牵引下,术者向外侧挤压股骨头,使其纳入髋臼,内收、内旋下肢,即可复位。复位后若外展、外旋下肢易脱位者,予一克氏针通过股骨大转子部钻入髋臼上缘作临时固定。

髋关节中心型脱位:采用髂腹股沟入路或髋关节后侧入路联合应用。前侧入路切口起自髂嵴中部,沿髂嵴向前至髂前上棘,然后沿腹股沟至耻骨联合,进入髂前窝,显露骨折部,将髋臼内板的大骨块复位予螺钉固定或用AO可塑形钢板塑形后固定。后侧入路切口起自髂后上棘,向外下弧形延伸至大转子部,沿大腿外侧向远端延伸,切开阔筋膜及臀肌筋膜,分开臀大肌纤维到髂胫束后部,再沿大转子外侧将臀大肌筋膜切开,显露并保护好坐骨神经,切断外旋肌肌腱,将其向内侧牵开,显露髋臼后缘、坐骨支,将臀中肌从大转子附着部切下可显露髂骨翼部下部,将骨折复位,用钢板螺钉固定。中心型脱位并髋臼骨折较碎时,可将大块骨片植入髋臼内板,用AO可塑形钢板螺钉固定。脱位合并股骨干骨折,可选用交锁髓内针等固定,术后维持皮肤牵引4~6周。

髋关节陈旧性脱位在3~6个月者可行手术切开复位,术前需先骨牵引1~2周,术中将股骨头周围及髋臼的瘢痕组织全部清除,方可复位。脱位在6个月以上者可考虑行截骨术来纠正畸形,恢复负重力线,改进功能。对后脱位者可行转子间外展截骨,对前脱位者可行股骨颈基底部截骨,令截骨近端与股骨干成 90°,负重力线通过股骨头与转子部之间。对高龄陈旧性脱位患者,症状不重可不予处理。

3.阶段治疗

(1)早期。①药物治疗:主证表现为患侧髋部疼痛、肿胀、畸形,甚或瘀紫,活动受限,舌淡红或有瘀点,苔薄白,脉弦或涩。治法为活血祛瘀、消肿止痛。②练功:整复后在牵引固定期间,可行股四头肌收缩及踝关节屈伸活动,有利于气血畅通,促进肿胀消退,防止肌肉萎缩,恢复软组织力学平衡。

(2)中期。①药物治疗:主证表现为患侧髋部疼痛减轻,肿胀消退,瘀紫渐散,舌淡红或有瘀点,苔薄白,脉弦滑。治法为理气活血、祛瘀续筋。②练功:维持牵引固定。继续行股四头肌收缩及踝关节屈伸活动,防止肌肉萎缩,恢复软组织力学平衡。

(3)后期。①药物治疗:主证表现为患侧髋部疼痛、肿胀、瘀紫消失,患肢无力或腰酸疲倦,舌淡红,苔薄白,脉沉无力。治法为补益肝肾、强筋活络。②练功:解除牵引后,可先在床上行屈髋屈膝及髋关节内收、外展、内旋、外旋等功能活动,以后逐步扶双拐不负重活动;3 个月后行 MRI或 X 线检查未发现有股骨头缺血性坏死,方可下地行下蹲、行走等负重锻炼。对于中心型髋关节脱位者,床上练习课适当提早,负重活动相对延迟。

（刘　磊）

第二节　髋臼骨折

一、概述

髋臼由 3 块骨骼组成:髂骨在上,耻骨在前下,坐骨在后下,至青春期以后 3 块骨骼的体部才融合为髋臼。从临床诊治的角度出发,朱迪特(Judet)和 Letournel 将髋臼视为包含于半盆前、后两个骨柱内的一个凹窝。前柱又称髂耻柱,由髂骨前半和耻骨组成,包括髋臼前唇、前壁和部分臼顶。后柱又称髂坐柱,由髂骨的坐骨切迹前下部分和坐骨组成,包括髋臼后唇、后壁和部分臼顶。

二、病因、病理

髋臼骨折多由间接暴力造成,因臀部肌肉丰富,故直接暴力造成骨折少见。由于遭受暴力时股骨的位置不同,股骨头撞击髋臼的部位亦有所不同,因而造成不同类型的髋臼骨折。当髋关节在屈曲、内收位时受力,常伤及后柱,并可发生髋关节后脱位;若在外展、外旋位时受力,可造成前柱骨折和前脱位;若暴力沿股骨颈方向传递,即可造成涉及前后柱的横形或粉碎性骨折。严重移位的髋臼骨折,股骨头大部或全部突入骨盆壁内,出现股骨头中心脱位。传达暴力的髋臼骨折,髋臼的月状软骨面和股骨头软骨均有不同程度的损伤,重者股骨头亦可发生骨折。

三、诊断

(一)病史
确切的外伤史。

(二)体征

患侧臀部或大腿根部疼痛、肿胀及皮下青紫瘀斑,髋关节活动障碍。局部有压痛,有时可在伤处摸到骨折块或触及骨擦音。

(三)合并症

若合并有髋关节脱位,后脱位者在臀部可摸到脱出的股骨头,患肢呈粘膝状;前脱位者在大腿前侧可摸到脱出的股骨头,患肢呈不粘膝状;中心型脱位者,患肢呈短缩外展畸形。

(四)X 线或 CT 检查可明确诊断

为了正确评估髋臼骨折,检查时应摄不同体位的 X 线片,以便了解骨折的准确部位和移位情况。Letounel 对髋臼骨折在 Judet 3 个角度 X 线片上的表现进行了分类。该方法包括摄患髋正位、髂骨斜位片和闭孔斜位片,它们是诊断髋臼骨折和分类的依据。

正位片显示髂耻线为前柱内缘线,前柱骨折时此线中断;髂坐线为后柱的后外缘,后柱骨折时此线中断;后唇线为臼后壁的游离缘,臼后缘或后壁骨折时后唇线中断或缺如;前唇线为臼前壁的游离缘,前缘或前壁骨折时此线中断或缺如;臼顶和臼内壁的线状影表示其完整性,臼顶线中断为臼顶骨折,说明骨折累及负重区,臼底线中断为臼中心骨折,泪滴线可用来判断髂坐线是否内移。为了显示前柱或后柱骨折,尚需摄骨盆 45°斜位片。①向患侧旋转 45°的髂骨斜位片:可清晰显示从坐骨切迹到坐骨结节的整个后柱,尤其是后柱的后外侧缘。因此,该片可以鉴别后柱骨折和后壁骨折,如为后壁骨折,髂坐线尚完整,如为后柱骨折,则该线中断或错位。②向健侧旋转 45°的闭孔斜位片:能清楚地显示自耻骨联合到髂前下棘的整个前柱,特别是前内缘和前唇。应当指出的是,骨折错位不一定在每张 X 线片上显示,但只要有一张 X 线片显示骨折,即可明确诊断。髋关节正位、髂骨和闭孔位 X 线片虽可显示髋臼损伤的全貌,但有时难以显示复杂的情况。CT 可显示骨折线的位置、骨折块移位情况、髋臼骨折的范围和粉碎程度、股骨头和臼的弧线是否吻合,以及股骨头、骨盆环和骶骨损伤,因此对于髋臼骨折的诊断和分类,CT 是 X 线片的重要补充。特别是对平片难以确定骨折类型和拟切开复位内固定治疗者,以及非手术治疗后髋臼与股骨头弧线呈非同心圆位置或髋关节不稳定者均应做 CT 检查。

四、治疗

髋臼骨折后关节软骨损伤,关节面凹凸不平,甚至失去弧度,致使股骨头与髋臼不相吻合,势必影响髋关节的活动。长期磨损则出现骨关节炎造成疼痛和功能障碍。因此,髋臼骨折的治疗原则与关节内骨折相同,即解剖复位、牢固固定和早期主动及被动活动。

(一)手法复位

手法复位适用于单纯的髋臼骨折。根据骨折的移位情况采取相应的复位手法。患者取仰卧位,一助手双手按住骨盆,术者可将移位的骨折块向髋臼部位推挤,一面推挤,一面摇晃下肢使之复位,复位后采用皮牵引固定患肢 3~4 周。

(二)牵引疗法

牵引疗法适用于髋臼内壁骨折、骨折块较小的后壁骨折及髋关节中心型骨折脱位。也可用于虽有骨折移位,但大部分髋臼,尤其是臼顶完整且与股骨头吻合,以及中度双柱骨折头臼吻合者。方法:于股骨髁上或胫骨结节行患肢纵轴牵引,必要时(如严重粉碎,有移位和中心脱位的髋臼骨折,难以实现手术复位内固定者)在股骨大转子部加用侧方骨牵引,并使这两个方面牵引的合力与股骨颈方向一致。其纵轴牵引重量为 7~15 kg,侧方牵引重量为 5~8 kg,1~2 天摄 X 线片复查,酌情调整重量,并强调在维持牵引下早期活动髋关节。6～8周或8～12周去除牵引,扶双拐下地活动并逐渐负重,直至完全承重去拐行走。

(三)手术治疗

(1)对后壁骨折片大于3.5 cm×1.5 cm并且与髋臼分离达5～10 mm者行切开复位螺钉内固定术。

(2)移位明显的髋臼前柱骨折,采用改良式Smith-Peterson切口或经髂腹股沟切口,显露髋臼前柱,骨折复位后用钢板或自动加压钢板内固定。

(3)对髋臼后柱和后唇骨折采用后切口。其骨折复位后用钢板或自动加压钢板内固定,其远端螺钉应旋入坐骨结节。如有移位骨折片,需行骨片间固定时,可用拉力螺钉内固定。

(四)功能锻炼

对髋臼骨折应在维持牵引下早期活动髋关节,不仅可防止关节内粘连,而且可产生关节内的研磨动作,使关节重新塑形。

(刘 磊)

第三节 股骨头骨折

股骨头骨折是指股骨头或其软骨失去完整性或连续性,多见于成人髋关节后脱位。儿童股骨头骨折罕有发生,可能与儿童股骨头的坚韧性有关。

一、诊断

(一)病史

股骨头骨折多同时伴髋关节后脱位发生,皮普金(Pipkin)认为髋关节屈曲约60°时,大腿和髋关节处于非自然的内收或外展位,强大暴力沿股骨干轴心向上传导,迫使股骨头向坚硬的髋臼后上方移位。股骨头滑至髋臼后上缘时,股骨头被切割导致股骨头骨折并髋关节后脱位。髋关节前脱位时罕有发生股骨头骨折。

(二)症状和体征

伤后患髋疼痛,主动活动丧失,被动活动时引起剧痛。患髋呈屈曲、内收、内旋及缩短畸形;大转子向后上方移位,或于臀部触及隆起的股骨头;股骨颈骨折时下肢短缩,且有浮动感。髋关节主动屈、伸功能丧失,被动活动时髋部疼痛加重。髋关节正侧位X线片可证实诊断。

(三)辅助检查

X线检查:显示髋关节脱位及骨折,股骨头脱离髋臼,或部分移位,或完全脱位。部分移位指髋臼内嵌塞股骨头骨折片,头-臼间距加大或股骨头上移。有时合并髋臼后缘、后壁、后柱骨折,X线片均可显示,需行CT检查以明确诊断。

二、分型

Pipkin将Thompson-Epstein髋关节后脱位第Ⅴ型伴有股骨头骨折者,再分为4型,为Pipkin股骨头骨折分型。

（一）Ⅰ型

髋关节后脱位伴股骨头在圆韧带窝远侧的不全骨折。

（二）Ⅱ型

髋关节后脱位伴股骨头在圆韧带窝近侧的骨折。

（三）Ⅲ型

第Ⅰ或Ⅱ型骨折伴股骨颈骨折。

（四）Ⅳ型

第Ⅰ、Ⅱ或Ⅲ型骨折伴髋臼骨折。

这种分型既考虑到股骨头骨折的特点，又照顾到髋脱位、髋臼骨折的伴发损伤，对诊断、治疗和预后是有重要意义的。

临床中最多的是 PipkinⅠ型，其他各型依序减少，以Ⅳ型最少。

三、治疗

本类损伤应及时、准确地施行髋关节脱位复位术，对 PipkinⅠ、Ⅱ型股骨头骨折先试行髋关节复位，如股骨头复位后，股骨头骨折片也达到解剖复位，则宜行非手术治疗。如股骨头虽然复位，而股骨头骨折片复位不满意，一块或多块骨片嵌塞于头-臼之间，则是手术切开复位的指征。无论采用何种治疗，切不可忽视患者其他部位的损伤，如颅脑、腹腔内脏和胸腔内脏损伤及其出血、感染。应待这些损伤稳定后，再考虑患髋的手术治疗。抢救休克同时进行复位是明智的选择。

（一）非手术治疗

闭合复位牵引法。

1.适应证

PipkinⅠ型、Ⅱ型。并应考虑如下条件：股骨头脱位整复后其中心应在髋臼内，与股骨头骨折片对合满意，股骨头骨片的形状，头-臼和骨片之间的复位稳定状况。

2.操作方法

同髋关节后脱位，如骨折片在髋臼内无旋转，股骨头复位后往往能和骨折片很好对合，再拍片后如已证实复位良好，则应采用胫骨结节部骨牵引，维持患肢外展30°位置牵引6周，待骨折愈合后再负重行走。

（二）手术治疗

1.切开复位内固定或骨折片切除法

（1）适应证：年轻患者；股骨头虽然复位，而股骨头骨折片复位不满意；一块或多块骨片嵌塞于头-臼之间。

（2）操作方法：手术多用前方或外侧切口，以利骨折片的固定及切除。采用可吸收钉、螺钉、钢丝等内固定材料将骨折片固定，钉尾要深入到软骨下，钢丝缝合后于大转子下固定或皮外固定，穿引容易，拆除简单。如骨折片甚小，不及股骨头周径 1/4 且不在负重区，可将骨折片切除。

2.关节成形术、人工股骨头置换或人工全髋关节置换术

（1）适应证：PipkinⅢ型、Ⅳ型；年老的患者；陈旧性病例；或髋关节本来就有病损，如骨性关节炎或其他软骨、软骨下骨疾病的患者。应依据骨折的类型、髋臼骨折范围和其移位等情况，选择关节成形术、人工股骨头置换或人工全髋关节置换术。

（2）操作方法：同陈旧性髋关节脱位关节成形术及股骨颈骨折人工髋关节置换术。

（三）药物治疗

1.中药治疗

按"伤科三期"辨证用药。早期瘀肿较甚，疼痛剧烈，宜活血化瘀，消肿止痛，用桃红四物汤或加三七接骨丸；中期痛减肿消，宜通经活络，活血养血，用活血灵汤或舒筋活血汤；后期宜补肝肾、壮筋骨，用特制接骨丸。局部及远端肢体虚肿宜益气通络活血，用加味益气丸，肌肉消瘦、发硬，功能障碍者，宜养血通络利关节，用养血止痛丸。

2.西药治疗

如手术治疗，术前半小时预防性应用抗生素，术后一般应用3天，如合并其他内科疾病给予对症药物治疗。

（四）康复治疗

功能锻炼（主动、被动）包括以下两方面。

（1）复位固定后即行股四头肌舒缩及膝、踝关节的功能活动。

（2）两周后扶双拐下床不负重活动，注意保持外展位。PipkinⅢ型、Ⅳ型骨折可适当延缓下床活动时间。8周后可扶双拐轻负重活动，半年后视病情扶单拐轻负重行走，1年后弃拐进行功能锻炼，并注意定期复查。

股骨头骨折治疗的主要问题是防止骨折不愈合、股骨头缺血性坏死及创伤性骨关节炎，所以中后期的药物治疗、功能锻炼及定期复查尤为重要。一旦出现股骨头缺血性坏死征象，即应延缓负重及活动时间。

（刘　磊）

第四节　股骨颈骨折

股骨颈骨折是指由股骨头下至股骨颈基底部之间的骨折。多发生于老年人，此症临床治疗存在的主要问题是骨折不愈合及股骨头缺血性坏死。

一、诊断

（一）病史

股骨颈骨折多见于老年人，亦可见于儿童及青壮年，女性略多于男性。老年人因骨质疏松、股骨颈脆弱，即使是轻微外伤如平地滑倒，大转子部着地，或患肢突然扭转，都可引起骨折。青壮年骨折少见，若发生骨折必因遭受强大暴力，如车祸、从高处跌下等，常合并他处骨折，甚至内脏损伤。

（二）症状和体征

伤后患髋疼痛，多不能站立或行走，移位型股骨颈骨折症状明显，髋部疼痛，活动受限，患髋内收，轻度屈曲，下肢外旋、短缩。大转子上移并有叩击痛，股三角区压痛，患肢功能障碍，拒触动；叩跟试验（阳性），骨传导音减弱。

嵌插型骨折和疲劳骨折临床症状不明显，患肢无畸形，有时患者尚可步行或骑车，易被认为软组织损伤而漏诊,如仔细检查可发现髋关节活动范围减少。对老年人伤后主诉髋部疼痛或膝部疼痛时,应详细检查并拍摄髋关节正侧位片,以排除骨折。

（三）特殊检查

Nelaton 线、Bryant 三角、Schoemaker 线等均为阳性,Kaplan 交点偏向健侧脐下。

（四）辅助检查

X 线检查可明确骨折部位、类型和移位情况。应注意的是某些线状无移位的骨折在伤后立即拍摄的 X 线片可能不显示骨折,2～3 周需再次进行 X 线检查,因骨折部发生骨质吸收,如确有骨折则骨折线可清楚显示。故临床怀疑骨折者,可申请 CT 检查或卧床休息两周后再拍片复查,以明确诊断。

二、分型

按骨折错位程度分为以下 4 型(Garden 分型)。

（一）Ⅰ型

不完全骨折。

（二）Ⅱ型

完全骨折,但无错位。

（三）Ⅲ型

骨折部分错位,股骨头向内旋转移位,颈干角变小。

（四）Ⅳ型

骨折完全错位,骨折端分离,近折端可产生旋转,远折端多向后上移位。

三、治疗

应按骨折的时间、类型、患者的年龄和全身情况等决定治疗方案。

（一）非手术治疗

(1)手法复位,经皮空心加压螺钉内固定术。①适应证:Garden Ⅱ、Ⅳ型骨折。②操作方法:新鲜移位型股骨颈骨折,可由两助手分别相向顺势拔伸牵引,然后内旋、外展伤肢复位;或屈髋屈膝拔伸牵引,然后内旋、外展、伸直伤肢进行复位;或过度屈髋屈膝拔伸牵引,然后内旋、外展、伸直伤肢复位;也可先行骨牵引快速复位,复位满意后按前述方法进行固定。

(2)皮肤牵引术。对合并有全身性疾病,不宜施行侵入方式治疗固定的股骨颈骨折,若无移位则可行皮肤牵引并穿"丁"字鞋保持下肢外展足部中立位牵引固定。

(3)较小儿童选用细克氏针固定骨折,较大儿童可用空心螺钉固定。

（二）手术治疗

1.空心加压螺钉经皮内固定

(1)适应证:Garden Ⅰ、Ⅱ型骨折。

(2)操作方法:新鲜无移位股骨颈骨折可在 G 形或 C 形臂 X 线机透视下直接行 2～3 枚空心螺钉内固定。先由助手牵引并扶持伤肢轻度外展、内旋,常规皮肤消毒、铺巾、局麻,于股骨大转子下 1 cm 及 3 cm 处经皮做 2～3 个长约 1 cm 的切口,沿股骨颈方向钻入 2～3 枚导针经折端至股骨头内,正轴位透视见骨折无明显移位,导针位置良好,选择长短合适的 2～3 枚空心加压螺钉套入导针钻入股骨头至软骨面下 5 mm 处,退出导针,再次正轴位透视见骨折复位及空心加压螺钉位置良好,固定稳定,小切口缝1针,无菌包扎,将患肢置于外展中立位。1周后可下床不负重进行功能锻炼。

2.空心加压螺钉内固定

(1)适应证:闭合复位失败或复位不良的各种移位型骨折。

(2)操作方法:取髋外侧切口,显露骨折端使骨折达到解剖复位或轻微过度复位,空心加压螺钉内固定技术同上述。

3.滑移式钉板内固定

(1)适应证:股骨颈基底部骨折闭合复位失败者或股骨上端外侧皮质粉碎者。

(2)操作方法:取髋外侧切口,加压髋螺钉应沿股骨颈中轴线或偏下置入,侧方钢板螺钉应在3枚以上,为防止股骨颈骨折旋转畸形,可附加1枚螺钉通过股骨颈固定至股骨头内。

4.内固定并植骨术

(1)适应证:陈旧性股骨颈骨折不愈合,或兼有股骨头缺血性坏死但无明显变形者,或青壮年股骨颈骨折移位明显者。

(2)操作方法:可先行股骨髁上牵引,待骨折端牵开后,行手法复位空心加压螺钉经皮内固定(亦可手术时再行复位内固定),再视病情行带旋髂深动脉蒂、缝匠肌蒂髂骨瓣或带股方肌蒂骨瓣等转位移植术。

5.截骨术

(1)适应证:陈旧性股骨颈骨折不愈合或畸形愈合,可采用截骨术以改善功能。

(2)操作方法:股骨转子间内移截骨术(麦氏)、孟氏截骨术、股骨转子下外展截骨术、贝氏手术等。但必须严格掌握适应证,权衡考虑。

6.人工髋关节置换术

(1)适应证:主要适用于60岁以上的陈旧性股骨颈骨折不愈合,内固定失败或恶性肿瘤、骨折移位显著不能得到满意复位和稳定内固定者,有精神疾病或精神损伤者及股骨头缺血性坏死等均可行人工髋关节置换术。

(2)操作方法:全身麻醉或硬膜外阻滞麻醉。手术入路可采用髋部前外侧入路(S-P入路)、外侧入路、后外侧入路等,根据手术入路不同采用相应的体位。对老年患者应时刻把保护生命放在第一位,要细心观察,防治合并症及并发症。

(三)药物治疗

1.中药治疗

按"伤科三期"辨证用药。早期瘀肿较甚,疼痛剧烈,宜活血化瘀,消肿止痛,用桃红四物汤加减;中期痛减肿消,宜通经活络,活血养血,用活血灵汤或舒筋活血汤;后期宜补肝肾,壮筋骨,用三七接骨丸。局部及远端肢体虚肿宜益气通络活血,用加味益气丸;肌肉消瘦、发硬、功能障碍者,宜养血通络利关节,用养血止痛丸。

2.西药治疗

如手术治疗,术前半小时预防性应用抗生素,术后一般应用3天。合并其他内科疾病应给予对症药物治疗。

(四)康复治疗

功能锻炼(主动、被动)主要包括以下3个方面。

(1)复位固定后即行股四头肌舒缩及膝、踝关节的功能活动。

(2)1周后扶双拐下床不负重活动,注意保持外展位。Garden Ⅱ、Ⅳ型骨折可适当延缓下床活动时间。8周后可扶双拐轻负重活动,半年后视病情扶单拐轻负重行走,1年后弃拐进行功能锻炼,并注意定期复查。

(3)股骨颈骨折治疗的主要问题是骨折不愈合及股骨头缺血性坏死,所以中、后期的药物治疗及定期复查尤为重要。要嘱咐患者不侧卧、不盘腿、不内收伤肢。一旦出现股骨头缺血性坏死的征象,即应延缓负重及活动时间。

(刘 磊)

第五节 股骨转子间骨折

股骨转子间骨折又称股骨粗隆间骨折,是指由股骨颈基底部至小转子水平以上部位所发生的骨折。它是老年人常见的损伤,约占全身骨折的3.57%,患者年龄较股骨颈骨折患者大5~6岁,青少年极罕见,男多于女,约为1.5∶1。由于股骨转子部的结构主要是松质骨,周围有丰富的肌肉包绕,局部血运丰富,骨的营养较股骨头优越得多。解剖学上的有利因素为股骨转子间骨折的治疗创造了有利条件。因此,多可通过非手术治疗而获得骨性愈合。骨折不愈合及股骨头缺血性坏死很少发生,故其预后远较股骨颈骨折为佳。临床上大多数患者可通过手术治疗获得良好的预后。但整复不良或负重过早常会造成畸形愈合,较常见的后遗症为髋内翻,还可出现下肢外旋、短缩畸形。另外长期卧床易出现压疮、尿路感染、坠积性肺炎等并发症。

一、病因病理与分类

(一)病因病理损伤原因及机制

与股骨颈骨折相似,多发生于老年人,属关节囊外骨折。因该处骨质疏松,老年人内分泌失调,骨质脆弱,遭受轻微的外力如下肢突然扭转、跌落或转子部遭受直接暴力冲击,均可造成骨折,骨折多为粉碎性。

(二)骨折分类

根据骨折部位、骨折线的形状及方向将股骨转子间骨折分为顺转子间骨折、逆转子间骨折。

1.顺转子间骨折

骨折线自大转子顶点的上方或稍下方开始,斜向内下方走行,到达小转子上方或稍下方。骨折线走向大致与转子间线或转子间嵴平行。依暴力方向及程度,小转子可保持完整或成为游离骨片。由于向前成角和内翻应力的复合挤压,可使小转子成为游离骨片而并非髂腰肌收缩牵拉造成。即使小转子成为游离骨片,股骨上端内侧的骨支柱仍保持完整,支撑作用仍较好,移位一般不多,髋内翻不严重。远端则可因下肢重量及股部外旋肌作用而外旋。若暴力较大,骨质过于脆弱,可致骨折片粉碎。此时,小转子变成游离骨片,大转子及内侧支柱亦破碎。远端明显上升,髋内翻明显,患肢外旋。其中顺转子间骨折Ⅰ型和Ⅱ型属稳定性骨折,其他为不稳定性骨折,易发生髋内翻畸形。

按Evan标准分为4型。①Ⅰ型:顺转子间骨折,无骨折移位,为稳定性骨折。②Ⅱ型:骨折线至小转子上缘,该处骨皮质可压陷或否,骨折移位呈内翻位。③ⅢA型:小转子骨折变为游离骨片,转子间骨折移位,内翻畸形;ⅢB型,转子间骨折加大转子骨折,成为单独骨块。④Ⅳ型:除转子间骨折外,大小转子各成为单独骨块,亦可为粉碎性骨折。

2.逆转子间骨折

骨折线自大转子下方,斜向内上方走行,到达小转子上方。骨折线的走向大致与转子间嵴或转子间线垂直,与转子间移位截骨术的方向基本相同。小转子可能成为游离骨片。骨折移位时,近端因外展肌和外旋肌群收缩而外展、外旋;远端因内收肌、髂腰肌牵引而向内、向上移位。

根据骨折后的稳定程度AO的Mtiller分类法将转子间骨折分为3种类型。①A1型:简单的两部分骨折,内侧骨皮质仍有良好的支撑。②A2型:粉碎性骨折,内侧和后方骨皮质在数个平面上破裂,但外侧骨皮质保持完好。③A3型:外侧骨皮质也有破裂。

二、临床表现与诊断

患者多为老年人,青壮年少见,儿童更为罕见。有明确的外伤史,如突然扭转、跌倒致臀部着地等。伤后髋部疼痛,拒绝活动患肢,患者不能站立和行走。局部可出现肿胀、皮下瘀斑。骨折移位明显者,下肢可出现短缩,髋关节短缩、内收、外旋畸形明显,检查可见患侧大转子上移。无移位骨折或嵌插骨折者,虽然上述症状较轻,但大转子叩击和纵向叩击足跟部可引起髋部剧烈疼痛。一般来说,股骨转子间骨折和股骨颈骨折的受伤姿势、临床表现及全身并发症大致相同。转子间骨折因局部血运丰富,所以一般较股骨颈骨折肿胀明显。前者压痛点在大转子部位,愈合较容易而常遗留髋内翻畸形;后者压痛点在腹股沟韧带中点下方,囊内骨折愈合较难。髋关节正侧位X线片可以明确骨折类型和移位情况,并有助于与股骨颈骨折相鉴别,以及对骨折的治疗起着指导作用。

骨折后,常出现神色憔悴,面色苍白,倦怠懒言,胃纳呆滞诸症。津液亏损、气血虚弱者还可见舌质淡白,脉细弱。中气不足,无水行舟,可出现大便秘结。长期卧床还可出现压疮、尿路感染、凝结物、坠积性肺炎等并发症。老年患者易感染发热,有时体温不一定很高,可仅出现低热,临床宜加警惕。

三、治疗

股骨转子间骨折的治疗方法很多,且效果不一。骨折的治疗目的是防止髋内翻畸形,降低死亡率。据国外报道,转子间骨折的死亡率为10%～20%。常见的死亡原因有支气管肺炎、心力衰竭、脑血管意外及肺梗死等。具体选择何种治疗方法,应根据患者的年龄、骨折的时间、骨折的类型及全身情况决定,还要充分考虑患者及家属的意见,对日后功能的要求、经济承受能力、医疗条件、医师的手术技术和治疗经验等进行综合分析后采取切实可行的治疗措施。在积极地进行骨折局部治疗的同时,还应注意防治患者伤前病变或治疗过程中可能发生的危及生命的并发症,如压疮、尿路感染、坠积性肺炎等。争取做到既保证生命安全,又能使肢体的功能获得满意的恢复。

(一)非手术治疗

1.无移位股骨转子间骨折

此类骨折无须复位,可让患者卧床休息。在卧床期间,为了防止骨折移位,患肢要保持外展30°～40°,稍内旋或中立位固定,避免外旋。为了防止外旋,患足可穿"丁"字鞋,也可用外展长木板固定(上至腋下7～8肋间,下至足底水平),在伤肢外侧用绷带包扎固定或用前后石膏托固定,保持患肢外展30°中立位。固定期间最好卧于带漏洞的木板床上,以便大小便时不必移动患者;

臀部垫气圈或泡沫海绵垫,保持床上清洁、干燥,以防骶尾部受压,形成压疮;如需要翻身时,应保持患肢体位,防止下肢旋转致骨折移位。应加强全身锻炼,进行深呼吸,叩击后背咳嗽排痰,以防坠积性肺炎的发生;同时应积极进行患肢股四头肌舒缩锻炼、踝关节和足趾屈伸活动,以防止肌肉萎缩和关节僵直的发生。骨折固定时间为8～12周。骨折固定6周后,可行X线片检查,观察骨生长情况,若骨痂生长良好,可在双拐保护下不负重下地行走;若骨已愈合,可解除固定;若未完全愈合,可继续固定3～5周,行X线片检查至骨折坚固愈合。如果骨折无移位,并已连接,可扶拐下地活动,至于弃拐负重行走约需半年或更长时间。

2.牵引疗法

牵引疗法适用于所有类型的转子间骨折。由于死亡率和髋内翻发生率较高,国外已很少采用,但在国内仍为常用的治疗方法。具体治疗应根据患者的骨折类型及全身情况,以及是否耐受长时间的牵引和卧床。一般选用Russell牵引,可用股骨髁上穿针或胫骨结节穿针,肢体安置在托马式架或勃朗式架上。对不稳定骨折牵引时注意牵引重量要足够,约占体重的1/7,否则不足以克服髋内翻畸形。持续牵引过程中,髋内翻纠正后也不可减重太多,以防止髋内翻的再发。另外,牵引应维持足够的时间,一般为8～12周,对不稳定者,可适当延长牵引时间。待骨痂生长良好,骨折处稳定后,练习膝关节功能,嘱患者离床,在外展夹板保护下扶双拐不负重行走,直到X线片显示骨折愈合,再开始患肢负重。骨折愈合坚实后去除牵引,才有可能防止髋内翻的再发。牵引期间应加强护理,防止发生肺炎及压疮等并发症。据报道,股骨转子间骨折牵引治疗,髋内翻发生率可达到40%～50%。

3.闭合穿针内固定

闭合穿针内固定适用于无移位或轻度移位的骨折。采用局部麻醉,在C形臂X线透视下,对移位骨折先进行复位,于转子下2.5 cm处经皮以斯氏针打入股骨颈,针的顶端在股骨头软骨下0.5 cm处,一般用3枚或多枚固定针,最下面固定针需经过股骨矩,至股骨颈压力骨小梁中。固定针应呈等边三角形或菱形在骨内分布,使固定更坚强。固定完成后,针尾预弯埋于皮下。在C形臂X线透视下行髋关节轻微屈曲活动,观察断端有无活动。术后患肢足部穿"丁"字鞋,保持外展30°中立位。术后患者卧床3天后可坐起,固定8～12周行X线片检查,若骨折愈合,可扶双拐不负重行走,练习膝关节功能。

近年来越来越多的人主张在条件许可的情况下,为了防止骨折再移位,避免长期卧床与牵引,应早期使用经皮空心钉内固定。但也不能一概而论,应视具体情况而定,因内固定本身是一种创伤,且还需再次手术取出。

(二)切开复位内固定

手术治疗的目的是要达到骨折端坚固和稳定的固定。骨折的坚固内固定和患者的早期活动被认为是标准的治疗方法。所以治疗前首先应通过X线片来分析骨折的稳定情况,以及复位后能否恢复内侧和后侧皮质骨的完整性。同时应了解患者的骨骼情况,选择合适的内固定器械,达到骨折的坚固和稳定固定的目的。转子间骨折常用的内固定物有两大类:带侧板的滑动加压髋螺钉和髓内固定系统。如Jewett钉、DHS或Richard钉、Gamma钉、Ender钉、Küntscher钉等。

1.滑动加压髋螺钉内固定系统

滑动加压髋螺钉内固定系统在20世纪70年代开始应用于一些转子间骨折的加压固定。此类装置由固定钉与一带柄的套筒两部分组成,固定钉可在套筒内滑动,以保持骨折端的紧密接触并得到良好稳定的固定。术后早期负重可使骨折端更紧密地嵌插,有利于骨折得以正常愈合。

对稳定性骨折,解剖复位者,用130°钉板;对不稳定性骨折,外翻复位者,用150°钉板。常用的有带侧板的滑动加压髋螺钉固定。在Richard加压髋螺钉操作时,应首先选择进针点于转子下2 cm处,一般在小转子尖水平进入,于股骨外侧皮质中线放置合适的角度固定导向器,打入3.2 mm螺纹导针至股骨头下0.5~1.0 cm内,C形臂X线正侧位透视检查,确认导针位于股骨颈中心且平行于股骨颈,并位于与软骨下骨的交叉点上。测量螺钉长度后,沿导针方向行股骨扩孔、攻丝,拧入拉力螺钉,将远端的套筒钢板插入滑动加压螺钉钉尾,然后以螺钉固定远端钢板。固定完毕后行髋关节屈伸、旋转活动,检查固定牢固,逐层缝合切口。术后患者卧床3天后可坐起,2周后可在床上或扶拐不负重行膝关节功能练习。固定8~12周,行X线片检查,若骨折愈合良好,可除拐负重行走,进行髋、膝关节功能锻炼。

2.髓内针固定系统

髓内针固定在理论上讲与切开复位比较有以下优点:手术操作范围小,骨折端无须暴露,手术时间短,出血量少。目前有两种髓内针固定系统用于转子间骨折的固定,即髁-头针和头-髓针。

(1)头-髓针固定:包括Gamma钉、髋髓内钉、Russell-Taylor重建钉等。Gamma钉即带锁髓内钉。在股骨颈处斜穿1枚粗螺纹钉,并带有滑动槽。该钉从生物力学角度出发穿过髓腔。与侧钢板不同,它的力臂较侧钢板短,因此在转子内侧能承受较大的应力,以达到早期复位的目的。术中应显露骨折部和大转子顶点的梨状肌窝,以开口器在梨状肌窝开孔并扩大髓腔,将髓内棒插入股骨髓腔,在股骨外侧骨皮质钻孔,以髓内棒颈螺钉固定至股骨头下,使骨折断端加压,然后固定远端螺钉,其远端横穿螺钉,能较好地防止旋转移位。该法适用于逆转子间骨折或转子下骨折。

(2)髁-头针固定:如Küntscher钉、Ender钉和Harris钉。Ender钉的髓内固定方法于20世纪70年代在美国广泛应用。Ender钉即多根细髓内钉。该钉具有一定的弹性和弧度,自内收肌结节上方进入,在C形臂X线透视检查下,将钉送至股骨头关节软骨下0.5 cm处,通过旋转改变钉的位置,使各钉在股骨头内分散。由于钉在股骨头颈部的走行方向与抗张力骨小梁一致,从而抵消了造成内翻的应力,3~5枚钉在股骨头内分散,有利于控制旋转。原则上,除非髓腔特别窄,转子间骨折患者最少应打入3~4枚Ender钉;对于不稳定的转子间骨折且髓腔特别宽大时,可打入4~5枚使之尽可能充满髓腔。其优点:①手术时间短,创伤小,出血量少;②患者术后几天内可恢复行走状态;③骨折部位和进针点感染机会少;④迟缓愈合和不愈合少。主要缺点:控制旋转不绝对可靠,膝部针尾外露过长或向外滑动,可引起疼痛和活动受限。

3.加压螺钉内固定

加压螺钉内固定适用于顺转子间移位骨折。往往在临床应用中需采用长松质骨螺钉固定,以控制断端的旋转。术后患肢必须行长腿石膏固定,保持外展30°中立位,以防骨折移位,造成髋关节内翻。待骨折完全愈合后,才可负重进行功能锻炼。固定期间应行股四头肌舒缩锻炼,防止肌肉萎缩,有利于关节功能恢复。现此种方法在临床上已很少应用。

4.人工关节置换

股骨转子间骨折的人工关节置换在临床上并未广泛应用。术前应根据检查的结果对患者心、脑、肺、肝、肾等重要器官的功能进行评估,做好疾病的宣教;向患者和家属说明疾病治疗方法的选择,手术的目的、必要性、大致过程及预后情况;对高危人群应说明有多种并发症出现的可能及其后果,以及伤前病变术前治疗的必要性和重要性,使患者主动地配合治疗。在老年不稳定性转子间骨折,同时存在骨质疏松时,可考虑行人工关节置换。但对运动要求不高且预计寿命不长的老年患者,这一手术没有必要,对转子间骨折不愈合或固定失败的患者是一种有效的方法。有学者在严格选择适应证的情况下,对部分股骨转子间骨折患者行骨水泥人工股骨头置换术,取得了良好的效果,使老年患者更早、更快地恢复行走功能,减少了并发症的发生。

(三)围术期的处理

股骨转子间骨折与股骨颈骨折都多见于老年人,且年龄更大。治疗方法多以手术为主,做好围术期的处理,积极治疗伤前病变,提高手术的安全性,注重术后处理以减少并发症,在本病的治疗中占有十分重要的位置。

(四)中药治疗

股骨转子间骨折多发生于老年人,应时时把保全生命放在第一位,要细心观察,既要看到局部病变,更要细察全身的整体情况,把防止并发症的发生放在重要的位置。运用中药治疗,正确处理扶正与祛邪的关系,以维持机体的动态平衡。下面介绍股骨转子间骨折临床上常见的几种证型的辨证用药。

1.瘀阻经脉证

损伤早期或手术后,血脉受损,瘀血滞留于经脉,使经脉受阻,导致患肢局部肿胀、疼痛、压痛明显,腿部肌肉有紧张感。舌质暗红,苔薄,脉弦涩。治宜活血通脉法,利水消肿,方用桃红四物汤加云苓、泽泻、三七、丹参、乳香、没药、枳壳、牛膝等。中成药可选用复方丹参片、三七片、三七胶囊等。临床上常在髋关节术后常规给予丹参注射液 10～30 mL 静脉滴注 1 周左右,用于肢体肿胀的消退和防治下肢深静脉血栓形成。

2.气虚血瘀证

老年人素体虚弱,骨折后,证见精神萎靡,面色无华,头晕目眩,四肢萎软无力;或伤后日久,瘀肿不消。舌淡,脉细无力。治宜益气活血并用,方用补阳还五汤加减。若证见有气虚欲绝之势,宜补气与助阳并用,补气助阳药物有黄芪、人参、白术、附子、甘草等。股骨转子间骨折早期瘀血多较严重,患者常有年老体衰、气血虚弱等证,故老年人骨折早期在活血化瘀的同时,采用益气活血法治之。

3.腑气不通证

骨折后长期卧床,肠道传导功能失常,大便秘结,努挣难下,若见面色无华,时觉头眩心悸。舌淡胖嫩,脉细涩。治宜养血润肠,方用润肠丸。若身体壮实者,可用番泻叶 10 g,开水浸泡,带茶饮服,便通为止。

4.肝肾不足证

年老体弱、肝肾亏损的患者,或骨折后期,筋骨虽续,但肝肾已虚,骨折愈合迟缓,骨质疏松,筋骨萎软,肢体功能未恢复者,治宜补益肝肾法。常用方剂有壮筋养血汤、生血补髓汤、六味地黄丸、金匮肾气丸、健步虎潜丸等。

5.瘀阻化火证

股骨转子间骨折,卧床不起,又复感外邪,火毒内攻,热邪蓄结,壅聚成毒,暴发喘促气急,气粗息高,发热恶寒,咳嗽痰黄黏稠,不易咳出,大便秘结,小便黄。舌红苔黄而干,脉洪数。治宜祛瘀化痰,清热凉血,方用清金化痰汤加减,可起到热去诸症皆除之功效。因肺与大肠相表里,有腑实不通者,可送服牛黄承气丸以助通腑泄热、清肺降火。

四、合并症、并发症

(一)压疮

股骨转子间骨折的患者往往需要长时间卧床,若护理不周,可在骨骼突出部位发生压疮。这是由于局部受压,组织因血液供应障碍导致坏死,溃疡形成,经久不愈,有时还能发生感染,引起败血症。对此,应加强护理,以预防为主。对压疮好发部位,如骶尾部、踝部、跟骨、腓骨头等骨突部位应保持清洁、干燥,定时翻身,进行局部按摩,并注意在骨突出部加放棉垫、气圈等。对已发生的压疮,除了按时换药、清除脓液和坏死组织外,还应给予全身抗生素治疗及支持疗法或投以清热解毒、托毒生肌中药。

(二)坠积性肺炎

坠积性肺炎是老年患者长期卧床或牵引、石膏固定常见的并发症。由于长期卧床,肺功能减弱,痰涎积聚,咳痰困难,易引起呼吸道感染,有的因之危及生命。对此,对长期卧床的患者,应鼓励其多做深呼吸及鼓励咳嗽排痰,并在不影响患肢的固定下加强患肢的功能活动,以便及早离床活动。

(三)髋内翻

多因股骨转子间骨折复位不良、内侧皮质对位欠佳或未嵌插、内固定不牢所致。髋内翻发生后患者行走呈跛行步态,双侧者呈鸭行步态,类似双侧髋关节脱位。查体见患者肢体短缩,大转子突出,外展、内旋明显受限。单侧 Allis 征阳性,Trendelenburg 征阳性。X 线表现:骨盆正位片可见患侧股骨颈干角变小,股骨大转子升高,其多由肌肉的牵引及重力压迫所致。

治疗上保守治疗效果不佳。对轻的髋内翻,不影响行动者可不处理,小于 120°的内翻,早期发现应做牵引矫正,年轻者应行手术矫正。根据股骨近端的正侧位 X 线平片计算各个矫正角度,制订术前计划,外翻截骨应恢复生物力学平衡;但在另一方面,要根据髋关节现有功能,限定矫正的度数,以免发生外展挛缩。手术方法有许多,常用的有两种。①关节囊外股骨转子间截骨:术前在侧位 X 线片上测量患侧股骨头骨骺线与股骨干轴线形成的头-干角,并与正常侧对照;在蛙式位上测量股骨头-干角,确定其后倾角度,也与正常侧对照。两者之差,可作为确定术中楔形截骨块大小的依据。术中用片状接骨板或螺钉接骨板内固定,术后可扶拐部分负重 6～8 周,然后允许完全负重。②转子间或转子下截骨:该手术在股骨干及关节囊以外进行。不仅可以间接矫正颈之畸形,而且不影响股骨头的血液供应。通过手术将股骨头同心性地置于髋臼内,恢复股骨头对骨干轴线的功能位置。中度及重度滑脱时,股骨头在臼内后倾及向内倾斜,引起内旋、内收、外旋及过伸畸形。为同时矫正这 3 种成分的畸形,可用三维截骨术,即远段外展、内收及屈曲,通常需要切除楔形小骨块,构成三维截骨的两个角性成分,再矫正旋转的角度,矫正后用钉板固定。切除的骨块咬成碎块充填于截骨区周围有助于新骨形成。从生物力学观点,它可有足够强度内固定,可减少术后固定,但术后最好仍用石膏固定,直至愈合。不论用什么方法,畸形都有可能复发,故要经常随访复查。

(刘 磊)

第六节 股骨干骨折

股骨干是指股骨小转子下 2～5 cm 到股骨髁上 2～4 cm 之间的部分。股骨干骨折约占全身骨折的 6%。男多于女,约为 2.8∶1,患者以 10 岁以下儿童最多,约占股骨干骨折患者的 50%。随着近年来交通事故的增多,股骨干骨折的发病比例呈上升趋势,男多于女。骨折往往复杂,且合并伤较多,给治疗增加了很大的难度。

一、病因病理与分类

股骨干骨折多见于儿童和青壮年。以股骨干中部骨折较多发。直接暴力和间接暴力均可造成骨折。碰撞、挤压、打击等直接暴力所致者,多为横形、粉碎性骨折;而扭转、摔倒、杠杆作用等间接暴力所致者,多为斜形、螺旋形骨折。除青枝骨折外,股骨干骨折均为不稳定性骨折。

(一)骨折的典型移位

骨折发生后受暴力作用、肌肉收缩和下肢重力作用,不同部位可发生不同方向的移位趋势(图 6-1)。

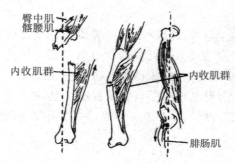

图 6-1　股骨干骨折的典型移位示意图

(1)上 1/3 骨折:近端受髂腰肌和臀中、小肌及外旋肌的牵拉,而产生屈曲、外展及外旋倾向,远端则因内收肌群的作用而产生向后、上、内移位。

(2)中 1/3 骨折:除重叠外,移位规律不典型,多数骨折近折端呈外展、屈曲倾向,远折端因内收肌的作用,下方向内上方移位,使两骨折端向前外成角。

(3)下 1/3 骨折:由于膝后方关节囊及腓肠肌的牵拉,远端被拉向后方,其锐利的骨折端可刺伤腘动、静脉,而骨折近端内收向前移位。

(二)根据骨折线的形状

(1)横形骨折:骨折线为横行,大多由直接暴力造成。

(2)斜形骨折:骨折线为斜行,大多由间接暴力造成。

(3)螺旋形骨折:骨折线为螺旋形,多由强大的旋转暴力造成。

(4)粉碎性骨折:骨折片在 3 块以上,多由直接暴力造成。

(5)青枝骨折:因骨膜厚、骨质韧性较大,断端一侧皮质未完全断裂。多见于小儿。

造成股骨干骨折常需较强大的暴力,骨折后断端移位明显,软组织损伤严重。临床上应注意,成人股骨干骨折内出血 500～1 000 mL,出血较多,加上创伤后剧烈疼痛刺激,特别是多发性骨折、多段骨折,更易早期出现休克;有挤压伤者,应注意是否有挤压综合征的发生。下 1/3 骨折时,注意检查是否有腘动、静脉损伤,应密切观察病情,以免贻误治疗。

二、临床表现与诊断

股骨干骨折多有明确的外伤史,如车祸、高处坠落、重物直接打击等。伤后局部疼痛、肿胀明显,可出现短缩、成角畸形,患肢功能活动完全丧失,可触及骨擦感和异常活动,但儿童青枝骨折除外。下 1/3 骨折时,应注意足背动脉及胫后动脉搏动情况,如出现动脉搏动减弱或消失,末梢循环障碍,后方血肿形成,应疑为腘动、静脉损伤,应急诊手术探查。严重挤压伤、粉碎性骨折或多发性骨折患者,应注意挤压综合征和脂肪栓塞的发生。轻微外力造成的骨折,应考虑到病理性骨折。

X 线片检查可以明确骨折部位及移位情况。上 1/3 骨折时,X 线检查应包括髋关节;下 1/3 骨折时,X 线检查应包括膝关节。怀疑髋关节脱位的患者,应加拍髋关节正位及侧位 X 线片,以明确诊断。

三、治疗

(一)急救处理

股骨干骨折的治疗应开始于急救处理阶段。一般患者完全丧失站立或行走能力,由于下肢长而重、杠杆作用大,不适当的搬运可引起更多的软组织损伤。因此,合理地就地固定患肢是非常重要的。患者如无休克,颅脑损伤或胸、腹部损伤时,应先给予止痛剂,禁止在现场做不必要的检查。最简单的方法是将患肢与健肢用布条或绷带绑在一起,如有合适的木板,可在患肢的内外侧各放一块,内抵会阴部,外超骨盆平面,用布条或绷带绑住固定。固定时下肢应略加牵引,这样可以部分复位并减轻疼痛。

(二)非手术治疗

1.新鲜儿童股骨干骨折的治疗

儿童股骨干骨折由于愈合快、自行塑形能力强,有些移位、成角均可自行矫正。采用牵引和外固定治疗,不易引起关节僵硬,故多采用保守治疗。儿童股骨干骨折的另一重要特点是常因骨折的刺激引起肢体过度生长。其可能是由于在骨折后临近骨骺的侧支血液供给增多。至伤后 2 年,骨折线愈合,骨痂重新吸收,血管刺激停止,生长即恢复正常。

根据以上儿童股骨干骨折的特点,骨折在维持对线的情况下,短缩不超过 2 cm,无旋转畸形,均被认为达到功能复位要求。故尽量不采用手术治疗。

(1)青枝骨折和无移位的稳定性骨折无须整复,以小夹板固定即可。对移位较多或轻度成角畸形者,可采用手法复位,矫正畸形,并行小夹板固定。对无移位或移位较少的新生儿产伤骨折,将患肢用小夹板或圆形纸板固定 2～3 周。

(2)3 岁以下儿童可采用 Bryant 牵引,亦称过头牵引。这是一种传统的治疗方法,利用皮肤牵引达到治疗效果。选用合适长度的胶布粘贴,自骨折水平面或以上 1 cm 处开始,下到足底 1 cm 左右的扩张板上,用绳索连接后,再通过两滑轮,加上牵引所需重量。下肢突起部位,如腓骨头、内外踝部应加垫,以避免局部压迫,引起溃破、疼痛和神经麻痹,最后用绷带松紧适度地缠绕下肢,以防胶布滑脱。牵引重量为双下肢同时牵引时,患儿臀部悬空,以距离床面 1～2 cm 为度。患儿大腿可行夹板固定。为防止骨折向外成角,可使患儿面向健侧躺卧。牵引期间应定期拍 X 线片,观察骨折对位情况,密切观察患肢血运及活动。牵引 3～4 周,根据 X 线片显示骨愈合情况,去掉牵引。儿童股骨横断骨折,常不能完全牵开而呈重叠愈合。开始虽然患肢短缩,但因骨折愈合期血运活跃,患骨生长加快,约 1 年余双下肢可等长。

(3)3～14 岁儿童移位骨折,可在水平牵引下施以手法复位、小夹板固定;骨牵引可行胫骨结节或股骨髁上牵引;皮牵引用胶布贴于患肢内、外两侧,再用螺旋绷带包住,患肢放于垫枕上,牵引重量为 2～3 kg,如骨折断端重叠未能牵开,可行 2 层螺旋绷带中间夹 1 层胶布的缠包方法,再加大牵引重量。在皮肤或骨牵引完成后,患儿仰卧,一助手固定骨盆,另一助手使伤侧髋半屈曲位拔伸牵引,术者双手用端、挤、提、按手法进行整复,然后行小夹板固定。注意调整牵引针方向、重量及肢体位置以防成角畸形,小夹板固定也应注意松紧适度,并应随时进行调整。4～6周行X线片复查,观察骨折愈合情况。如愈合良好,可去牵引,行功能锻炼。

2.成人股骨干骨折的治疗

无移位的稳定性骨折无须整复,只要固定即可;有移位的骨折,可根据受伤部位不同而行股骨髁上或胫骨结节骨牵引,并手法复位夹板固定。对股骨上及中1/3骨折,可选用胫骨结节牵引;下1/3骨折,可选用胫骨结节或股骨髁上牵引。股骨中段骨折时,患肢伸直位牵引;股骨下段骨折时,患膝屈曲90°牵引。牵引过程中,应注意膝关节活动及控制远端旋转,经常测量下肢长度及骨折的轴线;复位中,要求无重叠,无成角,侧方移位不大于直径的1/2,无旋转错位。手法复位前先行穿针,后整复骨折。股骨上段骨折,需一助手固定骨盆,另一助手一手握踝,一肘挎腘窝,膝关节屈曲90°,髋关节半屈曲位向上提拉,并使股骨远端外旋。术者根据不同部位骨折的移位情况,采用推、按、扳、提手法,纠正骨折的旋转、成角及侧方移位,然后固定。治疗期间,第2天即开始练习股四头肌收缩及踝关节活动,第2周开始练习抬臀,第3周两手提吊环,健足踩在床上,收腹,抬臀,使身体、大腿、小腿成一直线,加大髋膝活动范围。从第4周开始可扶床架练习站立。X线片检查示骨折临床愈合后,可去牵引后逐渐扶拐行走,直至X线片检查骨折愈合为止。

(三)切开复位内固定

成人股骨干骨折后,由于肌肉的牵拉,往往移位严重,保守治疗难以达到满意的效果,因此需采用手术切开复位内固定,以恢复正常的解剖关系。切开复位内固定的适应证:用手法或牵引不能达到整复要求的骨折;严重开放性骨折,受伤时间短,尚未出现感染迹象者;合并神经、血管损伤的骨折;多发性骨折。常用的内固定有钢板螺钉内固定和髓内针固定。自20世纪60年代以来,瑞士AO学组的外科医师对所有的股骨干骨折采用髓内固定或钢板螺钉内固定。

AO加压钢板内固定的基本原则:①无创技术,保存骨折端血运,内固定放于骨膜外,慎重保留软组织;②解剖复位;③张力侧钢板固定。AO学者利用特制的内固定器材,使骨折断端间产生加压作用,骨折获得一期愈合,早期进行功能活动,恢复肢体正常功能。但加压钢板内固定易发生一定的并发症,常见的有钢板疲劳断裂、钢板下骨质萎缩、感染。髓内针固定早在20世纪40年代就由Küntscher介绍了闭合髓内钉技术。第二次世界大战以后,由于开放式髓内钉固定的出现和广泛应用,对于无并发症的青年髓腔最狭窄段非粉碎性骨折,髓内钉成为股骨干骨折的最终治疗方法。随着手术技术的完善,特别是影像器的应用,髓内钉固定技术得到了更好的临床应用。

1.切开复位加压钢板螺钉内固定

AO方法自20世纪60年代起逐渐普及,可分为加压器钢板和自身加压钢板两种。主要适用于股骨干上、中、下1/3横形骨折及短斜形骨折。手术在侧位进行,取大腿后外侧切口,在外侧肌间隔前显露股骨干外侧面,推开骨膜后,钢板上在股骨干外侧。股骨干骨折内固定选择后外侧切口的优点是由前肌群与后肌群之间隙进入,不损伤肌肉,内固定物置于股骨外侧,可避免膝上方前面股四头肌与股骨之间的滑动机构发生粘连。术后患者卧位2～3周,逐渐扶拐下地,练习下肢关节活动,待骨折愈合后,方能完全离拐行走。

2.切开复位梅花形髓内针内固定

(1)主要适应证:①股骨干上、中1/3横形及短斜形骨折,蝶形骨折或陈旧性粉碎骨折;②股骨多段骨折;③股骨中上、上 1/3 陈旧性骨折及延迟愈合或不愈合;④股骨上中 1/3 骨折,并发大腿神经、血管损伤,需修复者;⑤多发骨折(包括股骨骨折)或多发伤,如胸或腹部广泛烧伤需经常变换体位,不能应用牵引者。长斜形及螺旋形骨折应视为相对禁忌证。

(2)髓内针的选择:测量健肢股骨大转子尖至髌骨上缘,为其长度。在标准 X 线片中,测髓腔最狭窄部位的横径,减去 10%,即为所用髓针的粗细(直径),或在术前把选好的髓内针用胶布贴在大腿外侧,进行 X 线摄片(股骨全长)。髓针的长度粗细与髓腔进行对照,髓内针的长度应自股骨髁间窝上 1 cm,至股骨大转子上 2 cm,其粗细以能通过髓腔最狭窄部位为准。手术方法可采用逆行髓内穿针法和顺行髓内穿针法。如为陈旧性骨折,把植骨材料如碎骨条放在骨折端的周围。近年来梅花形髓内针由于在固定中的强度欠佳,抗旋转力较差,临床上已较少使用。

3.闭合髓内针内固定

适应证:①股骨上及中 1/3 的横形、短斜形骨折,有蝶形骨片或轻度粉碎性骨折。②多发骨折。术前先行骨牵引,重量为体重的 1/6,以维持股骨的力线及长度,根据患者全身情况,在伤后 3～10 天手术。髓内针长度及粗细的选择同逆行髓内针者。患者体位分为侧卧位及平卧位两种。侧卧位:患者健侧卧于骨折牵引台上,健肢伸直位,固定在足架上,患肢髋屈曲 80°～90°,内收 20°～30° 中立位。对双下肢进行牵引,直到骨折端分离,在 X 线电视引导下,施手法进行复位。平卧位:患者平卧于骨折手术台上,两腿分开,插入会阴棒,阻挡会阴。躯干略向健侧倾斜,患肢内收 20°～30° 中立位,固定于足架上。这样可使大转子充分暴露,尽量向患侧突出。健肢外展、下垂或屈曲位,以不影响使用 C 形臂 X 线机透视患肢侧位为准。对患肢施以牵引,直到骨折断端分离,在透视下使骨折复位或至少在同一平面上得到复位。术后一般不需外固定,48～72 小时除去引流。术后 7～10 天,可逐步扶拐下地活动。此法创伤较小、膝关节功能恢复较快、不必输血,是值得选用的,但是需要 C 形臂 X 线电视设备。骨折 2 周以上影响复位者,不宜选用此法。

4.带锁髓内针内固定

带锁髓内针内固定适用于股骨干上、中、下段横形、斜形或粉碎性骨折。

现临床上应用较多。其优点在于通过远近端栓钉有效控制旋转,克服了髓内针旋转控制不好的情况,扩大了应用范围。全程应在 C 形臂 X 线透视下进行。闭合带锁髓内针手术操作时应利用骨折复位床,将骨折复位;开放带锁髓内针在髓内针内固定的基础上,进行近端和远端栓钉固定。术中应扩大髓腔,根据骨折情况,可行动力固定或静力固定。

(四)药物治疗

股骨干骨折多见于儿童和青壮年,骨折早期,创伤严重,失血较多,应把保全生命放在第一位。同时要细心观察局部和全身情况,运用中药治疗,按骨折三期用药原则处理,辨证用药,正确处理扶正与祛邪的关系,以维持机体的动态平衡。下面介绍股骨干骨折临床上常见的几种证型的辨证用药。

(1)气血虚弱证:股骨干骨折早期,创伤严重,失血较多,气随血耗,气虚则血无所统。患者面色苍白,四肢发凉,心烦口渴,冷汗自出,神疲眩晕,脉细数无力,为失血后气血虚衰、亡阴亡阳之危症。治宜补气摄血,使"散者收之""损者益之",方用独参汤,有益气统血固脱作用。危症急救时,应结合输血、补液疗法。

(2)瘀阻经脉证:骨折早期,患肢局部肿胀,疼痛、压痛明显,骨折断端易再移位,筋脉反复受损,瘀血滞留于经脉,使经脉受阻。治宜活血祛瘀,行气消肿止痛,方用桃红四物汤加云苓、泽泻、枳实、厚朴、大黄、丹参、乳香、没药、枳壳、牛膝等,使留滞之瘀血和气血结滞疏通。中成药可选用复方丹参片、三七片、三七胶囊等。

(3)脾胃虚弱证:脾主四肢肌肉,脾胃为后天之本,气血生化之源。骨折后,患者卧床时间长,纳食差,脾胃虚弱,气血亏损。治宜健脾益胃,方用健脾养胃汤,以促进脾胃消化功能,有利于气血生成。

(4)肝肾不足证:适用于肝肾亏损,筋骨萎弱者;或骨折后期,筋骨虽续,但肝肾已虚者;或骨折愈合迟缓,骨质疏松,筋骨萎软,肢体功能未恢复者。治宜补益肝肾法,常用方剂有壮筋养血汤、生血补髓汤、六味地黄丸、金匮肾气丸、健步虎潜丸等。

四、并发症

(一)骨折畸形愈合

最常见的畸形愈合是成角畸形,其次为短缩畸形及旋转畸形。有时以上3种畸形中的两种可同时存在。多因牵引重量不足、石膏固定不当或下地负重太早,使股骨干骨折发生成角畸形。在股骨干上1/3骨折,易发生向外或向前外成角畸形;中1/3骨折,可发生向外或向前成角畸形;下1/3骨折,多发生向外或向后成角畸形。短缩畸形主要因牵引重量不足,未能将骨折重叠牵开所致,或者是并发伤较多,忽略治疗所致。旋转畸形忽略治疗者,远骨折端随肢体重量处于外旋位,并在外旋畸形位愈合。不是所有的畸形愈合都需要外科治疗,对于儿童,轻度短缩可自行矫正,对于成人,轻度短缩则可以垫高鞋跟来补偿,但短缩2.5 cm以上则招致明显跛行及骨盆倾斜,对年轻人应考虑矫正。不论儿童或成人,对于旋转畸形均无自行矫正能力,应予矫形。股骨干的成角畸形,成人大于15°,儿童大于30°,即应采取截骨矫正术。

术前应做好充分的准备:①因膝关节长时间固定而活动障碍,术前应锻炼屈膝至90°;②成角畸形并缩短的患者,常发生股内收肌挛缩,可妨碍短缩的矫正,故术前应做短期牵引;③为使截骨后顺利愈合,应准备植骨。

手术一般在硬膜外麻醉下进行,对有内收肌挛缩者,可先切断股内收肌起点,选用股骨外后侧切口,外侧肌间隔前显露。手术包括截骨矫形、内固定及植骨3个部分:①截骨,一般于成角畸形处截骨,以气锯、电锯或骨刀截骨,横断截骨易于操作,如做成台阶状则更有利于愈合并防止旋转,有重叠或旋转畸形者同时矫正;②内固定,对股骨上、中1/3骨折畸形愈合,截骨后选用逆行髓内针固定,畸形愈合处骨髓腔多闭塞,予以通开并扩大以接纳较粗的梅花形髓内针,对下1/3骨折可选用角翼接骨板、梯形接骨板或加压钢板固定,置于骨干外侧;③植骨,取同侧髂骨碎骨条植于截骨处周围,置负压引流缝合切口,术后48小时拔除引流管。拆线后练习膝关节功能,骨折愈合前不能负重活动。

(二)骨不连

(1)病因:过度牵引;开放性骨折于清创时取出碎骨片较多并感染;内固定与外固定不足;过早活动等。后者占全部病例的一半以上。股骨干骨折后骨不连常伴有成角畸形、肢体短缩畸形及膝关节活动障碍。对股骨干骨不连的治疗原则是矫正畸形、坚强固定及植骨促使愈合,同时应注意到保存及恢复膝关节活动。

(2)术前应做好充分的准备:有成角畸形及短缩者,行患肢股骨髁上牵引1~2周。对中上1/3骨不连,以夹板等短期固定股部,进行膝关节活动锻炼,达90°屈曲范围再手术,则术后膝关节活动较易恢复;下1/3骨不连的外固定较难,应早日手术,术后练习膝关节活动。

161

(3)手术取股外后侧切口进入,操作分以下 3 个步骤:①切除断端间纤维组织,打通髓腔扩髓至 10 mm 以上,修整断端,矫正畸形。②坚强固定,以 10 mm 以上梅花形髓内针固定,对骨质疏松髓腔粗大者,以 2 根梅花形髓内针套接固定。此适用于上及中 1/3 骨不连。对下 1/3 骨不连则宜选用钢板固定。对于转子下骨不连,由于髓腔较粗大,梅花形髓内针不能完全控制轴线,可将髓内针上端相当于骨不连处折弯成 15°～20°角,使角尖向内,开口向外,顺行打入髓腔。此成角髓内针使骨不连处发生向内 10°～15°的成角,但由于髓腔粗大的抵消,仅有轻度成角,保持处于轻微外翻位(正常范围),从而防止髋内翻的发生。对于下 1/3 骨不连的内固定,亦可选用梅花形髓内针,但针的长度应达股骨髁间凹之上的松质骨中,另外还可横穿 1 枚斯氏针,两端均露在皮外,以备术后用小夹板卡住斯氏针做外固定,以防止旋转活动。如有锁钉髓内针固定则更好,横穿斯氏针可于 6 周后骨折初步愈合时拔除。③植骨:取同侧髂骨碎骨条,植于骨不连处四周,置负压引流,缝合切口。

(三)膝关节活动障碍

1.病因

(1)长时间固定膝关节,未进行股四头肌及膝关节活动锻炼者,膝关节长期处于伸直位,股四头肌挛缩,甚至关节内粘连。

(2)手术及骨折创伤造成股四头肌与股骨前滑动结构粘连,股骨中下 1/3 骨折错位,损伤股前滑动结构出血粘连;前外侧手术入路,钢板置于股骨前外与股中间肌粘连,手术及创伤使股中间肌纤维化挛缩。

(3)膝关节长期处于半屈曲位,亦可发生屈曲挛缩,后关节囊粘连,腓肠肌、髂胫束及腘绳肌挛缩。

2.诊断

膝关节伸屈活动范围甚小,在 10°～20°,髌骨不能向内、外推动者,为膝关节内粘连,髌上滑囊与两侧滑囊粘连,扩张部挛缩。严重者交叉韧带挛缩。膝关节有一定范围的活动,常在 30°稍多,主要为屈曲受限,可伸直。髌骨可在左右推动及上下滑动者,主要为伸膝装置粘连与挛缩。屈膝正常,伸膝受限者为屈曲挛缩。

3.治疗

(1)手法治疗:对轻度股四头肌挛缩及伸膝装置粘连者,如膝可伸直,屈曲仅 50°左右者,股四头肌处于无可触及的瘢痕条带者,可应用手法复位。在麻醉下,手法被动屈曲膝关节,稳妥而较慢地强力屈膝至听到组织撕裂声,以被动屈膝至 90°或稍多为止,不可一次要求完全屈曲。

(2)牵引治疗:对 20°以内轻度屈曲挛缩,可行骨牵引治疗,重量逐渐增加,患者可自己压迫股骨向后,牵引中注意观察有无腓总神经损伤症状,一旦出现应立即减轻牵引,牵引不能伸直者,可做手术前准备。

(3)股四头肌成形术:适用于伸膝装置粘连,股四头肌挛缩。采用硬膜外麻醉,患者取平卧位,在大腿根部置气囊止血带,驱血后手术。取股前正中纵行切口,经髌骨内侧至其远端。将股内侧肌及股外侧肌从股直肌上分离开直至髌骨上方。电灼,止血。然后把股直肌与股中间肌完全分开,股前瘢痕及挛缩多集中在股中间肌。因此,将股直肌用布带提起,将其下方股中间肌连同瘢痕一并切除。股内、外侧肌中的瘢痕也切除。向下切开两侧关节囊的挛缩,后屈曲膝关节。由助手稳定大腿,术者双手握小腿,渐渐用力使膝关节屈曲到超过 90°,此过程可听到组织撕裂声。如瘢痕过多则不可强力屈曲,以防发生撕裂伤或骨折。缝合时,将股内侧肌与股外侧肌缝在股直肌两旁,关节囊不缝合。股四头肌之间可垫以脂肪,置负压引流,缝合切口。术后将患肢置于连续被动活动架上,24 小时后开始连续被动活动,保持活动范围,直至患者主动伸屈活动达到被动活动的范围。3 周下地练习下蹲屈曲,借助体重,加大屈膝活动范围。如无连续被动活动架,可用平衡牵引(带附架的托马氏架)固定患肢。麻醉恢复后,主动及被动练习活动膝关节。本手术的成功与否在很大程度上取决于患者的意志是否坚定。要不怕疼痛和早期活动到最大范围,努力锻炼股四头肌和股后肌。

(4)关节内粘连:分离由关节内粘连所致的关节僵硬,轻度者通过手法治疗,可将粘连撕开。严重粘连,关节活动范围极小者,需手术分离。在气囊止血带下手术。无股中间肌瘢痕挛缩者,取髌骨内、外两侧切口。内侧切口中自髌骨旁切开股内侧肌及关节囊,滑膜内锐性分离;外侧切口中切开髂胫束及关节囊,分离外髁滑囊及髌上囊。慢慢被动屈曲膝关节,亦听到组织撕裂声,至超过 90°即可。置负压引流,缝合股内侧肌于髌旁,关闭切口,术后处理同上。

(5)膝关节屈曲挛缩及僵硬的松解如下。①术前牵引:除屈曲 20°以内的轻度挛缩可牵引矫正或不经牵引而直接手术矫正外,较重的屈曲挛缩,均应行术前牵引准备。②从内外侧途径行膝屈曲挛缩松解术:采用硬膜外麻醉,患者仰卧,在气囊止血带下手术,膝关节在屈曲位。外侧切口为从股骨髁近侧股二头肌腱前向腓骨头做一长 12 cm 切口,有髂胫束挛缩、膝屈曲、小腿外展外旋畸形者,在切口中向前于髌上 2~3 cm 处横断髂胫束及阔筋膜,外侧肌间隔紧张或其他挛缩组织亦予以横断。向后牵开股二头肌腱及腓总神经,在股骨外髁后面横切开关节囊,用骨膜起子紧贴股骨后面向内向上推开外侧关节囊及腓肠肌外侧头起点,使之与股骨完全分离,直达股后中间部位,向上分到关节间隙上 7~8 cm。内侧切口为从内收肌结节后到关节远侧纵切口,切开后关节囊,紧贴股骨向外向上推开后关节囊与腓肠肌内侧头,使之与股骨分离并与外侧切口相通。伸展膝关节:稳妥用力伸展膝关节至完全伸直。注意腓总神经是否紧张,如果紧张,则将其游离到腓骨颈处并将腓骨头于屈膝位切除。如果膝关节仍不能完全伸直,则检查股二头肌腱与内侧诸肌腱是否紧张,对紧张者行“Z”字形延长,有的后交叉韧带紧张挛缩,需将其在胫止点上切断。对于行股二头肌腱延长者,更需注意防止伸膝时牵拉损伤腓总神经,应切除腓骨头,松解神经,冲洗伤口,置负压引流,分层缝合。③术后处理:对经手术膝关节完全伸直者,行膝伸直位石膏后托或石膏前后托固定,锻炼股四头肌,术后 2 周除去前托,保留后托,每天练习屈膝活动,然后仍以后托固定直至第 5 周。白天除去后托锻炼,夜间用后托保持膝伸直,持续 6 个月,以防屈膝挛缩复发。对术中伸直膝关节腓总神经紧张者,或仍不能完全伸直者,术后继续牵引治疗,缓缓伸直膝关节。伸直后做石膏后托固定,按上述步骤处理。无论石膏固定或牵引,均需严密观察腓总神经有无受损情况,一旦出现,即应再屈曲膝关节,使腓总神经恢复,然后缓慢牵引伸膝。

(四)再骨折

再骨折发生率是 9%～15%。在骨愈合不良或骨痂内在结构并非按所承受的应力方向排列时,常易发生再骨折。动物实验也支持这样的观点。因此,防止再骨折的有效方法是当骨折具有内固定或外固定时,逐渐增加骨折部位所承受应力,直至达到完全负重。塞曼(Seiman)认为大部分发生再骨折的患者,屈曲少于 45°,由于关节活动受限,在骨折部位形成一长的杠杆应力,而易发生再骨折。因此,他认为减少再骨折的发生率,重要的是早期恢复膝关节功能。因为在去除牢固内固定后,也易发生再骨折。

(五)感染

股骨干骨折部位的感染是十分严重且难以解决的问题,因为骨干有大量皮质骨,由于血运不良和缺血,可以形成慢性窦道和骨髓炎,其治疗方法是切除感染的死骨,有内固定者,则需去除内固定物,骨折用外固定制动,待感染稳定后,如骨折仍不愈合,Ⅱ期再行植骨术。更为积极的方法,可通过扩创后,用局部灌注的方法来控制感染,并同时植骨来促进骨愈合。但长期或慢性骨髓炎若经久不愈,反复发作,有大块骨缺损,则考虑截肢术。

(侯军华)

第七节　股骨髁间骨折

股骨髁间骨折是指股骨内、外髁或双髁遭受外力后引起的骨折,占全身骨折脱位的 $0.4\%\sim0.5\%$,以青壮年男性居多,女性和老年人少见。因本病属关节内骨折,复位要求较高,且预后较股骨髁上骨折差。其可合并腘血管及(或)神经损伤。

一、诊断

(一)病史
有明显外伤史。

(二)症状和体征
(1)伤后患肢疼痛明显,移动肢体时显著加重。

(2)不能站立与行走,膝关节局部功能障碍。

(3)患侧大腿中下段及膝部高度肿胀,可见皮肤瘀斑。

(4)股骨髁部压痛剧烈。

(5)骨折局部有骨异常活动及骨擦感。

(6)伤膝可有内、外翻畸形,并可能有横径或前后径增宽,骨折局部可出现不同程度的成角、短缩及旋转畸形。

(三)辅助检查
(1)X 线检查:常规应给予前后位与侧位 X 线摄片,可明确诊断骨折类型。

(2)怀疑有复杂关节软骨或韧带损伤者可给予 CT 或 MRI 检查。

二、分型

AO 骨折分类法。股骨髁上骨折即为 AO 股骨远端骨折之 B 型(部分关节骨折)和 C 型(完全关节骨折),其亚分型如下。

(一)B 型(部分关节骨折)
(1)B_1:股骨外髁,矢状面。①简单,穿经髁间窝;②简单,穿经负重面;③多折块。

(2)B_2:股骨内髁,矢状面。①简单,穿经髁间窝;②简单,穿经负重面;③多折块。

(3)B_3:冠状面部分骨折。①前及外片状骨折;②单髁后方骨折(Hoffa);③双髁后方骨折。

(二)C 型(完全关节骨折)
1.C_1:关节简单,干骺端简单

(1)T 或 Y 形,轻度移位。

（2）T 或 Y 形,显著移位。

（3）T 形骨骺骨折。

2.C$_2$:关节简单,干骺端多折块

（1）完整楔形。

（2）多折块楔形。

（3）复杂。

3.C$_3$:多折块关节骨折

（1）干骺端简单。

（2）干骺端多折块。

（3）干骺端及骨干多折块。

三、治疗

（一）非手术治疗

1.皮肤牵引

（1）适应证:患者全身情况不能耐受手术或整复,血糖控制不佳的糖尿病患者及小儿,简单骨折,皮肤必须完好。

（2）操作方法:将宽胶布条或乳胶海绵条粘贴在患肢皮肤上或用四肢尼龙泡沫套,利用肌肉在骨骼上的附着点将牵引力传递到骨骼上,牵引重量不超过 5 kg。皮肤有损伤、炎症及对胶布过敏者禁用。牵引期间应定时检查牵引的胶布粘贴情况,定期复查 X 线片,及时调整牵引重量和体位。一般牵引时间为2～4 周,骨折端有纤维性连接后,更换为石膏固定,以免卧床时间太久,不利于功能锻炼。

2.骨牵引

（1）适应证:不愿手术或皮肤条件不具备外固定支架,以及手术治疗的股骨髁部骨折患者,B$_1$、B$_2$、C$_1$、C$_2$ 型骨折。

（2）操作方法:局麻下行患侧胫骨结节骨牵引,将伤肢置于牵引架上,屈髋 20°～30°,屈膝15°～25°牵引,牵开后视情形行手法整复夹板外固定。或先采用推挤叩合手法使双髁复位,局麻下用钳夹经皮将双髁固定,将牵引绳连于钳夹上,使之变为股骨髁部牵引,将患肢置于牵引架上视情况行半屈膝位或屈膝位牵引,待牵开后行手法整复夹板外固定。骨折端有纤维性连接后,更换为石膏固定。

3.手法整复外固定

（1）适应证:闭合或未合并血管神经损伤的部分 B$_1$、B$_2$、C$_1$ 型骨折。

（2）操作方法:根据受伤机制,采用推挤叩合手法使骨折复位,可用超膝关节夹板或石膏托固定患膝于功能位,一般固定 6～8 周。通常在胫骨平台后外侧缘及腓骨颈部位容易造成腓总神经的压迫致伤,因此石膏固定的时候一定要在此部位多垫一些石膏棉。固定期应注意夹板和石膏的松紧度,并定时行 X 线检查,发现移位应随时调整夹板,或重新用石膏固定。

4.手法整复经皮克氏针内固定法

（1）适应证:B$_1$、B$_2$ 型骨折和部分 C$_1$ 型骨折。

（2）操作方法:行坐骨神经、股神经阻滞麻醉,严格无菌,透视下先采用推挤叩合手法使骨折复位,然后经皮将 3 mm 骨圆针击入固定,一般需要 2～3 枚骨圆针。

5.骨外固定器固定法

(1)适应证:B_1、B_2、C_1、C_2型骨折。

(2)操作方法:可选用单边外固定器、股骨髁间调节固定器、孟氏骨折复位固定器或半环槽复位固定器行整复固定。

6.经皮钳夹固定法

(1)适应证:B_1、B_2型骨折。

(2)操作方法:行坐骨神经、股神经阻滞麻醉,严格无菌,透视下先采用推挤叩合手法使骨折复位,经皮钳夹固定,术后用长腿石膏固定4～6周。

(二)手术治疗

1.切开复位螺钉、螺栓内固定法

(1)适应证:B_1、B_2、B_3型骨折。

(2)操作方法:常选用硬膜外阻滞麻醉,依骨折部位选用膝部前内、前外、后内、后外侧入路,清理骨折端,复位骨折,用螺钉、螺栓或松质骨螺钉内固定。注意用螺钉内固定时近端孔应钻成滑动孔使之成为拉力螺钉,用松质骨螺钉内固定时螺纹必须全部穿过骨折线,钉尾及钉尖不能露出关节面外。

2.切开复位动力髁螺钉内固定法

(1)适应证:部分C_1、C_2型骨折。

(2)操作方法:采用连续硬膜外麻醉,患侧大腿下段前外侧绕髌切口,显露并清理骨折端,首先复位髁部骨折,用骨圆针临时固定,再复位髁上骨折,用动力髁螺钉固定。主螺钉应距远端关节面2 cm,方向与远端关节面及内、外踝前侧关节面切线相平行。

3.切开复位股骨髁部支撑钢板内固定法

(1)适应证:C_1、C_2、C_3型股骨髁部骨折。

(2)操作方法:切开复位方法同上。选择合适长度的钢板,要求骨折近端应至少置入4枚螺钉。注意钢板的准确放置,远端放置不能偏前,以免高出股骨外踝关节面,影响髌骨关节活动。

4.切开复位逆行交锁钉内固定法

(1)适应证:部分C_1、C_2型骨折。

(2)操作方法:采用硬膜外麻醉或全麻,选择合适长度及直径的逆行交锁钉,首先复位髁部骨折,用骨圆针临时固定,再复位髁上骨折,置入髓内钉。要求置钉时进针点必须准确,骨折良好复位,必要时一期良好植骨,术后早期进行功能锻炼。

(三)药物治疗

1.中药治疗

(1)内治法:以三期辨证治疗为基础,再根据年龄、体质、损伤程度、损伤部位进行治疗。一般规律是骨折早期宜破,中期宜和,后期宜补,选择相应药物。

(2)外治法:一般初期和中期以药膏、膏药敷贴,如活血止痛膏,后期以药物熏洗、热熨或涂擦,如展筋丹、展筋酊。

2.西药治疗

围绕骨折各个时期应用西药对症处理。

（四）康复治疗

1.功能锻炼

股骨髁部骨折在良好复位与坚强固定的条件下,强调早期进行有效的功能活动。常用的功能锻炼疗法如下。

（1）术后早期的主动及被动的关节活动度训练:股骨髁部骨折为关节内骨折,由于骨折部和股四头肌粘连,加之关节内积血机化后的关节内粘连等,对膝关节的预后功能影响较大,故初始就应注意膝关节的功能锻炼,即筋骨并重原则。术后早期即应加强足踝部的屈伸活动及股四头肌的收缩,并及早实施被动活动髌骨关节,预防髌骨关节粘连,基本类似股骨髁上骨折,但更强调通过股骨滑车关节面在胫骨平台上的滚动以模造关节面。术后3周即可在卧床及保护下练习膝关节伸展运动,既可减轻膝关节粘连,又能预防股四头肌萎缩。6～8周骨折达到临床愈合后,可加大膝关节伸屈活动度,待骨折愈合牢固后,即可进行床沿屈膝法练习,继而下地在保护下训练起蹲运动等。

（2）持续被动运动（CPM）:为预防股骨髁部骨折后关节制动导致的僵硬及蜕变,亦可遵从Salter提出的CPM的方法。

2.物理疗法

（1）电疗:目前常用的仪器有骨创伤治疗仪、KD-Ⅲ治疗仪等,效果显著。

（2）其他物理疗法:包括光疗、水疗、冷疗等,多结合具体药物应用,需康复专业技术人员参与执行。

（侯军华）

第八节　股骨髁上骨折

发生在腓肠肌起点以上2～4 cm范围内的股骨骨折称为股骨髁上骨折。直接或间接暴力均可造成。膝关节强直而骨质疏松者,由于膝部杠杆作用增加,也易发生此骨折。

一、病因

本类骨折主要为强大的直接暴力所致,如汽车冲撞、压砸、重物打击和火器伤等。其次为间接暴力所致,如自高处落地、扭转性外力等,好发于20～40岁青壮年人。

直接暴力所致骨折多为粉碎性或短斜形骨折,而横断骨折较少;间接暴力所致骨折,则以斜形或螺旋形骨折为多见。

二、分型

股骨髁上骨折可分为屈曲型和伸直型,屈曲型较多见。屈曲型骨折的骨折线呈横形或短斜形,骨折线从前下斜向后上,其远折端因受腓肠肌牵拉及关节囊紧缩,向后移位,有刺伤腘动、静脉的可能。近折端向前下可刺伤髌上囊及前面的皮肤。伸直型骨折也分为横断及斜行两种,其斜面骨折线与屈曲型相反,从后下至前上,远折端在前,近折端在后重叠移位。此种骨折患者,如腘窝有血肿和足背动脉减弱或消失,应考虑有腘动脉损伤。其损伤一旦发生,则腘窝部短时间进行性肿胀,张力极大,伤处质硬,小腿下1/3以下肢体发凉,呈缺血状态,感觉缺失,足背动脉搏动消失。发现此种情况,应提高警惕,宜及早手术探查。如骨折线为横断者,远折端常合并小块粉碎性骨折,间接暴力则为长斜行或螺旋形骨折,儿童伤员较多见。

三、临床表现与诊断

(一)外伤史

伤者常有明确的外伤史,由直接打击或扭转性外力造成,而间接暴力多由高处跌地,足部或膝部着地所造成。

(二)肿痛

伤肢由于强大暴力,致使骨折周围软组织损伤亦很严重,故肢体肿胀明显、疼痛剧烈。

(三)畸形

伤肢短缩,远折端向后旋转,成角畸形。即使畸形不明显,局部肿胀、压痛及功能障碍也很明显。

(四)失血与休克

股骨髁上骨折合并股骨下1/3骨折的出血量可达 1 000 mL 以上,如为开放性则出血量更大。刚入院的伤员常有早期休克的表现,如精神紧张、面色苍白、口干、肢体发凉、血压轻度增高、脉搏稍快等。在转运过程中处理不当及疼痛,均可加重休克。

(五)腘动脉损伤

股骨髁上骨折及股骨干下1/3骨折,两者凡向后移位的骨折端均可能损伤腘动脉,腘窝部可迅速肿胀,张力加大。若为腘动脉挫伤,血栓形成,则不一定有进行性肿胀。腘动脉损伤症状可有小腿前侧麻木和疼痛,其下 1/3 以下肢体发凉,感觉障碍,足趾及踝关节不能运动,足背动脉搏动消失。所有腘动脉损伤患者都有足背动脉搏动消失这一特点,因此在骨折复位后搏动仍不恢复者,即使患肢远端无发凉、苍白、发绀、感觉障碍等情况,亦应立即行腘血管探查术。若闭合复位后仍无足背动脉恢复,是危险的信号。所以不应长时间保守观察,迟疑不决。如腘动脉血栓形成,产生症状有时较慢而不典型,开始足背动脉搏动减弱,最后消失,容易误诊,延误手术时机。

(六)合并伤

注意伤员的全身检查,特别是致命的重要脏器损伤者,在休克时腹部外伤症状常不明显,必须随时观察,反复检查及腹腔穿刺,以免遗漏。对车祸、矿井下事故,常为多发性损伤,应注意检查。

(七)X 线摄片

对无休克的伤员,首先拍 X 线片,以了解骨折的类型,便于立即做紧急处理。如有休克,需待缓解后,再做摄片。

四、鉴别诊断

(1)股骨下端急性骨髓炎:发病急骤、高热、寒战、脉快,大腿下端肿痛,关节功能障碍,早期局部穿刺可能有深部脓肿,发病后 7～10 天拍片,可见有骨质破坏,诊断便可确定。

(2)股骨下端病理骨折:股骨下端为好发骨肿瘤的部位,如骨巨细胞瘤、骨肉瘤等。患者有股骨下端慢性进行性肿胀史,伴有疼痛迁延时间较长,进行性加重,轻微的外伤可造成骨折,X 线片可明确诊断。

五、治疗

髁上骨折治疗方法颇多,据骨折类型选择治疗方案如下。

(一)石膏及小夹板固定

石膏及小夹板固定适用于成人无移位的股骨髁上骨折及合并股骨干下 1/3 骨折的患者。儿童青枝骨折,可行石膏固定或用 4 块夹板固定,先在股骨下端放好衬垫,再用 4 根布带绑扎固定夹板,一般固定6～8 周去除,练习活动,功能恢复满意。

1.优点

无手术痛苦及其并发症的可能,治疗费用低廉,可在门诊治疗。

2.缺点

仅适用于无移位骨折及裂纹或青枝骨折;膝关节功能受限,需一定时间恢复;可出现压疮,甚至出现腓总神经损伤。

(二)骨牵引加超膝关节小夹板固定

骨牵引加超膝关节小夹板固定适用于移位的髁上骨折。屈曲型在手法整复后,行髁上斯氏针骨牵引,膝屈至 100°的位置上,置于托马氏架或勃朗氏架上,使腓肠肌松弛,达到复位,然后外加超膝关节小夹板固定。

伸直型可采用胫骨结节牵引,牵引姿势、位置同上。在牵引情况下,远折段向相反方向整复,即可复位。如牵引后仍不复位,可在硬膜外阻滞麻醉下行手法整复,勿使用暴力,注意腘血管的损伤,如骨折尖端刺在软组织内,可用撬拨法复位后,外加小夹板固定。屈膝牵引 4～6 周,牵引期内膝关节不断地进行功能练习,牵引解除后,仍用夹板或石膏托固定,直至骨折临床愈合。牵引复位时间在 1～7 天,宜用床边X线机观察。

1.优点

经济、安全、愈合率高,配合早期功能锻炼,减少了并发症。

2.缺点

伤员卧床时间较长,有时需反复床边透视、复位及调整夹板或压垫,虽不愈合者极少,但畸形愈合者常见。若有软组织嵌入骨折端,则不易愈合。横断骨折可见过度牵引而致骨折端分离,造成延迟愈合。开放性股骨髁上骨折合并腘动脉、腓总神经等损伤则不宜牵引,需行手术治疗,以免加重血管、神经的损伤。

(三)股骨髁上骨折撑开器固定

本法适用于股骨髁上骨折而无血管损伤者,以及远折段较短,不适宜内固定的伤员。在硬膜外阻滞麻醉下,采用斯氏针,分别在股骨髁及股骨近折端各横穿一斯氏针,两针平行,在针的两侧各安装一个撑开器,然后在透视下手法整复,并调整撑开器的长度,待复位后,采用前、后石膏托固定于屈膝位。如骨折处较稳定,可将撑开器转而为加压,使骨折处更为稳定牢固。固定 4～6 周拔针,继续用石膏固定,直至骨折临床愈合。若手法整复失败,可考虑切开复位,从股骨下端外侧纵行切开,直至骨折端,避开腘血管,整复骨折后,仍在骨折的上、下段穿针,外用撑开器,缝合伤口。

1.优点

(1)因髁上骨折的远折段甚短,无法内固定,本法使用撑开器代替牵引,患者可较自由地在床上进行起坐活动,避免了牵引之苦,是个简单易行的方法。

(2)局部固定使膝关节能早期锻炼,避免了关节僵直。

2.缺点

(1)单平面固定,不能有效防止旋转,需要辅以外固定的夹板或石膏。

(2)可能发生针眼、关节腔感染。

(四)切开复位内固定

股骨髁上骨折的治疗主要有两个问题:一为骨折复位不良时,因其邻近膝关节,易发生膝内翻、外翻或过伸等畸形;二为膝上股四头肌与股骨间的滑动装置,易因骨折出血而粘连,使膝关节伸屈活动障碍,尤以选用前外侧切口放置内固定物,术后用石膏固定者严重。因此,切开复位内固定的要求应当是选用后外侧切口,内固定物坚强并放置于股外侧,术后可不用外固定,尽早练习膝关节活动。

1.槽形角状钢板内固定

适用于各型移位骨折。

(1)方法:患者取平卧位,大腿下 1/3 后外侧切口,其远端拐向胫骨结节的外侧。切开髂胫束,在股外侧肌后缘、股外侧肌间隔前方进入。将股外侧肌拉向前,显露股骨髁上骨折及其股骨外髁部,如需要可切开膝外侧扩张部及关节囊,根据标准 X 线片确定在外髁上与股骨干成直线的槽形角状钢板打入点。先用 4 mm 钻头钻孔,再用 1.5 cm×0.2 cm 薄平凿深入扩大,注意使凿进洞方向与膝关节面平行,将备好的槽形角状钢板的钉部沿骨孔扣入。然后将骨折复位,用骨折固定器固定骨折及钢板的侧部(长臂)。在骨折线远侧的钢板上拧入 1 或 2 枚长螺钉,在骨折近端拧入 3～5 枚螺钉,反复冲洗切口,逐层缝合,包扎。

(2)优点:角状钢板固定股骨髁上骨折或髁间骨折,与直加压钢板固定的生物力学完全不同。直钢板固定者,骨折移位的应力首先加于螺钉上,骨折两端的任何折弯力和扭曲力,都使钢板上的螺钉向外脱出,钢板折弯,内固定失败,此已为临床多例证实。角状钢板则不然,一骨折远端的负重力扭曲折弯力,首先加于角状钢板的螺钉,再通过角部传达到侧部。钢板将应力分散传递至多枚螺钉上,由于应力分散,钢板及每一个螺钉所承受的应力较小。股骨髁上骨折的变形,受肌肉牵拉易发生外弓及后弓。负载力及折弯力均使钢板角部的角度变小,使侧部更贴紧骨皮质,不会将螺钉拔出,因而固定牢固,不需外固定,满足了临床膝活动的需要。

(3)缺点:①操作技术要求高,要求钢板钉部与膝关节面平行,同时长臂也要在股骨干轴线上,否则内固定失败;②角部作为应力集中点易出现断裂;③安装不当或金属疲劳易出现膝内翻畸形;④不宜过早负重。

2.股骨下端内及外侧双钢板固定

(1)适应证:本法适用于股骨髁上骨折其远折段较长者,具体来说,远折段至少要有固定两枚螺钉的长度,才能应用。如远折段过短则采用上述的撑开器固定法。

(2)麻醉与体位:麻醉方法同上,患者侧卧 45°位于手术台上,伤肢下方置于搁腿架,取股骨下端外侧切口时较为方便。若做股骨下端内侧切口,则需将大腿外旋,并调整手术台的倾斜度,暴露亦很清楚。如合并腘动脉损伤需做探查术,可将患者侧卧 45°位改为 90°的侧卧位,如此腘窝便可充分暴露。

(3)手术方法:切口在股骨下端后外侧,同上方法做一纵形切口,长约 14 cm,待进入骨折端后,再做内侧切口,从股骨内收肌结节处向上沿股内侧肌的后缘延长,约 12 cm 即可。

从外侧切口开始,切开阔筋膜,经股外侧肌与股二头肌之间进入骨折端,注意避开股骨后侧的腘血管,并妥加保护,防止误伤。内侧切口在股内侧肌后缘分离进入骨折端,骨膜勿过多地剥离。整复骨折后取 12 cm 以上的 6～8 孔普通接骨钢板两块,弯成弧形,或取两块髁部解剖钢板,使之与股骨下端的弧度相适应,将钢板置于股骨下端的内、外侧,两侧钢板的最下一孔,相当于股骨髁部,由外向内横钻一孔,取 70～75 mm 的骨栓先行安装固定,然后检查双侧钢板弧度是否与股骨密贴,并加以调整。双侧钢板的最上孔不在同一平面上,因为外侧钢板较直,内侧钢板较弯,所以由外向内钻孔时略斜,即内侧稍低,最好以 40～45 mm 的短骨栓固定为牢固。其余钉孔,在内、外侧交替以螺钉固定。在钢板下端第 2 孔,因该处股骨较宽,故左、右各以 1 枚螺钉固定,从而制止远折端的旋转移位。缝合两侧伤口不置引流。外加长腿前、后石膏托固定。手术后抬高患肢是必要的,将下肢以枕垫之或以勃朗氏架垫之,有利于静脉回流。另一种情况,术后不上石膏托,为对抗股部肌肉的拉力,可行小腿皮肤牵引 2～3 周拆除,再以石膏管型固定。术后进行功能锻炼。

(4)优点:手术时钢板的上、下端采用骨栓固定较为牢固,不易松动滑脱,钻孔时方向一定要准确,两个骨栓上、下稍斜,但基本上是平行的。由于钢板在股骨下端的内、外两侧,不影响髌骨的滑动,固定合理,有利于骨折的愈合,最大限度减少伸膝装置的破坏,使关节功能恢复较好。

(5)缺点:①两侧切口创伤较大,钢板取出时亦较费事;②术后需行外固定,可致膝关节功能障碍,需较长时间恢复。

六、康复指导

双钢板固定术后,从术后 10～14 天拆线后开始,先练习肌肉等长收缩,每小时活动 5 分钟,夜间停止。术后 8～10 周拆石膏,开始不负重练习膝关节活动,每天理疗、热水烫洗或热水浴,主动活动关节。待拍片及检查骨折已临床愈合时,再开始负重练习。骨折处尚未愈合前,做过多的关节活动是不相宜的,因为关节活动障碍的伤员做膝关节活动时,会增加股骨下端骨折段的杠杆力,从而影响骨折愈合。当然对固定比较牢固的患者,功能练习并无妨碍。

槽形角钢板固定:术后不需要外固定,2 周后可逐渐练习膝关节活动。4 周扶双拐不负重下地活动。术后 8 周扶拐部分负重行走。12～14 周在无保护下负重。

七、预后

常遗留不同程度的膝关节功能障碍。骨折一般能按期愈合,但骨牵引治疗时骨折端若有软组织嵌入或严重粉碎性骨折骨缺损并软组织损伤时,骨折可出现不愈合。骨折并腘血管损伤时,应检查修复,特别注意血管的损伤,血栓形成时,可出现肢体远端小动脉的栓塞而坏死、截肢。

(侯军华)

第七章

膝部及小腿损伤

第一节 膝关节侧副韧带损伤

膝关节侧副韧带损伤是指膝关节遭受暴力打击、过度内翻或外翻引起膝内侧或外侧副韧带损伤,临床以膝关节内侧或外侧疼痛、肿胀、关节活动受限,小腿外展或内收时疼痛加重为主要特征的一种病证。膝关节侧副韧带损伤可分为内侧副韧带损伤和外侧副韧带损伤,临床以内侧副韧带损伤多见。可发生于任何年龄,以运动损伤居多。

一、病因病理

(一)内侧副韧带损伤

膝关节生理上呈轻度外翻。当膝关节微屈(130°～150°)时,膝关节的稳定性相对较差。此时,如果遇外力作用使小腿骤然外翻、外旋,或足部固定不动,大腿突然强力内收、内旋,或膝关节伸直位时,膝或腿部外侧受到暴力打击或重物挤压,促使膝关节过度外翻,均可造成内侧副韧带损伤。若损伤作用机制进一步加大,则造成韧带部分撕裂或完全断裂,严重时可合并半月板或交叉韧带的损伤。

(二)外侧副韧带损伤

由于膝关节呈生理性外翻,又有与髂胫束共同限制膝关节内翻和胫骨旋转的功能,所以外侧副韧带的损伤较少见。但在小腿突然内翻、内旋,或大腿过度强力外翻、外旋,或来自膝外侧的暴力作用或小腿内翻位倒地捩伤,使膝关节过度内翻,均可导致膝外侧副韧带牵拉损伤。损伤多见于腓骨小头抵止部撕裂。严重者可伴有外侧关节囊、腘肌腱撕裂,腓总神经损伤或受压,可合并有腓骨小头撕脱骨折。

韧带损伤后引起局部出血、肿胀、疼痛,日久血肿机化、局部组织粘连,进一步导致膝关节活动受限。

本病属中医伤科"筋伤"范畴。中医认为膝为诸筋之会,内为足三阴经筋所结之处,外为足少阳经筋、足阳明经筋所结之处,急、慢性劳伤,损伤筋脉,气血瘀滞,致筋脉拘挛,牵掣筋络,屈伸不利,伤处为肿为痛。

二、诊断

（一）症状

（1）有明显的膝关节外翻或内翻损伤史。

（2）伤后膝内侧或外侧当即疼痛、肿胀，部分患者有皮下瘀血。

（3）膝关节屈伸活动受限，跛行或不能行走。

（二）体征

1.肿胀

伤处肿胀，多数为血肿。血肿初起为紫色，后逐渐转为紫黄相兼。

2.压痛

膝关节内侧或外侧伤处有明显压痛。内侧副韧带损伤压痛点局限于内侧副韧带的起止部；外侧副韧带损伤时，压痛点常位于股骨外侧髁或腓骨小头处。

3.放散

内侧副韧带损伤，疼痛常放散到大腿内侧、小腿内侧肌群，伴有肌肉紧张或有痉挛；外侧副韧带损伤，疼痛可向髂胫束、股二头肌和小腿外侧放散，伴有肌肉紧张或有痉挛。

4.侧向运动试验

膝内侧或外侧疼痛加剧，提示该侧副韧带损伤。

5.韧带断裂

侧副韧带完全断裂时，可触及该断裂处有凹陷感，做侧向运动试验时，内侧或外侧关节间隙有被拉开或合拢的感觉。

6.合并损伤

合并半月板损伤时麦氏征阳性；合并交叉韧带损伤时抽屉试验阳性；合并腓总神经损伤时，小腿外侧足背部有麻木感，甚者可有足下垂。

（三）辅助检查

X 线片检查：内侧副韧带完全断裂时，做膝关节外翻位应力下摄片，可见内侧关节间隙增宽；外侧副韧带完全断裂者做膝关节内翻位应力下摄片，可见外侧关节间隙增宽；合并有撕脱骨折时，在撕脱部位可见条状或小片状游离骨片。

三、治疗

（一）治疗原则

活血祛瘀，消肿止痛，理筋通络。

（二）手法

㨰法、按法、揉法、屈伸法、弹拨法、搓法、擦法等。

（三）取穴与部位

1.内侧副韧带损伤

血海、曲泉、阴陵泉、内膝眼等穴及膝关节内侧部。

2.外侧副韧带损伤

膝阳关、阳陵泉、犊鼻、梁丘等穴及膝关节外侧部。

（四）操作

1.内侧副韧带损伤

（1）患者取仰卧位,患肢外旋伸膝。术者在其膝关节内侧用㨰法治疗,先在损伤部位周围操作,后转到损伤部位操作。然后沿股骨内侧髁至胫骨内侧髁施按揉法,上下往返治疗。手法宜轻柔,切忌粗暴。时间为5～8分钟。

（2）继上势,术者用拇指按揉血海、曲泉、阴陵泉、内膝眼等穴,每穴约1分钟。

（3）继上势,术者做与韧带纤维垂直方向施轻柔快速的弹拨理筋手法,掌根揉损伤处,配合做膝关节的拔伸和被动屈伸运动,手法宜轻柔,以患者能忍受为限。时间为3～5分钟。

（4）继上势,术者在膝关节内侧做与韧带纤维平行方向的擦法,以透热为度。搓、揉膝部,轻轻摇动膝关节数次后结束治疗。时间为2～3分钟。

2.外侧副韧带损伤

（1）患者取健侧卧位,患肢微屈。术者在其大腿外侧至小腿前外侧用㨰法治疗,重点在膝关节外侧部。然后自股骨外侧髁至腓骨小头处施按揉法,上下往返治疗。手法宜轻柔,切忌粗暴。时间为5～8分钟。

（2）继上势,术者用拇指按揉膝阳关、阳陵泉、犊鼻、梁丘等穴,每穴约1分钟。

（3）继上势,术者在与韧带纤维垂直方向施轻柔快速的弹拨理筋手法,掌根揉损伤处,配合做膝关节的拔伸和被动屈伸运动,手法宜轻柔,以患者能忍受为限。时间为3～5分钟。

（4）患者取俯卧位,术者沿大腿后外侧至小腿后外侧施㨰法治疗。然后转健侧卧位,在膝关节外侧与韧带纤维平行方向施擦法,以透热为度。搓、揉膝部,轻轻摇膝关节数次后结束治疗。时间为3～5分钟。

四、注意事项

（1）急性损伤有内出血者,视出血程度在伤后24～48小时才能推拿治疗。

（2）损伤严重者,应做X线摄片检查,在排除骨折的情况下才能推拿。若损伤为韧带完全断裂或膝关节损伤三联征者宜建议早期手术治疗。

（3）后期应加强股四头肌功能锻炼,防止肌萎缩。

五、功能锻炼

损伤早期,嘱患者做股四头肌等长收缩练习,每次5～6分钟,并逐渐增加锻炼次数,以防肌肉萎缩。然后练习直腿抬举,后期做膝关节屈伸活动练习。

六、疗效评定

（一）治愈

肿胀、疼痛消失,膝关节功能完全或基本恢复。

（二）好转

关节疼痛减轻,功能改善,关节有轻度不稳。

（三）未愈

膝关节疼痛无减轻,关节不稳,功能障碍。

（潘朝晖）

第二节 膝关节半月板损伤

一、概要

膝关节半月板主要是纤维软骨组织,位于股骨、胫骨之间的关节隙两侧,内外各一。内侧半月板外形呈 C 形,外侧半月板近似于 O 形。半月板的横切面呈三角形(楔形),外缘厚、中央(游离缘)薄。半月板前、后角附着于胫骨平台前部和后部(图 7-1)。

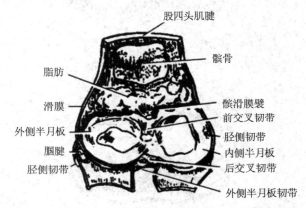

图 7-1 膝关节内外侧半月板

半月板的生理功能表现如下。①滚珠作用:有利关节的活动。②缓冲作用:吸收纵向冲击及震荡,保护关节软骨。③稳固关节作用:防止膝过度伸屈、膝内外翻及内外旋,也防止股骨过度前后滑移。④调节关节内的压力:分布关节液。半月板撕裂后功能丧失,反而引起关节继发病变。

半月板损伤在欧美地区以内侧半月板损伤较多,而在亚洲则以外侧半月板损伤较多,原因是亚洲地区外侧盘状半月板的人较多。

二、发病病因

主要由直接暴力和间接暴力引起,其中以间接暴力多见。最常见的是半月板矛盾运动的结果。

(1)当膝关节运动时,股骨髁和胫骨平台有两种不同方向的活动。屈伸时,股骨内外髁在半月板上面做前后活动;旋转时,半月板则固定于股骨髁下面,其转动发生于半月板和胫骨平台之间。故半月板破裂往往发生于膝的伸屈过程中又有膝的扭转、挤压或内外翻动作时。在体育运动中,产生这种半月板矛盾运动的动作很多,很容易引起半月板损伤。

(2)以蹲位或半蹲位为主的工作人员反复地蹲立提重物,使膝关节常处于屈曲、伸直位,有时还有外翻和旋转动作,反复磨损引起外侧半月板或后角的损伤,病史中可无明显外伤史。

半月板损伤的类型:损伤类型可根据半月板撕裂形态而分,常见类型如下。①边缘分离:大多发生在内侧半月板前、中部,有自愈可能。②半月板纵裂:也称"桶柄样撕裂"或"提篮损伤"

（图 7-2），大的纵裂易于产生关节交锁。③前角损伤：可为半月板实质撕裂，也可能为前角撕脱骨折。④后角损伤：多较难诊断，表现为膝后部疼痛（图 7-3）。⑤横行损伤：多发生在体部，临床疼痛较明显，偶有关节交锁。⑥水平劈裂：大多在半月板体部中段呈层状部分裂开，尤以盘状半月板多见，无论是关节造影还是关节镜检查均易漏诊，应撬起半月板内缘查看。⑦内缘不规则破裂：半月板内缘有多处撕裂，可产生关节内游离体、关节交锁与疼痛。⑧半月板松弛：常有膝不稳定感，关节间隙触诊可有凸出、压痛及滑进滑出感，膝关节摇摆试验常阳性。

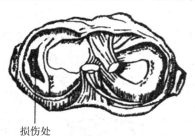

图 7-2　半月板桶柄样撕裂

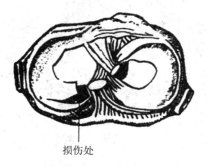

图 7-3　半月板后角损伤

总之，半月板损伤后失去正常张力，产生异位活动，经常引起膝关节疼痛、关节积液、交锁，导致膝关节不稳，甚至引起膝关节骨性关节炎。半月板损伤后撕裂缘变圆钝，显微镜下可见软骨退行性变、细胞坏死、基质破坏等。陈旧性半月板损伤经常肿胀积液者，可引起滑膜肥厚，出现慢性滑膜炎反应。

三、临床表现

（一）症状与体征

1.疼痛

疼痛是因半月板损伤后牵扯周围滑膜引起的。半月板撕裂后，其张力失常，膝关节运动时半月板的异常活动牵拉滑膜以致疼痛。疼痛特点：固定在损伤的一侧，随活动量增加疼痛加重，部分患者疼痛不明显。

2.关节交锁

活动时突然关节"卡住"不能伸屈。一般急性期交锁不多见，多在慢性期出现。交锁后关节酸痛，不能伸屈。可自行或在医师帮助下"解锁"。"解锁"后往往会有滑膜反应肿胀，交锁特点为固定于损伤侧。

3.弹响声

膝关节活动时可听到或感到半月板损伤侧有弹响声。

4.关节肿胀积液

急性损伤期,多有滑膜牵扯损伤或伴有其他结构损伤,往往关节积血、积液。慢性期关节活动后肿胀,与活动量大小有关。关节积液是黄色半透明的滑液,是慢性创伤性滑膜炎的结果。关节肿胀积液可用浮髌试验及膝关节积液诱发试验检查。

5.股四头肌萎缩

半月板损伤有明显症状,长期未治疗,可致股四头肌萎缩,股内侧肌更明显。但股四头肌萎缩不是特异体征。

6.关节隙压痛及突出

半月板损伤侧的关节隙压痛阳性,压痛点多与半月板损伤的部位相吻合(如体部损伤,压痛点在体部)。还可触到损伤的半月板在关节隙处呈鞭条状隆凸,往往也是压痛点所在。半月板隆凸对诊断有意义,但应与囊肿相鉴别。

7.半月板摇摆试验

方法是患者仰卧,膝伸直或半屈,医师一手托患膝,拇指缘放在内或外侧关节隙,压住半月板,另一手握足部并内外摇摆小腿,使关节隙开大、缩小数次,如拇指感到有鞭条状物进出滑动于关节隙或感到响声或疼痛,即表示该半月板损伤。

8.麦氏征(McMurray 征)

做法等于在重复损伤机制,对急性期患者由于疼痛多不能奏效,但对慢性期患者最常用,且有一定诊断价值。本法的准确率与检查者的经验有直接关系。传统认为麦氏征阳性必须由疼痛和膝关节内响声两者构成,但这种典型的阳性体征较难诱出,所以现在也有人认为,在麦氏征试验中,疼痛或响声两者其中之一出现,该试验即可为阳性。注意半月板损伤的响声与滑膜炎、膝关节骨关节病等细碎响声不同,为一种弹响声。具体方法是医师一手握患者足部,另一手扶膝上,使小腿外展外旋,然后将膝由极度屈曲缓缓伸直,如内侧关节间隙处有响声(听到或手感到)和/或疼痛,即表明内侧半月板损伤。也可反方向进行,外侧出现疼痛和弹响,即示外侧半月板损伤。

9.研磨试验

患者取俯卧位,膝关节屈曲90°,助手将大腿固定,检查者双手握患侧足向下压并旋转小腿,使股骨与胫骨关节面之间发生摩擦,半月板撕裂者可引起疼痛。若外旋位产生疼痛,表示内侧半月板损伤;若内旋位产生疼痛,表示外侧半月板损伤。

10.鸭步试验

患者全蹲位小腿分开,足外旋向前走,出现疼痛者为阳性。多说明半月板后角损伤。

11.半月板前角挤压试验

膝全屈,一手拇指按压膝关节隙前缘(半月板前角处),一手握小腿由屈至伸,出现疼痛为阳性。

半月板损伤常合并其他结构的断裂损伤,如内侧副韧带、交叉韧带断裂,关节软骨损伤,骨软骨骨折等。症状、体征往往复杂多样,变化很大,尤其在损伤急性期,关节肿胀疼痛明显,需仔细检查明确诊断。

(二)辅助检查

半月板损伤依靠病史及临床检查多可做出较正确的诊断,但仍存在 5％左右的误诊率,因此仍需要一些特殊检查来完善诊断,常见的辅助检查如下。

1.常规 X 线检查

可排除骨关节本身的病变、关节内其他损伤和游离体。有人认为膝外侧间隙增宽、腓骨小头位置偏高对盘状软骨的诊断有一定价值。

2.关节造影

根据一些学者的经验,用空气和碘水双重对比造影,结合临床表现对半月板撕裂的诊断符合率可达96％以上。

3.MRI

该技术作为一种非侵入性、无放射线、无并发症的技术,用于半月板损伤的诊断价值较大,能发现一些关节镜难以发现的后角撕裂及半月板变性。其诊断正确率文献报道相差甚大,为70％～97％。但费用高,有一定的假阳性和假阴性,这方面的研究需进一步发展。

4.膝关节镜

膝关节镜既是诊断手段又是治疗手段,能直接看到关节内的病变及部位,损伤少,恢复快。诊断正确率可达 95％以上。对半月板后角损伤和半月板水平撕裂诊断有一定难度。熟练掌握本法,需要专门的训练和知识,这方面直接关系到诊断正确率的高低。

5.超声波检查

这是一种无损伤的检查方法,与操作人员的经验有直接关系。

四、家庭保健护理

为了预防半月板损伤,运动前要充分做好准备活动,将膝关节周围的肌肉韧带充分活动开。要加强股四头肌的力量练习。股四头肌力量加强了,落在膝关节的负担量相应就会减少。另外,不要在疲劳状态下进行剧烈的运动,以免因反应迟钝、活动协调性差而引起半月板损伤。

五、治疗

(一)保守治疗

1.急性期单纯半月板损伤

应抽去积液、积血,局部冷敷,加压包扎,用石膏托固定,制动 2～3 周。若有关节交锁,可用手法解锁后用石膏托固定。解锁手法:患者侧卧,医师一手握住患足,一手固定患膝,先屈曲膝关节同时稍加牵引,扳开交锁膝关节间隙,然后来回旋转腿至正常范围,突然伸直膝关节,解除交锁,疼痛可立即解除,恢复原有伸屈活动。急性期中有时诊断不明,不必急于明确诊断,以免加重损伤。可按上法处理后,用石膏托固定,待肿胀、疼痛消退后再检查。

2.未合并其他损伤的半月板损伤

先予保守治疗,优点在于小裂伤有时急性期过后可无症状,边缘裂伤有时会自愈。具体手法:患者仰卧,放松患肢,术者左手拇指按摩压痛点,右手握踝部,徐徐屈曲膝关节并内外旋转小腿,然后伸直患膝,初期可在膝关节周围和大腿前部施以滚、揉等法以促进血液循环,加速血肿消散。

（二）手术治疗

1.急性期半月板损伤

伴关节积液者,若关节积液严重,怀疑有交叉韧带断裂或关节内骨软骨切线骨折时,应行急诊手术探查,切除损伤的半月板,修复关节内其他损伤。

2.慢性期半月板损伤

诊断明确,且有症状并影响运动者,应手术治疗,能做半月板部分切除的尽量不做全切。有人认为半月板全切后,半月板有自然再生能力,但其再生的质量及时间均不足以防止骨关节炎的发生。对纵裂、大提篮撕裂、内缘小撕裂者宜做部分切除。边缘撕裂或前角撕裂者可做缝合。即使是全切除者,亦应在靠近关节囊的半月板实质中进行,避免出血。

3.手术后处理及功能锻炼

要求术后膝加压包扎加石膏后托固定。术后第2天在床上练股四头肌静力收缩。内侧半月板手术者第3天开始直腿抬高,外侧半月板手术者第5天直腿抬高,并带石膏托下地拄拐行走。第10天拆线,第2周去石膏,逐渐增加股四头肌力量,第3个月开始部分训练。康复要有计划地按规律进行,以不加重关节肿痛为标准。关节镜手术后用大棉垫加压包扎膝关节,术后6小时麻醉消退后,就可以开始膝关节伸屈活动和股四头肌锻炼。对于术前股四头肌已有明显萎缩者,应积极鼓励其锻炼,并且需待股四头肌肌力恢复达一定程度后,方能负重和行走。

（潘朝晖）

第三节　膝关节脱位

膝关节为屈成关节,由股骨下端及胫骨上端构成,两骨之间有半月软骨衬垫,向外有约15°的外翻角。膝关节的主要功能是负重和屈伸运动,在屈曲位时,有轻度的骨外旋及内收、外展活动。膝关节的稳定主要依靠周围的韧带维持。内侧副韧带和股四头肌对稳定膝关节有很好的作用。膝关节因其结构复杂坚固、关节接触面较宽,因此在一般外力下很难使其脱位,其发生率仅占全身关节脱位的0.6%。如因强大的外力而造成脱位,则必然会有韧带损伤,而且可发生骨折,乃至神经、血管损伤。合并腘动脉损伤时,如诊治不当,则有导致下肢截肢的危险。根据其脱位的方向,可分为膝关节前脱位、膝关节后脱位、膝关节内脱位、膝关节外脱位。

一、膝关节前脱位

（一）病因与发病机制

暴力来自前方,直接作用于股骨下段,使膝关节过伸,股骨髁的关节面沿胫骨平台向后急骤旋转移位,突破后侧关节囊,而使胫骨脱位于前方,形成膝关节前脱位。

（二）诊断

1.临床表现

膝关节肿胀严重,疼痛,功能障碍,前后径增大,髌骨下陷,膝关节处微屈曲位,畸形,弹性固定,触摸髌骨处有空虚感,腘窝部丰满,并可触及股骨髁突起于后侧,髌腱两侧可触及向前移位的胫骨平台前缘。X线检查:侧位片见胫骨脱位于股骨前方(图7-4)。

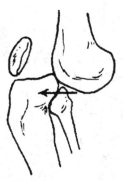

图 7-4　膝关节前脱位

2.诊断依据

依据外伤史、典型临床表现,结合 X 线检查,可以确诊。要了解是否合并有撕脱骨折,检查远端动脉搏动情况,以判断腘窝血管是否受伤。同时需要检查足踝运动和感觉情况,判断是否合并神经损伤。

（三）治疗

1.手法复位外固定

一般采用手法整复外固定。方法:患者仰卧,一助手环抱大腿上段,一助手牵足踝上下牵引。术者站患侧,一手托股骨下段向上,即可复位（图 7-5）。或术者两手四指托腘窝向前,两拇指按胫骨向后亦可复位。当脱位整复后,助手放松牵引,术者一手持膝,一手持足,将膝关节屈曲,再伸直至 15°左右,然后从膝关节前方两侧仔细检查关节是否完全吻合,检查胫前、后动脉搏动情况,检查足踝运动和感觉情况等。

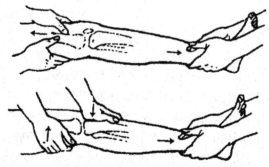

图 7-5　膝关节前脱位复位法

复位后,用长直角夹板或石膏托将患膝固定于 10°～20°伸展中立位,股骨远端后侧加垫,3 周后开始做膝关节主动屈曲、股四头肌自主收缩锻炼,4 周后解除外固定,可下床活动。

2.药物治疗

初期内服活血化瘀、通络消肿中药,药用接骨七厘片、筋骨痛消丸或活血疏肝汤加川木瓜、川牛膝;继服通经活络舒筋中药,方用丹栀逍遥散加独活、续断、木瓜、牛膝、丝瓜络、桑寄生。若有神经损伤症状加全蝎、白芷;后期内服仙灵骨葆胶囊或补肾壮筋汤加续断、五加皮,以强壮筋骨。神经损伤后期宜益气通络、祛风壮筋,方用黄芪桂枝五物汤加续断、五加皮、桑寄生、牛膝、全蝎、僵蚕、制马前子等。

3.手术疗法

膝关节前脱位最易造成血管损伤,合并有腘动脉损伤者应立即进行手术探查。如果关节囊撕裂,韧带断裂嵌夹于关节间隙,或因股骨髁套锁于撕裂的关节囊裂孔而妨碍复位时,也应手术切开复位,修复损伤的韧带。合并髁部骨折者也应及时手术撬起塌陷的髁部,并以螺栓、拉力螺钉或特制的"T"形钢板固定,否则骨性结构紊乱带来的不稳定将在后期给患者造成很大困难。

二、膝关节后脱位

(一)病因与发病机制

多是因直接暴力从前方而来,作用于胫骨上端,使膝关节过伸,胫骨平台向后脱出,形成膝关节后脱位。

(二)诊断

1.临床表现

膝关节肿胀严重,疼痛剧烈,功能障碍。膝关节前后径增大,似过伸位,胫骨上端下陷,皮肤有皱褶,畸形明显,呈弹性固定,触摸髌骨处有空虚感,腘窝处可触及胫骨平台向后突起,髌腱两侧能触到向前突起的股骨髁。X线检查:侧位片可见胫骨脱于股骨后方(图7-6)。

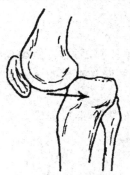

图7-6　膝关节后脱位

2.诊断依据

依据外伤史、典型症状、畸形,一般即可确定诊断。但需拍X线片,诊查是否合并撕脱骨折。另外要检查胫前、后动脉搏动情况,判断腘窝血管是否受伤。还要检查足踝的主动运动和感觉情况,判断神经是否损伤。

(三)治疗

常采用手法整复外固定,方法是患者仰卧,一助手牵大腿部,一助手牵患肢踝部,上下牵引。术者站于患侧,一手托胫骨上段向前,一手按股骨下段向后,即可复位(图7-7)。

复位后,用长直角夹板或石膏托固定。在胫骨上面后侧加垫,将膝关节固定在15°左右的伸展中立位。3周后开始做屈伸主动锻炼活动和股四头肌自主收缩活动。4周后解除固定,下床锻炼。本病固定应特别注意慢性继发性半脱位,因患者不自觉地抬腿,股骨必然向前,加上胫骨的重力下垂,常常形成胫骨平台向后继发性脱位。必要时可改用膝关节屈曲位固定。3周后开始膝关节伸展锻炼。

对合并有血管、神经损伤及骨折的患者,处理同膝关节前脱位。

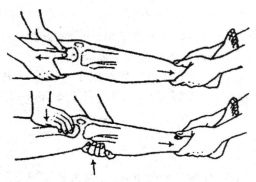

图 7-7　膝关节后脱位复位法

三、膝关节侧方脱位

（一）病因与发病机制

直接暴力作用于膝关节侧方，或间接暴力传导至膝关节，致使膝关节过度外翻或内翻，造成膝关节侧方脱位。单纯侧方脱位少见，多合并对侧胫骨平台骨折，骨折近端和股骨的关系基本正常。

（二）诊断

膝关节侧方脱位因筋伤严重，肿胀甚剧，局部青紫瘀斑，功能丧失，压痛明显，有明显的侧方异常活动。在膝关节侧方能触到脱出的胫骨平台侧缘。若有神经损伤，常见足踝不能主动背伸，小腿下段外侧皮肤麻木。

依据明显的外伤史、典型的症状和畸形，即可确诊。结合 X 线检查，能明确脱位情况及是否合并骨折。应注意神经损伤与否（图 7-8）。

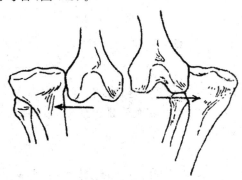

图 7-8　膝关节侧方脱位

（三）治疗

1.手法整复外固定

常采用手法整复外固定。方法：患者取仰卧位，一助手固定股骨，一助手牵引足踝，若膝关节外脱位，术者一手扳股骨下端向外，并使膝关节呈内翻位，即可复位（图 7-9）。

复位后，用长直角夹板或石膏托将肢体固定在伸展中立位，膝关节稍屈曲，脱出的部位和上下端相应的位置加棉垫，形成三点加压，将膝关节置于与外力相反的内翻与外翻位，即内侧脱位固定在内翻位，外侧脱位固定在外翻位。一般固定 4～6 周，解除夹板，开始功能锻炼。

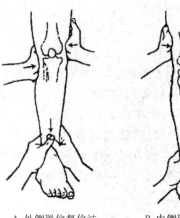

A.外侧脱位复位法　　　B.内侧脱位复位法

图 7-9　手法整复复位

2.药物治疗

同膝关节前脱位。

3.功能锻炼

膝关节脱位复位后,应将膝关节固定于屈曲 15°～30°位,减少对神经、血管的牵拉。密切观察血管情况,触摸胫后动脉和足背动脉。足部虽温暖但无脉,则标志血供不足。术后在 40°～70°的持续被动活动对伤后早期恢复活动是有帮助的,但应注意防止过度运动在后期遗留一定程度的关节不稳。股四头肌的训练对膝关节动力性稳定起着重大作用。固定后,即指导患者做股四头肌收缩锻炼。肿胀消减后,做带固定仰卧抬腿锻炼。4～8 周解除外固定后,先开始做膝关节的自主屈曲,然后下床活动锻炼,按膝关节功能疗法处理。

（潘朝晖）

第四节　髌　骨　骨　折

髌骨古称连骸骨,俗称膝盖骨、镜面骨。《黄帝内经·素问·骨空论》云:"膝解为骸关,侠膝之骨为连骸。"髌骨为人体最大的籽骨,位于膝关节之前。髌骨骨折占全部骨折损伤的 10%,多见于成年人。

髌骨略呈三角形,尖端向下,被包埋在股四头肌腱部,其后方是软骨面,与股骨两髁之间软骨面构成关节,即髌股关节。髌骨后方之软骨面有条纵嵴,与股骨髁滑车的凹陷相适应,并将髌骨后软骨面分为内、外两部分,内侧者较厚,外侧者扁宽。髌骨下端通过髌韧带连于胫骨结节。

髌骨是膝关节的一个组成部分,切除髌骨后,在伸膝活动中可使股四头肌肌力减少 30% 左右。因此,髌骨有保护膝关节、增强股四头肌肌力、伸直膝关节最后 10°～15° 的作用,除不能复位的粉碎性骨折外,应尽量保留髌骨。髌骨后面是完整的关节面,其内外侧分别与股骨内外髁前面形成髌股关节,在治疗中应尽量使关节面恢复平整,减少髌股关节炎的发生。横断骨折有移位者,均有股四头肌腱扩张部断裂,致使股四头肌失去正常伸膝功能,治疗髌骨骨折时,应修复肌腱

183

扩张部的连续性。

一、病因

骨折病因为直接暴力和肌肉强力收缩所致。直接暴力多因外力直接打击在髌骨上,如撞伤、踢伤等,骨折多为粉碎性,其髌前腱膜及髌骨两侧腱膜和关节囊多保持完好,骨折移位较小,也可为横断骨折、边缘骨折或纵形劈裂骨折。肌肉强力收缩者,多由于股四头肌猛力收缩形成牵拉性损伤,如突然滑倒时,膝关节处于半屈曲位,股四头肌骤然收缩,牵拉髌骨向上,髌韧带则固定于髌骨下部,而股骨髁部向前顶压髌骨形成支点,3种力量同时作用造成髌骨骨折。肌肉强力收缩多造成髌骨横断骨折,上下骨块有不同程度的分离移位,髌前筋膜及两侧扩张部撕裂严重。

二、诊断要点

有明显外伤史,伤后膝前方疼痛、肿胀,膝关节活动障碍。检查时在髌骨处有明显压痛,粉碎性骨折可触及骨擦感,横断骨折有移位时可触及一凹沟。膝关节正侧位 X 线片可明确诊断。

X 线检查时需注意:侧位片虽然对判明横断骨折及骨折块分离最为有用,但不能了解有无纵形骨折及粉碎性骨折的情况。而斜位片可以避免髌骨与股骨髁重叠,既可显示其全貌,更有利于诊断纵形骨折、粉碎性骨折及边缘骨折。斜位摄片时,若为髌骨外侧损伤可采用外旋 45°位;如怀疑内侧有损伤时,则可取内旋 45°位。如临床高度怀疑有髌骨骨折而斜位及侧位 X 线片均未显示时,可再拍髌骨切线位 X 线片(图 7-10)。

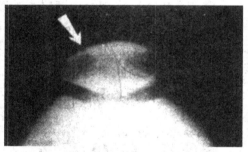

图 7-10　髌骨切线位 X 线片

三、治疗方法

髌骨骨折属关节内骨折,在治疗时必须达到解剖复位并修复周围软组织损伤,才能恢复伸膝装置的完整,防止创伤性关节炎的发生。

（一）整复固定方法

1.手法整复外固定

（1）整复方法:复位时先将膝关节内积血抽吸干净,注入 1% 普鲁卡因 5～10 mL,起局部麻醉作用,而后患膝伸直,术者立于患侧,用两手拇、示指分别捏住上下方骨块,向中心对挤即可合拢复位。

（2）固定方法如下。①石膏固定法:用长腿石膏固定患膝于伸直位。若以管形石膏固定,在石膏塑形前摸出髌骨轮廓,并适当向髌骨中央挤压使骨折块断面充分接触,这样固定作用可靠,可早期进行股四头肌收缩锻炼,预防肌肉萎缩和粘连。外固定时间不宜过长,一般不要超过6 周。髌骨纵形骨折一般移位较小,用长腿石膏夹固定 4 周即可。②抱膝圈固定法:可根据髌骨大小,用胶皮电线、纱布、棉花做成套圈,置于髌骨处,并将四条布带绕于托板后方收紧打结,托板的两端用绷带固定于大小腿上。固定 2 周后,开始股四头肌收缩锻炼,3 周后下床练习步行,4～6 周去除外固定,做膝关节不负重活动。此方法简单易行,操作方便,但固定效果不够稳定,有再移位的可能,注意固定期间应定时检查纠正。同时注意布带有否压迫腓总神经,以免造成腓总神经损伤。③闭合穿针加压内固定:适用于髌骨横形骨折者。方法是皮肤常规消毒、铺巾后,在无菌操作下,用骨钻在上、下骨折块分别穿入一根克氏针,注意进针方向需与髌骨骨折线平行,两根针亦应平行,穿针后整复。骨折对位后,将两针端靠拢拉紧,使两骨折块接触,稳定后再拧紧固定器螺钉,如无固定器亦可代之以不锈钢丝。然后用乙醇纱布保护针孔,防止感染,术后用长木板或石膏托将膝关节固定于伸直位(图 7-11)。④抓髌器固定法:患者取仰卧位,股神经麻醉,在无菌操作下抽净关节内积血,用双手拇、示指挤压髌骨使其对位,待复位准确后,先用抓髌器较窄的一侧钩刺入皮肤,钩住髌骨下极前缘和部分髌腱。如为粉碎性骨折,则钩住其主要的骨块和最大的骨块,然后再用抓髌器较宽的一侧,钩住近端髌骨上极前缘即张力带处;如为上极粉碎性骨折,则先钩住上极粉碎性骨块,再钩住远端骨块。注意抓髌器的双钩必须抓牢髌骨上下极的前侧缘。最后将加压螺旋稍加拧紧使髌骨相互紧密接触。固定后要反复伸屈膝关节以磨造关节面,达到最佳复位。骨折复位后应注意抓髌器螺旋盖压力的调整,因为其为加压固定的关键部位,松则不能有效地维持对位,紧则不能产生骨折自身磨造的效应(图 7-12)。⑤髌骨抱聚器固定法:电视X 线透视下无菌操作,先抽净膝关节腔内积血,利用胫骨结节髌骨外缘的关系,在胫骨结节偏内上部位,将抱聚器的下钩刺穿皮肤,进入髌骨下极非关节面的下方,并向上提拉,确定是否抓持牢固。用拇指后推骨折块,让助手两手拇指在膝关节两旁推挤皮肤及皮下组织向后以矫正翻转移位。将上针板刺入皮肤,扎在近骨折块的前侧缘上,术者一手稳住上下针板,令助手拧动上下手柄,直至针板与内环靠近,术者另一手的拇指按压即将接触的折端,并扣压内外侧缘,以防侧方错位,并加压固定。再利用髌骨沿股间窝下滑及膝关节伸屈角度不同和髌股关节接触面的变化,伸屈膝关节,纠正残留成角和侧方移位。应用髌骨抱聚器治疗髌骨骨折具有骨折复位稳定、加速愈合、关节功能恢复理想的优点(图 7-13)。

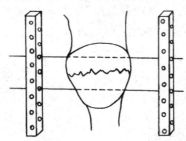

图 7-11　闭合穿针加压内固定

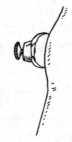

图 7-12　抓髌器固定法

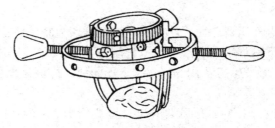

图 7-13　髌骨抱聚器固定法

2.切开复位内固定

切开复位内固定适用于髌骨上、下骨折块分离在 1.5 cm 以上，不易手法复位或其他固定方法失败者。方法是在硬膜外麻醉或股神经加坐骨神经阻滞麻醉下，取膝前横弧形切口，切开皮肤皮下组织后，即进入髌前及腱膜前区，此时可见到髌骨的折面及撕裂的支持带，同时有紫红色血液由裂隙涌出，吸净积血，止血，进行内固定。目前以双 10 号丝线、不锈钢丝、张力带钢丝固定为常用（图 7-14）。

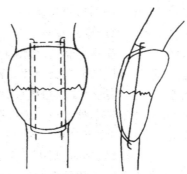

图 7-14　张力带钢丝内固定

（二）药物治疗

髌骨骨折多瘀肿严重，初期可用利水逐瘀法以祛瘀消肿，具体方药参照股骨髁间骨折。若采用穿针或外固定器治疗者，可用解毒饮加泽泻、车前子，肿胀消减后，可服接骨丹；后期关节疼痛活动受限者，可服养血止痛丸。外用药初期肿胀严重者，可外敷消肿散。无移位骨折，可外贴接骨止痛膏。去固定后，关节强硬疼痛者，可按摩配合展筋丹或展筋酊，并可用活血通经舒筋利节之苏木煎外洗。

（三）功能康复

复位固定肿胀消退后即可下床活动，让膝关节有小量的伸屈活动，使髌骨关节面得以在股骨滑车的磨造中愈合，有利于关节面的平复。第 2～3 周，有托板固定者应解除，有限度地增大膝关节的活动范围，6 周后骨折愈合去固定后，可用推髌法解除髌骨粘连，以后逐步加强膝关节屈伸活动锻炼，使膝关节功能早日恢复。

（潘朝晖）

第五节　单纯腓骨骨折

腓骨体呈三棱柱形，有三缘及三面。前缘及内侧嵴分别为腓骨前、后肌间隔的附着部。骨间缘起于腓骨头的内侧，向下移行于外踝的前缘。骨间缘向上、下分别与前缘及内侧嵴相合，有小腿骨间膜附着。腓骨体后面发生扭转，上部向后，下部向内。外侧面也出现扭转，上部向外，下部向后。

腓骨体有许多肌肉附着，上 1/3 有强大的比目鱼肌附着，下 2/3 有拇长屈肌和腓骨短肌附着，另外在腓骨上 2/3 的前、外、后侧有趾长伸肌、腓骨长肌和胫骨后肌包绕，而下 1/3 则甚少有肌肉附着。这样,腓骨上、中 1/3 交点及中、下 1/3 交点均是两组肌肉附着区的临界点,也是相对活动与相对不活动的临界点,承受的张应力较大,在肌肉强大收缩下,可能容易使腓骨遭受损伤。

腓骨滋养孔多为 1 个,可为多孔(2~7 个),滋养动脉起自腓动脉,多为 1 支,次为 2 支,再次为 3 支,其行走斜向下或水平向外,进入腓骨滋养孔。

腓骨四周均有肌肉保护,虽不负重,但有支持胫骨和增强踝关节稳定度的作用。骨折后移位常不大,易愈合。腓骨头后有腓总神经绕过,如发生骨折要注意此神经损伤的可能性。

一、病因及发病机制

单纯腓骨骨折较少见,常发生于与胫骨骨折的混合性骨折中。

(一)直接暴力

腓骨干骨折以重物打击、踢伤、撞击伤或车轮碾扎伤等多见,暴力多来自小腿的前外侧,骨折线多呈横断形或短斜形。巨大暴力或交通事故多为粉碎性骨折,骨折端多有重叠、成角、旋转移位等。因腓骨位于皮下,所以骨折端穿破皮肤的可能性极大,肌肉被挫伤的机会也较多。如果暴力轻微,皮肤虽未穿破,但挫伤严重,血运不良,亦可发生皮肤坏死,骨外露发生感染。较大暴力的碾挫、绞轧伤可有大面积皮肤剥脱,肌肉撕裂和骨折端裸露。

骨折部位以中、下 1/3 较多见,由于营养血管损伤、软组织覆盖少、血运较差等特点,延迟愈合及不愈合的发生率较高。

(二)间接暴力

由高处坠下、旋转扭伤或滑倒等所致的骨折,骨折线多呈斜形或螺旋形,腓骨骨折线较胫骨骨折线高,软组织损伤小,但骨折移位,骨折尖端穿破皮肤形成穿刺性开放伤的机会较多。

骨折移位取决于外力作用的大小、方向。小腿外侧受暴力的机会较多,肌肉收缩和伤肢远端重量等可使骨折端向内成角,小腿重力可使骨折端向后侧倾斜成角,足的重量可使骨折远端向外旋转,肌肉收缩又可使骨折端重叠移位。

儿童腓骨骨折遭受外力一般较小,加上儿童骨皮质韧性较大,多为青枝骨折。

二、类型

(一)单纯腓骨骨折

单纯腓骨干骨折较少见,多由直接暴力打击小腿外侧所致。在受外力作用的骨折部位,骨折线呈横形或粉碎状。因有完整的胫骨作为支柱,骨折很少移位。但腓骨头下骨折时,应注意有无腓总神经损伤。一般腓骨骨折如不影响踝关节的稳定性,均不需复位,用石膏托或夹板固定 4~6 周即可;如骨折轻微,只用弹力绷带缠紧,手杖保护行走,骨折即可愈合。

(二)腓骨应力性骨折

1.病因

腓骨应力性骨折多见于运动员、战士或长途行走者,多位于踝关节上部。

2.发病机制

多次重复的较小暴力作用于骨折部位,使骨小梁不断发生断裂,但局部修复作用速度较慢,最终导致骨折。

3.临床症状与诊断

运动或长途行走之后,局部出现酸痛感,休息后好转;反之则加剧。局部可有肿胀、压痛,有时可出现硬性隆起。X 线片上的改变出现较晚，一般在 2 周后可出现不太清晰的骨折线，呈一骨质疏松带或骨质致密带，继而陆续出现骨膜性新骨形成和骨痂生长。

三、治疗

根据骨折类型和软组织损伤程度选择外固定或开放复位内固定。

（一）手法复位外固定

手法复位外固定适用于单纯的腓骨中上段骨折或无移位的腓骨下段骨折。应力性骨折多无移位，确诊后停止运动，休息患肢即可。症状明显时，可用石膏托固定。

（二）开放复位内固定

腓骨骨折是踝关节骨折的一部分，通常在固定内、后、前踝之前，先将外踝或腓骨整复和内固定。做踝关节、前外侧纵形切口，显露外踝和腓骨远端，保护隐神经，如骨折线呈斜形，可用 1～2 枚拉力螺钉由前向后打入骨折部位，使骨片间产生压缩力。螺钉的长度必须能钉穿后侧皮质，但不要向外伸出太多以致影响腓骨肌腱鞘。如果为横形骨折或远侧骨片较小，可纵形分开跟腓韧带纤维，显露外踝尖端，打入长螺钉，也可用其他形式的髓内钉经过骨折线打入近侧骨片髓腔中。手术必须要达到解剖整复，保持腓骨的长度。如果骨折位于胫腓下关节之上，整复后可用一块小型半管状压缩接骨板做内固定。如果用髓内钉则应小心，不要使外踝引向距骨，髓内钉的插入部位应相当于踝部尖端的外侧面。如果髓内钉直线插入，外踝就能被引向距骨，这样就会造成踝穴狭窄，踝关节的活动度减小，因此应事先将髓内钉弯成一定的弧度以避免发生这种错误。

（三）开放性腓骨骨折的处理

小腿开放性骨折的软组织伤轻重不等，可发生大面积皮肤剥脱伤、组织缺损、肌肉绞轧挫灭伤、粉碎性骨折和严重污染等。早期处理时，创口应开放或是闭合，采用什么固定方法均必须根据不同伤因和损伤程度做出正确的判断。小腿的特点是前侧皮肤紧贴胫骨，清创后勉强缝合，常因牵拉过紧造成缺血、坏死或感染。因此，对 Gustilo Ⅰ 型或较清洁的 Ⅱ 型伤口，预计清创后一期愈合无大张力可行一期愈合；对污染严重，皮肤缺损或缝合后张力较大者，均应清创后开放创面。如果骨折需要内固定，也可在内固定后用健康肌肉覆盖骨折部，开放皮肤创口，等炎症局限后，延迟一期闭合创面或二期处理。大量临床资料证实，延迟一期闭合创口较一期缝合的成功率高。

四、并发症

筋膜间隔综合征、感染、延迟愈合、不愈合或畸形愈合。

（潘朝晖）

第六节　胫骨平台骨折

胫骨平台骨折是骨科领域的一个难题，1990 年以来，随着新的内固定技术的发展，骨科医师已经能较好地治疗胫骨平台骨折，特别是合并有严重软组织损伤的复杂胫骨平台骨折。

据霍尔（Hohl）统计，胫骨近端骨折占骨折总数的 1%，占老年人骨折的 8%。胫骨平台骨折中外髁骨折占 55%～70%,单纯内髁骨折占 10%～23%,双髁骨折占 10%～30%。

一、解剖概要

胫骨平台关节面有 10°的向后成角,在内外深之间有髁间棘,为前、后交叉韧带附着。胫骨结节位于胫骨前嵴关节线以下 2.5～3.0 cm,为髌腱附着。Gerdy 结节位于胫骨上端前外侧面,为髂胫束附着。腓骨对胫骨近端起支撑作用,为外侧副韧带和股二头肌止点。

内侧髁比外侧髁骨质更加坚硬。胫骨平台内髁覆盖 3 mm 厚的软骨,外髁覆盖 4 mm 厚的软骨。外侧髁面积小而高,内侧髁低而平。内外髁的边缘部分被半月板覆盖,内侧半月板有胫骨韧带将其附着于胫骨。

二、损伤机制

内外翻暴力加垂直暴力。完整的内侧副韧带在外翻暴力中像一个绞链,使股骨外侧髁顶压胫骨外侧平台,造成胫骨平台骨折。在内翻暴力中,外侧副韧带起着相同的作用,引起内髁骨折,常合并侧副韧带、交叉韧带和半月板损伤。

三、分型

Schatzker 分型是当前应用最为广泛的分型,将胫骨平台骨折分为 6 型。Ⅰ、Ⅱ、Ⅲ型是低能量暴力骨折,Ⅳ、Ⅴ、Ⅵ型是高能量暴力骨折(图 7-15)。

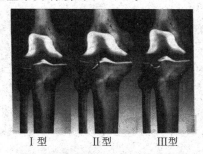

Ⅰ型　　　　　Ⅱ型　　　　　Ⅲ型

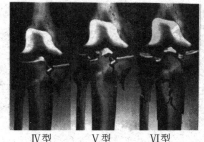

Ⅳ型　　　　　Ⅴ型　　　　　Ⅵ型

图 7-15　胫骨平台骨折 Schatzker 分型

(1)Ⅰ型:外侧平台劈裂骨折无关节面塌陷,多发生于年轻人。骨折移位时常有外侧半月板撕裂,或向四周移位,或半月板嵌入骨折间隙。

(2)Ⅱ型:外侧平台劈裂关节面压缩骨折,多发生于 40 岁或以上的患者。

(3)Ⅲ型:外侧平台单纯压缩骨折。压缩部分常位于关节中心部位,由于压缩部位大小和压缩程度的不同及外侧半月板损伤情况的不同,这种损伤可以是稳定或不稳定骨折。外侧和后侧的关节面压缩比中央压缩更加不稳定。

（4）Ⅳ型：高能量暴力骨折。胫骨内侧平台骨折,这种损伤由中等至高能量暴力致伤,Ⅳ型骨折常合并膝关节脱位、血管损伤,因此需仔细检查。

（5）Ⅴ型：高能量暴力损伤双侧平台骨折合并血管、神经损伤。

（6）Ⅵ型：高能量暴力损伤双侧平台骨折加胫骨干与干骺端分离,在 X 线片上常显示为粉碎爆裂骨折,常合并膝部软组织严重损伤、筋膜间隔综合征和严重神经、血管损伤。

Bennett 和布劳纳(Browner)认为,在此 6 型骨折中Ⅱ型骨折有较高的内侧副韧带撕裂发生率,Ⅳ型骨折有较高的半月板损伤发生率。

四、诊断

(一)临床表现

1.症状

胫骨平台骨折患者都有疼痛、膝关节肿胀和下肢不能负重的症状。病史可以帮助医师判断是低能量还是高能量损伤。该病常合并张力性水泡、筋膜间隔综合征、韧带断裂、神经损伤和血管损伤,这些都由高能量暴力所致的胫骨平台骨折引起。

2.体征

膝关节主动、被动活动受限,胫骨近端和膝关节局部肿胀和压痛,内外翻畸形。注意检查骨折部位软组织情况和神经、血管情况。

(二)X 线检查

正侧位 X 线片可显示绝大部分胫骨平台骨折。高能量暴力所致的骨折 X 线片往往显示骨折块相互重叠。牵引下拍片可以得到清晰骨折形态,并可以同时检查膝关节韧带完整与否和利用韧带整复骨折移位(图 7-16、图 7-17)。

(三)CT 检查

CT 可以更清晰地显示骨折情况,26％患者经 CT 检查后改变了治疗计划。通过矢状面、额状面和水平面重建可以更进一步了解骨折移位和关节面塌陷、移位的形态。最好行牵引下 CT 扫描,这样可以得到更多的信息。

(四)MRI 检查

MRI 检查胫骨平台骨折的准确性和精确度等同于 CT,但其对于软组织损伤,包括侧副韧带、半月板损伤的诊断比 CT 好。

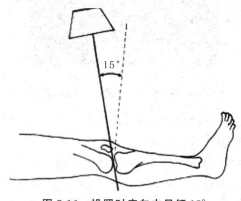

图 7-16　投照时应向内足倾 15°

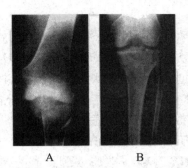

图 7-17 胫骨平台骨折前后位 X 线片

A.未经牵引,胫骨平台骨折前后位 X 线片;B.牵引下胫骨平台骨折前后位 X 线片

(五)血管造影

怀疑血管损伤时应行血管造影。高能量暴力造成的骨折、骨折—脱位,不能解释的筋膜间隔综合征和 Schatzker Ⅳ、Ⅴ、Ⅵ型骨折要警惕有血管损伤。血管造影可直观地观察到血管损伤部位。

五、治疗

(一)Ⅰ型

此型骨折多伴有半月板损伤,术前应行 MRI 检查,也可用关节镜检查骨折和外侧半月板。半月板周缘损伤或半月板嵌于骨折间隙,在切开复位内固定的同时行半月板修补。如果无半月板损伤,常可行闭合复位经皮螺钉固定。复位的一个重要技术是复位钳偏心夹持,利用扭曲和旋转使骨折块复位。通常用2枚直径 6.5 mm 或直径 7.0 mm 的松质骨螺钉固定。如果外侧髁基底部粉碎,则需行加压钢板固定加植骨。如果经皮不能得到满意的复位(满意复位指骨折移位小于1 mm),就应行切开复位内固定(图 7-18)。

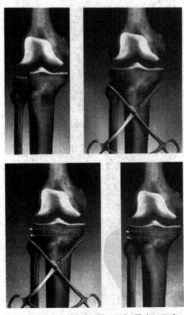

图 7-18 Ⅰ型胫骨平台骨折固定

(二) Ⅱ型

术前准确估计关节面塌陷的部位和程度,大多数情况下是前侧或中央关节面塌陷。最好的手术入路是行膝外侧直切口剥离外侧肌肉,在半月板下横行切开关节囊暴露关节。掀起外侧半月板将使胫骨外髁更好地暴露。也可通过像翻书一样翻开前侧劈裂的骨片暴露塌陷的关节面。首先复位塌陷的关节面,关节面下填塞植骨,然后复位劈裂的骨折片,最后应用松质骨螺钉固定。多枚克氏针置于关节下骨可明显提高内固定对关节的支撑强度,因此提倡采用多枚松质骨螺钉固定。如骨质疏松或劈裂骨块粉碎则行支撑钢板固定(图7-19～图7-21)。

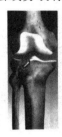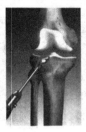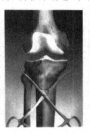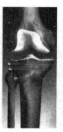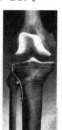

图 7-19　Ⅱ型胫骨平台骨折固定

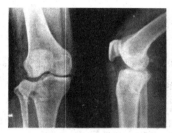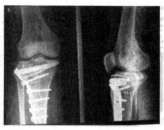

图 7-20　Ⅱ型胫骨平台骨折支撑钢板固定

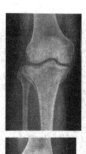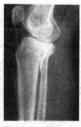

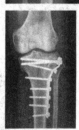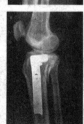

图 7-21　Ⅱ型胫骨平台骨折内固定

(三) Ⅲ型

此型骨折多发生于老年人,如果关节塌陷范围小,膝关节稳定,可行保守治疗。相反,膝关节不稳定,患者年龄较轻,则有内固定指征。CT 或 MRI 可以测量塌陷范围和程度。传统的手术治疗方法是膝关节外侧入路,开一骨窗,将关节面抬起,植骨填塞,然后用拉力螺钉固定。现今使用关节镜观察关节面复位情况,仅做一小切口,植骨填塞关节面抬起后的骨缺损(图7-22)。

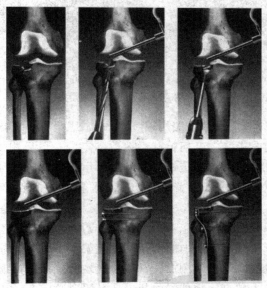

图 7-22　Ⅲ型胫骨平台骨折固定

(四)Ⅳ型

此型骨折常合并胫骨髁间棘骨折,膝关节脱位和神经、血管损伤,有时骨折反而并不是很严重。但这些严重的软组织损伤会使膝关节非常不稳定。非手术治疗只适用于无移位骨折。即使是很小的移位,采用石膏固定都会留下显著的膝内翻畸形。若骨质良好,为低等至中等暴力损伤,外翻膝关节复位,行经皮螺钉固定(图7-23)。

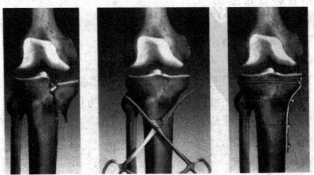

图 7-23　Ⅳ型胫骨平台骨折固定

高能量暴力引起的内髁骨折常有骨折显著移位、外侧副韧带撕裂或腓骨小头骨折,需行切开复位内固定,行支撑钢板固定。髁间棘撕脱骨折则用钢丝或长拉力螺钉固定。

(五)Ⅴ型和Ⅵ型

Ⅴ型和Ⅵ型骨折都是涉及两髁的骨折,常见于轴向暴力作用于伸直的膝关节,由高能暴力引起,合并严重的软组织损伤。同时应高度警惕神经、血管损伤和筋膜间隔综合征(图7-24)。这两型骨折不适宜非手术治疗。传统上行大切口、双钢板固定,但是这将招致许多严重的并发症,包括伤口裂开和感染。

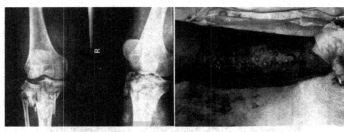

图 7-24　Ⅵ型胫骨平台骨折合并严重的软组织损伤

为了减少并发症、提高疗效,现在多应用以下方法:①应用股骨复位器间接复位,然后行有限切开复位塌陷的关节面,植骨填塞关节面抬起后遗留的空腔。最后用 2～3 枚松质骨螺钉固定。如果内髁骨片基底不是粉碎的,利用间接韧带整复技术后,内髁骨折片往往会复位。此时通过置于外侧钢板的长拉力螺钉将内髁骨折片固定。当内髁骨折片基底粉碎,利用间接韧带整复技术不能使其复位时,切开复位内髁用 1 个小支撑钢板固定。②骨折粉碎程度越严重,放置内侧小支撑钢板的并发症发生率就越高,对这些患者,可在内侧应用半针外固定架替代内髁小支撑钢板。将 1～2 枚外固定架针平行于关节置于内侧。用外固定架维持 6～10 周,直至出现明显骨折愈合征象。随着软组织损伤程度的加重,外侧放置钢板后出现并发症的可能性也大大增加,这时在内侧行单边外固定架固定,拉力螺钉固定外髁骨折。③环形外固定架也是处理这种严重损伤的一个很好的办法。虽然外固定架技术很大程度上依赖韧带复位技术,使骨折有一定程度的复位,但它不能复位塌陷的关节面。复位塌陷的关节面必须行有限切开,在透视或关节镜监控下复位塌陷的关节面。

六、合并症

(一)胫骨平台骨折合并韧带损伤

韧带损伤包括内侧副韧带损伤、半月板撕裂、前交叉韧带撕裂。Bennett 和 Browner 发现 56% 的胫骨平台骨折中有软组织损伤。内侧副韧带损伤占 20%,外侧副韧带损伤占 3%,半月板损伤占 20%,腘神经损伤占 3%,前交叉韧带损伤占 10%。

韧带损伤将引起膝关节术后不稳定,导致膝关节功能很差。诊断韧带损伤应拍平片、应力位片,行物诊和手术探查。膝关节内、外翻大于或等于 10°说明韧带断裂。但不要将由骨折移位引起的膝关节面倾斜所产生的角度误诊为韧带损伤。合并有腓骨头和胫骨髁间棘撕脱骨折、股骨髁或胫骨髁撕脱骨折常提示韧带损伤。

(二)血管损伤

低能量暴力一般不引起血管损伤,而高能量暴力所致的 SchatzkerⅣ、Ⅴ和Ⅵ型骨折易引起血管损伤。由于腘动脉在腘部被其分支束缚,移动范围很小,因此骨折移位容易引起血管损伤。血管造影可进一步明确诊断。行血管造影的指征是动脉搏动减弱或消失,大血肿,瘀斑,进行性肿胀,持续性动脉出血,损伤以远的皮肤发凉、青紫和有相邻的神经损害。

处理:足背动脉搏动可触及,先固定骨折;足背动脉搏动不能触及且距受伤时不少于 6 小时,首先重建血运,应用外固定架恢复患肢长度和稳定性。在修复动脉的同时要修复合并的腘静脉损伤,局部缺血时间超过 6 小时要考虑 4 个筋膜间室行切开术减压。

七、术后处理

胫骨平台骨折术后处理的特点是早期活动、延迟负重。内固定稳定者用 CPM 锻炼,然后行步态训练和主动功能锻炼。Schatzker Ⅰ、Ⅱ、Ⅲ 型骨折,4~8 周内不负重,直到有早期骨愈合的 X 线影像。在 4~8 周后可部分负重,3 个月后完全负重。

Ⅳ、Ⅴ、Ⅵ 型胫骨平台骨折由于软组织损伤重,如果内固定牢固,术后尽量应用 CPM 锻炼,一般在术后 8~12 周,X 线显示有骨折愈合才逐渐下地活动。韧带整复外固定架固定后骨折愈合较慢,适当晚负重。胫骨平台骨折术后,如果无局部不适,内固定物可长期保留。Ⅰ、Ⅱ、Ⅲ 型骨折愈合快,伤后 1 年可去除内固定物;Ⅳ、Ⅴ、Ⅵ 型,尤其是 Ⅴ、Ⅵ 型由于骨折线沿至骨干,骨折愈合较慢,一般 18~24 个月方可去除内固定物,然后挂拐 4~6 周才能参加剧烈活动。

八、术后并发症

胫骨平台骨折难以处理,即使有周密的术前准备、手术设计和精细的操作,也难免发生严重的并发症。胫骨平台骨折术后并发症分为两类:早期并发症,如复位失败、深静脉血栓、感染;晚期并发症,如骨不连、内固定物断裂、创伤性关节炎。

(一)感染

膝部周围皮肤的受伤情况是造成感染的最重要的原因。不适当的切口和放置大型内固定物是造成感染的另一个原因,延迟手术时间、保护骨片上的软组织、采用小的内固定物可减少感染的发生。感染发生后,冲洗、清创,去除失去生机的骨和软组织。深部感染和脓肿需要切开引流,5~7 天闭合伤口,或转移皮瓣覆盖伤口。小的无脓窦道,行冲洗、清创后放置引流管,闭合伤口。

(二)骨不连

低能量暴力致伤的骨不连少见,Schatzker Ⅵ 型骨折骨不连多见。下肢制动和骨折粉碎造成的骨质疏松使骨不连的治疗更困难。萎缩性和非感染性骨不连可直接行植骨术,感染性骨不连应用抗生素、转移皮瓣、外固定等治疗。

(三)创伤性关节炎

胫骨平台骨折后关节面不平和膝关节不稳定是导致创伤性关节炎的主要因素。另外下肢轴线改变也是导致创伤性关节炎的重要因素。患者对内翻畸形的承受力远差于外翻畸形,但是大多数患者均为内翻畸形。如果关节炎局限在内髁或外髁,或由下肢负重轴线改变引起,可行截骨术,如果有严重的创伤性关节炎则行膝关节置换术。

(四)膝关节僵硬

伸膝装置的瘢痕、膝关节和髌股关节的纤维渗出粘连都会导致膝关节僵硬,作术后制动会使粘连加重。3~4 周的制动会导致一部分膝关节的永久僵硬。

(潘朝晖)

第七节　胫腓骨干双骨折

胫腓骨干双骨折约占全身骨折的 6.6%,发病高峰为 10~20 岁,开放性骨折约占 1/4。其中以胫腓骨干双骨折最为多见,胫骨干单骨折次之,腓骨干单骨折最少见。胫骨的营养动脉由胫骨干上 1/3 的后外侧穿入,在致密骨内下行一段距离后进入髓腔。胫骨干中段以下发生骨折,营养动脉易发生损伤。往往造成下骨折段血液供应不良,发生延迟愈合或不愈合。胫骨上端有股四头肌及内侧腘绳肌附着,此二肌有使近侧骨折段向前向内移位的倾向。小腿的肌肉主要在胫骨的后面及外面,伤后肿胀消退后,易引起骨折移位。腘动脉在进入比目鱼肌的腱弓后分为胫前与胫后动脉,此二动脉贴近胫骨下行,胫骨上端骨折移位时易损伤此血管,引起缺血性挛缩。胫骨内侧面仅有皮肤覆盖,故骨折断端易刺破皮肤形成穿破性骨折。由于小腿的解剖及生理特点,如处理不当,则可能出现伤口感染、筋膜间隔综合征、骨折延迟愈合或不愈合等并发症,进而留下严重的后遗症。

一、病因、病理与分类

(一)病因

直接暴力或间接暴力均可造成胫腓骨干骨折。

(1)直接暴力:常常由交通事故或工农业外伤等所致。暴力多由外侧或前外侧而来,骨折多是横断、短斜面、蝶形、多段、粉碎。胫腓骨两骨折线都在同一水平,软组织损伤较严重。整个胫骨的前内侧面位于小腿的皮下,易造成开放性骨折。

(2)间接暴力:常因在生活或运动中扭伤、摔伤所致。骨折多为斜形或螺旋形。双骨折时,腓骨的骨折线较胫骨高,软组织损伤轻,开放性骨折则多为移位的骨折尖端自里而外穿出,故污染较轻。

(二)病理

骨折移位趋势既和外力有关,也和肌肉收缩有关。由直接外力致伤时,外力方向多来自外侧,而扭转的间接暴力也多为身体内旋,小腿相对外旋,而小腿肌肉又在胫骨的外后侧。因此,胫腓骨干双骨折的移位趋势多为向前内成角,或远骨折段外旋;而胫骨干单独骨折则往往出现向外成角移位。

(三)分类

通常最能指导临床治疗的分类分为稳定型与不稳定型两种。一般来说,横断、短斜形骨折属于稳定型;粉碎性、长斜形、螺旋形骨折属于不稳定型。这种分类必须根据每个病例的不同特点,不能一概而论。埃利斯(Ellis)、尼科尔(Nicoll)等人按照创伤的严重程度,将胫腓骨骨折分为三度。

Ⅰ度:骨折无粉碎骨片或仅有极小的粉碎骨片。骨折移位程度小于骨干横截面的 1/5。软组织损伤轻,无开放性创口或仅有微小的开放性伤口。

Ⅱ度:骨折的粉碎性骨片较小。骨折移位程度在骨干横截面的 1/5～2/5。软组织有中等程度损伤。开放性伤口小、污染轻。

Ⅲ度:骨折呈严重粉碎,完全移位。软组织损伤严重,开放性伤口较大,甚至有皮肤缺损,污染严重。

损伤的严重程度直接关系到预后。据统计,轻度损伤者,正常愈合的病例占 90% 以上,而重度损伤正常愈合率低于 70%。

二、临床表现与诊断

闭合性骨折伤后患肢疼痛、肿胀、畸形,小腿的负重功能丧失,可有骨擦音和异常活动。损伤严重者,在小腿前、外、后侧筋膜间隔区单独或同时出现感觉异常、疼痛、肿胀、压痛、肌肉牵拉性疼痛、张力性水疱、皮温和颜色的变化、肌力和血运变化等,即属小腿筋膜间隔综合征的表现。X线片可明确骨折类型、部位及移位程度。

三、治疗

治疗的目的是恢复小腿的长度和负重功能。因此,应重点处理胫骨骨折。对骨折端的成角畸形与旋转移位,应予完全纠正,避免影响膝、踝关节的负重功能和发生关节劳损。除儿童病例不太强调恢复患肢与对侧等长外,成人应注意恢复患肢与对侧相等的长度及生理弧度。胫腓骨干骨折一般分为开放性骨折和闭合性骨折、稳定性骨折和不稳定性骨折。凡有严重早期并发症,如休克、筋膜间隔综合征、神经及血管损伤者,应主要处理并发症。骨折仅做临时性固定,待并发症好转时,再重点处理骨折。无移位的稳定性骨折,可用夹板或石膏固定;有移位的稳定性骨折,复位后用夹板或石膏固定。

不稳定性骨折可用手法复位,夹板固定配合跟骨牵引。

(一)闭合性胫腓骨骨折的治疗

胫腓骨的闭合性骨折可分为稳定型与不稳定型。有些骨折伴有邻近组织、血管、神经的损伤。治疗时要根据骨折的类型特点、是否伴有其他并发症及其程度等具体情况,择优选用不同的方法。其基本目的是恢复小腿长度、对线和持重功能。治疗方法有闭合复位外固定、牵引、切开复位内固定3种。

1.闭合复位外固定

(1)手法整复:骨折后治疗越早,越易复位,效果也越好。应尽可能在伤后2～3小时肿胀尚未明显时进行复位且容易成功。必要时可配合镇痛药、麻醉药、肌肉松弛药,以利达到完全整复的目的。当骨折后肢体明显肿胀时,不宜强行复位。可给予暂时性制动,促进血液循环,减少组织渗出及令肿胀消退,待肿胀消退后再行整复固定。复位手法包括牵引、端提、夹挤分骨、摇摆等,然后以拇指及示指沿胫骨前嵴及内侧面来回触摸骨折部,检查复位是否平整,对线是否良好。复位满意后放置纸压垫以防止胫骨向内成角。

(2)小夹板固定:适用于胫腓骨中下段的稳定型骨折或易复位骨折,如横断、短斜形和长斜形骨折,尤其以胫骨中段的横断或短斜形骨折更为适宜。中1/3段骨折,夹板上方应达腘窝下2 cm,下达内外踝上缘,以不影响膝关节屈曲活动为宜。下1/3段骨折,夹板上达腘窝下2 cm,下抵跟骨结节上缘,两侧用超踝夹板固定。使用夹板时必须要注意加垫位置、方向,必须注意夹板松紧度,密切观察足部血运、疼痛与肿胀情况,必要时松解夹板,避免发生局部压疮及肢体坏死等严重并发症。本法以夹板固定为特点,以手法复位和功能锻炼为主,体现了"动静结合、筋骨并重、内外兼治、医患结合"的骨折治疗原则。通过夹板、压垫压力和布带约束力,肌肉活动产生的内在动力,间断性增强压垫的效应力,固定力得到增强,反复推挤移位的骨折端,残余畸形得以纠正,保护整复后骨折不再移位。沿小腿纵轴进行肌肉舒缩,可使断端之间产生生理性应力刺激,促进骨折愈合。

(3)石膏外固定:石膏外固定在治疗胫腓骨骨折的应用上比较广泛。其适用于比较稳定的骨折,或经过一段时间牵引治疗后的骨折,以及辅助患者进行功能锻炼(功能石膏)等情况。最常用的是长腿管形石膏固定,一般是在有垫的情况下进行的,打石膏时要注意三点应力关系。固定期间要保持石膏完整,若有松动及时更换。因为肢体肿胀消退后易因空隙增大而致骨折再移位。

在牵引治疗的基础上,肿胀消退后也可改用无衬垫石膏固定,保持与肢体之间的塑形。长腿管形石膏一般需固定 6～8 周再拆除。这种石膏固定,易引起膝、踝关节僵硬,下肢肌肉萎缩,较长时间固定还有能引起骨质吸收、萎缩的缺点。有学者提出小腿功能石膏,也称髌韧带负重装置(PTB),即在胫腓骨骨折复位后,打一个起自髌上韧带,下至足趾的膝下石膏,在胫骨髁部、髌骨及髌腱部很好地塑形。可早期负重行走,由小腿软组织与石膏间相互拮抗力量得以均衡地维持,膝关节自由活动不会引起骨端移位。这种石膏可避免长腿管形石膏因超膝关节固定产生的缺点。早期负重,也利于促进骨折愈合。有人主张在胫腓骨骨折临床愈合后,改用这种石膏协助功能锻炼。有学者认为骨折临床愈合后,若要进行外固定,又要解放膝、踝关节,采用小腿内外侧石膏夹板更为实用且操作简便。从某种意义上说,小腿内外侧石膏夹板也属于一种功能石膏。石膏固定期间发现骨折在石膏中成角移位时,宜先采用楔形矫正法予以矫正,不必更换石膏。发生在胫腓骨中下 1/3 交界处以下的稳定型骨折,也可采用小腿"U"形石膏固定,操作方便,利于活动及功能锻炼。骨骼穿针牵引配合石膏外固定,近年来逐渐被改良的各类骨骼穿针外固定支架或加压器所替代。

(4)骨骼穿针外固定器与功能位支架:最早由马尔盖根应用,并逐步发展至今。它适用于各种类型的胫腓骨骨折,尤其是有伤口、创面及软组织损伤严重或感染的病例。Hoffmann 外固定支架、Rockwood 功能支架、伊利扎诺夫外固定支架等外固定器功能支架操作简便,调节灵活,固定可靠。伤肢能早期负重,行功能锻炼,促进骨折愈合。这种治疗方法正逐渐被更多的人所接受并采用。其缺点是自动纠正侧方移位的能力差,骨骼穿针的同时,肌肉组织也被克氏针相对固定而限制舒缩,从而引起不同程度的肌萎缩。此外,还有继发针孔感染的可能。

2.牵引

持续性牵引是骨折整复、固定的重要手段,有些不稳定的闭合性骨折,如斜形、螺旋形、粉碎性骨折,在闭合性复位不能达到要求时,或肢体肿胀严重,不适于整复时,可行一段时间牵引治疗,以达到骨折复位、对线的目的。治疗小腿骨折的牵引通常是骨牵引。牵引针可打于胫骨下端或跟骨之上,以跟骨牵引更为常用。跟骨牵引进针点是在内踝尖部与足跟下缘连线的中点,由内向外。内侧针孔应比外侧针孔略高 0.5～1.0 cm,使牵引的小腿远端轻度内翻,以恢复其生理弧度,使骨折更接近于解剖复位。牵引初时的整复重量为 4～6 kg,待肢体肿胀消退、肌肉张力减弱后,减到维持重量 2～3 kg。在牵引下早期锻炼股四头肌,主动活动踝关节与足趾。第 3～4 周撤除牵引,施行夹板外固定,直至骨痂形成,骨折愈合。

3.切开复位内固定

非手术疗法对多数闭合性胫腓骨骨折都能达到满意的治疗效果。但切开复位内固定对于保守疗法难以成功的胫腓骨骨折更不失为一种好方法。必须明确:手术内固定虽可防止成角和短缩,但骨折愈合速度并不会加快,手术本身将冒感染、皮肤坏死等风险,应慎重施行,必须严格掌握适应证,在严格的无菌操作下手术。闭合性胫腓骨骨折有以下情况时适于手术治疗:①骨折合并血管、神经损伤需探查血管神经者,可同时行内固定;②无法复位的胫腓骨骨折,如有软组织嵌入者;③胫骨多段骨折者;④肢体多发骨折为避免相互牵制和影响者;⑤胫腓骨骨折合并膝关节、踝关节损伤者。

(1)髓内针内固定:适用于胫骨多段骨折,现有用梅花形髓内针。髓内针的长短、粗细要与胫骨长度和髓腔相适宜。方法是在胫骨结节内侧做一小的纵形切口,用粗钻头(9 mm 或 9.5 mm)向胫骨下后方钻孔,然后改变钻入方向使之与髓腔保持一致。将髓内针向下插入骨洞,沿髓腔缓缓打入。复位骨折端,使髓内针通过骨折线,针尖达到胫骨远端干骺端。术后可用石膏托固定,术后2～4周可扶拐杖逐渐负重。髓内针应在骨坚强愈合后拔除。有一种称为 Ender 钉的多根弧形髓内钉自 1969 年应用于临床,多用于股骨上端骨折,也可用于胫骨骨折。骨折复位后,在 X 线监视下,将克氏针3～4枚自胫骨结节向下插入,沿髓腔通过骨折线到胫骨下端,钉端呈扇形或餐叉样摊开。其优点是操作简便、失血少、很少感染。缺点是有时骨折复位不理想,钉子远端未散开,固定不稳,控制旋转能力差。近年正流行一种既能控制骨折后短缩、旋转,又可进行闭合穿钉的交锁髓内钉。它除了可用于股骨骨折外,还可用于胫骨骨折。交锁髓内钉使手术趋向微创。新近由于一种新型的远端锁钉瞄准系统的出现,大大减少了术中使用 X 线机的次数。交锁髓内钉分为实心和空心两型,实心型直径较细,又称为不扩髓髓内钉,而空心型髓内钉较粗,髓腔要求扩大。

(2)螺钉内固定:单纯螺钉内固定适用于胫腓骨的螺旋形或长斜形骨折,尤其是接近骨端处的骨折。用1～2枚螺钉直接固定于复位后的骨折部。螺钉钻入的方向要与骨干的纵轴垂直,不可垂直于骨折线,否则会因骨折端的剪力而使骨折再移位。单纯螺钉内固定后,应辅以石膏固定4～6周。

(3)钢板螺钉内固定:切开复位内固定中较常用的方法。适用于胫骨的斜形、横形、螺旋形等骨折,闭合复位不满意者,骨延迟愈合或骨不连者,骨折伴有血管、神经损伤需手术探查处理的病例。钢板有普通型和加压固定型。近年来有用钛合金材料制成的钢板,材质牢固、体轻、生物反应小。螺钉选用皮质骨螺钉。使用何种钢板应依据骨折的类型、程度等具体情况来选择。手术需在严格无菌条件下进行,以小腿前外侧骨折部为中心,稍向外侧凸做弧形切口,进入后应尽量少地剥离骨膜,尽可能减少周围组织损伤。清除断端组织,注意打通髓腔。复位时以胫骨骨嵴作为标志使其成为一条直线。如需植骨,可取自体松质(如髂骨)骨端周围植骨。置入钢板,以螺钉固定,选用加压钢板时应注意加压孔的位置和方向。从力学角度看,钢板应置于骨干的张力侧。胫骨前面位于皮下,后面肌组织、血管神经多,难以显露且损伤机会多。所以,钢板大多置于前外侧。应用普通钢板,手术应给予下肢石膏托固定4～6周。加压钢板固定术后一般无须行石膏外固定。骨折稳固愈合后可负重行走。

4.功能锻炼

固定当天可做股四头肌收缩锻炼和踝关节屈伸活动。跟骨牵引者,还可以用健腿和两手支持体重抬起臀部。稳定性骨折第2周开始练习抬腿及膝关节活动,第3周开始扶双拐不负重锻炼;不稳定性骨折则在解除牵引后仍需在床上锻炼1周,才可扶拐不负重锻炼,直至临床愈合,再解除外固定。

(二)开放性胫腓骨骨折的治疗

胫腓骨的开放性骨折是长骨干中发生开放性骨折最常见的部位。这是由其特殊的解剖、生理特点所决定的。整个胫骨的前内侧面位于皮下,外伤形成开放性骨折后,易发生污染、皮肤缺损、软组织损伤等,给治疗带来很大困难。若处理不当,很容易造成皮肤坏死、骨外露、感染、骨缺损、骨折延迟愈合或不愈合,甚至截肢的严重后果。因而,对开放性胫腓骨骨折的治疗必须加以重视和很好地掌握。诊断开放性胫腓骨骨折多无困难,有胫腓骨骨折合并局部皮肤与软组织破损,骨折端与外界相通,即可诊断。有些情况下,通过皮肤创口可直视胫骨的骨折端。通过病史、体检已能确诊的开放性胫腓骨骨折也必须摄 X 线片,以了解骨破坏的程度。

1.开放性胫腓骨骨折软组织损伤

程度与损伤性质的关系:皮肤、软组织损伤程度是开放性胫腓骨骨折治疗的关键问题之一。损伤程度直接决定皮肤、软组织的损伤类型。因此,必须详细了解致伤外力的性质。

(1)间接外力:多产生斜形、螺旋形骨折,皮肤软组织的伤口为骨折端刺破,形成自内向外的开放性骨折。故具有伤口小、软组织损伤挫灭轻、无污染或仅有轻度污染、软组织与骨折易于愈合等特点。

(2)直接外力:常造成粉碎性骨折,皮肤软组织损伤严重,多见于以下几种情况。①硬器伤:由金属物品的撞击致伤,一般创口较小,出血少,有时有多处伤口,骨折多为横形、斜形或螺旋形,伤口污染相对较轻。②碾轧、捻挫伤:由车轮、机械齿轮挤压所致,损伤多为多段粉碎性骨折,形成开放性创口,皮肤、软组织严重挫灭,甚至缺损。骨组织与皮肤及软组织分离。③火器伤:枪伤往往造成贯通伤,皮肤伤口入口小、出口大,伤口周围有不同程度烧伤。骨折多为粉碎性,常伴有骨缺损,有时可伴有血管、神经损伤。爆炸伤常造成严重的粉碎性骨折,骨块遗失、缺损,皮肤、软组织大面积损伤且程度严重,血管、神经损伤或裸露,创口污染严重,可能有各种异物在骨与软组织内存留。

2.开放性胫腓骨骨折的分类

(1)根据软组织损伤的轻重可分为3度:①Ⅰ度,皮肤被自内向外的骨折端刺破,伤口小于1 cm。②Ⅱ度,皮肤被刺破或压碎,软组织有中等程度损伤,伤口大于1 cm。③Ⅲ度,广泛的皮肤、软组织严重损伤及缺损,常伴有血管、神经损伤。

(2)开放性胫腓骨骨折的预后不仅与皮肤软组织损伤程度有关,亦与骨折程度有密切关系,骨折损伤程度不同,其愈合能力差别很大。根据骨折损伤的程度可分为3度。①Ⅰ度:胫腓骨双骨折为横形、斜形、螺旋形并有轻度移位。②Ⅱ度:胫腓骨双骨折,其中胫骨为粉碎性并有明显移位或多段粉碎性骨折。③Ⅲ度:胫腓骨双骨折,胫骨严重粉碎骨折形成骨质缺损。

3.开放性胫腓骨骨折的治疗

(1)全身治疗:发生开放性胫腓骨骨折常伴有创伤后的全身反应或其他部位的合并损伤,因而,全身治疗是必不可少的主要治疗环节,其中包括止血、止痛、抗休克。开放性胫腓骨骨折伤口有活动性出血,应及时止血。但对较大的出血伴有肢体远端血运障碍者,其出血点不易轻易结扎,可使用局部压迫止血,同时积极准备手术探查修复损伤血管。如患者处于休克状态应及时输血、输液、进行抗休克治疗,适当应用止痛剂减少疼痛刺激,有利于休克的治疗。

应用抗生素预防感染:开放性胫腓骨骨折伤口往往会被污染,细菌在伤口内一般经过6～8小时形成感染。患者入院后应立即行伤口污染物或分泌物的细菌培养或涂片检查,根据结果选用敏感抗生素。在未获得培养结果之前,应选用抗球菌和抗革兰阴性杆菌的联合抗生素。

特异性感染的防治:开放性骨折如遇伤口较深者,则有利于厌氧菌的生长繁殖,故应常规使用破伤风抗毒素血清1 500 U试敏后肌内注射,如试敏阳性则应脱敏注射。若发现感染伤口有气体溢出,肢体肿胀严重,触之有捻发音,组织坏死等情况,应考虑到气性坏疽的可能,可使用气性坏疽抗毒素血清,同时予以必要的隔离处理。

(2)局部治疗:彻底清创,适当固定骨折,闭合伤口,使开放性骨折转为闭合性骨折是开放性骨折总的治疗原则。

彻底清创:良好的清创本身就是防止感染的重要手段。骨折发生后,在患者全身状况允许的条件下,应尽早施行清创术,以改善伤口组织条件,减少细菌数量。清创的首要原则是必须正确判断软组织的存活能力。对有些软组织失活较大的患者,不可为图能一期闭合伤口而简单清创,这样反而会带来更严重的不良后果。

骨折的固定:治疗开放性胫腓骨骨折,同样有内固定和外固定两种固定方法。对于是否使用内固定目前仍有争论,有学者主张使用内固定,而固定趋向单纯化。针对某些病例的具体情况及伤口条件,在彻底清创的基础上,可视具体情况而定。内固定的基本适应证是多段骨折,合并有血管、神经损伤需手术探查者,其他固定方法难以使骨折复位固定者。内固定常用的方法有单纯螺钉内固定、髓内钉内固定、钢板螺钉内固定。

治疗开放性胫腓骨骨折,外固定也必不可少,可根据具体情况进行选择。石膏外固定可作为内固定后的补充。单纯石膏外固定仅适用于Ⅰ度骨折且稳定者,于伤口处开窗换药。对于有些损伤严重、创面较大、难以固定的开放性骨折,可首先行胫骨下端或跟骨结节牵引,使骨折在较长时间持续施力的条件下得到满意复位,同时利于创口换药。待创口闭合或缩小,骨折部纤维连接后,辅以石膏外固定。

外固定架在治疗胫腓骨开放性骨折上有良好的疗效。其在十分严重的开放性骨折、软组织广泛挫伤甚至缺损、粉碎性骨折等情况时,更具有实用价值,往往是临床上唯一的选择,常用的有Bastiani 单边式外固定架、双臂外固定架、伊利扎诺夫外固定架等。外固定架本身具有复位和固定作用,且穿针孔远离伤口,不易引起感染,减少骨折端植入金属异物,利于骨折愈合,同时又便于创面、伤口的处理。

闭合伤口:皮肤及软组织Ⅰ度损伤者,在彻底清创后可直接一期闭合伤口。缝合时必须注意,决不可因追求闭合而清创不彻底或勉强缝合,导致张力过大,否则将得到适得其反的结果。有严重的火器伤、有较多无法取出的异物存留、就诊时间较晚、污染重或有明确感染等情况时,可暂时清创,以无菌敷料包扎,不宜一期闭合伤口。皮肤与软组织Ⅱ度损伤者,清创后皮肤软组织常有缺损,可采用筋膜蒂皮瓣、带血管蒂皮瓣一期闭合伤口;或采用肌肉蒂肌瓣转移,同时植皮一期闭合伤口;或暂时先以肌瓣覆盖裸露的骨折部位,使骨折端不与外界相通,然后二期植皮闭合软组织创面。

骨折部裸露处必须以健康软组织覆盖,针对不同部位的皮肤软组织缺损,可采用肌肉成形术的方法覆盖创面。小腿上 1/3 皮肤软组织缺损,取腘窝正中切口至小腿中段,将腓肠肌内侧头切开转至小腿上端皮肤及软组织缺损区。小腿中、下 1/3 皮肤软组织缺损,取小腿内侧中下段胫骨内缘纵形切口,分离比目鱼肌,切断腱膜翻转修复小腿中段内侧软组织缺损;向下分离出趾长屈肌、拇外展肌,覆盖小腿下 1/3 皮肤缺损。

四、合并症、并发症

胫腓骨骨折有许多并发症,其中常见的有软组织损伤、感染、血管损伤、神经损伤、骨筋膜隔室综合征、骨折延迟愈合或不愈合、骨髓炎、失用性骨萎缩、创伤性关节炎、关节僵硬强直等。可以通过预防及正确处理尽量减少这些并发症,这直接关系到患者肢体功能的恢复情况。

(一)血管损伤

胫腓骨上 1/3 段骨折时易并发重要血管损伤。腘动脉向下延续为胫后动脉,同时分出胫前动脉穿过骨间膜上缘进入小腿前方。此处骨折块移位,腘动脉较固定不能避开,易在分叉处受损。骨间膜的撕裂、局部肿胀等原因,也能导致胫前动脉的裂伤、受压、痉挛。开放性骨折合并血管损伤较易确定,闭合性骨折轻度损害缺血不易判明。有些因骨折压迫、血管痉挛引起的缺血症状,可于骨折复位,痉挛解除后消失。对于闭合性损伤,若出现小腿与足部皮肤苍白、皮温降低、脉搏消失、伤肢感觉与运动功能障碍等表现,说明动脉供血中断现象已很明显,应行手术探查血管。

(二)神经损伤

胫腓骨骨折本身不易引起神经损伤,但也有些胫腓骨上端骨折,骨折端移位较大时可能伤及腓总神经。临床上较多的腓总神经损伤是来自于软组织肿胀及外固定物对神经的压迫。因此,在使用外固定时,必须注意腓骨小头的位置,应加以保护。发生神经损伤后,应立刻解除压迫,可暂行观察待神经功能恢复。多数患者可得到满意恢复或完全恢复的效果。少数患者伤后 3～4 个月仍无感觉,无运动功能恢复的迹象,应行神经探查术。

(三)骨筋膜隔室综合征

胫腓骨骨折中尤其以闭合性骨折而软组织有明显的挫伤者易出现骨筋膜隔室综合征,也可因外固定过紧而引起。小腿由胫骨、腓骨、骨间膜、肌间隔、深筋膜分隔成 4 个骨筋膜隔室,分别为前间隔室、外侧间隔室、后侧深间隔室和后侧浅间隔室。小腿骨折后最易引起小腿前骨筋膜隔室综合征。前骨筋膜隔室位于小腿前外侧,内有胫前肌、拇长伸肌、趾长伸肌、第三腓骨肌、腓总神经、胫前动脉和胫前静脉。当发生胫前骨筋膜隔室综合征时,小腿前外侧发硬,压痛明显,被动伸屈拇趾时疼痛加剧。早期可出现第 1、2 趾蹼间感觉减退,继而发生胫前肌、拇长伸肌、趾长伸肌麻痹。足背动脉早期尚可触到,后期消失。

早期发现应解除外固定,抬高患肢。静脉滴注 20％甘露醇,以改善微循环,减轻水肿。中药用桃红四物汤加泽泻、猪苓、茯苓、车前子、连翘等以活血利湿消肿。严密观察病情,如病情继续发展加重,应彻底切开深筋膜给筋膜隔室减压。如肿胀的组织膨出切口,肌肉张力仍未解除时,可行肌膜切开减压;如发现肌肉组织已坏死,应一并切除,以减少毒素吸收。切口先不缝合,先用无菌凡士林纱布包扎,待肿胀消退后延期缝合创口。

(四)延迟愈合与不愈合

延迟愈合是胫腓骨骨折常见的并发症,发生率在 1％～17％,一般成人胫腓骨骨折经过 5～6 个月的治疗后,在骨折局部仍有肿胀、压痛、纵轴叩击痛、异常活动,负重行走时骨折处仍疼痛。X 线片显示骨折端未连接,无明显骨痂形成,但骨折端无硬化现象,骨髓腔仍通者,即属于延迟愈合。

造成骨折延迟愈合的因素有很多。常见的因素:胫骨骨折多在下 1/3 处血供不良;因过度牵引造成骨折断分离 0.3 cm 以上;多次手法复位,骨折对线对位仍不良者,内外固定不确实,骨折局部有异常活动出现;年老体弱,缺乏功能锻炼造成骨质疏松、功能性废用;周围组织感染;骨折端有软组织嵌插。

骨折延迟愈合,应针对病因进行正确的治疗,消除妨碍骨折愈合的因素,为骨折愈合创造良好条件,配合内外用药,骨折是能够愈合的。骨折端有分离者,要去除牵引,在内外固定可靠的情况下,每天用拳叩击患肢足跟,使骨折端嵌插或紧密接触,并鼓励患者扶双拐下地练习患肢负重行走,内服补肾活血接骨中药。有学者有一经验方曾治愈多例胫骨延迟愈合患者(骨碎补 20 g,土鳖虫 20 g,煅自然铜 20 g,续断 20 g,白及 20 g,炙乳香 15 g,炙没药 15 g,红花 20 g,白芷 15 g,血竭 20 g,苍术 20 g,炙龟甲 20 g,当归 30 g,共为细末,兑入麝香 3 g,装入胶囊,每次服 2 g,每天服 3 次,1 付为 1 个疗程)。骨折不愈合是指骨折愈合的功能停止,骨折端已形成假关节。X 线片显示骨折断端有明显硬化,骨髓腔封闭,骨质疏松,骨折端分离,虽有骨痂存在,但无骨连接。临床体征有局部压痛,负重痛,异常活动。

　　造成骨折不愈合的病因主要是内因。骨折过多地粉碎,甚至有骨缺损;骨折严重移位,对位不良,断端有软组织嵌入或血供受阻;开放性骨折合并感染。外因是对骨折处理不当,牵引过度或内固定时造成骨折端分离,手术时骨膜广泛剥离,或伴有神经、血管的损伤。内外固定不恰当亦可造成不愈合。骨折愈合功能已停止的不愈合,应及时采取有效的手术治疗。如有感染伤口,需在伤口愈合后2~4个月才能手术。术中要切除骨折断端之间的纤维瘢痕组织及硬化的骨质,凿通髓腔,使骨折端成为新鲜骨折。矫正畸形,正确复位,坚强固定。植骨要松质骨和坚质骨并用。骨缺损多的,可选用同侧腓骨带肌蒂移位胫腓融合。术后采取适合的外固定,鼓励患者做踝、膝关节功能锻炼。配合补肾接骨的中药内服,有助于骨折早日愈合。

(五)骨折畸形愈合

　　胫骨骨折的畸形容易发现,也便于及时纠正,发生率比较低。但也有因粉碎性骨折致软组织损伤严重者易并发畸形愈合,若早期发现应及时处理。在胫骨骨折复位后成角超过5°者,旋转超过5°,短缩超过2 cm者,都应进行矫正。矫正治疗根据骨折畸形的轻重、部位及愈合的坚固程度,可采取手法折骨、手术截骨、重新切开复位内固定加植骨术等方法。

　　手法折骨治疗方法适应于骨折虽已愈合,但还不坚固,可用手法将骨折处重新折断,把陈旧性骨折变为新鲜骨折,然后按新鲜骨折处理。手法折骨时不可用暴力,用力稳妥,不可造成新的不必要的损伤。若骨折已超过3个月,骨折部位已有骨性愈合,不能用手法折断者,可通过手术方法,将骨性愈合凿开,将骨髓腔打通。如骨干周围新生骨痂不多者,应植入松质骨,按新鲜骨折处理。

(六)失用性骨萎缩

　　绝大多数发生骨萎缩的患者为长期固定、卧床、不能持重者,其病因主要为缺乏应力刺激,骨质吸收、脱钙所致X线上表现为骨质大面积疏松,以近折端为重。较轻的骨萎缩患者可通过增加持重功能锻炼得以恢复或改变,严重的骨萎缩患者则需植骨,术后配合积极的持重功能锻炼。

(七)创伤性关节炎

　　膝、踝关节均可发生,多见于踝关节,且多继发于胫骨远端骨折。主要原因为骨折后复位不精确,固定不确实,以致膝、踝关节的运动轴面不平行。久之使关节功能紊乱,引起疼痛。预防创伤性关节炎最好的方法是确保骨折的良好复位。

(潘朝晖)

第八章

踝部及足部损伤

第一节 踝关节骨折及脱位

一、踝关节骨折

(一)概述

踝关节是人体负重最大的关节。站立行走时全身重量均落在该关节上,日常生活中的行走和跳跃等活动,主要依靠踝关节的背伸、跖屈运动。踝关节的稳定性与灵活性十分重要,当发生骨折、脱位或韧带损伤时,如果治疗不符合该关节功能解剖特点,就会对关节功能造成严重影响。

踝关节骨折分型常用 AO Danis-Weber 分型和 Lauge-Hansen 分型。

1.Danis-Weber 分型

基于腓骨骨折线和下胫腓联合的位置关系,将踝关节骨折分为 3 型和相应亚型(图 8-1)。

(1)A 型:下胫腓联合平面以下腓骨骨折。A1,单纯腓骨骨折;A2,合并内踝损伤;A3,合并后内侧骨折。

(2)B 型:下胫腓联合平面腓骨骨折。B1,单纯腓骨骨折;B2,合并内侧损伤;B3,合并内侧损伤及胫骨后外侧骨折。

(3)C 型:下胫腓联合平面以上腓骨骨折。C1,单纯腓骨干骨折;C2,复合性腓骨干骨折;C3,近端腓骨骨折。

2.Lauge-Hansen 分型

根据受伤时足部所处的位置、外力作用的方向及不同的创伤病理改变,主要分为下列 4 型(图 8-2)。

(1)旋后内收型:①腓骨在踝关节平面以下横形撕脱骨折或外侧副韧带撕裂;②内踝垂直骨折。

(2)旋后外旋型:①下胫腓前韧带断裂;②腓骨远端斜形骨折;③下胫腓后韧带断裂或后踝骨折;④内踝骨折或三角韧带断裂。

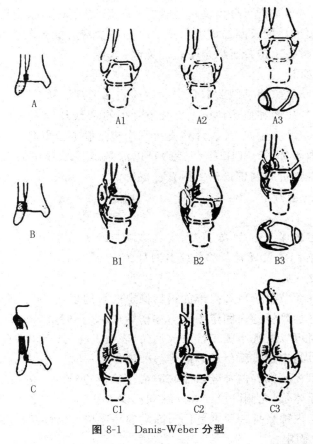

图 8-1 Danis-Weber 分型

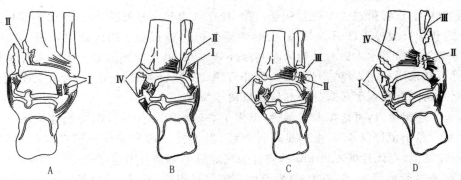

图 8-2 Lauge-Hansen 分型

A.旋后内收型;B.旋后外旋型;C.旋前外展型;D.旋前外旋型

（3）旋前外展型:①内踝横形骨折或三角韧带撕裂;②联合韧带断裂或其附着点撕脱骨折;③踝关节平面以上腓骨水平、短斜形骨折。

（4）旋前外旋型:①内踝横形骨折或三角韧带断裂;②下胫腓前韧带断裂;③踝关节面以上腓骨短斜形骨折;④后胫腓韧带撕裂或胫骨后外侧撕脱骨折。

虽然两种分型系统都很常用,但也都不完美。AO 分型对手术治疗有一定指导意义。Lauge-Hansen 分型主要基于踝关节的间接损伤机制,常用来指导骨折的闭合复位。此外,根据

205

骨折稳定性的不同,踝关节骨折可分为稳定性骨折和不稳定性骨折,稳定性骨折是指踝关节骨折移位尚不足以造成踝关节功能长期的损害和正常生理承受应力能力的损害。内侧结构(内踝和三角韧带)是否受损常常是决定骨折稳定与否的关键。

(二)临床表现和诊断

局部肿胀、压痛和功能障碍是踝关节骨折的主要临床表现。接诊时应详细询问患者的受伤机制,并重点检查患处的皮肤和血运情况。踝关节骨折的 X 线片检查应包括 3 个方面:前后位、侧位、内旋20°的前后位(踝穴位)。X 线片检查范围应包括膝关节以防止漏诊腓骨头骨折。当骨折较粉碎或合并有后踝骨折时,CT 扫描(三维)可以清楚地显示骨块的大小和准确位置。MRI 在观察有无踝关节隐性骨折和韧带损伤方面有一定价值。

(三)踝关节骨折的治疗

1.非手术治疗

稳定性骨折可以考虑保守治疗,如石膏、支具等固定踝关节于中立位 6～8 周,但在早期,每隔 1～2 周应复查 X 线片,如发现骨折移位应及时处理。

2.手术治疗的一般原则

(1)手术适应证:踝关节骨折后如果不能得到稳定的解剖复位,则要考虑行切开复位内固定。

(2)术前评估:闭合性骨折的内固定手术应在伤后 6～8 小时进行,否则,可能产生严重的软组织水肿。体查患者时可以发现小腿正常皮纹消失,表皮发亮,甚至出现张力性水疱。此时就应延迟手术至伤后 1～2 周,皮肤重新出现皱褶等消肿迹象出现时。

(3)手术方法:手术在腰椎管内神经阻滞麻醉或全麻下进行。一般采用仰卧位,当行腓骨后外侧入路时可采用漂浮体位,先侧卧位处理外踝和后踝骨折,再仰卧位处理内踝骨折,也可以行俯卧位同时处理外、后、内踝骨折。手术复位与固定的顺序依次为外踝、后踝和内踝。

3.腓骨骨折的复位固定

单纯腓骨中上段骨折过去往往行保守治疗,现在认为常合并下胫腓联合、骨间膜以及三角韧带的损伤,除非骨折线过于靠近腓骨头,否则中段骨折也应行复位内固定以恢复下胫腓的稳定性。腓骨骨折常用的手术入路有外侧入路和后外侧入路,单纯的外踝骨折或者合并移位较小的简单后踝骨折常采用外侧入路,损伤小;如合并后踝骨折移位较大、复杂,或存在关节面压缩时建议行后外侧入路同时直视下显露外踝和后踝以便于操作。

(1)踝关节外侧切口:可略偏前或偏后,但需小心勿伤及腓骨前缘的腓浅神经和后缘的腓肠神经(图 8-3)。最小范围地剥离骨膜显露骨折线,以尖复位钳和克氏针解剖复位和临时固定。A 型骨折行接骨板、克氏针或 4.0 mm 松质骨加压螺钉张力带内固定;B 型和 C 型骨折均采用接骨板(重建板、1/3 管型钢板、解剖板)及螺钉内固定。骨折线为横形或短斜形时,可选用 6～7 孔板,于骨折线两端各留置 3 孔,在胫距关节面以上水平置入皮质骨螺钉,在其水平以下,置入松质骨螺钉,并注意入钉长度,不可进入外踝与距骨之间的关节面;骨折线为长斜形时,骨折复位后,如骨折线方向在矢状位,可经放置在外侧的固定板置入 1 枚螺钉垂直骨折线;如骨折线方向在额状位,可先矢状位垂直骨折线从前向后置入 1 枚皮质骨螺钉固定,然后再进行外侧板钉固定的操作。在少数情况下,腓骨骨折无法复位时考虑内侧三角韧带或软骨片嵌入内侧骨折线影响复位,需行内侧切口辅助复位。

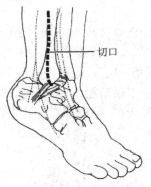

图 8-3 踝关节的外侧切口

伴有腓骨侧的下胫腓韧带撕脱骨折,在复位后可用 1 枚带垫圈的松质骨螺钉或空心螺钉固定。

(2)踝关节后外侧切口:切口位于腓骨后缘与跟腱外侧缘连线的中点(图 8-4),注意避免伤及腓肠神经,向前牵开腓骨长短肌肌腱,向后牵开拇长屈肌,显露外踝和后踝骨折,不要切断下胫腓后韧带。如为新鲜骨折,先解剖复位腓骨骨折,以克氏针临时固定,以腓骨后外侧解剖锁定钢板或 1/3 管型钢板固定。然后再复位固定后踝骨折(图 8-5)。如为陈旧性骨折,则需先松解后踝与外踝骨折纤维骨痂后再行复位固定。

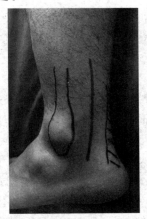

图 8-4 踝关节后外侧入路切口

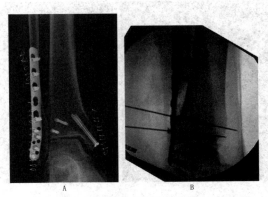

图 8-5 外踝骨折复位固定

A.术后踝关节前后位 X 片;B.术后踝关节侧位 X 片

4.复位固定内踝骨折

复位良好可以考虑透视下经皮操作以 2 枚 4.0 mm 空心钉固定。有移位的内踝骨折应行切开复位,沿内踝的前后缘做弧形切口,可根据骨折的位置与大小选其中的一个切口进入(图 8-6)。切开皮肤、皮下组织,尽可能小范围地剥离骨膜,清晰观察到骨折线后,内翻踝关节,使骨折复位,用巾钳作临时固定,分别于前后沿内踝关节面的方向平行置入 2 枚 4.0 mm 松质骨螺钉(或可吸收螺钉)。如果是粉碎性骨折,可根据情况补用张力带。

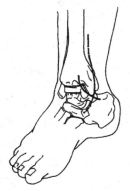

图 8-6　内踝骨折切开复位的切口

如果 X 线片上没有发现内踝骨折,而内侧有压痛和瘀斑者应考虑三角韧带损伤的可能。一般不需常规探查。如果腓骨骨折复位后术中 X 线片检查内侧间隙仍增宽,或腓骨骨折复位困难时则应探查三角韧带。

5.处理后踝骨折

后踝骨折最常发生于胫骨后外侧,此处有下胫腓后韧带连接其与外踝。过去认为如果后踝骨折块累及超过 25％～30％的关节面且移位大于 2 mm 时,应行切开复位内固定。近年来生物力学实验结果表明,当后踝骨折块大于或等于胫骨远端关节面的 10％时,即需行切开复位固定,否则将改变关节内原有的接触应力,增加创伤性关节炎的发生率。术中将外踝解剖复位后,因为下胫腓后韧带的牵拉,常可以使后踝骨折块获得满意复位。如术中透视见后踝骨折复位满意,可以在透视下经皮操作以两枚 4.5 mm 空心钉从前向后固定(图 8-7)。操作时需注意勿伤及胫前血管神经。如复位不满意,可以从外侧延长切口进入显露骨折行复位操作固定。

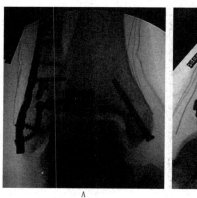
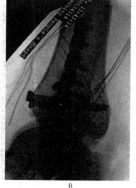

图 8-7　后踝骨折由前向后固定

A.后踝从前往后螺钉固定前后位 X 片;B.后踝从前往后螺钉固定侧位 X 片

如前所述,如后踝骨折块复杂且移位较大,或存在关节面压缩时,建议行后外侧入路直视下显露后踝进行操作,采用从后向前的空心螺钉固定(图 8-8)。如骨块较大,可采用支撑钢板进行固定。

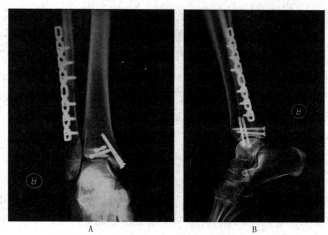

图 8-8 后踝骨折由后向前固定
A.后踝从后往前螺钉固定前后位 X 片;B.后踝从后往前螺钉固定侧位 X 片

二、下胫腓联合损伤

(一)概述

下胫腓联合包括四条韧带,分别是下胫腓前韧带、下胫腓后韧带、下胫腓横韧带、骨间韧带。常见的损伤机制是外力使距骨在踝穴内外展或外旋,导致联合韧带断裂。荣国威提出形成下胫腓分离必须具备三个条件,即内踝或三角韧带损伤、下胫腓韧带损伤,以及腓骨与骨间膜在同一水平的损伤。恢复下胫腓联合的解剖关系对于踝关节的功能非常重要。

(二)诊断

1.病史与体格检查

外伤史及体查时下胫腓联合前方疼痛和压痛。在不合并外踝骨折时,可行挤压试验和外旋试验来帮助诊断。

2.影像学检查

需行踝关节正侧位、踝穴位,以及胫腓骨全长正侧位 X 线片检查。先判断踝关节有无骨折,不要遗漏腓骨中上段和腓骨近端的骨折线;再检查胫腓骨远端的位置关系是否正常。X 线片上出现如下征象,如胫腓骨间隙增大、距骨与腓骨的重叠部分减少、距骨内踝间隙增大均提示下胫腓联合损伤。一般来说,踝关节前后位和踝穴位 X 线片检查,胫腓骨间隙均应小于 6 mm;距骨与腓骨的重叠部分在前后位 X 线片上应大于 6 mm 或大于腓骨宽度的 42%,在踝穴位上应大于 1 mm;踝关节处于中立位时摄踝穴位 X 线片,内踝间隙应等同或略小于胫距间隙。但 X 线诊断往往不准确,现在认为多层螺旋 CT 的 MPR 横断位图像可清晰观察下胫腓联合间隙的宽度变化,能更准确地判断下胫腓联合是否损伤。也有学者采用 MRI 和关节镜检查评估下胫腓联合损伤,认为准确率颇高。

3.手术适应证

目前临床上广泛认同固定下胫腓联合的指征:①内踝三角韧带损伤未修复,腓骨骨折线高于踝关节水平间隙上方3 cm以上;②不行固定的腓骨近端骨折合并下胫腓联合损伤;③陈旧性的下胫腓分离;④下胫腓联合复位不稳定。术中判断下胫腓联合的稳定性常采用Cotton试验和应力外旋试验。Cotton试验指在固定了内外踝骨折以后,固定胫骨远端,用尖钩轻轻向外牵拉腓骨并观察,如果活动超过3~4 mm则提示有明显的下胫腓不稳定,需要固定。也可以于内外踝骨折固定后行踝关节应力外旋试验,若透视下踝穴位X线片胫腓间隙较前增宽大于3 mm,则认为不稳定,需要固定下胫腓联合。目前认为,Cotton试验主要是检验下胫腓联合是否存在横向不稳定,而应力外旋试验则更多地测试下胫腓联合的旋转不稳定。

4.固定方式

下胫腓联合固定方式主要有如下几种。

(1)螺钉固定术:一般采用1~2枚直径为3.5~4.5 mm的皮质骨螺钉(一般来说,2枚螺钉或1枚较粗的螺钉能提供更高的稳定性)紧靠下胫腓联合的上方,平行于胫距关节面且从后向前倾斜25°~30°,固定3层皮质(腓骨双侧、胫骨外侧皮质),螺钉顶端位于胫骨髓腔内,目的是踝关节活动时可以适应下胫腓联合的正常微动,不容易发生螺钉折断;螺钉也可以穿透4层皮质,一是能提供更好的稳定性,二是如果发生螺钉断裂,可以从胫骨内侧开窗轻易取出断钉。之所以采用皮质骨螺钉,主要是维持下胫腓联合的正常位置,而不是对其加压从而使下胫腓联合变窄,导致踝关节背伸受限。固定下胫腓联合时踝关节应处于背伸位,因为距骨体关节面略呈前宽后窄,这样可以避免踝穴狭窄而导致关节背伸受限。也有文献认为下胫腓固定时踝关节的位置并不影响功能。

(2)胫腓钩固定术:胫腓钩勾向腓骨后方,环部固定在胫骨前方并通过环部用松质骨螺钉固定(图8-9)。其优点是可以允许下胫腓联合正常的微动,不易折断。弊端是对下胫腓联合稳定性的维持不如螺钉。

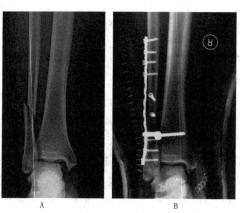

图8-9 胫腓钩固定

A.术前显示腓骨骨折;B.腓骨用钢板螺钉固定后用胫腓钩固定下胫腓

(3)可吸收钉固定术:用1~2枚4.0 mm或4.5 mm可吸收螺钉固定下胫腓(图8-10),其优点是避免二次手术取出内固定物,在腓骨近端骨折合并下胫腓联合、三角韧带损伤时尤其适用。

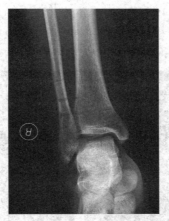

图 8-10 腓骨用 2 枚可吸收钉固定

（4）缝线纽扣钢板固定术：越来越多的学者采用缝线结合纽扣钢板固定下胫腓联合（图 8-11），其优势在于其为弹性固定，容许下胫腓联合的微动，利于在生理学环境下进行愈合；避免了以往螺钉容易断裂的弊端；取出方便，且可以和钢板螺钉等一同取出。但是该方法进一步的治疗效果及并发症情况需要更多样本的观察和进一步的临床研究。

5.内固定物取出时间

目前尚存在争议，大部分文献认为术后应常规取出下胫腓螺钉以免限制踝关节活动或导致螺钉断裂，但时间不宜太早，以防因尚未愈合而致下胫腓联合再分离，术后 8～12 周取出螺钉比较合适。取出前应限制踝关节的负重以免出现螺钉断裂。也有研究认为，在螺钉固定 3 层皮质的情况下可以允许术后负重，且可以保留螺钉至取内外踝固定时一块取出，也未发现明显不良后果。

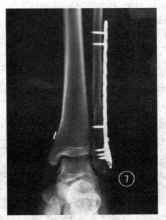

图 8-11 腓骨用缝线纽扣钢板固定

三、踝关节的特殊类型骨折

（一）Maisonneuve 骨折

法国医师梅松尼夫（Maisonneuve）在 1840 年首次报道该骨折，将其定义为腓骨近端骨折、下胫腓联合韧带撕裂及三角韧带的断裂（图 8-12）。该骨折约占所有需要手术治疗的踝关节骨折的 5%。该骨折骨折线位于腓骨中上段,伴有长段骨间膜撕裂,稳定性极差。可疑踝关节损伤的患者 X 线片检查时,检查范围应包括胫腓骨全长,尤其是踝关节 X 线片仅有内踝或内后踝骨折而未见外踝骨折时,应考虑该种骨折的可能性,否则容易漏诊。

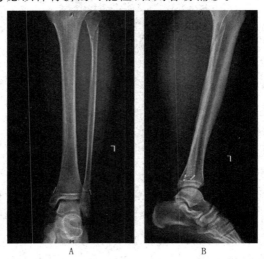

图 8-12　Maisonneuve 骨折治疗后

A.Maisonneuve 骨折行纽扣固定前后位 X 线片;B.侧位 X 线片

Maisonneuve 骨折的治疗:绝大部分都需手术治疗,包括腓骨骨折的复位、下胫腓联合的复位固定和内侧结构的修复。腓骨近侧 1/3 骨折因为邻近腓总神经,不建议行切开复位手术,但在行下胫腓联合固定时需要通过牵引和内旋腓骨远段以纠正其短缩和外旋。腓骨中远段骨折建议行切开复位固定以稳定下胫腓。下胫腓联合建议尽量复位固定,固定方式包括金属螺钉、可吸收螺钉、纽扣钢板缝线、胫腓钩等。内踝骨折行解剖复位固定。三角韧带断裂是否需要切开修复尚存在争议。

(二)Bosworth 骨折

Bosworth 骨折是一种复杂的踝关节骨折脱位,损伤机制为踝关节的极度外旋和跖屈。腓骨骨折近端骨折块移位至胫骨后外侧嵴并被卡住(图 8-13),一般需手术治疗,切开复位,内固定腓骨骨折,固定下胫腓联合及修复内侧结构。

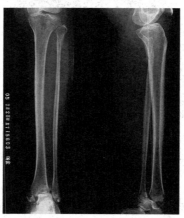

图 8-13　Bosworth 骨折 X 线片显示近端骨折块向后移位卡在胫骨后侧

（三）Dupuytren 骨折

Dupuytren 骨折是一种特殊类型的踝关节骨折，属于 Lauge-Hansen 分型的旋前外展型Ⅲ度损伤，特征为内踝骨折或三角韧带断裂，腓骨中 1/3 以下骨折，常合并下胫腓的明显分离。一般都需要手术治疗，包括切开复位固定腓骨骨折、下胫腓联合的复位固定，以及内侧结构的修复。

（侯军华）

第二节　跗跖关节脱位

跗跖关节常被称为 Lisfranc 关节，该部位的损伤又称为 Lisfranc 损伤。Lisfranc 关节是中足一复杂结构，它在步行时完成重力由中足向前足的传导，并在步态各期中支持体重。因此，一旦该部位受到损伤，结构破坏，就会严重影响步行。早期正确诊断和处理尤为重要，否则易遗留病残。

一、损伤机制

跗跖关节脱位和骨折脱位的发生机制很复杂。由直接外力致伤者的病史较可靠，损伤机制也较清楚，而由间接外力致伤的了解则较少。在尸体标本上所做的实验虽有助于对损伤机制的了解，但与实际情况并非完全相符。下述的损伤机制是较为通用及合理的。

（一）直接外力

多为重物坠落砸伤及车轮碾轧所致。外力作用方式不同，导致不同的骨折、脱位类型。并常合并开放性伤口及严重的软组织捻挫伤，重者甚至可影响前足或足趾的存留。

（二）间接外力

致伤者大多有一定形式的骨关节损伤。跖骨骨折及跗跖关节的表现都显示了产生这一损伤的两种机制。

1.前足外展损伤

当后足固定，前足受强力外展应力时，其作用点位于第 2 跖骨基底内侧。外展应力如不能引起第 2 跖骨基底或骨干骨折，则整个跗跖关节仍可保持完整。在外展应力持续作用并增大时，即可导致第 2 跖骨基底骨折，随之即发生第 2～5 跖骨的外侧脱位。因此，第 2 跖骨骨折是外展损伤的病理基础，同时还可发生其他不同部位及类型的骨折，但多数是跖骨颈或基底部斜形骨折。

2.足跖屈损伤

当距小腿关节及前足强力跖屈时，如芭蕾舞演员用足尖站立的姿势。此时胫骨、跗骨及跖骨处在一条直线上，因中足及后足有强有力的韧带及肌腱保护，而跗跖关节的背侧在结构上是薄弱区，其骨性的稳定作用主要由第 1、2 跖骨来提供，此时如沿纵轴施以压缩外力，就可导致跗跖关节脱位（图 8-14）。从高处坠落时，如足尖先着地就可产生典型的跖屈损伤，其他如交通事故，驾车人急刹车时足也可受到沿足纵轴挤压应力而致伤。

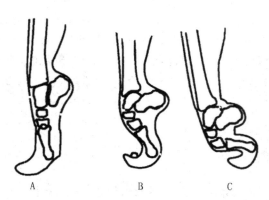

图 8-14　足踝极度跖屈所致跖跗关节脱位

A.轻度脱位；B.中度脱位；C.重度脱位

二、分类

现临床较常使用的分类方法较好地包含了常见的损伤类型,对治疗的选择有一定的指导意义。但并未考虑软组织损伤,另外对判断预后意义不大。根据跖跗关节损伤后的 X 线表现将其分为三型(图 8-15)。

(一)A 型

同向型脱位:5 个跖骨同时向一个方向脱位。通常向背外侧脱位,常伴有第 2 跖骨基底骨折或骰骨骨折。

(二)B 型

单纯型脱位。仅有一个或几个跖骨脱位,常为前足旋转应力引起。B 型可再分为两亚型:B1 型,单纯第 1 跖骨脱位;B2 型,外侧数个跖骨脱位并常向背外侧脱位。

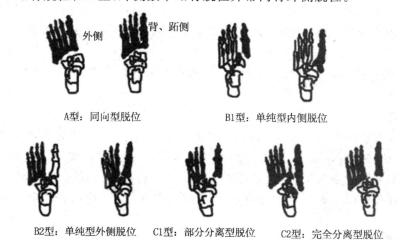

A型:同向型脱位　　　　　B1型:单纯型内侧脱位

B2型:单纯型外侧脱位　　C1型:部分分离型脱位　　C2型:完全分离型脱位

图 8-15　Lisfranc 损伤分类

(三)C 型

分离型脱位:第 1 跖骨与其他 4 个跖骨向相反方向移位。外力沿足纵轴传导,但作用点常在第 1、2 趾之间,造成第 1 跖骨向内移位,其余跖骨向背外侧移位。第 1 跖骨脱位部位可在第 1 跖楔关节或者第 1 楔骨及舟骨的内侧部一同向内移位。根据波及外侧跖骨的多少可再分为如下两型。C1 型,只波及部分跖骨;C2 型,波及全部跖骨。

三、诊断

Lisfranc 损伤后有明显移位时,较易做出诊断。但当无明显移位时,或脱位后自行复位者,有时易漏诊。此时,可做应力试验以帮助诊断,即后足固定、前足外展、旋前,或前足跖屈、背伸,可引起中足部疼痛加重。还应注意检查足趾血循环情况及其他合并损伤。

(一)中足部正常 X 线表现

(1)在正位 X 线平片上,可见第 2 跖骨内缘和中间楔骨内缘连续成一条直线,第 1、2 跖骨基底间隙和内、中楔骨间隙相等。

(2)在 30°斜位上,可见第 4 跖骨内缘和骰骨内缘连续成一条直线。第 3 跖骨内缘和外侧楔骨内缘成一条直线。第 2、第 3 跖骨基底间隙和内、中楔骨间隙相等。

(3)在侧位像上,跖骨不超过相对应楔骨背侧。这些正常关系如果破坏,应怀疑有 Lisfranc 关节损伤。

(二)中足部异常 X 线表现

(1)第 1、第 2 跖骨基底间隙或第 2、第 3 跖骨基底间隙增宽。

(2)第 2 跖骨基底或内侧楔骨撕脱骨折。

(3)第 2 跖骨基底剪力骨折,骨折近端留于原位。

(4)内侧楔骨、舟骨和骰骨压缩或剪力骨折。

出现上述表现时,有一定诊断意义。

(三)特殊体位的 X 线检查

当常规 X 线检查正常时,如果有需要还应拍摄负重位、应力位 X 线平片,甚至 CT 检查,以发现隐匿的损伤。如在负重位足侧位上,内侧楔骨应在第 5 跖骨背侧,如果相反,表明足纵弓塌陷、扁平,可能有 Lisfranc 关节损伤。

四、治疗

在治疗 Lisfranc 损伤时,如果要想得到功能好而又无痛的足,治疗的关键是解剖复位。新鲜损伤时,如有可能应在伤后 24 小时内复位,如果足肿胀严重,可等待 7～10 天再行复位。

(一)闭合复位

如伤后时间较短,肿胀不重及软组织张力不大时,可先试行闭合复位。麻醉后,牵引前足,并向前内及跖侧推压脱位的跖骨基底部位,经透视或摄片证实复位后,用小腿石膏固定。在足背及足外侧缘应仔细塑形加压。1 周后需更换石膏,其后如有松动应再次更换石膏以维持复位的稳定,石膏可在 8～10 周后去除。但很多医师反对用石膏固定,认为石膏不易维持复位的稳定,易导致再移位,影响治疗效果。达到解剖复位后,先用克氏针经皮交叉固定或空心螺钉经皮固定,再用石膏固定 6～8 周。跖跗关节脱位,闭合复位后经皮穿入克氏针固定后可拔出克氏针。如果复位后不稳定松手后即刻脱位,则更应该用克氏针固定或空心螺钉固定。

(二)开放复位

当手法复位失败,就应切开复位。无论何种复位,至少应达到第 1、2 跖骨基底间隙,以及内、中楔骨间隙在 2 mm 以内,跖跗骨轴线不应超过 15°,跖骨在跖及背侧无移位。但对功能要求高者,应尽可能达到解剖复位(图 8-16)。

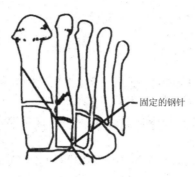

固定的钢针

图 8-16　Lisfranc 治疗方法

1.内固定物的选择

一般认为,第 1、2、3 跖跗关节可用螺钉固定,第 4、5 跖跗关节因活动性较大,用克氏针固定。

2.具体手术方法

做足背第 1、2 跖骨基底间纵形切口,注意保护神经血管束,显露第 1、2 跖楔关节,以及内、中楔骨间隙,检查有无关节不稳定,清除血肿及骨软骨碎块,如果需要,可在第 4、5 跖骨基底背侧另做一纵形切口。复位脱位的第 1 跖楔关节及内侧楔骨和第 2 跖骨基底,并暂时用复位钳固定,透视位置满意后,根据骨折、脱位情况,用 3.5 mm 直径皮质骨螺钉分别固定各关节。一般第 2 跖骨复位后,外侧其他跖骨也随之复位,第 4、5 跖骨基底一般用克氏针固定(图 8-17),石膏固定 8~12 周。如果固定稳定,术后 2 周可开始功能锻炼,4~6 周部分负重,6 周后完全负重。术后 6~8 周可拔去克氏针,术后 3~4 个月可取出螺钉。

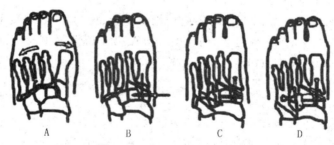

A　　　　　　B　　　　　　C　　　　　　D

图 8-17　Lisfranc 治疗方法

A.显露第 1、2 跖楔关节,以及内、中楔骨间隙;B.复位钳固定第 1 跖楔关节及第 2 跖
骨基底;C.用皮质骨螺钉分别固定各关节;D.克氏针固定第 4、5 跖骨基底

(三)软组织损伤的处理

在足部压砸或碾轧伤时,软组织损伤大多很严重,且多合并有开放性伤口,也有足骨筋膜隔室综合征的可能。严重者可影响到足是否能存留。如无开放性伤口,捻挫的皮肤常发生坏死,在这种情况下应以处理软组织损伤为主,如减张切开或游离植皮,在确实可能保存肢体的情况下,可同时处理跖跗关节的损伤,如复位及克氏针固定。

(四)陈旧性损伤的处理

晚至 6 周的陈旧性损伤,如条件许可,仍可行切开复位内固定,取得较好疗效。但更晚的损伤多遗留明显的外翻平足畸形,足内侧有明显的骨性突起,前足僵硬并伴有疼痛。由于足底软组织挛缩及骨关节本身的改变,再行复位已不可能。为减轻疼痛及足内侧骨性突起的压迫及摩擦,可考虑采取以下措施。

1.跖跗关节融合术

陈旧性损伤时,如跖跗关节仍处在脱位状态下,在行走过程中跖跗关节就可引起疼痛。行跖跗关节融合术是消除疼痛的重要措施。可在足背内外侧分别做两个纵切口,充分显露跖跗关节,清除其间的瘢痕组织及切除关节软骨,对合相应的骨结构,即第1、2、3跖骨和相应楔骨对合,第4、5跖骨与骰骨对合,用克氏针或螺钉固定,术后用石膏制动3个月。跖跗关节融合后,足弓的生理性改变受到极大限制,从而失去了在人体行走过程中足所发挥的"弹性跳板"作用,这是在融合术后仍可能有疼痛的原因之一。此外,由于技术操作方面,跖跗关节的融合可能因融合范围不够而使其他未融合关节仍处于脱位及纤维粘连状态下,这也是术后仍有疼痛的原因之一。

2.足内侧骨性突起切除术

在5个跖骨向外侧脱位后,足弓则变平,内侧楔骨突出于足内侧缘及跖侧,致使在穿鞋时引起局部压迫及疼痛。将第1楔骨内侧突出部及舟骨内侧半切除(图8-18),可部分解除局部压迫症状,但不能解除全足症状,严重者仍需行跖跗关节融合术。

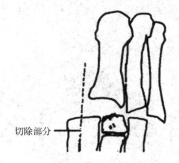

切除部分

图8-18　陈旧性跖跗关节脱位切除部分突出的第1楔骨及舟骨

3.足弓垫的应用

跖跗关节脱位后可引起外翻平足畸形,脱位后的跖骨基底如果在矢状面上还存在跖及背侧活动,则可用足弓垫置于足底以恢复正常足弓高度,减轻足的疼痛症状,如仍有症状,可行跖跗关节融合术。

(侯军华)

第三节　距骨骨折及脱位

距骨无肌肉附着,骨质几乎为关节软骨包围,血供有限,主要是距骨颈前外侧进入的足背动脉关节支,当发生骨折、脱位时易发生缺血性骨坏死。距骨骨折占全身骨折的0.14%～0.9%,占足部骨折的3%～6%,因而不常见。在治疗结果上,少有大宗病例报道。其一,医师对这种损伤相对不熟悉;其二,距骨位置较隐蔽,骨折后不易从常规X线平片上发现,也不易切开复位,获得较好的内固定;其三,距骨参与形成踝、距下和距舟等关节,具有重要的生物力学功能,一旦破坏,对足功能影响较大。

一、距骨头骨折

(一)分型

(1)过度跖屈时发生距骨头压缩骨折,也可合并舟骨压缩骨折。

(2)足内翻后引起剪力骨折,骨折常为两部分。距骨头骨折因局部血运丰富不易发生缺血性坏死。

(二)治疗

无移位骨折可用非负重小腿石膏固定6周。小块骨折如无关节不稳定,可手术切除移位骨块。移位骨折块大于距骨头关节面50%时,可能会导致距舟关节不稳定,需要内固定。如骨折粉碎,无法复位固定,可行距舟关节融合术。

二、距骨颈部骨折

距骨颈部骨折约占距骨骨折的50%,青壮年男性多见。由于颈部是血管进入距骨的重要部位,该部位骨折后较易引起距骨缺血性坏死。严重损伤多合并开放性损伤和其他损伤。

(一)分型

(1)Hawkins把距骨颈部骨折分为3型(图8-19)。

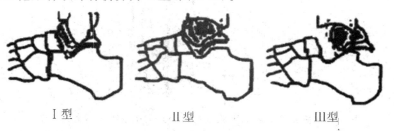

I 型　　　　　　　　II 型　　　　　　　　III型

图 8-19　Hawkins 分型

I 型:无移位的距骨颈部骨折。

II 型:移位的距骨颈部骨折合并距下关节脱位或半脱位。

III 型:移位的距骨颈部骨折,距骨体完全脱出,距下关节脱位。

(2)卡纳尔(Canale)提出 Hawkins II、III型可伴有距舟关节脱位。这种骨折又被称为 Hawkins IV型(图8-20)。

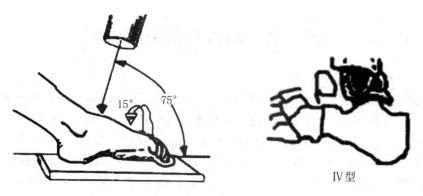

图 8-20　Canale 位投照法及 Hawkins IV 型

当足强力背伸时,距骨颈恰抵在胫骨下端前缘,就像一个凿子对距骨颈背部施予剪切力而导致距骨颈骨折。如骨折无移位,此时称 Hawkins Ⅰ型骨折。暴力进一步作用,距骨体被挤压向后,并以三角韧带为轴旋转,距下关节半脱位,此时称 Hawkins Ⅱ型骨折。距下关节移位越大,距跟骨间韧带断裂的可能越大,复位越困难。暴力加大使距跟韧带、距腓后韧带断裂,三角韧带可断裂也可完整,距骨体从踝穴中完全脱出,此时称 Hawkins Ⅲ型骨折。此时距骨体被挤压向后内侧,位于内踝和跟腱之间,并以纵轴旋转 90°,近端骨折面指向外侧。内踝可由于距骨体撞击而骨折。距骨体移位挤压皮肤,可引起皮肤缺血性坏死。约 50% 为开放性损伤。距骨体虽离胫后神经血管束较近,但由于长屈肌腱的阻挡,神经血管束较少受到损伤。Ⅱ、Ⅲ型骨折如合并距舟关节脱位,即为 Hawkins Ⅳ型骨折。

(二)治疗

1.Hawkins Ⅰ型

非负重小腿石膏固定足中立位或轻度跖屈位 6～12 周。此型不愈合极少见,但发生缺血性坏死的可能性约为 10%。确定骨折有无移位非常重要,但有时不太容易诊断,可摄 Canale 位 X 线平片以帮助诊断。摄片时患足内翻 15°,X 线向头侧倾斜 75°,此位置可较好地显示出距骨颈部。骨折后的主要问题是易遗留距下关节和距小腿关节活动受限。

手法复位:可先试行手法复位,如移位较大,应尽快复位。越早复位,发生缺血性坏死的可能性越小。复位时先使足跖屈,再向后推挤足并向前牵拉踝部,以恢复距骨轴线。牵引足跟部以纠正距下关节脱位。如距骨颈和距下关节达到解剖复位,用小腿石膏固定足踝于轻度跖屈和内、外翻位。也可先用克氏针经皮固定,再用石膏固定,但手法复位常不易获得距骨颈和距下关节的解剖复位。此时不应反复操作,以加重软组织损伤,而应切开复位。

2.Hawkins Ⅱ型

切开复位:一般采用前内或前外切口。在足前内侧胫前和胫后肌腱之间做一纵形切口,切口起自舟骨结节,近端止于内踝。显露距骨颈骨折,复位骨折,用复位钳维持复位,克氏针固定。透视骨折满意后,用2 枚3.5 mm 或 4.5 mm 直径螺钉或空心螺钉固定(图 8-21)。如果骨折内侧粉碎严重,不能较好判断复位情况,可在足背伸肌腱外侧做一纵形切口,其走向和第 4 跖骨轴线一致,显露距骨颈和体部,从此切口也可看到距下关节。较易复位的骨折和脱位,如有条件,使用钛螺钉可为以后做 MRI 检查提供较好的条件,以便早期发现距骨缺血性坏死。有时螺钉需要经距骨头软骨面打入,螺钉尾部外露将影响距舟关节活动并引起后期骨性关节炎。此时,应使用埋头处理,使螺钉尾沉于关节面下或使用可吸收材料螺钉固定。

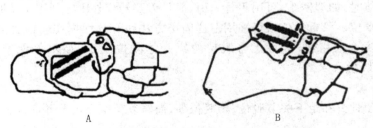

图 8-21 距骨颈部骨折螺钉固定

A.直径为 4.5 mm 的螺钉固定;B.直径为 3.5 mm 的螺钉固定

从距骨远端向近端固定,因受穿针和螺钉位置限制,易发生骨折距侧张开,不易达到较好的固定效果(图 8-22)。固定强度亦不如从后向前固定理想(图 8-23)。后方穿钉可采用后外切口，从跟腱和腓骨肌腱之间进入，显露距骨后外结节，在此结节和外踝之间，以及距骨后关节面和跟骨后关节面之间，可作为入针点。沿距骨纵轴线穿入导针，然后旋入 4.5 mm 或6.5 mm空心螺钉(图 8-24)。由于颈部骨折粉碎严重，有时需清除碎骨块后植入髂骨块再予以固定。如果骨折固定稳定，石膏固定 4~6 周，去石膏后可早期开始非负重活动。10~12 周如 X 线检查证实骨愈合后方可负重。

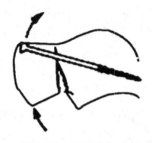

图 8-22　螺钉由远向近固定，跖侧易张开

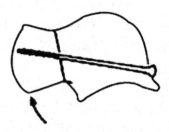

图 8-23　螺钉由后向前固定，固定力线好

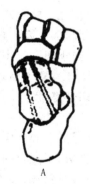 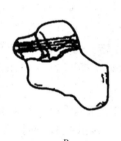

A　　　　　　　　　B

图 8-24　从距骨后方向头颈部固定螺钉

A.旋入 6.5 mm 空心螺钉；B.旋入 4.5 mm 空心螺钉

3.Hawkins Ⅲ 型

对闭合性损伤，手法复位更加困难。开放复位可采用前内侧入路。如合并内踝骨折，复位较容易。如内踝完整，为方便复位可做内踝截骨，向下翻开内踝进入关节，注意保护三角韧带勿受损伤。复位距骨体时，如遇困难，可用跟骨牵引、股骨撑开器或外固定器固定于胫骨和跟骨，以牵开关节间隙后再复位。骨折复位后可采用上述固定方法。开放性损伤应彻底清创，如果污染不重，距骨体仍有软组织相连，可考虑将脱位的距骨体复位固定；如不能保留距骨体，则需行 Blair 融合术或跟胫融合术。

4.Hawkins Ⅳ 型

除复位距骨颈骨折和距下关节脱位、半脱位外，尚需复位距舟关节并固定该关节。

三、距骨体部骨折

距骨体部骨折占距骨骨折的 13%~23%，该骨折的缺血性坏死及创伤性关节炎的发生率高，分别为25%~50%和 50%。致伤原因以坠落伤为主，距骨体受到胫骨和跟骨间轴向压力，由于距小腿关节位置不同和跟骨的内外翻而形成不同类型的骨折。

（一）骨软骨骨折

距骨滑车关节面在受到应力的作用后可在其外侧和内侧面发生骨软骨骨折。外侧面骨软骨骨折是由于足背伸时受内翻应力旋转，距骨滑车外侧关节面撞击腓骨关节面；内侧面骨软骨骨折是足跖屈时内翻应力使胫骨远端关节面挤压距骨滑车内侧关节面而发生骨折。

1.分型

伯恩特（Berndt）和哈蒂（Harty）提出了一种分类方法（图 8-25），如下所述。

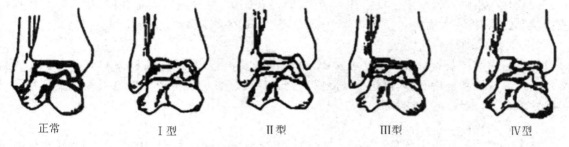

图 8-25　Berndt 和 Harty 分型

（1）Ⅰ型：软骨下骨质压缩。

（2）Ⅱ型：骨软骨部分骨折。

（3）Ⅲ型：骨软骨完全骨折，无移位。

（4）Ⅳ型：骨软骨完全骨折，有移位。

2.诊断

距骨滑车关节面的骨软骨骨折常发生于距小腿关节扭伤后，患者就诊时关节肿胀、疼痛、活动受限，很易诊为踝扭伤。有报道，此类骨折在急诊室的漏诊率为 75%。所有踝扭伤患者中有 2%～6% 后来被确诊为骨软骨骨折。因此，踝扭伤后应注意此类骨折的发生，拍摄足的正、侧位和踝穴位 X 线片。高度怀疑骨折时，可做关节 MRI 检查。

3.治疗

（1）Ⅰ型损伤：限制活动。

（2）Ⅱ型损伤：用小腿石膏固定 6 周。

（3）Ⅲ型损伤：内侧损伤可用小腿石膏固定 6 周，外侧损伤应手术切开或在关节镜下切除骨块，在缺损区钻孔，以使再生纤维软骨覆盖，大的骨块可用可吸收螺钉固定。

（4）Ⅳ型损伤：手术切开或在关节镜下切除骨块或固定骨块。

（二）距骨外侧突骨折

距骨外侧突骨折常由足背伸时受到纵向压缩和旋转暴力引起，也可于足内翻后撕脱骨折或外翻旋转时腓骨撞击而产生。治疗方法为用石膏固定 6～8 周。如果发现较晚，持续有症状，骨块小时可手术切除，大的骨块可手术内固定。

（三）距骨后侧突骨折

距骨后侧突可分为较大的后外侧结节和较小的后内侧结节。骨折可发生于外侧结节、内侧结节或整个后侧突。

1.距骨后外侧结节骨折

距骨后外侧结节骨折最多见,多由足强力跖屈后胫骨后下缘撞击后外侧结节所致。少数可由足过度背伸后距腓韧带牵拉所致撕脱骨折。

(1)诊断:患者常述踝部扭伤史。于患侧距小腿关节后外侧有压痛,踝及距下关节活动受限。被动伸屈足趾时,可加重骨折部疼痛。骨折后应和距骨后三角骨鉴别,三角骨一般边界清楚,呈圆形、椭圆形。骨扫描和螺旋CT有助于区别,必要时可行三维重建。而双侧对比摄片不可靠,因约1/3为单侧三角骨骨折。

(2)治疗:小腿石膏固定6周后练习活动,如仍有症状,可再继续固定6周;如为陈旧性损伤或持续有症状时,小的骨块可手术切除。较大骨块如影响关节稳定,应行切开复位内固定。

2.距骨后内侧结节骨折

距骨后内侧结节骨折较少见。由赛德尔(Cedell)首次报道,故又被称为Cedell骨折。骨折常发生于踝背伸和旋后时,内侧结节被胫距后韧带撕脱。骨折移位后可压迫或刺激胫后神经引起踝管综合征。治疗同上述外侧结节骨折。

3.整个后侧突骨折

整个后侧突骨折极为罕见。移位骨折亦可压迫或刺激胫后神经,因骨块较大,带部分关节面,常需切开复位内固定。

(四)距骨体部剪力骨折和粉碎性骨折

剪力骨折损伤机制类似于距骨颈部骨折,但骨折线更靠后。粉碎性骨折常由严重压轧暴力引起(图8-26)。

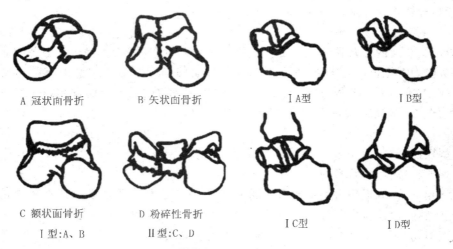

A 冠状面骨折　　B 矢状面骨折　　ⅠA型　　ⅠB型

C 额状面骨折　　D 粉碎性骨折　　ⅠC型　　ⅠD型

Ⅰ型:A、B　　Ⅱ型:C、D

图8-26　距骨体部剪力骨折和粉碎性骨折

1.分型

博伊德(Boyd)把距骨体部剪力骨折分为两型。

(1)Ⅰ型:骨折线位于冠状面或矢状面,有四个亚型。ⅠA型:无移位骨折。ⅠB型:有移位骨折。ⅠC型:骨折移位伴距下关节脱位。ⅠD型:骨折移位并脱出距下关节和距小腿关节。

(2)Ⅱ型:骨折线位于额状面。ⅡA型:无移位骨折和移位小于3 mm的骨折。ⅡB型:骨折和移位大于3 mm的骨折。

2.诊断

诊断要点:①内踝下后方肿胀并压痛最明显。②骨折常合并距下关节内翻脱位,复位脱位后拍片可发现骨折。③距小腿关节正位片有时可见靠近内踝尖处横形或三角形骨折片,但侧位片距骨后方骨折片应与距骨后突籽骨相鉴别。④行垂直距下关节面的 CT 扫描可确诊。

3.治疗

治疗ⅠA型、ⅠB型且移位小于 3 mm 者,以及ⅡA型、无移位粉碎性骨折,均可用小腿石膏固定6～8 周。移位大于 3 mm,ⅠB型、ⅠC型、ⅠD型、ⅡB型骨折,可先手法复位,位置满意后用石膏固定,如复位失败,应切开复位,用螺钉固定。严重移位的粉碎性骨折,复位已不可能,可能需要切除距骨体,做 Blair 融合术或跟-胫骨融合术。

4.并发症

并发症多为创伤性关节炎,治疗方法以关节融合为主或行全距小腿关节置换术。

四、距骨脱位

距骨脱位主要分为距骨周围脱位和距骨全脱位,前者占外伤性脱位的 1.0%～1.3%,多数可以闭合复位;后者距骨缺血性坏死率极高,治疗以关节融合为主。

(一)距下关节脱位或距骨周围脱位

距下关节脱位是指足在外力作用下,薄弱的距跟韧带和距舟韧带断裂,以及关节囊破裂,继而产生距下关节和距舟关节脱位。此时,距骨仍停留于踝穴中,未发生脱位,跟舟韧带保持完整亦无跟骰关节脱位。脱位一般不合并距骨颈部骨折(图 8-27)。

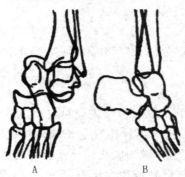

图 8-27　距下关节脱位正、侧位

A.正位;B.侧位

1.分型

按脱位后足远端移位方向,可分为内侧脱位、外侧脱位、前脱位和后脱位。当足在强力跖屈、内翻应力作用下,距骨颈抵于载距突旋转,如不发生距骨颈部骨折,即产生内侧脱位。此时,距骨头向足背外侧移位,舟骨常位于距骨头颈内侧和背侧,内侧脱位最为常见。当足在强力跖屈及外翻应力作用下,可发生外侧脱位。距骨头移向内侧,舟骨位于距骨外侧,跟骨移向距骨外侧。外侧脱位时损伤暴力更大,软组织损伤严重,开放性损伤多见,且多伴有距下关节和距小腿关节的骨软骨骨折。前、后脱位极为罕见。

2.诊断

距下关节脱位后,足有明显的内翻或外翻畸形。有时软组织肿胀严重,可掩盖畸形,结合足

X线正、侧位和斜位平片可明确诊断。少数患者可合并神经血管束损伤,应注意检查足的感觉和血运情况。

3.治疗

脱位后应及早复位,以免皮肤长时间受压坏死和足血运障碍。闭合性损伤可先手法复位,屈曲膝关节,放松腓肠肌,纵向牵引足跟部,先稍加大畸形后再反畸形方向复位。内侧脱位时足外翻、外展,然后背伸;外侧脱位时足内翻,前足内收、背伸。

(1)闭式复位:有5%～20%的患者复位失败。内侧脱位时,复位失败的主要原因为伸肌支持带和距舟关节囊嵌顿;外侧脱位时,复位失败的主要原因为胫后肌腱和趾长屈肌腱绕过距骨颈阻碍复位。另外,如合并距下关节和距舟关节内的骨折,也可影响复位。

(2)切开复位:闭式复位失败或合并关节内骨折需要切开复位时,去除阻碍复位的原因,使距骨复位。小的骨块可以切除,大的骨块应复位,内固定。开放性损伤应彻底清创,污染严重时可二期关闭伤口。

(3)复位后处理:如果关节稳定,可用小腿石膏固定足于中立位4周,4周后练习功能活动。如不稳定,可用克氏针临时固定距舟关节和距下关节,再用小腿石膏固定并适当延长固定时间。

4.预后

距下关节脱位后,虽然距骨血供可能受到损害,但由于未从距小腿关节脱位,从而保留了距小腿关节前关节囊进入距骨体的血管和踝内侧下方的血管,故较少发生距骨缺血性坏死。但在外侧脱位、开放性损伤或合并关节内骨折时,都难以达到较好的疗效。其他并发症有皮肤坏死、关节不稳定、感染、神经血管束损伤等。

(二)距骨全脱位

在距骨周围脱位的基础上,如果外力继续作用,可使距骨不仅和其他跗骨分离,而且还可从踝穴中脱出,导致距骨全脱位。

1.损伤机制

由于内、外翻应力不同,有内侧全脱位和外侧全脱位。在足极度内翻时,距骨围绕垂直轴旋转90°,致使距骨头朝向内侧,与此同时距骨还沿足长轴外旋,故其跟骨关节面朝向后方。由于损伤暴力大,距骨可脱出踝穴将皮肤冲破而脱出体外。此种脱位多为开放性损伤,即便是闭合性损伤,距骨脱位至皮肤下,也会对皮肤造成很大压力。

2.诊断

患侧足部肿胀明显,骨性隆起使局部皮肤光亮,甚至裂开,露出脱位的距骨。

3.治疗

(1)开放性损伤:距骨全脱位是一种严重损伤,多为开放性损伤,易合并感染,预后差,选择治疗亦很困难。如把脱位的距骨复位,发生感染的可能较大,易产生距骨缺血性坏死及踝和距下关节的创伤性关节炎,功能不满意。因此,有人主张应早期切除距骨,行胫跟融合术,但由于足畸形,也很难达到满意功能。如果污染不严重,清创彻底或仍有部分软组织相连,均为距骨再植入创造了条件;如污染严重,完全脱出,无任何软组织相连,估计再植入后不能成活时,可切除距骨,行胫跟融合术。

(2)闭合性损伤:可先手法复位,将足极度屈曲、内翻,用蹬指从足前内侧向外推挤距骨头,同时在足踝内侧向下推压距骨体,希望将距骨重新纳入踝穴,也可同时配合跟骨牵引或用克氏针撬拨以协助复位。如复位失败,应切开复位。因手法复位困难,也可直接采取切开复位,采用前外或前内侧入路,尽量少剥离软组织。术后固定6周以便关节囊愈合,并应密切观察距骨有无缺血性坏死。

(侯军华)

第四节　跟骨骨折

跟骨骨折是常见骨折,占全身骨折的2‰,以青壮年最多见,严重损伤后易遗留伤残。至今仍没有一种大家都能认可的分类及治疗方法。应用CT分类跟骨骨折,可以更加清楚地了解跟骨关节内骨折。像其他部位关节内骨折一样,解剖复位、坚强内固定、早期活动是达到理想功能效果的基础。

一、分类

跟骨骨折根据骨折线是否波及距下关节分为关节内骨折和关节外骨折。

(一)关节内骨折

1.Essex-Lopresti分型法

根据X线检查把骨折分为舌状骨折和关节压缩型骨折。缺点是关节压缩型包含了过多骨折,给骨折评价和临床预后带来了困难。

(1)A型:无移位骨折。

(2)B_1型:舌状骨折。

(3)B_2型:粉碎性舌状骨折。

(4)C_1型:关节压缩型骨折。

(5)C_2型:粉碎性关节压缩型骨折。

(6)D型:粉碎性关节内骨折。

2.Sanders CT分型法

桑德斯(Sanders)根据后关节面的三柱理论,通过初级和继发骨折线的位置分为若干亚型,其分型基于冠状面CT扫描(图8-28)。在冠状面上选择跟骨后距关节面最宽处,从外向内将其分为A、B、C三部分,分别代表骨折线位置。这样,就可能有四部分骨折块、三部分关节面骨折块和两部分载距突骨折块。

(1)Ⅰ型:所有无移位骨折。

(2)Ⅱ型:两部分骨折,根据骨折位置在A、B或C又分为ⅡA、ⅡB、ⅡC骨折。

(3)Ⅲ型:三部分骨折,同样,根据骨折位置在A、B或C又分为ⅢAB、ⅢBC、ⅢAC骨折,典型骨折有一中央压缩骨块。

(4)Ⅳ型:骨折含有所有骨折线,即ⅣABC骨折。

(二)关节外骨折

按解剖部位关节外骨折可分为:①跟骨结节骨折。②跟骨前结节骨折。③载距突骨折。④跟骨体骨折(图8-29)。

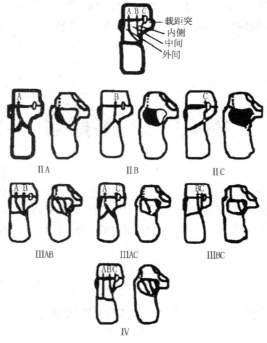

图 8-28　Sanders CT 分型法

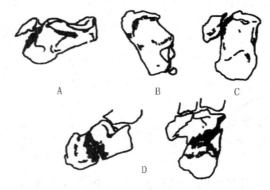

图 8-29　跟骨关节外骨折

A.跟骨结节骨折；B.跟骨前结节骨折；C.载距突骨折；D.跟骨体骨折

二、关节内骨折

关节内骨折约占所有跟骨骨折的 70%。

(一)损伤机制与病理

由于跟骨形态差异、暴力大小方向和足受伤时位置不同,可产生各种类型跟骨后关节面粉碎性骨折。但在临床中常会出现以下 3 种情况:①跟骨骨折后,载距突骨折块总是保持原位,和距骨有着正常关系。骨折线常位于跟距骨间韧带外侧。②关节压缩型骨折较常见,Sanders Ⅱ 型骨折较常见。后关节面骨折线常位于矢状面,且多将后关节面分为两部分,内侧部分位于载距突上,外侧部分常陷于关节面之下,并由于距骨外侧缘撞击而呈旋转外翻,陷入跟骨体内。③由于距骨外侧缘撞击跟骨后关节面,使骨折进入跟骨体内,从而推挤跟骨外侧壁突出隆起,使跟腓间距减小,产生跟腓撞击综合征和腓骨肌腱嵌压征(图 8-30)。

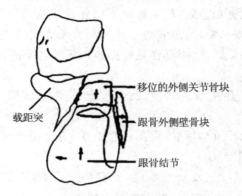

图 8-30 骨折后病理改变

跟骨骨折后可出现:①跟骨高度丧失,尤其是内侧壁。②跟骨宽度增加。③距下关节面破坏。④外侧壁突起。⑤跟骨结节内翻。因此,如想恢复跟骨功能,应首先恢复距下关节面完整和跟骨外形。

(二)临床表现

骨折多发生于高处坠落伤或交通事故伤。男性青壮年多见。伤后足在数小时内迅速肿胀,皮肤可出现水疱或血疱。如疼痛剧烈,足感觉障碍,被动伸趾引起剧烈疼痛时,应注意足骨筋膜隔室综合征的可能。亦应注意全身其他合并损伤,如脊柱、脊髓损伤。

(三)诊断

1.X 线检查

足前后位 X 线平片可见骨折是否波及跟骰关节,侧位可显示跟骨结节角和跟骨交叉角(Gissane 角)变化,跟骨高度降低,跟骨轴位可显示跟骨宽度变化及跟骨内、外翻。Broden 位(图 8-31)是一种常用的斜位,可在术前、术中了解距下关节面损伤及复位情况。投照时,伤足内旋 40°,X 线球管对准外踝并向头侧分别倾斜 10°、20°、30°、40°。

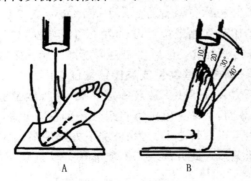

图 8-31 Broden 投照方法
A.正面观;B.侧面观

2.CT 检查

关节内骨折应常规行 CT 检查,以了解关节面损伤情况,必要时行螺旋 CT 进行三维重建。

(四)治疗

对于跟骨关节内骨折是行手术治疗还是非手术治疗,多年来一直存在争论。CT分类使医师对关节内骨折的病理变化更加清楚,使用标准入路和术中透视可明显减少手术并发症。各种专用钢板的出现,使内固定更加稳定,患者可早期活动。跟骨关节内骨折如要获得好的功能,应该解剖复位跟骨关节面及跟骨外形,但即使是达到解剖复位也不能保证一定可以获得好的功能。

1.治疗应考虑的因素

(1)年龄:老年患者骨折后关节易僵硬,且骨质疏松,不易牢固内固定,一般50岁以上的患者,以非手术治疗为宜。

(2)全身情况:如合并较严重糖尿病、周围血管疾病,身体极度虚弱,或合并全身其他部位损伤不宜手术时,应考虑非手术治疗。

(3)局部情况:足部严重肿胀、皮肤有水疱,不宜马上手术,应等1~2周肿胀消退后方可手术。开放性损伤时,如软组织损伤较重,可用外固定器固定。

(4)损伤后时间:手术应在伤后3周内完成。如果因肿胀、水疱或其他合并损伤而不能及时手术时,采用非手术治疗。

(5)骨折类型:无移位或移位小于2 mm时,采用非手术治疗。Sanders Ⅱ、Ⅲ型骨折应选用切开复位。虽然关节面骨折块无明显移位,但跟骨体骨折移位较大,为减少晚期并发症,也应行切开复位内固定。关节面严重粉碎性骨折,恢复关节面形态已不可能,可选用非手术治疗。如有条件,也可在恢复跟骨外形后一期融合距下关节。

(6)医师的经验和条件:手术切开有一定的技术和设备条件要求,如不具备时,应将患者转到其他有条件的医院治疗或选用非手术方法治疗。不能达到理想复位及固定的手术,不如不做。

2.治疗方法

(1)功能疗法:功能疗法适用于无移位或少量移位骨折,或年龄较大,对功能要求不高,或有全身并发症不适于手术治疗的患者。

适应证及禁忌证:无移位或少量移位骨折,应用此方法,可早期活动,较早恢复足的功能。但对移位骨折,由于未复位骨折可能会遗留足跟加宽,结节关节角减小,足弓消失及足内、外翻畸形等,患者多不能恢复正常功能。

具体操作方法:伤后立即卧床休息,抬高患肢,并用冰袋冷敷患足,24小时后开始主动活动足距小腿关节,约5天后开始用弹性绷带包扎,1周左右可开始拄拐行走,3周后在保护下或穿跟骨矫形鞋部分负重,6周后可完全负重。伤后4个月可逐渐开始恢复轻工作。

(2)闭合复位疗法:用手法结合某些器械或克氏针复位移位的骨折。有以下两种方法。

Bohler法:在跟骨结节下方及胫骨中下段各横穿一克氏针,做牵引和反牵引,以期恢复结节关节角和跟骨宽度及距下关节面,逐渐夹紧则可将跟骨体部恢复正常,透视位置满意后,石膏固定足于中立位,并将克氏针固定于石膏之中。内、外踝下方及足跟部仔细塑形,4~6周去除石膏和克氏针,开始活动足距小腿关节。此方法由于不能够较好恢复距下关节面,疗效不满意,现已很少采用。

Essex-Lopresti法:患者取俯卧位,在跟腱止点处插入一根斯氏针,针尖沿跟骨纵轴向前并略微偏向外侧,达后关节面下方后撬起。撬拨复位后再用双手在跟骨部做侧方挤压,侧位及轴位透视,位置满意后,将斯氏针穿入跟骨前方。粉碎性骨折时,也可将斯氏针穿过跟骰关节,然后用石膏将斯氏针固定于小腿石膏管型内。6周后去除石膏和斯氏针。此方法适用于某些舌状骨折。由于用石膏固定,功能恢复较慢。

（3）切开复位术：可在直视下复位关节面骨块和跟骨外侧壁,结合牵引可同时恢复跟骨轴线并纠正短缩和内、外翻。使用钢板螺钉达到较坚强固定,可使患者早期活动。尽快地恢复足的功能,避免了复位不良带来的各种并发症。

患者体位取单侧骨折侧卧位,如为双侧骨折,则取俯卧位。切口采用外侧"L"形切口。纵形切口位于跟腱和腓骨长短肌腱之间,水平切口位于外踝尖部和足底皮肤之间。切开皮肤后,从骨膜下翻起皮瓣,显露距下关节和跟骰关节,用三根克氏针从皮瓣下分别钻入腓骨、距骨和骰骨后,向上弯曲以扩大显露。腓肠神经位于皮瓣中,注意不要损伤。复位,掀开跟骨外侧壁,显露后关节面。寻找骨折线,认清关节面骨折情况。取出载距突关节面外侧压缩移位的关节内骨折块。使用 Schanz 针或跟骨牵引,先内翻跟骨结节,同时向下牵引,再外翻,以纠正跟骨短缩及跟骨结节内翻,使跟骨内侧壁复位,用克氏针维持复位。然后把取出的关节面骨折块复位,放回外侧壁并恢复 Gissane 角和跟骰关节面,用克氏针固定各骨折块。透视检查骨折位置,尤其是 Broden 位查看跟骨后关节面是否完全复位。如骨折压缩严重,空腔较大,可使用骨移植,但一般不需要骨移植。根据骨折类型选用钢板和螺钉固定,如可能,螺钉应固定外侧壁到对侧载距突下骨皮质上,以保证固定确实可靠。少数严重粉碎性骨折,需要加用内侧切口协助复位固定。固定后,伤口放置引流管或引流条,关闭伤口,2 周后拆线。伤口愈合良好时,开始活动,6～10 周穿行走靴部分负重。12～16 周去除行走靴负重行走,逐渐开始正常活动。

（4）关节融合术：严重粉碎性骨折的年轻患者对功能要求较高时,切开难以达到关节面解剖复位,非手术治疗又极有可能遗留跟骨畸形而影响功能。一期融合并同时恢复跟骨外形可缩短治疗时间,使患者尽快地恢复工作。在切开复位时,亦应有做关节融合术的准备,一旦不能达到较好复位,也可一期融合距下关节。手术时磨钻磨去关节软骨,大的骨缺损可植骨,用钢板维持跟骨基本外形,用 1 枚 6.5 mm 或7.3 mm直径的全螺纹空心螺钉经导针从跟骨结节到距骨。

（五）并发症

1.伤口皮肤坏死感染

外侧入路"L"形切口时,皮瓣角部边缘有可能发生坏死,所以手术时应仔细操作,避免过度牵拉。一旦出现坏死,应停止活动。如伤口浅部感染,可保留内置物,伤口换药,有时需要皮瓣转移。深部感染,需取出钢板和螺钉。

2.神经炎、神经瘤

手术时可能会损伤腓肠神经,造成局部麻木或形成神经瘤后引起疼痛。如疼痛不能缓解,可切除神经瘤后,将神经残端埋入腓骨短肌中。在非手术治疗时,跟骨畸形愈合后内侧挤压刺激胫后神经分支引起足跟内侧疼痛,非手术治疗无效时,可手术松解。

3.腓骨肌腱脱位、肌腱炎

骨折后由于跟骨外侧壁突出,缩小了跟骨和腓骨间隙,挤压腓骨长、短肌腱引起肌腱脱位或嵌压。手术时切开腱鞘使肌腱直接接触距下关节,或螺钉、钢板的摩擦及手术后瘢痕也是引起肌腱炎的原因。腓骨肌腱脱位、嵌压后,如患者有症状,可手术切除突出的跟骨外侧壁,扩大跟骨和腓骨间隙。同时紧缩腓骨肌上支持带,加深外踝后侧沟。

4.距下关节和跟骰关节创伤性关节炎

由于关节面骨折复位不良或关节软骨的损伤,距下关节和跟骰关节退变产生创伤性关节炎,关节出现疼痛及活动障碍。可使用消炎止痛药物、理疗和支具等治疗,如症状不缓解,应做距下关节或三关节融合术。

5.跟痛

跟痛可由外伤时损伤跟下脂肪垫引起,也可因跟骨结节跖侧骨突出所致。可用足跟垫减轻症状,如无效可手术切除骨突出。

三、关节外骨折

关节外骨折占所有跟骨骨折的 30%～40%。一般由较小暴力引起,常不需手术治疗,预后较好。

(一)前结节骨折

前结节骨折可分为两种类型。撕脱骨折多见,常由足跖屈、内翻应力引起。分歧韧带或趾短伸肌牵拉跟骨前结节附着部造成骨折。骨折块较小,并不波及跟骰关节。足强力外展造成跟骰关节压缩骨折较少见,骨折块常较大并波及跟骰关节,骨折易被误诊为踝扭伤。骨折后距下关节活动受限,压痛点位于前距腓韧带前 2 cm 处,向下 1 cm。检查者也可用拇指置于患者外踝尖部,中指置于第 5 跖骨基底尖部,示指微屈后指腹正好落在前结节压痛点。加压包扎免负重 6～8 周,预后也较好。

(二)跟骨结节骨折

跟骨结节骨折也有两种类型。一种是腓肠肌突然猛烈收缩牵拉跟腱附着部,发生跟骨后部撕脱骨折;另一种为直接暴力引起的跟骨后上鸟嘴样骨折(图 8-32)。骨折移位较大时,跟骨结节明显突出,有时可压迫皮肤导致其坏死。畸形愈合后可使穿鞋困难。借助 Tompson 试验可帮助判断跟腱是否和骨块相连。有时骨块可连带部分距下关节后关节面。骨折无移位或有少量移位时,用石膏固定患足跖屈位固定 6 周。骨折移位较大时,应手法复位,如复位失败可切开复位,用螺钉或克氏针固定。

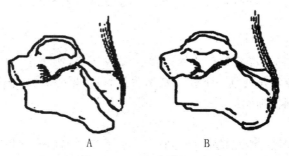

图 8-32 跟骨结节骨折
A.撕脱骨折;B.鸟嘴样骨折

(三)跟骨结节内、外侧突骨折

单纯跟骨结节内、外侧突骨折少见且常常无移动位,相比较而言,内侧突更易骨折。骨折常由足内或外翻时受到垂直应力而产生的剪切力作用所致,通过跟骨轴位或 CT 检查可做出诊断。无移位或少量移位时可用小腿石膏固定 8～10 周。可闭式复位,用经皮克氏针或螺钉固定。如果骨折畸形愈合且有跟部疼痛时,可通过矫形鞋改善症状,无效者也可手术切除骨突起部位。

(四)载距突骨折

单纯载距突骨折很少见。按 Sanders 分类,此类骨折为ⅡC骨折。骨折后可偶见趾长屈肌腱卡压于骨折之中,移位骨块也可挤压神经血管束,被动过伸足趾可引起局部疼痛加重。无移位骨折可用小腿石膏固定6周。移位骨折可手法复位足内翻跖屈,用手指直接推挤载距突复位,骨折块较大时也可切开复位。骨折不愈合较少见,不要轻易切除载距突骨块,因为有可能失去弹簧韧带附着而致扁平足。

(五)跟骨体骨折

跟骨体骨折因不影响距下关节面,一般预后较好。骨折机制类似于关节内骨折,常发生于高处坠落伤。骨折后可有移位,如跟骨体增宽,高度减低,跟骨结节内外翻等。此类骨折除常规X线摄片外,还应行CT检查,以明确关节面是否受累及骨折移位情况。骨折移位较大时,可手法复位石膏外固定或切开复位内固定。

(侯军华)

第五节 跖 骨 骨 折

跖骨又称脚掌骨,是圆柱状的小管状骨,并列于前足,从内向外依次为第1~5跖骨,每根跖骨均由基底部、干部、颈部、头部等构成。5个跖骨中,以第1跖骨最短,同时最坚强,在负重上亦最重要。第1跖骨在某些方面与第1掌骨近似,底呈肾形,与第2跖骨基底部之间无关节,亦无任何韧带相接,具有相当的活动度,它的跖面通常有2个籽骨。外侧4个跖骨基底部之间均有关节相连,借背侧、跖侧及侧副韧带相接,比较固定,其中尤以第2、3跖骨最稳定。第4跖骨基底部呈四边形,与第3、5跖骨相接。第5跖骨基底部大致呈三角形,这两根跖骨具有少量活动度。第1、2、3跖骨基底部,分别与1、2、3楔骨相接;第4、5跖骨基底部,与骰骨相接,共同构成微动的跖跗关节。第1~5跖骨头分别与第1~5趾骨近节基底部相接,构成跖趾关节。第5跖骨基底部张开,形成粗隆,向外下方突出,超越骨干及相邻骰骨外面,是足外侧的明显标志。在所有附着于第5跖骨基底部的肌肉中,只有腓骨短肌腱有足够的力量导致撕脱骨折的发生,而不是肌腱断裂。

第1与第5跖骨头是构成足内外侧纵弓前方的支重点,与后方的足跟形成整个足部的3个负重点。5根跖骨之间又构成足的横弓,跖骨骨折后必须恢复上述关系,以便获得良好负重功能。跖骨骨折是足部最常见的骨折,多发生于成年人。

一、发病机制

跖骨骨折多由直接暴力,如压砸或重物打击而引起,以第2、3、4跖骨较多见,可多根跖骨同时骨折。间接暴力如扭伤等,亦可引起跖骨骨折,如第5跖骨基底部撕脱骨折。长途跋涉或行军则可引起疲劳骨折。骨折的部位可发生于基底部、骨干及颈部。

按骨折移位程度,可分为无移位骨折和移位骨折。由于跖骨并相排列,相互支撑,单一跖骨骨折多无移位或仅有轻微移位。但多发跖骨骨折由于失去了相互支撑作用,可以出现明显移位(图8-33)。

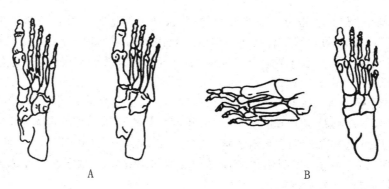

图 8-33　跖骨骨折类型
A.无移位型跖骨骨折;B.移位型跖骨骨折

按骨折线可分为横断、斜形及粉碎性骨折。按骨折的部位,又可分为跖骨基底部骨折、跖骨颈骨折、跖骨干骨折。

(一)跖骨基底部骨折

最常见的是第 5 跖骨基底部撕脱骨折。骨折常发生在足跖屈内翻时,腓骨短肌腱牵拉将基底部粗隆撕脱。

(二)跖骨颈骨折

骨折常因踝跖屈、前足内收而引起。少部分也可以由直接暴力引起。由于该部血液供应主要来自从关节囊进入的干骺端血管和自跖骨干内侧中部进入的滋养血管,血供相对较差,骨折后愈合较慢。

跖骨颈部还可发生疲劳骨折,因好发于长途行军的战士,故又名行军骨折。骨骼的正常代谢使破骨和成骨活动基本上处于平衡状态,如果对它施加的应力强度增加及持续更长的时间时,骨骼本身会重新塑形以适应增加的负荷。当破骨活动超过骨正常的生理代谢速度后,而成骨活动又不能及时加以修复时,就可在局部发生微细的骨折,继续发展就成为疲劳骨折。多发于第 2、3 跖骨。

(三)跖骨干骨折

多由直接暴力所致,可为一根或多根,易发生开放性骨折。骨折端多向跖侧成角,受骨间肌的牵拉,骨折端还会有侧方移位。

跖骨骨折任何方向的成角都会出现相应的并发症,如背侧残留成角,则跖骨头部位可以出现顽固性痛性胼胝。跖侧成角残留,可导致邻趾出现胼胝,侧方移位则可以挤压胼间神经造成神经瘤。因此,有移位的骨折应尽量纠正。

二、诊断要点

外伤后足部疼痛剧烈,压痛,明显肿胀,活动功能障碍,纵向叩击痛,不能用前足站立和行走,碾轧伤者可以合并严重的肿胀和瘀斑。

跖骨骨折应常规摄前足正、斜位 X 线片。跖骨疲劳骨折最初为前足痛,劳累后加剧,休息后减轻,X 线可能无异常。3～4 周可以发现骨膜反应,骨折线多不清楚,在局部可摸到有骨隆凸,不要误诊为肿瘤,由于没有明显的暴力外伤史,诊断常被延误。第 5 跖骨基底部撕脱骨折,就诊患者为儿童时,应注意与骨骺相区别,儿童跖骨基底部骨骺在 X 线上表现为一和骨干平行的亮线,且边缘光滑。成人应与腓骨肌籽骨相鉴别,这些籽骨边缘光滑、规则,且为双侧性,局部多无症状。而骨折块多边缘毛糙。认真阅片,应该不难鉴别。

三、治疗方法

跖骨骨折后,一般侧方移位错位不大,上下错位应力求满意复位。尤其是第1和第5跖骨头为足纵弓三个支撑点的其中两个,因此在第1、5跖骨头骨折中,一定要格外重视,以免影响足的负重。

(一)整复固定方法

无移位骨折、第5跖骨基底部骨折、疲劳骨折应行局部石膏托固定4～6周。

1.手法复位外固定

(1)整复方法:①跖骨基底部骨折或合并跖跗关节脱位。在麻醉下,患者取仰卧位,一助手固定踝部,另一助手握持前足部做拔伸牵引。骨折向背、外侧移位者,术者可用两拇指置足背1、2跖跗关节处向内、下推按,余指置足底和内侧跖骨部对抗,同时握持前足部的助手将前足背伸外翻即可复位。②跖骨干骨折。在适当麻醉下,先牵引骨折部位对应的足趾,以矫正其重叠移位,以另一手的拇指从足底部推压断端,矫正向跖侧的成角。如仍有残留的侧方移位,仍在牵引下,从跖骨之间用拇、示二指采用夹挤分骨手法迫使其复位(图8-34 A、B)。③跖骨颈骨折。颈部骨折后,短小的远折端多向外及跖侧倾斜成角突起移位。整复时,一助手固定踝部,另一助手持前足牵拉,术者两手拇指置足底远折端移位突起部,向足背推顶,余指置足背近折端扶持对抗和按压跖骨头,同时,牵拉前足之助手将足趾跖屈即可。

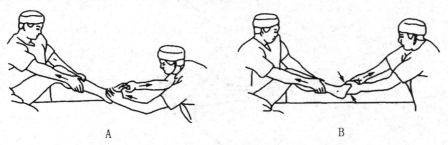

A　　　　　　　　　　　　　　B

图 8-34　跖骨骨折整复法

(2)固定方法:整复后,局部外敷药膏,沿跖骨间隙放置分骨垫,用胶布固定后,用连脚托板加牵引的固定方法,即连脚托板固定后,在与跖骨骨折相应的趾骨上贴上胶布,用橡皮筋穿过胶布进行牵拉,并将它固定在脚板背侧。牵引力量要适当,避免引起趾骨坏死。移位严重的多发跖骨骨折,在第1周内应透视检查1次。固定时间6～8周。

2.外固定器复位固定

跖骨骨折也可以采取小腿钳夹固定。操作在X线透视或C形臂下进行。麻醉后,常规消毒,铺无菌治疗巾。跖骨基底部骨折合并跖跗关节脱位者,从跖骨的背、外侧和第1楔骨内下缘进针。不合并跖跗关节脱位者可以固定跖骨的背、外侧和第1跖骨基底部的内缘。固定时先将钳夹尖端刺进皮肤后,在C形臂下复位,选择稳定点进行钳夹。牢固后用无菌纱布包扎,石膏托固定,4～6周后确定骨折愈合去除外固定器,下床活动(图8-35)。

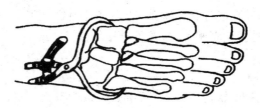

图 8-35　钳夹固定法

3.切开复位内固定

经闭合复位不成功或伴有开放性伤口者,可考虑切开复位内固定。

以骨折部为中心,在足背部做一长约 3 cm 的纵切口,切开皮肤及皮下组织,将趾伸肌腱拉向一侧,找到骨折端,切开骨膜并在骨膜下剥离,向两侧拉开软组织充分暴露骨折端,用小的骨膜剥离器或刮匙,将远折端的断端撬出切口处,背伸患趾用手摇钻将克氏针从远折端的髓腔钻入,经跖骨头和皮肤穿出,当针尾达骨折部平面时,将骨折复位,再把克氏针从近折端的髓腔钻入,直至克氏针尾触到跖骨基底部为止,然后剪断多余克氏针,使其断端在皮外 1～2 cm,缝合皮下组织和皮肤。第 1 跖骨干骨折最好采用克氏针交叉固定。第 5 跖骨基底粗隆部骨折也可以采用张力带固定。术后用石膏固定 4～6 周。其他内固定物如小钢板、螺钉等固定牢固,术后功能恢复快,患者更容易接受(图 8-36、图 8-37)。

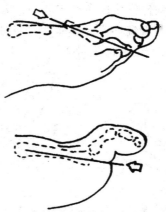

图 8-36　跖骨骨折髓内穿针固定

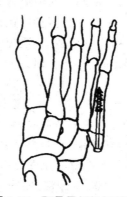

图 8-37　跖骨骨折螺钉固定

(二)药物治疗

按骨折三期辨证用药,早期内服活血化瘀、消肿止痛类方剂,如桃红四物汤加金银花、连翘、蒲公英、沙打旺等清热解毒药,肿胀严重者还可以配合云苓、薏苡仁等利湿类药物治疗。中期内服新伤续断汤或正骨紫金丹。后期解除固定后,用中药熏洗患部,加强功能锻炼。

(三)功能康复

复位固定后,可做足趾关节屈伸活动。2周后做扶拐不负重步行锻炼。解除固定后,逐渐下地负重行走,并做足底踩滚圆棍等活动,使关节面和足弓自行模造而恢复足的功能。

(侯军华)

第六节　跟腱断裂

跟腱断裂是运动创伤中较为常见的外伤,有学者于1996年统计人群年发生率为18/10万,还有学者同年的统计是9.3/10万。国外文献报道,跟腱断裂多发年龄为30～39岁,国内报告为20～29岁,这可能是国内的病例资料中运动员所占的比例较大的原因。

近年来,由于体育运动及群众性文艺活动的广泛开展,技术水平及难度的迅速提高,原来在运动员中常发生的跟腱断裂现在普通人群中也时有发生,其中以从事篮球和羽毛球运动的人发生较多,运动员中则以体操技巧运动员及京剧戏剧中武打演员较为多见。

一、急性跟腱完全断裂

(一)功能解剖

跟腱是人体最强大的肌腱之一,近端是腓肠肌与比目鱼肌的肌腹,远端止于跟骨后下方。跟腱的周围是腱围,在腱的背侧有4～8层滑润层,位于深筋膜与腱组织之间,每层都有独自的营养血管。层与层之间有结缔组织连接,其中也有血管通行;各层之间可以滑动,以适应踝关节伸屈活动。关于跟腱的血液供应问题,不少学者进行过研究。1915年劳(Rau)报道跟腱内的血管数随年龄的增长逐渐减少,至25～26岁时已很明显。新生儿血管丰富,1岁时分布开始不均,但管径却较细。作者认为,此点可能是成年人易发生跟腱断裂,儿童却不易发生的主要原因。成年后跟腱的血供减少,因而易发生跟腱腱围炎,发生后又病程较长。

跟腱的主要作用是跑、跳及行走时提踵(踝跖屈),根据威廉姆斯·利瑟计算,当体重为45.5 kg,提踵角为44°时,其承担的牵拉力是60.7 kg。运动员一次有力的踏跳,其力量最高可达780 kg。这时,跟腱所承受的拉力显然是巨大的,这也是它易被损伤的重要因素。

(二)病因与损伤机制

1.直接外力

直接外力造成的跟腱断裂较为少见。常为锐器切割所伤,如农民、建筑工人等劳动者被铁锹等铁器、玻璃等切割所致。均呈开放性,肉眼即可观察到断裂的跟腱。

2.间接外伤

主要由踝关节极度背伸时再突然蹬地发力,跟腱受到强力牵拉所致。近年来群众体育运动的广泛开展,以及技术水平和运动强度的提高,临床上间接外力所造成的跟腱断裂并不少见。而在运动员及演员中则因练习后手翻接直体后空翻、转体360°或侧空翻的体操动作致伤者较多。关于因间接外力发生跟腱断裂的原因,大都认为跟腱本身在先有疾病或受伤的基础上,再因一次强力牵扯而发生断裂。患淋病、梅毒、痛风或伤寒的人易发生跟腱断裂,并且断裂前,跟腱常因伤而已存在轶裂。阿纳报道在职业运动员中,因伤造成跟腱周围的血运障碍,继发跟腱营养不良,退行性病变及坏死是跟腱断裂的重要诱因。大多数病例在跟腱断裂前有明显的跟腱腱围炎病史,病理检查证实跟腱有部分纤维发生坏死,纤维变性及腱围组织血管增生,血管内膜增厚。但也有作者认为,在运动员中跟腱断裂前都无任何跟腱疾病。

关于跟腱因间接外力发生断裂的损伤机制,多数作者认为是踝在过伸位突然用力受伤所致。如体操运动员发生的跟腱断裂均在后手翻落地时踝背伸20°～30°位踏跳,再接各种空翻转体时,因爆发式用力而发生;其他体育项目受伤者也都在同样角度起跳或落地时发生。负责踝关节跖屈的肌肉有4组,即小腿三头肌、胫后肌、腓骨肌及屈趾肌群。踝关节跖屈过程中,各组肌肉所负职责不同,当踝在背伸20°～30°角发力跖屈时,小腿三头肌负主要责任,由跟骨结节到踝的轴心半径小,因而跟腱这时必然处于极度紧张状态,但胫后肌及腓骨肌此时较松弛。如突然用力踏跳,已紧张的跟腱必然因猛烈受力发生断裂。相反,当足跖屈位踏跳则不然,跟腱因间距变短而肌张力相应减低,相对之下胫后肌、腓骨肌及屈趾肌群则承力较多,跟腱断裂的可能性大大降低。

(三)症状及诊断

1.直接外伤所引起的开放性跟腱断裂

伤部皮肤往往裂开出血,伤口内有时可见跟腱组织。但多数患者断腱上缩不易觉察,若经验不足有可能造成漏诊,误认为单纯皮肤裂伤,仅将伤口清创处理。检查可发现跟腱紧张时腱的外形消失,可触到凹陷及退缩的跟腱残端。

2.间接外力所引起的跟腱断裂

多数患者于受伤当时自己或别人听到"啪"的响声,顿觉跟腱部有棒击感或被别人踢了一脚(但能完成跳起和腾空动作,如后手翻落地再踏跳时跟腱已断),随即感到跟腱处疼痛和足踝运动失灵,不能站立或行走,腓肠肌部位也有疼痛或伴有麻木、发胀感。此时检查可发现踝关节处于不敢自动伸屈的休息位。踝关节由100°～110°变为95°左右,跟骨结节向远端移位,跟腱外形消失、下陷,触之有一凹陷,该部压痛敏锐,但皮下肿胀并不明显(图8-38)。伤后稍久可见轻度肿胀或皮下淤血,以跟腱上1/3断裂时较为明显。捏小腿三头肌试验(Thompson试验)阳性(图8-39)。部分患者不能单足提踵。

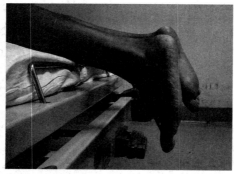

图8-38　跟腱休息位,断裂的跟腱延长,其连续性中断

3.诊断与鉴别诊断

急性跟腱断裂的诊断主要依据有外伤史、局部疼痛肿胀及足跟提踵、Thompson试验等物理检查。对开放性跟腱断裂,只要医师能警惕有断裂的发生,均可做出正确的诊断。对闭合性断裂,经验不足者易于漏诊,因而应引起临床医师的警惕。这是因为由于胫后肌和腓骨肌的代偿作用,踝关节仍可完成屈伸动作。个别难以确诊时可行MRI检查,它可以清楚地显示断裂的部位。

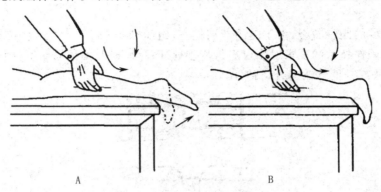

图 8-39　Thompson 征
A.正常时捏小腿引起足跖屈;B.跟腱断裂后无跖屈

高位跟腱断裂多位于小腿三头肌与跟腱移行部,应与跖肌腱断裂及小腿三头肌内、外侧头断裂进行鉴别诊断。以上3种损伤的大部分患者在受伤的时都有小腿后方受到打击或"中弹"样感觉,伤后均有提踵困难。鉴别要点:①高位跟腱断裂是跟腱断裂的一种,一般Thompson试验亦呈阳性,俯卧位双足跟并列时可发现患侧跟骨结节明显下移;后二者查体均不为阳性。②跖肌腱断裂一般不发生小腿部大范围的皮下血肿,扭痛点位置一般较高,且位于小腿外侧,Thompson实验多为阴性;小腿三头肌内、外侧头损伤后,一般常出现明显的皮下出血或局部血肿,压痛点位置较其他两种损伤高,多在膝关节下力的小腿内外侧,疼痛明显较前两者严重,完全断裂时局部也可有凹陷,触之有空虚感,Thompson试验可介于阴性与阳性之间,但跟骨结节无明显下移。③B超和MRI检查可明确损伤部位及程度。另外,在临床中跟腱部分断裂的病例并不多见,不要将跟腱完全断裂但跖肌腱未断误认为是部分跟腱断裂。

(四)治疗

跟腱断裂应提倡早期治疗,若能伤后早期获得正确处理,及早进行康复治疗和训练安排恰当,不但能够恢复日常的生活和体育运动,而且还可以完全恢复原有运动项目训练并且达到伤前训练水平。

1.非手术治疗

近年来有学者提倡跟腱断裂后不手术,而用长腿石膏将踝固定于自然跖屈位8周,然后去除石膏,垫高后跟走路4周的方法治疗闭合性断裂。多数学者认为这一方法对一般人来说是可以的,但对运动员和演员应持谨慎态度。因为运动员和演员对跟腱伤后功能恢复的要求很高,临床中感到对他们治疗效果好坏的关键在于手术中跟腱缝合时松紧度的掌握和术后康复治疗训练的合理安排,非手术治疗不易做到此点。即使钢丝牵拉缝合法也不易做到。对运动员及演员,手术后无论是过松还是过紧,仅此一点即可完全断送运动或演出生涯。因而,除在无条件进行手术或患者不能接受手术的情况下而采用非手术治疗外,应以手术治疗为宜。

2.开放手术修复跟腱断裂

断端直接吻合修复术:适用于跟腱新鲜完全断裂、断端较整齐,缺损在 2～3 cm 的患者。手术方法(以闭合性断裂为例)为从跟腱内侧边缘 0.5 cm 处,做 10～12 cm 后内侧 S 形或直切口。为避免损伤腓肠神经和小隐静脉,大多选择后内侧入路,而不选择后外侧入路。锐性切开皮肤、皮下组织确认肌腱断端两侧残余部分,反复冲洗并清除血肿。在屈膝 15°位和踝跖屈 5°位下直接吻合断端修复跟腱。

直接外伤造成的跟腱断裂,由于腱的断端较齐,组织缺损较少,手术缝合较易。但是缝合前需严格按照无菌操作技术的要求对伤口进行清创处理,然后对断端稍加修整,用两根可吸收线采用改良 Kessler 法或其他方法缝合跟腱(图 8-40)。

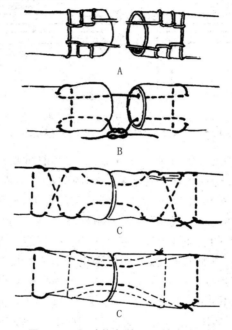

图 8-40　肌腱修复的不同缝合方法

A.Krackow 法;B.Kessler 法;C.Bunnell 法;D.双矩形缝合法

先在离跟腱断裂处 3～4 cm 的健康组织区缝合,为了改变肌腱张力,断裂跟腱残端必须尽可能准确对合,且恢复跟腱的长度与张力。否则,跟腱短缩可能导致疼痛性瘢痕疙瘩形成。缝合必须强大有力,缝线必须远离损伤区。间接外伤造成的闭合性断裂,断端多参差不齐,呈马尾状,缝合时有一定困难,需将断端适当重叠。如将残断端切除又势必造成缝合后的跟腱过短,影响踝的伸屈功能。因而,其修补原则是断端纤维稍加缝合,同时再用腱瓣加固(参考陈旧性跟腱断裂的腱膜瓣修复术)。对陈旧性跟腱断裂,若腱的缺损较多,可将腱瓣嵌接于远端的断腱中,腱瓣折成索条状。跟腱断裂前有跟腱腱围炎者,腱瓣修补后症状多可完全消失。

为了确保手术成功,术中要注意以下几点。

(1)术中缝合时仔细掌握跟腱的松紧度:太紧将来可能影响踝关节背伸,不能完全下蹲,甚至走路时跛行。对运动员,则有些动作如平衡木不能完成。跟腱太松则弹跳无力。术中掌握松紧度的方法如下。①仔细找出断腱缝合;②将踝放在跖屈 30°左右将跟腱断端缝合;③缝合后做捏小腿三头肌试验,若两侧相同,则为松紧合宜。

（2）适当的切口及合理的术后康复训练安排：手术切口应选用小腿后中间偏内侧纵切口，以免损伤小腿后的皮神经。术后以大棉花垫包扎，用长腿石膏固定（膝屈角 60°，踝屈角 30°），满 3 周后改为短腿石膏托，第 4 周开始每天在床上去石膏托练习踝的主动伸屈活动。第 5 周开始中药熏洗踝关节和滚筒练习。第 6 周起着高跟鞋或用硬纸板垫后跟下地走路，跟高 5 cm，踩实后3.5 cm，2 周后逐渐将后跟减低。同时，用各种体疗器械练习踝关节的伸屈活动，约在术后3个月可以练习跑步，6 个月后方可训练翻腾动作。恢复活动时，有时出现跟腱缝合部反复肿痛，应检查局部是否有囊肿形成，可能是手术中缝合不紧密留有无效腔所致。治疗上首先应予石膏固定 2~3 周，同时进行理疗（超短波等）。一般均可愈合。

（3）如果断端间距离大于 3 cm，术中勉强对端缝合较紧时，可行 V-Y 延长缝合。方法是在跟腱的腱腹交界处做 V 形切开，把近端向远端滑移延长缝合（图 8-41）。也可以采用 Lindholm 术式进行修复，方法是在近端腱组织两侧各切取 1 cm×8 cm 的腱组织条，如图 8-42 进行修复，在修复之前先用不吸收的肌腱缝线将两断端缝合，期间留有短缩的间隙用切下的腱条编织缝合。供区的残腔可直接缝合。

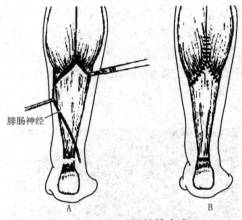

腓肠神经

图 8-41 V-Y 延长缝合术

A.V 形切开腱腹交界处；B.Y 形缝合

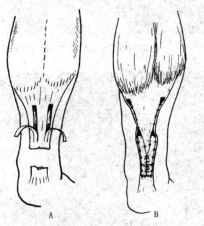

图 8-42 Lindholm 术式

A.切取肌腱条；B.将肌腱条翻转缝合

3.微创手术治疗闭合性跟腱断裂

（1）小切口跟腱吻合术：手术方法为选择长 3 cm 的后内侧纵切口，采用"移动窗"技术暴露，用改良 Kessler 缝合加间断缝合断端。术后同上。

（2）Achillon 微创跟腱吻合术：手术方法为精确定位触及断端裂隙，超过 90％的患者断端间隙位于跟骨结节上 4 cm 处，Achillon 适用于发生在跟骨结节近端 2～8 cm 的跟腱断裂。标记出断裂点，切口位于断裂点偏内侧，长约 2 cm（图 8-43），以缝线将腱旁组织固定于切口两端，清理腱旁组织下远近端隧道，便于吻合器的置入，暴露远、近端跟腱残端，清理残端血肿。在断端侧直视可见跖肌腱，跟腱残端通常会有回缩及撕裂，必要时可向远近端延长切口。Achillon 被放入腱鞘内并且逐渐适应残端的宽度（图 8-44），在穿线之前，确认吻合器处于适当的位置和角度，跟腱残端必须置于内侧脚之间，用穿针导向器平行穿 3 根缝线，缝线两端留置皮外，向着箭头的方向依次穿入缝线，可能需用手指触诊以保证缝线穿入残端的中间。然后，逐步将 Achillon 退出，并将缝线从腱鞘内带出，以免缝线或软组织损伤，同时逐渐合拢内侧脚（图 8-45）。相同程序处理远端，置入 Achillon 直到触及跟骨，并穿入 3 根缝线，在同侧准确对合缝线，并对应打结，对撕裂的残端避免作任何修整以保持长度，吻合时在跖屈 10°位与对侧跟腱张力做比较。

（3）关节镜辅助下经皮 Kessler 跟腱吻合术：优点是术后并发症明显减少，伤口美观，皮肤坏死和延迟愈合相对较少；保留了腱旁膜的血供，功能恢复明显加快；关节镜辅助下清理断端间血肿、瘢痕及残端组织彻底；镜下证实跟腱断端接触紧密与对合良好，避免了经皮修复跟腱断裂的盲目性和不确定性。缺点是对操作者要求高、手术操作时间长。手术方法见跟腱损伤关节镜治疗。

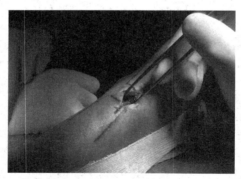

图 8-43　切口位于断裂点偏内侧，长约 2 cm

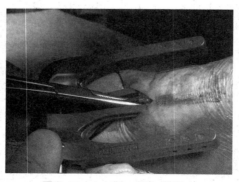

图 8-44　Achillon 置入腱鞘内

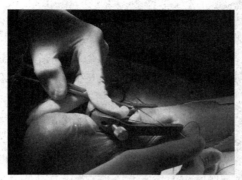

图 8-45 依次穿入缝线,然后退出 Achillon 将缝线打结

二、跟腱部分断裂

跟腱部分断裂在普通人群中并不多见,在运动员中多见于跑跳项目的运动员。伤后断处生成瘢痕或形成囊肿,产生炎症变成慢性,影响运动成绩。临床物理诊断时经常被误诊为跟腱腱围炎而于手术中才被证实。

跟腱部分断裂多数病例均有一次急性拉伤史,但个别病例无急性病史,以致误诊。多数病例均在完成强度较大的运动动作时疼痛。有急性损伤史者,伤时跟腱部有敲击或被踢感。至慢性期,经常于准备活动后疼痛较轻,运动时及运动后疼痛又加重。仔细触诊,伤部可摸到硬结,或跟腱变粗伴有压痛。如伤时出血,以后因血肿形成囊肿,则于训练时局部肿大。多数有小腿三头肌萎缩。软组织 X 线片、MRI 及超声波检查有助于诊断。如跟腱止点的深层断裂,跟腱下滑囊造影可助诊断。

跟腱部分断裂者在急伤期应冷敷。将踝跖屈以石膏托固定 4～6 周。陈旧性病例影响成绩者,应手术切除病变组织,视完整跟腱的多少决定是否切断肌腱对端吻合。若切除部分大于1/2,则应切断跟腱,参考陈旧性跟腱断裂的修复原则予以修复。若切除部分小于跟腱的 1/3,可不必切断跟腱,仅以石膏固定 5～6 周,恢复时间需 10～12 周。完全恢复训练至少需 6 个月。

三、陈旧性跟腱断裂

陈旧性跟腱断裂往往因急性跟腱断裂后未获得及时治疗、保守治疗失败或延误诊断处理不当造成。其中又以误诊所致的陈旧性跟腱断裂较多,国内对陈旧性跟腱断裂的报道中,误诊率高达66.7%。博伊登(Boyden)和 Arner 报道的误诊率为 20%～30%。

目前,国内多数学者将超过 3 个月的跟腱断裂称为陈旧性跟腱断裂。但对划分急性和陈旧跟腱断裂的分界线尚有不同认识。加登(Garden)等认为,对于跟腱断裂发生在 1 周以内的患者,手术治疗和非手术治疗的疗效均比 1 周以上的好。他们经过 5 年的随访发现,断后 1 周接受手术治疗的患者,平均跖屈力是健侧的 91%,而断后 1 周以后接受手术患者的跖屈力只有健侧的 74%。所以,他们把 1 周作为分界线。

(一)病理变化

陈旧性跟腱断裂者,断裂的局部会发生一系列的病理变化。余家阔等对陈旧性跟腱断裂的 30 例患者术中观察发现,所有患者的皮下脂肪、跟腱腱围和跟腱之间均存在广泛粘连,而且均有腱围、腱和断处的变性改变及断端间的瘢痕连接。术中见跟腱两断端间的距离不等,以距跟腱止点3～5 cm处者为最多。其中有 13 例跟腱陈旧断端间有滑囊,占 43%,滑囊的产生可能与跟腱断端血肿机化不完全有关。跟腱断裂后,断裂的跟腱及其周围组织发生局限性的缺血性坏死,坏死组织被包裹且周围组织的少量渗出可能是形成断端滑囊的另一原因。对 12 例陈旧性跟腱断裂处的组织标本进行关节镜观察发现,所有标本中均有腱组织和瘢痕组织中的大量毛细血管增生,在增生的血管中,有一些血管的内皮细胞增生,导致管腔狭窄,还可见到毛细血管的动脉化现象。所有 12 例标本中均见腱纤维结缔组织增生、玻璃样变、纤维截断变和局灶性坏死。11 例标本中有腱纤维间脂肪变性和黏液变性,肌纤维间纤维结缔组织增生等变化。电镜下可见组成跟腱的部分Ⅰ型胶原纤维发生溶解,较多的胶原纤维发生弯折、扭曲,同一平面的胶原纤维有横向断面和纵向断面共同出现,胶原纤维束的排列完全紊乱,而且还可见到腱纤维间钙质沉着。

(二)临床表现与诊断

患者多有外伤史,均有踝关节跖屈和患足提踵无力的主诉。体检:所有患者均有跟腱增长,俯卧位时患侧踝关节休息位改变,跟腱断端有凹陷或瘢痕隆起,患肢提踵无力。有作者对 30 例陈旧性跟腱断裂患者体检情况发现,捏小腿三头肌试验 15 例阳性,8 例可疑,7 例阴性(23.3%);10 例患者凹陷处可触及压痛,4 例患者跟腱处皮肤可触及瘢痕。跟腱凹陷在跟骨结节上2～10 cm不等,其中以跟骨结节上 3～5 cm 为多,共 20 例。根据受伤史及上述检查往往能对陈旧性跟腱断裂进行确诊。对难以确诊者可行磁共振成像(图 8-46)进行辅助检查,可以了解陈旧性断裂的瘢痕情况和范围。用 B 超检查可以使断端滑囊的情况一目了然。

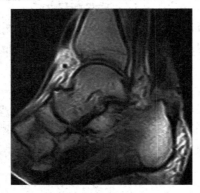

图 8-46　陈旧性跟腱断裂 MRI,断端可见瘢痕连接

(三)治疗

1.直接吻合手术

直接"8"字缝合:适用于儿童的陈旧性跟腱断裂和跟腱断端间隙在 3 cm 以内者。在跟腱内侧自跟腱止点处起向近端作 10 cm 长皮肤切口,切开皮下及腱周组织,显露跟腱断裂处;清除血肿,将参差不齐的断端修整,屈膝、足跖屈下用粗丝线将两端作"8"字缝合,断端间再间断缝合数针。

腱鞘需仔细缝合,以免肌腱与皮肤粘连,影响功能。术后踝关节跖屈 30°,膝 135°位用长腿石膏筒固定,3 周后改为短腿石膏,并常规进行股四头肌锻炼,再固定 3～4 周拆除石膏固定,行踝关节功能锻炼。

2.跟腱重建术

跟腱重建术是利用自体或异体的肌腱,或筋膜的转移或移植修复陈旧性跟腱断裂。适用于跟腱缺损超过 3 cm 的陈旧性跟腱断裂者。常用的方法如下。

(1)Lindholm 术:从小腿后方中部到跟骨作后侧纵形微弧形切口。从正中切开深筋膜,显露跟腱断裂处,用粗丝线或钢丝行褥式缝合断端,中间加间断缝合。再从腓肠肌两侧各翻下长 7～8 cm、宽 1 cm 的肌腱条,肌腱瓣在吻合口上方 3 cm 处保留不切下。将肌腱瓣翻转 180°,使其光滑面向外,两端肌腱瓣与远端缝合,再两端彼此缝合,切取肌腱瓣处的伤口间断缝合。术后处理同上。

(2)Bosworth 手术:该术适用于断端间隙大于 3 cm 的陈旧性跟腱断裂的修复。在小腿后部,行稍偏内侧后正中纵形切口,从小腿中上 1/3 到足跟显露断裂跟腱。切除瘢痕组织,从近向远游离宽 1～2 cm,长 7～9 cm 的腓肠肌腱膜瓣,直达靠近断端 3 cm 处为止。将其横穿跟腱近、远端后用粗丝线缝合,再缝合取腱膜瓣处(图 8-47),术后处理同上。

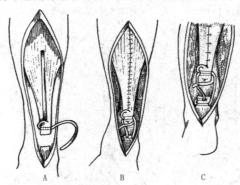

图 8-47　Bosworth 手术
A.切取跟腱条;B.将跟腱条翻转缝合

(3)Bugg 与 Boyd 手术:适用于陈旧性跟腱断裂的修补手术,断端缺损大于 5 cm 者。从小腿后沿跟腱外侧做纵形切口,切口起自小腿中、下 1/3 处至跟骨结节。切开皮肤皮下组织后,显露腓肠肌远端部分及跟腱断端。在跟腱断端处切除所有瘢痕组织,直至可见正常腱性组织。取同侧大腿阔筋膜 7.5 cm 宽,15 cm 长,保存阔筋膜内面的脂肪薄层。取此阔筋膜做成三条 1 cm 宽的阔筋膜条,余下部分另作他用。通过近侧跟腱断端作减张缝合或暂用钢丝穿过近端牵引,减张缝合钢丝从足跟部穿出(图 8-48)。使膝关节屈曲和踝关节跖屈,拉紧上述减张缝合钢丝,使跟腱两断端尽量靠拢,在钢丝打结之前,要与对侧肢体相比较,校正张力并可做必要的调整,选择好最理想的断端间缝合的张力,然后将缝线打结。仍留有跟腱缺损空隙,用所做的 3 根阔筋膜条,在跟腱两断端缺损间缝合。两条相互交叉,一条在正中位。阔筋膜条彼此间用细丝线缝合固定。将所余之阔筋膜包绕于缝合之断端筋膜条外,形成一管状。管状缝线先在后面,然后转动阔筋膜管,使缝线处转向前面,保持阔筋膜面后面光滑。最后将阔筋膜套管固定于跟腱缺损的远、近两端处。术后同上。

(4)Myerson 手术:适用于陈旧性跟腱断裂的修补手术,断端缺损 4 cm 以上不能行端端吻合者。从小腿后沿跟腱外侧做纵形切口,切口起自小腿中、下 1/3 处至跟骨结节。切开皮肤皮下组织后,显露腓肠肌远端部分及跟腱断端。在跟腱断端处切除所有瘢痕组织,直至可见正常腱性组织(图 8-49A)。在断端近侧腓肠肌腱膜中央部切取一个倒 V 形的腱膜片,V 形的尖在近端(图 8-49B)。其长度要大于跟腱缺损的 2 倍,V 形底部宽度为远侧断端的宽度。切取整个 V 形腱膜片后向下滑动,其底部用粗的不吸收缝线与远侧断端缝合,上部与近侧断端形成 V-Y 缝合(图 8-49C)。术后同上。

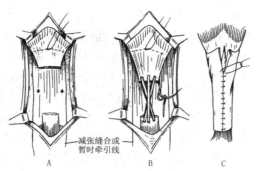

图 8-48 Bugg 与 Boyd 手术

A.修整断端将两端减张缝合或暂用钢丝穿过近端牵引；B.阔筋膜条缝合断端；C.阔筋膜包括缝合

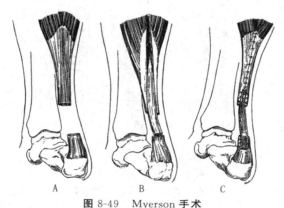

图 8-49 Myerson 手术

A.切取 V 形腱膜片；B.腱膜片与远侧断端缝合；C.缝合完毕

（四）预后

陈旧性跟腱断裂经手术修复和积极的康复治疗，疗效大都优良。但随访时发现部分患者仍有明显的小腿三头肌萎缩，部分患者在 5 年随访时仍然感到活动时间长后出现小腿三头肌酸胀不适。从光镜、电镜观察结果来看，跟腱断裂后病理变化不仅仅局限于跟腱处，还会累及到小腿三头肌，肌肉部分出现局灶性变性、坏死和肌纤维间大量纤维结缔组织增生等改变。因此，跟腱断裂后，小腿三头肌的变化不仅仅是失用性萎缩这一适应性改变，而且还存在着变性、坏死的破坏性改变，这可能是术后小腿三头肌萎缩较难恢复的原因，也与跟腱术后跖屈力下降、耐力下降有关。

四、跟腱再断裂

跟腱再断裂是跟腱断裂术后较为严重的并发症，国外文献报道发生率为 1％～3％。

（一）原因分析

大量病例分析提示，跟腱再断裂病例的主要原因如下：①保守治疗适应证选择不当，跟腱断裂位置较低，固定时未能使断端靠拢，形成间隙；②手术中断端缝合不够严密，存有无效腔，术后形成腱内囊肿，造成局部应力集中、断裂；③术后未能严格按照康复程序进行康复训练，患者术后4 周过早单足支撑负重；④恢复训练时，过早进行患侧发力蹬地练习。

（二）病理解剖特点

跟腱再断裂主要的病理解剖特点如下。①多数再断裂者为闭合性，仅 2 例为开放性。开放性断裂均为横行,皮肤裂口与跟腱裂口相通,皮肤裂口按长度分为两种,长者可达 2.5～3.0 cm,短者仅为 0.5～1.0 cm,二者的发生概率相近。②断裂部位:跟腱再断裂均发生在原断裂缝合修补处,位于跟骨结节上方 3～4 cm 部位。③断端情况:再断裂的跟腱明显增粗瘢痕化;腱围与跟腱融合,与深筋膜粘连明显,尤其在再断裂区域与深筋膜密不可分,有些甚至与皮下组织有较明显的粘连。④断裂形状:绝大多数为横行断裂,断端比较整齐,断端间有积血,大部分断端在踝跖屈时能对合,个别病例在踝跖屈时仍可相距 1～2 cm;很少数为短马尾状撕裂,断端有约 2 cm 的重叠;极少数为跟腱大部分断裂。

(三)治疗方法

跟腱再断裂的治疗虽然也可采用保守治疗和手术治疗两种不同方法,但提倡首选手术治疗。

1.保守治疗

对不能接受手术治疗的闭合性、断端血肿较小、断端间隙小且伤后时间短的病例可采取保守治疗。可给予长腿石膏托严格制动 6 周,固定于屈膝 60°、踝关节跖屈 20°位,尽可能对拢断端。6 周后按照陈旧性跟腱断裂进行康复训练。

2.手术治疗

跟腱再断裂时断端为增生的瘢痕样组织,组织脆性大,单纯端对端缝合往往愈合不佳,强度不够,常需翻瓣加固。手术时先将增粗的断端修整,适当修薄,若能对合则先端对端缝合,然后翻转 1～2 个腓肠肌腱瓣跨越断端加固缝合,注意保持跟腱内外侧张力平衡;若断端于跖屈时仍有间隙,则不可于极度跖屈位强行端端缝合,否则缝合张力大,加之组织脆性大,不易愈合,另外踝关节处于过度跖屈,术后常遗留背伸受限、足跟不能着地等后遗症,可翻转 1～2 个腓肠肌腱瓣跨越断端架桥缝合,断端间隙不要强行闭合,缝合后患侧跟骨结节位置稍高于对侧,一般以 0.5～1.0 cm为宜。

对于开放性跟腱再断裂,如果皮肤裂口较小,则顺皮肤裂口两侧分别向上下延长显露跟腱断端,清理断端间血肿后将断端对合用强度大的缝线进行端端缝合。由于跟腱再断裂局部组织条件差,术后易发生感染,所以开放性再断裂时手术不宜做大,简单端端缝合即可,而且必须严格按照开放性伤口处理。术后给予长腿石膏后托固定 4～6 周,然后按照陈旧性跟腱断裂进行康复。

(侯军华)

第九章

骨科疾病的微创技术

第一节　肩关节镜技术

　　过去,准确诊断肩部疼痛是一件令人感到困难的事情,以致长期以来专科医师们不得不以"肩周炎""软组织劳损"等来笼统诊断。CT、MRI 尤其是后者的诞生,极大地推动了诊断的水平。而关节镜在肩关节疾病诊疗中的运用,使得诊断的水平达到了更加准确细化,并且具有直观动态的特点。现在我们终于知道原来肩痛相当大的一部分是有着具体病因的,如肩峰撞击综合征、SLAP 病、Bankart 损伤、关节不稳定等,仅约 5％才属于肩周炎。要准确细化地诊断肩痛,必须掌握影像学理论、肩关节理学检查等,尤其要掌握关节镜的使用技术。本节简单介绍一些肩关节镜的基本知识。

一、解剖生理

　　肩关节具有广义与狭义两种描述。狭义上指肱盂关节;而广义上还包括了肩锁关节与肩胸"关节"(肩胛骨-胸廓间在肩关节活动时的相对活动,它类似关节却没有关节的结构)。另外,在肩关节活动时,胸锁关节与肩峰-肩袖"关节"也参与其中。所以,肩关节的解剖生理是非常复杂的。由于进化关系,肩关节非常灵活,是人体所有关节中活动方向最多、最复杂的,有屈伸、收展、内外旋转 3 组活动,并由这 3 组活动衍生出各种组合活动如前上举、外上举、搭肩搭背等。但肩关节这种灵活性是以牺牲结构稳定性为代价的:没有典型的球窝关节的匹配与稳定,巨大的肱骨头关节面是关节盂关节面的 3 倍。如此不稳定的装置,当然需要很多辅助稳定结构。肩关节的稳定装置有静力性与动力性两种。静力性稳定装置由关节囊以及增厚的关节囊韧带(如前方的盂肱上、中、下 3 组韧带及喙肱韧带等)和关节盂唇等组成。这些结构将肱骨与肩胛骨连接起来;肩锁关节和喙锁韧带将锁骨与肩胛骨强有力的连接起来。但就静力结构来讲,3 块骨的解剖关系形似吊车装置,胸锁关节是支点,锁骨是吊杆,肩胛骨是吊钩,肱骨以下是悬吊重物,肩锁关节和喙锁韧带是连接吊钩与吊杆之间的主要结构。"吊车装置"形象地勾勒出 3 骨之间的结构与力学传导关系。动力性稳定结构主要由包裹关节周围的肩袖、肱二头肌长头关节内段等组成。肩关节前下是薄弱区域,故而前下脱位最易发生。由于长期各种急性和慢性累积损伤,肩关节静力稳定结构出现松弛或缺失,肩关节活动支点和轨迹出现病理性改变,异常支点和异常活动轨迹的形成导致关节内外及周围组织继发性损伤,最终形成关节不稳定和功能障碍。临床上可见的此类疾病有肩峰撞击综合征、关节囊肱骨头附着损伤(如 HTML 等)、SLAP 病、Bankart 损伤和关节外各类滑囊炎症等。关节镜解剖与大体解剖不同,它描述从不同的关节镜入口能观察到关节内的解剖结构。肩关节镜入口作为观察的常用入口只有后上入口与前方入口。美国加利福尼亚州骨科医院制订的肩关节镜外科镜下解剖结构观察目录,比较完整不至遗漏,操作起来有条不紊,在临床运用中很有价值。共有 15 个解剖位点(表 9-1),其中 10 个位点从后上入口观察,5 个位点从前方入口观察;而肩峰下间隙的观察位点也有 8 个(表 9-2)。对于每个解剖点的理解请参考有关肩关节镜专著。

表 9-1 肩关节镜入口 15 点解剖观察

从后上入口观察

　　1.肱二头肌长头肌腱及上方盂唇

　　2.后方盂唇及后方关节囊隐窝

　　3.腋下隐窝及肱骨头下方关节囊附着

　　4.下方盂唇及盂关节面

　　5.肩袖冈上肌肌腱部分

　　6.肱骨头裸区及肩袖后部附着

　　7.肱骨头关节面

　　8.前上盂唇、上中盂肱韧带及肩胛下肌肌腱

　　9.前下盂唇

　　10.前下盂肱韧带

从前方入口观察

　　11.后方关节盂唇及肱骨头后方关节囊附着处

　　12.后方旋肌袖部分包括冈上肌肌腱和冈下肌肌腱

　　13.前盂唇及下盂肱韧带肱骨头附着

　　14.肩胛下肌肌腱及其肩胛下隐窝和中盂肱韧带盂唇附着

　　15.肱骨头前方关节面、肩胛下肌肌腱肱骨头附着处及肱二头肌长头肌腱肩袖间隙通道

表 9-2 肩关节镜肩峰下间隙 8 点解剖观察

从后方入口观察

　　1.肩峰下方及喙肩韧带

　　2.肩峰外缘及肩峰下滑囊外侧皱襞

　　3.肱骨头大结节冈上肌、冈下肌肌腱附着

　　4.肩袖肌腱-骨结合部

　　5.肩峰下滑囊内侧壁

从前方入口观察

　　6.肩峰下滑囊后滑膜帘

　　7.肱骨大结节肩袖附着后面

　　8.肩袖前方、肩袖间隙及肩峰下滑囊前方隐窝

二、设备与器械

肩关节镜手术的设备与膝关节镜的有所不同,前者需要压力泵与维持体位的牵引装置或沙滩椅架。关节镜基本器械与膝关节镜相同,前者需要成套的全肩关节镜下的修补缝合器械系统(如 Spectrumset,Linvatec)、各种口径的防漏套管等。

三、手术环境

肩关节镜手术室配置和人员站立流动与膝关节镜手术有很大不同,主要是由患者体位决定的。以外展牵引位为例,主刀医师与助手围绕肩关节 0°~180°范围内站立流动,此处必须与麻醉台隔开,因此麻醉台一般置于患者肚脐腹侧。关节镜设备组置于麻醉台的足侧,如果光导索、摄像头电线不够长,也可置于背侧近足部。在肩关节的腹侧与背侧可各放置一个 Mayo 台,分别放置成套手术器械与刨削手柄、摄像头等。洗手护士工作台在主刀的后方(图 9-1)。

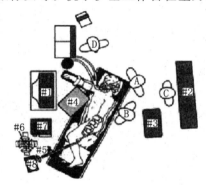

1.监视器;2.手术器械;3.Mayo 台;4.Mayo 台;5.牵引架;6.悬吊架;7.压力泵;8.高频电刀
A.主刀医师;B.助手;C.洗手护士;D.麻醉师

图 9-1　肩关节镜手术设备及手术人员位置

四、麻醉与体位

肩关节镜手术患者必须施行全身麻醉,手术过程中需要足够的肌肉松弛以及控制血流动力学参数。肩关节及其周围血供非常丰富,由于无法使用止血带,所以使用控制性降压措施并结合其他一些方法,就可以控制手术出血以达到关节镜手术视野的清晰。足够的肌肉松弛可使关节间隙在牵引下增大而方便手术。从某种角度讲,在肩关节镜手术中,仅有关节镜医师的经验技术而缺少麻醉师的配合,手术将不能成功。

肩关节镜手术的患者体位目前主要流行外展牵引和沙滩椅两种体位。前者患者取侧卧位,肩关节在牵引架牵引下维持外展 70°,前屈 15°,整个身体后倾 10°,一般牵引重量小于 7 kg;后者患者取坐位至少 60°,屈髋屈膝,肩胛骨脊柱缘置于手术台边缘。两种体位各有优缺点。外展牵引位具有关节间隙大且比较恒定的优点。缺点是有臂丛神经损伤的可能性;如果关节镜手术失败而转换成开放手术时,可能要重新铺巾,容易引起肩关节下脱位;图像不符合视觉习惯。沙滩椅位的优点:体位摆放方便迅速,神经损伤危险性降低,关节内解剖变形小,图像符合视觉习惯,上肢活动性好易于改用开放手术等。缺点:镜头易产生雾气,易致压迫损伤。但对于成熟的肩关节镜医师来说,究竟采取何种体位,取决自身技术特点以及患者特点。

五、一般操作技术与原则

一位能熟练操作膝关节镜手术的医师未必能很好地完成肩关节镜手术。主要是由于肩膝的解剖特征不同而形成了不同的手术技术特点和原则。止血措施不同：膝关节能使用止血带，肩关节不能使用止血带而只能通过其他措施，主要有控制性降压、灌注液加肾上腺素，以及压力泵等的使用。穿刺技术不同：由于肩关节腔外组织厚，有重要的神经血管毗邻以及关节腔有肩袖围绕，关节间隙又很窄，所以必须使用非贯穿性穿刺术，以免损伤这些重要结构。套管技术：为了防止液体渗漏至关节腔外，强调钝性穿刺。由于腔外组织厚，若大量液体外渗导致组织水肿更厚，又有重要结构环绕，在穿刺口频繁进出操作器械会形成假道，加重软组织损伤，增加了重要结构损伤的概率，所以必须在操作器械进出频繁的穿刺孔使用安全的套管钝性穿刺安装技术。由于肩关节镜部分的操作是在关节腔外进行，如肩袖修补，所以手术时间必须严格限制。

肩关节镜常用入口有后上入口（PSP）、前上入口（ASP）及前下入口（AIP 或 AMGP）。制作入口方法：首先，在制作入口前必须先用消毒标记笔绘出解剖标记点、线及入口点，即标出肩峰后外角、前外角、肩峰外侧缘中点、肩胛冈、锁骨前缘、肩锁关节、喙突和喙肩韧带等，然后连接起来；以拇指压住肩胛上窝，沿拇指缘画线，即可画出肩胛上窝周缘。肩胛上窝前缘即锁骨及肩锁关节后缘，后缘亦即肩胛冈缘。再画出后滑膜帘线，亦即肩峰下滑膜囊后界，具体方法是从肩锁关节后缘画一条与肩峰外侧缘垂直的线并向远侧延长 4 cm。最后，很重要的是画出关节镜入口点。必须记住很重要的一点，画出的标记线实际上是骨性轮廓的浅表部，而手术入口却是位于骨性轮廓的深部以下的，所以，可根据骨性深部轮廓线作为参照。有些医师则直接画出骨性解剖标志深部轮廓线，它应该比浅表轮廓线宽大一些。后上入口一般位于肩峰后外角下方 2 cm、内侧 2 cm，或位于所谓后方的解剖"软点"处；"软点"的深层解剖位置位于冈下肌、小圆肌之间。制作入口时必须注意，从后方四边孔穿出的结构，包括腋神经与旋肱动脉，距肩峰后外角下 7～8 cm。在制作入口时，可以先以静脉穿刺针自后上入口标记点向喙突方向穿入，进入关节腔时有一种突破感，然后注射 20 mL 生理盐水，若在取走针筒时可见注入盐水自针筒流出，说明针在关节腔内，然后用镜鞘及闭孔器以上述方法穿入关节腔内，取走闭孔器可见先前注入的生理盐水流出，说明已经进入关节腔内。如果操作熟练，还可采用以镜鞘及闭孔器直接穿刺进入关节腔，具体方法是以钝头触摸肱骨头、关节盂后缘以及两者之间的"台阶"，然后向空隙处穿入关节腔，在穿刺过程中仍应以喙突为参考。前方入口的制作方法与后上入口的有所不同，后者是解剖定位后的"盲"穿，前者是解剖定位后的关节镜监视下的穿刺。体表解剖定位在喙突外侧沿喙肩韧带下缘呈外上内下排列的彼此间距约 1 cm 的两点上。前方需要制作几个入口，必须在关节镜初步诊断之后才能决定。如果发现存在 SLAP 病等，则只需做前上入口即可；如果是 Bankart 损伤等，则需要制作前上、前下入口。具体有两种方法：内外法和外内法。施行内外法时，先推进后上入口中的镜体接近前方恰好位于肱二头肌长头肌腱下方的前方关节囊，然后拔出镜子换作闭孔器并用力向前方穿破至皮下，形成一顶"帐子"，然后以尖刀片刺破皮肤，将镜鞘闭孔器推至皮外，将防漏套管顺闭孔器引入关节腔内，如此前上入口制作完成。而外内法，则先以静脉套管针在皮肤定位点穿入关节腔，关节腔内的位置恰位于肱二头肌长头肌腱下方的前方关节囊，此处也是肩胛下肌与冈上肌间的肩袖裂隙处，定位后做皮肤切口，接着用交换棒或钝性闭孔器穿过防漏套管，然后先以闭孔器钝头穿入关节腔，再将防漏套管旋入关节腔。制作前下入口，一般只能用外内法。关节内位置位于肱二头肌长头肌腱、肩胛下肌腱及盂唇间的三角区内，低位入口时则正好位于肩胛下肌腱上缘或穿过该肌腱。制作前方入口时必须在喙突外侧以防损伤腋区臂丛神经血管束。另外,刺入关节腔时应采用先向外穿入,通过喙肱肌肌腱时再向内侧刺破关节囊的"波浪状"推进方法,以免损伤喙肱肌肌腱内侧的肌皮神经。然后,自前方防漏套管引入一根交换棒,并慢慢进入关节镜鞘,此时镜体自镜鞘慢慢退出,并监视着交换棒进入镜鞘引出后方入口,拔出镜鞘,顺交换棒插入防漏套管。完成了 3 个防漏套管的安装之后,关节镜的诊疗操作就可以在 3 个入口间相互转换。

六、专项操作技术与原则

专项操作技术并不是凭空形成的,它是针对肩关节常见疾病设计的系列技术。为修复重建肩关节损伤的盂唇、关节囊韧带骨面撕裂伤、关节囊松弛、肱二头肌长头肌腱盂上附着处撕裂、肩袖损伤等,设计了骨面的锚固螺钉安装技术、全关节腔内的缝合技术、打结技术等,只有掌握这些技术并在使用时遵循一定的原则,才能完成关节镜下的各类肩关节手术。

锚固螺钉是一类尾部带孔、孔内含有缝线、螺头具有特殊设计的螺钉,螺钉部分固定入骨面一定深度并通过各种特殊设计,如螺纹(如 Linvatec 公司的 Revo 系列螺钉、强生公司的 Fastin 系列等)、弹力钢丝(如 B-2 螺钉)等结构与骨面隧道咬合,而尾孔内的缝线将自骨面撕裂的结构重新贴合固定于骨面。安装此类螺钉,必须先在骨面上开一钉道,为增强螺钉的抗拉伸强度。钉道必须与两个平面呈 45°角。另外,螺钉旋入深浅要得当,过深,钉道口骨性锐缘会磨断缝线;过浅,影响软组织贴合骨面甚至螺钉松脱。

将缝线穿过撕裂组织的两瓣,或自骨面上撕裂的一瓣组织,才能将两瓣组织缝合在一起或将一瓣撕裂的组织重新贴合固定于骨面。目前,将缝线穿过组织的器械主要有各种弯度的尖部带孔的引线器、中空的穿线器、鸟嘴钳等。

通过打结器在关节腔内打结,是非常重要的技术,甚至还形成了系统的打结理论。一般打结的两根缝线中总是以其中一根为轴线,然后以另一根围绕其打结。首先介绍半套结亦即滑结(不同于半方结),又根据手法分为上手和下手两种。推结器推结是顺着轴线而下的,此时环绕线应不断间歇收紧来配合半套节下滑到位,这种技术被称为"推-拉技术"(push-pull)。总是沿着同一根轴线打半套结,得到的仍然是一对容易松脱的滑结。如果不断变换轴线来打半套结,那么就一根轴线来讲,它的行径会变得曲折,这样半套结就不容易松脱。当半套结的环线超过打结位置时,半套结就转换成半方结了,这种技术称为"Pastpoint 技术"。由于第 1 个半套结在打第 2 个半套结时往往容易松弛,所以有些学者沿用了其他行业的一些打结并对其进行改良。目前有 SMC 结、田纳西结、Duncan 结、Hangman 结等。

七、并发症

肩关节镜手术的并发症可以分成以下几类:一般外科手术并发症、专科手术并发症及专类手术并发症。第 1 类并发症主要是指诸如麻醉意外、出血损伤、手术感染等;第 2 类并发症是指与肩关节镜手术有关的并发症,主要是指皮肤压创、臂丛损伤、关节内外结构医源性损伤、腋神经损伤、肌皮神经损伤、肩关节周围大血管损伤等;第 3 类并发症是指锚固螺钉松脱、位置不正等。

八、围手术学与术后康复

肩关节镜手术是一种在全身麻醉、肌松及降压的情况下施行的微创手术,因此必须考虑到一些麻醉相关的禁忌情况。手术后建议使用镇痛泵止痛,撤除泵后必须使用镇痛药物并辅以理疗冰敷消肿治疗,使得康复锻炼在"无痛"下进行。手术后的康复训练必须是一种"安全"训练,即不至于损伤修复后的结构,所以锻炼的范围、程度在手术后的不同时间段内应有所区别。锻炼主要注重 3 个方面,即关节活动范围、肌力及综合动作训练。

(毕建平)

第二节 肘关节镜技术

一、概述

随着关节镜技术的普及与发展,对肘关节许多以往进行开放手术的疾病均可以在关节镜下诊断和治疗。由于肘关节周围血管神经丰富,解剖结构复杂,肘关节镜的开展还不够普遍。

二、手术适应证

(1)原因不明的肘关节疼痛,经其他诊断手段不能确诊者。
(2)肘关节内游离体、肱骨小头剥脱性骨软骨炎软骨碎片摘除及关节软骨修整。
(3)类风湿或结核性滑膜炎、化脓性关节炎、尺骨鹰嘴滑囊炎关节镜下滑膜部分切除清理。
(4)尺骨鹰嘴或鹰嘴窝内骨赘。
(5)肘关节肱骨小头骨折,镜下闭合复位固定术。
(6)肘关节粘连镜下松解术、肘管综合征和网球肘。
以上疾病均可在肘关节镜下检查手术。

三、操作前准备

标志肘关节的体表解剖结构,肘关节可选用 2.7 mm 或 4.0 mm 的 30°关节镜头。备用刨削器和等离子刀以及手动关节镜器械。电视监视器放于患者对侧。必要时采用进水泵,也可采用 3 000 mL 生理盐水高挂于手术床以上 1.5 m 进行灌注。备用带有橡胶隔膜的套管,可以减少器械反复进出时损伤邻近神经血管,又可减少液体外渗进入组织间隙。手术过程中进水泵压力不要过大,维持在 5.3~8.0 kPa(40~60 mmHg)为佳。

四、麻醉与体位

可采用仰卧位、俯卧位或侧卧位进行手术。俯卧位或侧卧位有利于医师进行肘关节后入路手术操作,但不利于肘关节前室的观察和术中患肢的活动,故更多医师喜欢采用仰卧位手术。仰卧位肩关节外展 90°并屈肘 90°,该体位可使肘前窝的神经血管结构放松,使其远离手术入口。前臂牵引重量 2.27~2.724 kg 重锤,经滑轮悬吊牵引,也可采用徒手牵引。术者可根据需要自由调整肘关节屈曲角度以及前臂的旋前旋后活动。

麻醉可采用斜角肌间沟神经阻滞麻醉,可有效地使患肢肌肉松弛,并可配合使用上臂止血带控制出血,是最常使用的麻醉方法,其缺点为术后不能立刻进行神经系统的检查。局部麻醉的优点是安全,当器械靠近神经时患者会适时给医师以提示,其缺点是止痛不完全,患肢肌肉紧张,不能使用止血带。

五、操作步骤

(一)手术入路

1.外侧入口

外侧入口位于肱骨外上髁、桡骨小头及尺骨鹰嘴尖构成的等腰三角形的中心,又称为肘关节外侧软点(图9-2)。该入口可以通过触摸肘关节后方的骨性结构而准确定位,是肘关节穿刺最常选用的进针点。前外侧入口:是肘关节镜检查的标准入口,一般作为肘关节镜检的主要入口。根据入口与肘关节距离的远近,前外侧入口又分为:远端前外侧入口位于外上髁远端2~3 cm,前方约1 cm处;中间前外侧入口位于肱桡关节近端前方约1 cm处;近端前外侧入口位于外上髁近端2~3 cm,前方约1 cm处。前外侧入口在桡神经下方通过,肘关节囊膨胀及屈肘可使桡神经移向前方,增加手术操作的安全性。一般入口越偏向近端越容易建立,且损伤神经的概率越小,但近端入路关节镜在软组织中走行距离长,影响器械操作的灵活性。

2.前内侧入口

前内侧入口位于内上髁远侧2 cm,前方2 cm处,相当于肘内侧屈褶纹延伸处。此入口在进入关节囊前要通过旋前圆肌的腱性部分及指浅屈肌的桡侧部分,从正中神经及肱动脉的下方经过(图9-3)。关节镜监视下从前外侧入口用Wissinger棒法建立前内侧入口更为方便及安全。

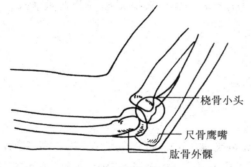

图9-2 肘关节镜外侧入路示意图

图中标注:桡骨小头、尺骨鹰嘴、肱骨外髁

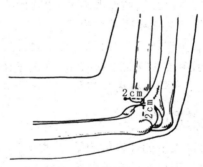

图9-3 肘关节镜前内侧入路

图中标注:2 cm、2 cm

3.后外侧入口

后外侧入口位于尺骨鹰嘴近端3 cm处(图9-4),沿肱骨外上髁嵴,紧贴肱三头肌腱边缘的外侧穿入(图9-5)。在仰卧位时应将患者的肘关节屈曲20°~30°,放松肱三头肌,同时应将后方关节囊膨胀。俯卧位时,应将患者的肘关节屈曲90°,穿刺点位于肱骨外上髁嵴紧贴肱三头肌腱边缘,尺骨鹰嘴近端2 cm处。

4.后正中入口

后正中入口位于尺骨鹰嘴尖近端3 cm,后外侧入口内侧2 cm,处仰卧位时肘关节体位同后外侧入口;俯卧位时肘关节屈曲90°,入口点位于尺骨鹰嘴尖近端2 cm处。肘关节僵硬患者有时后正中入口更容易建立(图9-6),可作为第一个建立的入口。

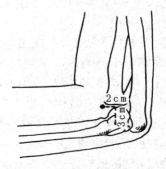

图 9-4 肘关节镜后外侧入路示意图

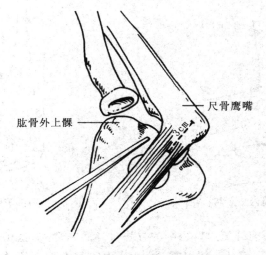

图 9-5 肘关节镜后外侧入路

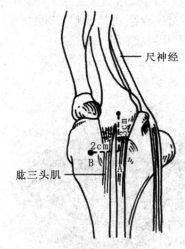

图 9-6 肘关节镜正后方入路

5.内上入路(髁上前内入路)

俯卧,在内上髁近侧 2 cm 处,关节镜穿过肌间隔前方,紧贴近端肱骨面(可防止损伤正中神

253

经、肱动脉),对准桡骨小头方向插入关节镜(图9-7)。可显示整个肘关节内结构。

(二)肘关节镜检查

肘关节解剖复杂,血管神经丰富,关节镜检查前,应首先将各骨性标志在体表用记号笔标记清楚(图9-8),供术中定位参考。用注射器于外侧入口穿刺进入肘关节,注入含肾上腺素的生理盐水25~30 mL使肘关节囊膨胀。注意穿刺不宜过深,否则冲洗液注入前方软组织引起关节外肿胀。自前外侧入口插入18号硬膜外针,观察有液体流出确定其位于关节腔内。拔除穿刺针,于该部位用尖刀切开皮肤3 mm,止血钳钝性分开至关节囊,将关节镜穿刺套管插入关节内,连接进水管。此入路可用以检查尺骨冠状突、冠突窝、滑车嵴及内侧关节囊,屈伸肘关节可以检查冠状突有无撞击;将关节镜回拉少许,可观察到部分桡骨头及肱桡关节,前臂旋前、旋后位可观察到上尺桡关节。

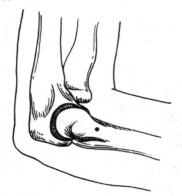

图9-7　肘关节镜内上入路

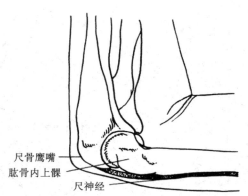

尺骨鹰嘴
肱骨内上髁
尺神经

图9-8　肘关节镜术前应标记的部位

前内侧入口,可以采用前外侧入口相同的方法自外而内建立,也可以从前外侧入口用Wissinger棒建立通道。采用Wissinger棒法时,将关节镜向前推至内侧关节囊,到达预定的内侧入口位置后,拨出关节镜,插入Wissinger棒,推进直至顶起内侧的皮肤,将皮肤切开一小口,使交换棒穿出皮肤,再将关节镜鞘管顺交换棒插入关节腔,移除交换棒后插入关节镜。前内侧入口可以观察尺桡关节、肱桡关节、桡骨头及环状韧带(图9-9)。施加外翻应力可以清楚观察到肱骨小头。与前外侧入口协同操作,可完成肘关节前方的游离体的取出(图9-10、图9-11)、剥脱性骨软骨炎的清理、冠突窝骨赘的磨除等手术。

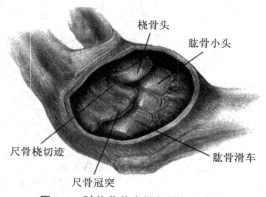

桡骨头
肱骨小头
尺骨桡切迹
肱骨滑车
尺骨冠突

图9-9　肘关节前方解剖结构示意图

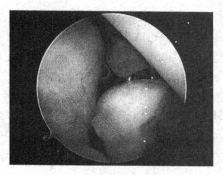

图 9-10 关节镜下游离体取出

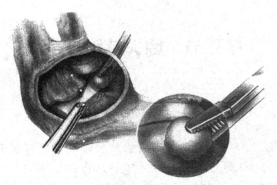

图 9-11 游离体取出示意图

保留进水通道,维持关节囊膨胀,采用由外向内的方法建立直接外侧入口,插入套管时注意操作轻柔,避免损伤关节软骨。该入口可观察肱骨小头凸面及桡骨头凹面,有助于对剥脱性骨软骨炎软骨损害的全面评估;此外尚可观察鹰嘴与滑车关节的外侧面等,小的游离体常隐藏在此处。

可经直接外侧入口关节镜引导下建立后外侧入口或后正中入口,在关节镜下观察鹰嘴窝、尺骨鹰嘴及滑车后方,游离体常因重力作用存留在此间隙。通过此入口尚可进行骨赘的清理等手术,操作时注意保护后内侧的尺神经。

(三)肘关节游离体取出

肘关节游离体多发生于肘关节创伤性骨关节炎、滑膜软骨瘤病等疾病。由于游离体在关节内游动,往往造成关节内绞锁,造成关节软骨面损伤。软骨游离体没有钙化则 X 线不显影,有时关节内游离体的数目与 X 线片的显示情况不一致,手术时注意切勿遗留游离体。关节镜下检查发现游离体多位于前关节腔或鹰嘴窝内,关节内多有增生、肥厚、滑膜充血水肿,由于游离体撞击造成上尺桡关节和肱桡关节表面损伤不平,桡骨头软骨破坏,旋转活动受阻挡。如果视野不清楚,可用刨削器或射频汽化清除增生肥厚的滑膜组织,再进行游离体取出术。太大的游离体不好取出时,可以咬碎后取出,但取出后应将其拼在一起观察有无缺损,以免遗留。如果游离体游动不好咬住时,可以用针头刺入游离体再用游离体钳夹住取出。

六、术后处理与功能锻炼

使用止血带进行关节镜手术时有可能出现肢体的暂时性麻痹,通常发生在长时间的手术之后。如果需要用止血带,应该在 60～90 分钟后放气。仔细观察止血带的压力和测试止血带表的准确性可减少这些问题。一般止血带性麻痹通常较轻,几天后就可消失。

术后注意观察早期肘关节软组织肿胀情况,严防组织张力过大导致的前臂缺血性肌挛缩;注意检查有无血管神经损伤的迹象。只要病情允许,即应鼓励患者早期开始肘关节的主动与被动活动。除各部位关节镜手术共同的并发症外,肘关节镜手术报道较多的并发症主要为桡神经损伤、尺神经损伤、正中神经损伤和皮神经损伤等并发症。1986 年,北美关节镜学会报道了1 569 例肘关节镜手术,其中 1 例尺神经损伤,2 例感染。Thomas、Andrews 等也相继报道了术中桡神经损伤及正中神经麻痹的病例。因皮神经损伤导致的感觉异常也有报道。

(毕建平)

第三节　膝关节镜技术

一、解剖生理

关节镜技术已成为诊断和治疗膝关节内疾病的黄金标准。已有研究证实,在膝关节运动损伤的诊断中,关节镜检查比 MRI 更敏感和有效。如果具备良好的关节镜操作技术,无论是使用前外侧入路或正中入路,都能对膝关节进行系统的检查。本节旨在通过介绍膝关节镜下的正常和病理性异常表现,以促进对关节镜这项新技术的了解。

(一)髌上囊

1.正常表现

常规的膝关节镜检查即从髌上囊开始。髌上囊可以看作是膝关节向近侧的囊性扩张,镜下可发现4 种滑膜皱襞:髌骨上、髌骨下、外侧和内侧滑膜皱襞。髌上囊顶部(前侧)为白色的股四头肌腱和深红色的股四头肌,与滑膜相连。如果镜下不能发现这两种结构,则提示存在一个完全封闭的髌上滑膜皱襞,将髌上囊与关节腔分开。一般情况下,髌上滑膜是不完整的,镜下仅能见到上内侧或上外侧部分,在水平方向上沿髌骨近侧缘走行。髌上囊底部为含有脂肪的白色滑膜组织,覆盖于股骨远段前半部分。在有陈旧性关节内刺激如半月板损伤时,髌上囊底部滑膜常有肥厚增生。

在髌上囊扩张良好的情况下,医师能直观地检查滑膜组织。滑膜组织异常最常出现于风湿性关节炎,其次是反应性滑膜炎。通过镜下仔细检查滑膜绒毛的特征、血管分布和炎症表现,能确诊这两种疾病。此外,任何关节内晶体沉积或粘连征象都能通过关节镜证实。

2.病理表现

髌上囊的内容物以及髌上囊的扩张程度具有重要的临床意义。膝关节创伤是进行膝关节镜手术最常见的原因,镜下检查可发现关节内血肿在髌上囊内聚集并机化,有凝血块或纤维蛋白凝块;髌上滑膜皱襞出现纤维化增厚并破裂;陈旧性损伤时反应性关节炎症表现为充斥整个髌上囊,滑膜绒毛增生肥大。这些镜下表现应与炎症性疾病如风湿性关节炎的滑膜表现相鉴别。

如果关节腔终止于髌骨上缘,说明髌上皱襞完全闭合形成髌上间隔,或者先天性髌上囊缺失。髌上皱襞将膝关节腔和髌上囊分开,在 20% 的成年人中这层膜是完整闭合的,但大多数情况下仅保留不同程度的残迹。正确的治疗方案取决于髌上滑膜皱襞是否引起症状。镜下正常的皱襞内缘呈光滑的弧形、圆顶形或新月形，连续无中断。膝关节损伤后皱襞可出现增厚、炎症和纤维化表现。这些创伤后表现改变了皱襞的生理特性，镜下变得僵硬，缺乏弹性。值得注意的是，有些引起明显症状的游离体被完整的髌上皱襞遮挡，难以在镜下发现，此时应打开皱襞彻底检查髌上囊。

关节内血肿或关节内手术后过长时间制动可引起髌上囊部分或完全粘连封闭，此时常发现单个或多个粘连索带，提示髌股关节的生物力学结构完整性被破坏。

膝关节镜手术的另一项显著的优势就是可在镜下方便地切取组织进行活检。术中如果发现组织异常增生，应进行活检。色素沉着性绒毛结节性滑膜炎是一种以含铁血黄素沉积的绒毛异常增生为特征的疾病，可局限于单个结节或关节内弥漫性分布。局限性色素沉着性绒毛结节性滑膜炎引起的症状和体征与游离体相似。滑膜软骨瘤病是一种以软骨性或骨软骨性化生和关节内游离体形成为特征的滑膜疾病。滑膜软骨瘤病有 3 种表现：①软骨化生无游离体。②滑膜过度增生合并游离体。③正常滑膜合并游离体。

（二）髌股关节

1.正常表现

髌骨的最重要功能是作为股四头肌收缩时伸直小腿的支点，增加伸膝装置的功效。髌股关节面被一条中间嵴分为外侧和内侧两个关节面。正常的股骨滑车沟宽度存在一定的变异。股骨颈的前倾决定了滑车的方向，并影响髌股关节的轨迹。轴线位屈膝 45°观察显示股骨外侧髁比内侧髁高 1 cm 左右。

当需要完全显露髌股关节面时，须作髌上入路，彻底的髌股关节检查还包括通过上外侧或上内侧入路评价髌骨滑行的轨迹。在膝关节完全伸屈活动中检查髌股关节运动轨迹，观察关节面之间的吻合关系。正常情况下，伸膝位时髌骨存在轻度外偏；逐渐屈曲膝关节，可见髌骨向远侧和内侧滑动，屈膝 45°时髌骨位于滑车沟正中。

伸膝装置和髌股关节的变异很大。二连髌骨就是一种由于髌骨骨化中心融合出现问题而形成的解剖变异。Saupe 根据二连髌骨的连接位置进行分型：Ⅰ 型，位于下极；Ⅱ 型，位于外侧缘；Ⅲ 型，最为常见，位于外上极。对于膝前疼痛伴有髌骨外上部持续压痛的病例，切除二连髌骨外上部多余的部分能有效缓解疼痛并恢复膝关节功能。

2.病理表现

对于急性高能量膝前创伤而影像学检查未发现骨折的病例，关节镜有助于评价软骨或骨软骨损伤。如果没有髌骨半脱位或不稳定的表现，则可单纯清除损伤软骨。但多数情况下髌股关节紊乱比髌股关节软骨损伤更常见。

髌下和髌前皱襞向前方延伸至前十字韧带，可与韧带连接、部分相连或完全分开。它们是最常见的膝关节皱襞，但并非膝关节疼痛的主要原因。镜下可发现起源于髌下脂肪垫的绒毛或内侧滑膜皱襞嵌夹于髌股关节中，是髌股关节疼痛的潜在病因，最终导致髌股关节软骨软化。为更明确检查，应当关闭冲洗管，在无灌注压的情况下进行伸屈膝活动，易于发现髌股关节内的嵌夹征象。

髌骨半脱位和髌骨不稳定主要通过体格检查和影像学检查诊断。关节镜检查可发现此类患者髁间凹狭窄，或者髌股关节吻合不良；髌骨处于向外侧半脱位的位置，以及髌骨和股骨外侧髁关节面存在损伤。如果存在髌股关节半脱位，屈膝 45°时髌骨并不位于滑车凹正中，只有在更大屈膝位时才处于正中位置,有时可见明显的髌骨外侧偏移和倾斜。

Fulkerson根据髌股关节软骨损伤的位置象限分型。Ⅰ型,髌骨中线远侧或内侧;Ⅱ型,外侧关节面;Ⅲ型,内侧关节面切线骨折;Ⅳ型,上内和上外部关节面。

Outerbridge根据关节软骨损伤的程度分类。Ⅰ度,单纯软骨软化;Ⅱ度,软骨病损直径小于1.27 cm(0.5 in);Ⅲ度,软骨病损直径大于1.27 cm(0.5 in);Ⅳ度,骨质裸露。具体损伤程度的检查须使用探钩进行。

股骨滑车部位的软骨退行性改变也是关节镜检查的最常发现,此处的软骨退变与髌骨软骨退变并不一定相对应,有时此处软骨退变是引起膝关节症状的唯一原因。软骨损伤部位透明软骨消失,机体通过纤维软骨的增生进行修复,纤维软骨的生物力学性能低于透明软骨,致早期出现磨损和退行性改变。

(三)内侧沟

1.正常表现

股骨内侧髁被一层滑膜覆盖直至关节软骨边缘,沟的内侧壁延伸至半月板滑膜边缘。检查从内侧沟的最后部分开始,然后慢慢撤回镜头,观察整个内侧沟,可见到内侧滑膜半月板结合部的前部。

镜头从髌上囊移至内侧沟的过程中有时可见内侧滑膜皱襞。一般情况下这一皱襞并非异常,但当此结构很大时,如果膝关节未处于完全伸直位,皱襞会阻止镜头轻松进入内侧沟。不引起症状的皱襞边缘较薄且光滑柔软,无炎症表现或增厚。直视下屈曲膝关节时可见皱襞绷紧,紧贴于股骨内侧髁上。

半月板滑膜边缘有时可发现显著的变异。如果不用探钩将滑膜半月板结合部充分拉开,滑膜内深深的褶皱很容易被误认为半月板外周撕裂,这一点值得注意。在膝关节急性和亚急性创伤后,滑膜增生和炎症可蔓延至内侧沟。

2.病理表现

在治疗内侧副韧带完全撕裂的病例时,可用关节镜排除其他关节内损伤,评估撕裂的韧带。内侧半月板或半月板滑膜结合部损伤也可在关节镜下修补;严重的损伤可引起内侧副韧带以及内侧关节囊断裂。在个别情况下,在内侧沟里能看到移位的内侧副韧带。

内侧沟内常能发现游离体隐匿其中。无论对于术前已诊断游离体,还是术中偶然发现游离体的病例,对内侧沟进行详细的检查都是非常必要的。当镜头从髌上囊进入内侧沟的过程中可同时观察股骨内侧髁,可见退变性骨赘突起,提示关节面明显破坏。

内侧沟内还可发现病理性内侧滑膜皱襞。尽管皱襞可从许多方面引起症状,但内侧膝关节疼痛通常是由其他的损伤引起。此外,皱襞的弹性随着年龄的增长而逐渐下降,因此改变了皱襞和内侧髁之间的关系。

(四)内侧间室

1.内侧半月板

(1)正常表现:屈膝外旋胫骨,镜头从内侧沟进入内侧间室,同时对膝关节施加外翻应力,显露内侧半月板。正常半月板呈黄白色,光滑有弹性,游离缘较锐。根据血供不同可分为内、中、外3区。从前外侧入路观察,半月板分为3个部分:前角、体部、后角。从前内侧入路插入探钩,轻柔地抬起半月板显露其下表面以及组成半月板胫骨结合部的冠状韧带。使用探钩轻柔牵拉半月板,这样可以发现已复位和未达全层的半月板撕裂。在屈伸膝关节的过程中,结合直视和探钩可动态评价半月板的活动性。将镜头插入后内侧间室可观察半月板后角在胫骨上的附着部,以及内侧半月板后角周缘的附着情况。内侧和外侧半月板前角之间有膝横韧带连接。

当对膝关节施以外翻应力时,正常的半月板游离缘会出现小的皱褶,注意不要和半月板撕裂混淆。正常半月板的活动范围有限,异常的活动提示外周性半月板撕裂。正常半月板在前后向平均可移动 5 mm,而前角活动范围相对更大一些。半月板和股骨髁的生理特性随年龄变化,半月板游离缘磨损,但只要不出现游离的碎片即不应视为异常。

(2)病理表现:半月板撕裂分为创伤性和退变性两种。创伤性半月板撕裂可根据位置、方向和形状分型。根据位置的分型揭示了撕裂部位与其血供的关系,提示愈合潜力。在内侧间室可观察内 1/3 和中 1/3 的撕裂,外 1/3 撕裂需探钩协助或从后内侧间室进行观察。在半月板体部,内侧副韧带的斜行纤维撕裂容易和半月板外周撕裂相混淆。

对于半月板损伤除了应观察损伤形态和部位外,更应区分新鲜和陈旧性损伤。血性关节积液、半月板基底部及邻近关节囊部位的淤血、锐利而有弹性的半月板撕裂缘,以及伴发的新鲜韧带损伤均提示新鲜半月板损伤;浆液性关节积液、半月板撕裂部圆钝或毛边样改变,以及伴发的陈旧性损伤均提示陈旧性半月板损伤。半月板连接部位滑膜的隆起或翻起、滑膜的铁锈色改变、关节囊的增厚、受检查部位关节软骨损伤也是陈旧性半月板损伤的继发改变。半月板损伤根据位置和形态分为以下类型。①纵形撕裂:常出现于后角,往往需通过探钩才能检查其存在以及大小范围。局限于后角的 4 周内损伤通过制动常能自行愈合,如果损伤延伸至半月板中部,应行半月板修补;如果前十字韧带(ACL)断裂则应保留半月板;如果为陈旧性损伤应行半月板修整性切除。②放射状撕裂:常出现于体部,需行修整性切除。③桶柄样撕裂:复位状态的桶柄样撕裂很容易诊断,如果桶柄脱位至股骨髁间凹,在内侧关节间室可能仅发现很小的半月板残端,回抽镜头就能看到脱位部分。如果桶柄于半月板前角断裂,则可能脱位至后内侧室,应对半月板后角以及后内侧室进行详细检查。④水平撕裂:常为半月板退变的一种表现,往往不是膝关节症状产生的原因,对其切除应谨慎。⑤舌瓣形撕裂:又称鸟喙状撕裂,是桶柄样损伤的进展,当蒂在后角时,整个舌瓣可能隐匿于后内侧室,如果通过探钩或关节囊挤压不能脱出,应行后内侧室检查。

2.内侧胫股关节

(1)正常表现:对股骨髁和胫骨平台关节面系统的检查是非常必要的,可发现软骨软化和骨软骨损伤。正常的关节软骨呈黄白色,光滑有弹性。磨损最常见的姿势是屈膝 30°～45°。用探钩轻柔地检查关节面,正常情况下关节软骨应和软骨下骨贴合牢固。

(2)病理表现:关节面的非炎症性损伤存在以下病因。①骨关节炎。②骨软骨和软骨性骨折。③剥脱性骨软骨炎。骨软骨炎或退变性关节炎是老年患者关节损伤的最常见原因。而很多陈旧性膝关节不稳的年轻患者也可出现加速的骨关节炎,如陈旧性 ACL 损伤的年轻患者可出现后内侧胫骨髁磨损,深至骨质。胫股关节的横形损伤条纹提示 ACL 功能不全,是由于胫股关节滚动滑动机制异常引起。损伤条纹间隔 2～3 mm,位于胫股关节后 1/3 部分。ACL 断裂所致损伤条纹多位于股骨内髁外侧半,常伴有软骨的局限性剥脱。内侧胫股关节的退变应与膝关节力线联合起来分析,有明显膝内翻者应行力线矫正。

骨软骨和软骨性损伤由撞击、撕脱或剪切力引起,常见于髌骨和股骨髁。用探钩探查关节面与镜下观察同样重要,尤其对于症状延续时间较长的患者,因为关节面的纤维性愈合可能掩盖其下面的异常情况。剥脱性软骨炎是一种局限性的软骨或骨软骨分离,可伴有或不伴有坏死的骨碎片,股骨内侧髁外表面是最多发的部位。

（五）髁间凹

1.内侧半月板后角、后十字韧带

（1）正常表现：镜头从内侧间室移至髁间凹，其间可通过摆动镜头将脂肪垫挡在镜头侧面的前方，以免妨碍视野。导光索接头11点钟处可观察内侧半月板后角和后内侧结合部，在2～4点钟处可观察后十字韧带（PCL）内侧部分纤维。PCL的股骨附着点位于ACL后内侧，常被滑膜覆盖。

（2）病理表现：内侧半月板后角的撕裂常位于半月板滑膜结合部，呈放射状撕裂。

2.髌下滑膜皱襞

（1）正常表现：髌下滑膜皱襞（又称黏膜韧带）一般分为3种类型，独立的条索型、与ACL相连的条索型、隔膜型。不同类型临床意义不大。

（2）病理表现：髌下滑膜皱襞淤血、断裂，或嵌夹于胫股关节之间引起伸膝障碍。髌下脂肪垫的撞击和纤维化也可引起膝前疼痛。镜下可见一块白色纤维化滑膜在关节屈伸过程中与髁间凹发生撞击，从髌上入路最易观察。这种情况下切除纤维化脂肪垫效果显著。

3.ACL

（1）正常表现：ACL是一种关节囊内滑膜外结构，属于关节腔外结构，表面可见滑膜血管。前内侧束在整个伸屈过程中几乎保持等长状态，而后外侧束于伸膝时紧张。ACL也会慢慢随年龄退化。ACL常常被髌下皱襞覆盖，为了显露髁间凹可将其切除。ACL前方可见半月板间横韧带。

镜下直视ACL时作前抽屉试验，拉紧ACL纤维，然后用探钩从ACL股骨附着点至胫骨止点探查ACL纤维，这样能够发现隐匿的韧带部分损伤。将镜头插入股骨外侧髁内侧面和ACL之间可观察ACL的股骨附着点，这里是ACL断裂最多发的部位。韧带纤维的渗血也提示撕裂。

ACL的股骨附着点是外侧髁最后内侧部分的一个半圆形区域，其长轴向前方稍倾斜，后方凸面与股骨髁后关节面平行。这一位置的精确定位对于ACL重建中移植物的等长植入是非常重要的。在髁间凹范围内，外侧髁解剖变异会导致移植物定位不良。髁后缘前方的髁间凹壁上有一个突起，称为"住院医师嵴"，只有在髁间凹成形术中切除这一突起，才能显露真正的后缘。

少数情况下，ACL内部的韧带囊肿也会引起膝关节疼痛。术前MRI有助于诊断和定位韧带囊肿。

（2）病理表现：急性ACL损伤时，滑膜组织和韧带纤维之间的出血有助于诊断。探查ACL可发现完全断裂的纤维、被拉长却连续的纤维和正常纤维。

陈旧性ACL断裂的表现和急性损伤者不同，更容易混淆。最典型的病例是更靠近侧部位的断裂，ACL从其股骨附着点处移位，其残端在髁间凹深部与PCL发生瘢痕连接。这就可能出现体检和关节镜检查上的矛盾。Lachman试验显示硬性终止点，前向移位增大，而轴移试验阳性。镜下检查，韧带前部表现正常，韧带纤维延伸至胫骨止点，前抽屉试验时紧张。只有沿着外侧髁内壁深入镜头观察，直至发现韧带未终止于正常股骨附着点，方能做出正确的诊断。

单纯PCL断裂从后内侧或后外侧入路更易发现，尤其对于PCL陈旧性损伤或部分损伤的病例，因为从前侧入路观察时完整的ACL会遮挡大部分PCL。

（六）外侧间室

1.正常表现

镜头从髁间凹进入外侧间室。当镜头到达外侧半月板最内侧缘,屈膝并施以外翻应力（"4"字位）,即打开外侧间室,使镜头能够越过外侧半月板前角,进入外侧胫股关节之间。由于外侧半月板比内侧半月板更接近圆形且更小,通常能看到其整体。使用探钩检查半月板下表面,可观察腘肌腱裂隙。腘肌腱裂隙位于半月板的后外侧约 1 cm 宽,可由于创伤原因延长,或成为半月板纵形撕裂的组成部分。外侧半月板前角和胫骨的附着部位于髁间隆突前方,ACL 胫骨止点后方,两者的纤维部分融合。由于外侧半月板不与外侧副韧带相连,故比内侧半月板活动度更大,膝关节屈伸过程中可在胫骨平台上移动 10 mm 左右。探钩能轻易地进入腘肌腱裂隙,将外侧半月板向前方牵拉,注意不要将此现象误认为半月板撕裂。外侧半月板会随年龄退变,出现不同程度的钙化,内缘磨损。虽然这并非膝关节疼痛的常见原因,但使半月板易于出现退变性撕裂。

外侧盘状半月板是一种较常见的变异,可分为 3 型:①不完全型。②完全型。③Wrisberg 韧带型。膝关节弹响综合征即与 Wrisberg 型盘状半月板密切相关。这种类型的盘状半月板失去外周附着,仅保留后板股韧带（Wrisberg 韧带）与股骨的连接。

2.病理表现

内侧半月板的分型也适用于外侧半月板。一般来说,外侧半月板更小,更易于切除,所以应在切除撕裂前检查整个半月板的上下表面。外侧半月板囊肿比内侧半月板多发,通常位于外侧副韧带前方的关节线上,体检时伸膝位易于触及。囊肿常发生于半月板撕裂处,呈水平走向,深入关节囊。

外侧胫股关节软骨退变较内侧少,且罕见剥脱性软骨炎。股骨外侧髁软骨损伤的发生概率较胫骨外侧平台高,主要由髌骨脱位引起。外侧间室还可发现游离体。

（七）外侧沟

1.正常表现

镜头从外侧间室越过外侧半月板外侧缘进入外侧沟,同时对膝关节施以内翻应力。外侧髌股韧带附着于外侧髁,尺寸和紧张度各异。镜头在沟内从下向上可观察半月板滑膜结合部,有时可见沿结合部有一条较宽的裂隙,属正常变异。深入镜头可见腘肌腱以及腘肌腱裂隙。外侧沟的髌外侧滑膜皱襞比内侧沟少见,当镜下发现炎症和纤维化表现时视为异常。

2.病理表现

外侧沟病理性皱襞的诊断方法和内侧间室相同。外侧沟外侧壁的出血提示外侧副韧带撕裂,Ⅲ度撕裂时可见外侧关节囊壁的裂口。必须对外侧沟及外侧间室进行详细的检查,以排除隐匿于滑膜褶皱内的游离体。

（八）后内侧间室和后外侧间室

1.正常表现

完整的关节镜检查包括后内侧间室和后外侧间室。后内侧室内可观察股骨内侧髁后部、内侧半月板后角、PCL 后部和半月板滑膜皱襞后部。

膝关节后外侧角的解剖结构较复杂。在关节囊组织和外侧半月板外缘下方,腘肌腱分为相同尺寸的两束:一束（腘肌腱）延续至腘肌肌腹附着;另一束（腘腓韧带）直接附着于腓骨头最靠近端和后侧的突起。屈膝过程中板股韧带向前方牵拉外侧半月板后角。板股韧带从外侧半月板后角延伸至股骨内侧髁外表面,被分为两束,走行于 PCL 前的 Humphrey 韧带和走行于 PCL 后的

Wrisberg 韧带。韧带的粗细变异较大,直径通常为 PCL 的 1/3。这两种板股韧带并不一定同时存在。后外侧室常隐匿游离体,可用手挤出,也可通过后外侧入路取出。

2.病理表现

在诊断内侧半月板撕裂时,观察半月板后角附着部非常重要,因为撕裂经常发生于半月板滑膜结合部,尤其伴发 ACL 断裂时。一项研究显示,仅进行常规前路关节镜检查会漏诊 63% 的此类损伤。过伸损伤的患者中可发现后侧关节囊的撕裂。

二、设备与器械

关节镜是一项对医师操作要求极高的技术,关节镜手术依靠一系列专业性极强的设备与器械。优秀的关节镜外科医师必须熟练掌握设备器械的维护、安装和使用。关节镜手术常用的设备与器械如下:①镜头;②套管和钝头;③光缆和冷光源;④摄像头和监视器;⑤图像记录设备;⑥冲洗和吸引装置;⑦操作器械;⑧止血带;⑨下肢固定器。

器械的维护和消毒:镜头、摄像头、纤维光缆和电动刨削系统都对高温敏感,所以不宜用常规的高压蒸汽消毒。环氧乙烷消毒效果好,但消毒时间需要 6~8 小时,通常用于器械过夜消毒。手术之间的消毒可使用戊二醛浸泡或过氧乙酸消毒。

使用戊二醛消毒器械可能使患者及手术室内其他人员出现接触性皮炎、呼吸道刺激、黏膜刺激,甚至鼻出血等不良反应,所以戊二醛浸泡后的器械必须用无菌生理盐水冲洗两遍方能使用。

过氧乙酸是一种最新应用的消毒技术。消毒效果好,对器械无腐蚀,消毒装置携带方便且使用自来水。消毒温度在 50~56 ℃,对热敏感器械安全。消毒时间仅 20~30 分钟,适用于手术之间使用。

国内的医疗质量控制标准都规定了器械必须做到灭菌,所以应多备几套器械以应对同时多台手术开展的需要。

三、麻醉与体位

(一)麻醉

膝关节镜手术的麻醉分为术前、术中、术后 3 期。术前准备与一般常规手术相同。

诊断性膝关节镜检查可在局部麻醉、区域麻醉或全身麻醉下进行,具体麻醉方式的选择取决于疾病的情况和预计进行的手术,以及患者、麻醉师和医师的喜好。

1.局部麻醉

局部麻醉需在入路部位和关节腔内先后注射麻醉剂。早期使用局部麻醉手术失败的原因主要是利多卡因和丁哌卡因等局部麻醉药的用量和浓度不足。目前使用 0.5% 丁哌卡因 30~50 mL 或 1% 利多卡因 20~30 mL,效果较好。

局部麻醉适用于诊断性关节镜检查、游离体取出、半月板切除、滑膜皱襞切除、外侧支持带松解或软骨成形术。而对于需要长时间使用止血带或需要建立骨隧道重建关节内结构的手术不适用。仅使用局部麻醉的患者至多能耐受充气止血带阻断血流 30 分钟。局部麻醉在关节镜手术中的使用需要患者的配合。

利多卡因、丁哌卡因,或两者联用是膝关节镜局部麻醉最常用的麻醉剂。0.25% 丁哌卡因和 1.0% 利多卡因加肾上腺素联用,总量 30~50 mL 行关节内注射效果较满意。另取 5~7 mL 行入路局部麻醉。建议丁哌卡因总剂量不应超过 3 mg/kg,联用肾上腺素。关节内注射后 20 分钟达到最大麻醉效应。由于局部麻醉和区域麻醉剂的毒性效应有蓄积作用,医师应及时与麻醉师沟通,以控制麻醉剂总量。然而在关节镜手术开始的 10 分钟内至少 50％的麻醉剂被灌注液冲出,所以更大的麻醉剂量也在安全范围内。有鉴于此,在联用肾上腺素的情况下,1％利多卡因最大剂量为 7 mg/kg,0.25％丁哌卡因最大剂量为 3 mg/kg。应额外使用静脉内镇静剂协助镇痛并缓解焦虑。如果在关节镜手术过程中发现局部麻醉效果不理想,应立即使用全身麻醉。未有报道显示膝关节镜手术中使用局部麻醉存在明显的并发症。关节镜手术中局部麻醉患者所需术后观察时间也明显少于区域麻醉或全身麻醉的患者。

2.区域麻醉

区域麻醉适用于存在全身麻醉禁忌证的患者,包括蛛网膜下腔麻醉(简称腰麻)和硬膜外麻醉。通常联用静脉内镇静剂。区域麻醉的禁忌证包括变态反应、凝血紊乱、局部或全身性感染和神经系统异常。

当预计术后疼痛持续时间较长时,可在全身麻醉后立即通过导管加用连续硬膜外麻醉,有助于术后立即恢复膝关节活动。连续蛛网膜下腔麻醉由于可能引起马尾综合征已很少使用。全身麻醉并发症包括深静脉血栓形成、肺栓塞、心肌梗死、心律失常、充血性心力衰竭、呼吸衰竭等。相比之下区域麻醉此类并发症的发生率较低。区域麻醉可能引起的并发症包括感染、神经系统后遗症、中枢神经系统或心血管系统毒性。

硬膜外麻醉需要将麻醉剂穿过黄韧带注入硬膜外腔,而腰麻将麻醉剂穿过硬脑膜注入蛛网膜下腔。麻醉时患者取坐位或侧卧位,$L_{2\sim5}$ 或 $L_{3\sim4}$ 椎间隙为常用穿刺点。腰麻常用利多卡因、丁哌卡因和丁卡因,硬膜外麻醉常用利多卡因、丁哌卡因、氯普鲁卡因和依替卡因。两种麻醉方法中,腰麻的运动阻滞效果更好,较少引起止血带疼痛,但头痛的发生率较高,尤其多发于女性患者和年轻患者以及使用大号穿刺针的病例。局部麻醉和区域麻醉使患者在手术过程中保持清醒状态,相比全身麻醉,全身性并发症发生率显著降低。

3.全身麻醉

全身麻醉的指征是需长时间使用止血带,需建立骨隧道,对局部麻醉药过敏,以及关节内结构的重建手术。全身麻醉时肌肉松弛,便于关节镜下观察膝关节间室。全身麻醉技术的发展已经降低了术后不良反应以及门诊手术后的不适,使用丙泊酚(异丙酚)代替巴比妥酸、硫喷妥钠作为诱导剂就是一个很好的例子。硫喷妥钠的半衰期为 5～12 小时,而丙泊酚的半衰期仅为 55 分钟。如此迅速的消除使麻醉不良反应甚为轻微。

周围神经如股神经、闭孔神经、股外侧皮神经、坐骨神经以及腰丛的神经阻滞也可用于膝关节镜手术,但相对硬膜外麻醉和腰麻而言可行性不大。

(二)体位

膝关节镜手术的患者一般都取仰卧位,患肢可固定于伸膝位或屈膝 90°位,医师使用大腿固定器或外侧挡板固定患肢。对侧下肢的体位可自然下垂于手术台末端,平放于手术台上或外展抬高。自然下垂于手术台末端可能引起静脉血淤滞,增加下肢深静脉血栓形成的风险,也可影响患肢内侧或后内侧入路的操作。

通常于大腿近中 1/3 交界处放置止血带。如果需要在屈膝位进行手术,应使患膝在手术台远端缺口处下垂,使膝关节屈曲大于 90°,大腿固定器放置于靠近缺口处,便于操作。腓总神经是麻醉过程中下肢最容易损伤的神经,所以可使用一条无菌巾将对侧下肢固定于微屈曲位,髋关节微屈曲可缓解股神经张力;膝关节微屈曲可缓解关节后侧神经血管结构张力,使其更靠后侧,进入安全区域。使用支架将对侧下肢外展抬高也能有效缓解上述结构的张力,同时也便于内侧和后内侧入路的操作。无论使用何种体位,消毒范围都应包括从足部至大腿近侧的所有皮肤,并用无菌巾包扎足部。聚伏酮碘(碘伏)或碘溶液是常用的皮肤消毒剂,碘过敏者可使用其他消毒剂。

医师可选择坐位进行手术,也可站立位进行手术。

四、一般操作技术

(一)入路

诊断性关节镜检查的入路可以采取标准入路,也可以任意选择。标准入路一般包括前内侧、前外侧、后内侧和上外侧入路。在膝关节镜的发展史中,关节镜外科医师发现需要建立额外的入路彻底检查膝关节。这些额外的入路包括后外侧、上内侧、内侧髌韧带旁、外侧髌韧带旁、内侧辅助、外侧辅助、内侧髌骨中、外侧髌骨中、髌韧带中央入路等。

了解膝关节的相关解剖是安全顺利完成膝关节镜手术的关键。准确的入路定位能将手术损伤降至最低,保证清晰地观察到相应的关节内结构,协助器械操作。开始学习关节镜手术时,在体表做入路标记有助于准确定位。标记部位包括髌骨、髌韧带、胫骨结节、关节线、腓骨头和股骨髁,然后根据这些标记的位置定位关节镜入路。入路的定位最好在屈膝90°位进行。建立入路必须遵循一定的原则:①准确定位。②是否有必要。③逐个建立,以利关节充盈膨胀,达到视野清晰。

(二)三角技术

关节镜手术的三角技术是指镜头和其他任意一种器械的同时使用。器械顶端和镜头的顶端组成三角的顶点。三角的顶点就是观察操作的目标物。三角技术至少需要两个入路,通常是前外侧入路和前内侧入路。需掌握3个基本原理:选择正确的入路和器械,明确病损情况,掌握操作步骤。当初学者开始学习三角技术时,可使用一根探钩协助镜头定位。当技术逐渐熟练后可增加其他器械。熟练掌握这一技术需要一条较长的学习曲线。

(三)标准关节镜检查

患者仰卧位,膝关节外侧放置挡板。麻醉效果满意后,膝关节镜检查准备工作就绪。进行麻醉后膝关节检查,重点检查并记录膝关节屈伸活动度、髌骨活动度和膝关节稳定性。以上的检查项目都必须与对侧健膝对比进行。妥善包扎止血带,捆绑于大腿中上部。止血带充气至40.0 kPa(300 mmHg)。

触及外侧关节线,于髌骨下方髌韧带外侧1 cm内做水平切口,建立前外侧入路。通过镜头注入灌注液,灌注压设为7.3～8.7 kPa(55～65 mmHg)。通过镜头观察内侧间室,同时在直视下建立前内侧入路,初学者可借助针头定位。从前内侧入路插入探钩,进行系统的镜下检查。

医师用腰部支撑患侧下肢的足部并保持伸膝,镜头向上指向髌骨,向下指向滑车沟即可观察整个前室。然后屈曲膝关节可评价髌骨的运动轨迹。接着医师用腰部外侧支撑患足并给予外翻应力,于屈膝30°位观察内侧间室。将手术台放低可以获得更好的力矩。镜头从前室移至内侧室的过程中检查内侧沟。检查内侧室时使用探钩检查关节面,屈膝可检查股骨内侧髁后部。检查半月板时必须包括其上表面和下表面。镜头穿入髁间凹后十字韧带内侧的空隙可观察内侧半月板后角,操作时先将套管和钝头沿股骨内侧髁外缘插入,然后拔出钝头插入镜头。同样使用探钩检查外侧半月板后角的上表面和下表面。将患侧下肢摆成"4"字位,用内侧间室相同的方法检查外侧间室,再检查外侧沟。

检查结束后,在其中一个入路放置一根引流管,无菌敷料加压包扎,放止血带。

五、并发症

1988 年,美国和加拿大一些关节镜医师对 8 791 例膝关节共同进行了一项广泛的、多中心的随访研究,结果发现 162 例并发症,发生率为 1.85%。综合这些大型研究可以发现,膝关节镜最常见的并发症是关节积血。所有膝关节镜手术中,需要吸引或手术排出的关节积血的病例约占 1%。仅次于关节积血的最常见并发症是感染,多中心研究中有 19 例出现感染,发生率为 0.02%。血栓栓塞性疾病和麻醉并发症也较常见于关节镜手术,发生率均为 0.01%。1988 年的多中心研究显示,器械断裂、神经系统并发症和严重血管并发症已较早期的研究明显减少。外侧支持带松解术的并发症发生率最高,达到 7.2%。半月板切除的并发症发生率令人吃惊地高于半月板修补。也有关于不同方式的 ACL 重建术的并发症的研究,其中人工材料重建的发生率最高(3.7%),同种异体重建的发生率为 3.3%,自体组织重建的发生率最低(1.7%)。

六、围术期与术后康复

(一)围术期

1.术前评价

术前评价应包括详细的病史和体检。现病史应包括主诉以及何时、何地、何种方式受伤。过去史应包括以前曾经受到的骨科相关损伤以及治疗方式,任何用药史和药物过敏情况。应详细询问是否存在胃炎或消化性溃疡,以确定使用非甾体抗炎药(NSAID)的安全性;应了解过去曾进行手术的麻醉并发症情况。

体检应包括以下项目:膝关节渗出、活动度、压痛、畸形、股四头肌周长、详细的韧带检查。对侧下肢必须进行相同检查以资对比。应常规检查脊柱和同侧髋关节有无畸形以及可能引起膝关节疼痛的病变,这对于青春期和老年患者尤其重要。还应检查下肢力线和步态,并进行详细的神经血管检查。

术前应权衡手术的利弊,并记录于病历卡上。

2.对患者的宣教

对患者的宣教对于关节镜手术的结果以及手术过程都起到非常重要的作用。教育对象包括患者本人及其家属,应向其详细介绍关节镜手术的作用、风险和可能出现的并发症,并强调术后康复锻炼对于整个治疗结果的重要作用。教育过程中可使用图表、膝关节模型、宣教手册、X 线片、MRI 片。术中发现的病理情况可通过摄片或录像记录后保存。术后应制订详细的康复计划,协助患者出院后进行康复锻炼。

(二)术后康复

如果预计术后会出现持续的关节内渗血,应放置关节内引流。引流管放置时间根据具体情况调整,一般在术后 1～2 天内拔除。术中切开操作术后可在 24～48 小时内预防性使用抗生素,一般情况下不建议使用。

研究显示,术后关节内注射丁哌卡因有助于控制术后疼痛,使用的剂量至今尚有争议。0.50%丁哌卡因 30 mL 能有效减少患者在复苏室内阿片受体类药物的用量,促进早期活动,并减少住院时间。但尚未发现 0.25%丁哌卡因 30 mL 关节内注射有任何相似的镇痛效果。研究已经显示丁哌卡因对关节软骨不造成伤害,且只要关节内注射量不超过 150 mg,丁哌卡因血清浓度的毒性作用极低。单独使用吗啡或联用丁哌卡因都不能明显缓解术后疼痛,需要进行额外麻醉,或佩戴负重支具。术前疼痛与术后疼痛有密切的联系。

手术入路应使用 2 号或 3 号缝线闭合,术后使用无菌敷料加压包扎,可调节支具固定膝关节,冰敷,并抬高患肢。调节支具至一定角度,可限制膝关节屈伸。每 1～2 小时抬高下肢并使用冰敷 10～15 分钟能有效缓解疼痛和肿胀。对于剥脱性骨软骨炎、软骨缺损,或其他需要限制负重的病例,应使用拐杖。

术后 4～5 天通常服用口服麻醉药。口服或肌内注射非 NSAID,尤其是滑膜切除、粘连松解等术后患者。

膝关节镜手术患者关节功能恢复较快。坐着工作的患者通常术后几天即可恢复工作。但这只是相对情况,受到诸如疼痛、伤口情况、关节活动度、下肢力量、活动强度、工作、希望恢复的运动水平等因素的影响。

各种不同手术的术后康复计划不尽相同。半月板部分切除的术后康复包括等长伸展训练和力量训练。等长训练应在手术后立即开始。肌力训练应包括股四头肌、踝关节、90°～45°伸屈膝、内收或外展位直腿抬高、跟腱训练。伸展训练维持膝关节活动度,应包括腘绳肌、股四头肌、跟腱训练。在条件允许的情况下,固定自行车是一种很有效的训练方式。出院后可根据医师或理疗师的建议在家中继续康复训练。

患者出院时,应对其反复强调可能出现的并发症,以及继续康复训练的注意事项。出院后定期门诊或电话随访。

(毕建平)

第十章

骨科疾病的显微修复

第一节　掌腕部软组织缺损的显微修复

一、尺动脉腕上皮支皮瓣

尺动脉腕上皮支皮瓣是以尺动脉腕上皮支及其上行支为供血来源的前臂尺侧皮瓣。自1988年张高孟在解剖学研究的基础上，开始应用尺动脉腕上皮支皮瓣修复手背、手掌、虎口皮肤缺损以来，该皮瓣以其皮支恒定、切取范围大、不牺牲前臂主要血管，如桡、尺动脉以及前臂骨间动脉等，且供区隐蔽等优点在临床上得到广泛应用。随着研究的不断深入，也有学者通过应用其下行支进一步改良此皮瓣的切取和应用范围。

(一)应用解剖

1.动脉解剖

尺动脉腕上皮支血管为直接皮支。它在豌豆骨近端(3.73±0.56)cm处发自尺动脉，经尺侧腕屈肌的深面向尺侧近端或远端走行，与尺动脉轴形成约45°夹角，跨过尺神经表面，继而行于尺神经手背支深层，在尺侧腕屈肌与尺侧腕伸肌间隙穿出，进入皮肤。皮支主干长(1.24±0.24)cm，起始处口径为(1.33±0.13)mm，为尺动脉所有皮支中最粗的1支。尺动脉腕上皮支数为1支者约占92.5%，为2支(间距小于0.5 cm)者约占7.5%，但也有报道缺如者。

尺动脉腕上皮支经尺侧腕屈肌和尺侧腕伸肌间隙穿出后，分出纵行的上行支和下行支。上行支为皮瓣的营养血管，沿豌豆骨与肱骨内上髁连线方向向前臂近侧延伸，长(9.61±3.12)cm，末端呈树枝状与尺动脉其他皮支或肌皮支在前臂吻合成网。下行支起始口径较上行支粗大，外径为(1.0±0.1)mm，与尺神经手背支伴行经尺骨茎突前方进入手背尺侧，继续沿小鱼肌与第五掌骨背侧下行达掌指关节。沿途发出：①腕关节支，参与腕关节血管网的构成；②手背支，与腕背血管网及第二、第四掌背动脉分支吻合；③豌豆骨支，为营养豌豆骨的主要血管；④小鱼际肌支，与尺动脉小鱼肌支的分支吻合；⑤手背尺侧皮支，与小指尺侧动脉及第三、第四掌背动脉分支吻合。

2.静脉解剖

尺动脉腕上皮支有2条伴行静脉，其口径为(1.51±0.24)mm，伴行静脉回流到尺静脉。皮支的上行支亦有 1～2 支细小静脉伴行。前臂贵要静脉亦位于此皮瓣的轴心线上,起于手背尺侧,上行回流到腋静脉。因此该皮瓣有深、浅两套静脉回流系统。

3.神经解剖

皮瓣感觉支配主要为前臂内侧皮神经。在上臂肱骨内上髁上方约 4 cm 处穿出深筋膜下行,穿出处平均外径为 2.6 mm。神经主干沿贵要静脉下降入前臂内侧,再分别发出 1～3 个细支分布于前臂内侧皮肤。

(二)手术适应证

(1)带蒂转移:替代前臂桡动脉或尺动脉皮瓣,在不破坏手部血液供应的前提下形成逆行岛状皮瓣,修复手掌、手背、腕部、拇指及虎口处皮肤缺损。

(2)游离移植:通过切取与尺动脉腕上皮支相连的 1～2 cm 长的尺动脉主干及 1 根尺静脉来增加游离皮瓣血管口径,修复远处缺损。而尺动脉的小段缺损可通过适当游离后重新吻接再通。

(3)手指部小的皮肤缺损也可直接采用腕上皮支血管与手指动静脉吻合来进行修复。

(三)手术方式

1.皮瓣设计

(1)点:豌豆骨近端 4 cm 是尺动脉腕上皮支进入皮瓣的关键点,也是逆行岛状皮瓣的旋转点。但是如果采用下行支的吻合支供血可更加灵活地改变逆行皮瓣的旋转点。

(2)线:豌豆骨与肱骨内上髁的连线,为设计皮瓣的轴心线(即前臂远侧 1/2 尺动脉的行径线)。

(3)面。①切取面:远端可在豌豆骨平面,近端可达肱骨内上髁两侧,两侧缘分别达前臂掌、背侧的正中线。②解剖面:前臂深筋膜深面。③可取面积:最大面积为 25 cm×6 cm。

2.手术步骤

(1)根据受区缺损的大小设计皮瓣。

(2)先在腕上沿尺侧腕屈肌桡侧缘作 5 cm 长切口,逐层切开,显露尺侧腕屈肌。在腕上 3～6 cm 处,将附着在尺侧腕屈肌腱上的该肌下部纤维切除,向桡侧牵拉尺侧腕屈肌腱,显露腕近端 4 cm 左右处由尺动脉尺侧方向发出的腕上皮支。该皮支进而分出行向腕背部的下行支和行向前臂近端的上行支。

(3)证实腕上皮支的上行支存在后,切开皮瓣周围皮肤,在深筋膜下由皮瓣近端向远端游离,逆行掀起皮瓣,并切断皮瓣与尺动脉间其他皮支或肌皮穿支,仅保留腕上皮支与尺动静脉相连。

(4)在皮瓣的近端和远端解剖出贵要静脉,在皮瓣近端解剖出前臂内侧皮神经,暂均予以保护。

(5)皮瓣逆行转移时,切断皮瓣近端和远端的贵要静脉以及前臂内侧皮神经,此时皮瓣仅靠腕上皮支动静脉供血和回流。若皮瓣面积较大,其长度超过 15 cm 时,可保留皮瓣近端的贵要静脉,并超出皮瓣近缘游离一定长度,在皮瓣逆行转位后,与 1 根受区静脉吻合,以增加皮瓣的静脉回流。或保留皮瓣远端贵要静脉与腕部联系并充分游离适当长度,以便在皮瓣逆行转移时不至于阻断贵要静脉,通过贵要静脉的逆行回流帮助皮瓣静脉血回流。

(6)皮瓣游离移植时,将皮瓣近、远端的贵要静脉和前臂内侧皮瓣神经切断。为增加游离移植时的血管吻合口径,可在尺动脉主干上切取与腕上皮支动脉相连的一段 1～2 cm 长的血管,一端结扎,另一端与受区动脉吻合,或与受区动脉行嵌入式吻合。静脉回流可根据皮瓣移植的需要,切取与腕上皮支静脉相连的适当长度的 1 根尺静脉,与受区静脉吻合。皮瓣面积较大时,最好也将皮瓣内的贵要静脉近端与受区另 1 根静脉吻合以增加静脉回流。

(7)皮瓣内的前臂内侧皮神经与受区皮神经吻合。

(8)供区创面处理,皮瓣宽度小于 5 cm 时,前臂供区可直接缝合,但带蒂转移时应考虑蒂部缝合张力,球拍状蒂部设计可减少局部闭合时张力;大于 5 cm 时,需采用全厚皮片植皮修复。

(9)若皮瓣逆行转移修复手掌或手背时,应根据不同情况调整腕关节体位以减少皮瓣及其蒂部张力,如修复手掌部创面时常术后常固定于腕屈曲 15°位。

二、桡动脉鼻烟窝皮支皮瓣

桡动脉鼻烟窝皮支皮瓣,是以桡动脉深支在解剖鼻烟窝处发出的皮支为供血来源的前臂桡侧皮瓣。1992 年张高孟首先报道了该皮瓣的解剖学研究与临床应用。由于该皮瓣是修复虎口的最佳皮瓣之一,且可作为尺动脉腕上皮支受损时修复腕部缺损的备选皮瓣,加之皮肤质地好,不需牺牲前臂主要动脉等优点,因此得到了进一步应用推广。

(一)应用解剖

1.动脉解剖

桡动脉在解剖鼻烟窝处,相当于桡骨茎突远端(4.63±0.42)mm 处,发出一个恒定的皮支。皮支蒂主干长(4.18±0.25)mm,其起始部外径为(0.25±0.07)mm。皮支发出的方向有桡背侧、桡掌侧与尺侧。该皮支进入深筋膜后恒定地分成上行支及下行支,上行支较长,达(15.72±0.1)mm,分布于前臂下端的桡侧,下行支较短,分布于解剖鼻烟窝处。

2.静脉解剖

除动脉皮支的伴行静脉,其口径为(0.2±0.03)mm,头静脉亦通过该区域,并参与皮瓣的静脉回流,因此该皮瓣同尺动脉腕上皮支皮瓣一样具有深、浅两套静脉回流系统。

3.神经解剖

桡神经浅支在腕上 7 cm 处,经肱桡肌腱的深面,绕行至桡骨外侧,并经拇长展肌及拇短伸肌腱浅面离开桡动脉转向手背。在解剖鼻烟窝处,桡神经浅支仍在腕部深筋膜的深面。继续下行时,穿出深筋膜而分出 4～5 支至手指背侧。故桡动脉鼻烟窝皮瓣切取时一般不损伤桡神经浅支。

(二)手术适应证

(1)虎口瘢痕挛缩,为本皮瓣的最佳适应证。

(2)腕背或掌侧皮肤缺损,手背桡侧半皮肤缺损。

(3)拇指近节指背皮肤缺损。

(三)手术方式

1.皮瓣设计

(1)点:解剖鼻烟窝的中点。此点为桡动脉皮支穿出点,也是该皮瓣逆行转移的旋转点。

(2)线:前臂中立位时,桡骨茎突至桡骨头的连线。

(3)面。①解剖面:在关键点周围 1 cm 范围内切开深筋膜,其余在深筋膜及桡神经浅支的表面、头静脉的深层进行游离。②切取面:皮瓣远端,在解剖鼻烟窝远端 3～5 cm 处;近端在解剖鼻烟窝近端 10 cm 左右。皮瓣宽 5 cm。③可切取面积:皮瓣切取最大面积为 15 cm×5 cm,最小面积为 10 cm×2.5 cm。

2.手术步骤

(1)先做鼻烟窝桡侧切口,在该窝桡侧缘(即拇短伸肌腱边界)证实该皮支出现后,切开其余切口。在前臂深筋膜的表面、头静脉的深层,由近端向远侧游离皮瓣。

(2)头静脉的处理:一般在皮瓣远、近端,结扎头静脉主干及其分支,以免头静脉回流增加皮瓣静脉血回流负担。但当受区有合适静脉时,可将皮瓣中头静脉近端与其吻合,以利皮瓣静脉回流。也可将头静脉近端结扎后置于伤口外,一旦皮瓣回流受阻明显时,可松开结扎线放血,以改善静脉危象。或只结扎头静脉的近端,其远端充分游离,以免皮瓣转移时阻碍头静脉血液回流,并似此协助皮瓣静脉血逆行回流。

(3)桡神经浅支的处理:原则上在解剖游离皮瓣时应将该神经留在供区创面内,但是如果皮瓣较大,可切取深筋膜及桡神经浅支以保证皮瓣血运。

(4)待皮瓣解剖游离完成后,皮瓣仅通过解剖鼻烟窝处1 cm软组织蒂中的桡动脉皮支维持血供。

(5)闭合创面:一般皮瓣切取宽度在3～4 cm时,供区可直接缝合,但应考虑蒂部缝合张力,球拍状蒂部设计可减少局部闭合时张力。若供区创面不能直接缝合时,应予全层植皮修复,局部加压应避免压迫血管蒂,以免影响皮瓣血供。

(6)皮瓣移位:将皮瓣近端按逆时针方向,旋转90°达腕背,旋转180°达虎口;顺时针方向旋转90°达腕掌侧。并根据不同情况调整腕关节体位以减少皮瓣及其蒂部张力,如修复虎口、腕背创面时术后常固定于腕背伸位。

(7)此皮瓣也可形成游离皮瓣。切取与桡动脉鼻烟窝皮支相连的1～2 cm一段桡动脉深支为动脉蒂,回流静脉则选用头静脉。

(四)手术注意事项

(1)由于桡动脉鼻烟窝皮支较细,因此游离时在鼻烟窝处应保留桡动脉鼻烟窝皮支周围1 cm宽的软组织,以保护皮支血管不受损伤。切开皮瓣蒂部时游离两侧皮肤以保证筋膜蒂部宽达2～3 cm,而并不刻意探查寻找皮支血管,以免损伤,且较宽的筋膜蒂可降低手术风险,简化手术操作。

(2)由于桡神经浅支保留在供区创面内,注意切取层面把握,既要带入上行支,也要防止桡神经浅支直接暴露于受区而出现后期神经症状。

(3)严格掌握虎口修复皮瓣选择指征,通常用于中重度虎口挛缩或缺损的修复;修复虎口缺损术后,重视积极的功能锻炼及康复治疗是改善拇指功能,防止虎口再挛缩的重要步骤。

(4)皮瓣的优点:①皮肤质地好,不臃肿,有弹性,肤色同虎口皮肤颜色一致,因此是修复虎口的理想供区。也是本皮瓣的最佳手术适应证。②血管蒂走行恒定。③不损伤前臂主要动脉。④供区宽在3.5 cm以内,可直接缝合皮肤,不影响美容。

(5)皮瓣的缺点:①取皮面积小,只能修复小面积皮肤缺损;②桡神经浅支直接位于植皮区下方,可能产生支配区麻木不适感;③皮瓣供区明显,供区创面植皮对美容有一定影响;④该皮瓣虽也可形成游离皮瓣,但因取皮面积小,血管蒂短,一般不宜作为首选的游离皮瓣。

三、前臂骨间后动脉逆行岛状皮瓣

以骨间后动脉为蒂的前臂背侧逆行岛状皮瓣自1987年由路来金首先报道,因其具有皮瓣质地薄、不牺牲主干血管、血管恒定、供受区在同一术野,手术操作简单等优点在临床上广为应用,成为修复手部创面较为理想的供区。但仍有因皮支的血管变异或皮支与骨间背神经骑跨造成放弃手术或勉强手术造成伸拇伸指功能受限的并发症仍不少见。李昶介绍了骨间背动脉L形皮支的临床经验,认为采用骨间背动脉 L 形皮支,可避免骨间背神经损伤。许亚军介绍了骨间背逆行岛状皮瓣皮支血管的变异类型,近几年高伟阳报道了前臂背桡侧游离皮瓣的应用。结合笔者 20 多年所开展的 400 余例前臂骨间背逆行岛状皮瓣的临床经验,认为虽然皮瓣的皮支浅出部位,皮瓣选用血管蒂的走行、间隙仍有一定的变异,但只要对皮瓣的血管走行及皮支的浅出部位有充分的了解,手术时操作精细,遇有血管变异时能及时改变手术操作步骤。仍具有不牺牲主干血管,手术相对简单安全、成功率高的优点,是修复手部中小创面较为理想的供区。

(一)应用解剖

1.动脉解剖

骨间后动脉在前臂近端发自骨间总动脉,穿过骨间膜后斜形向背侧走行,经旋后肌与拇长展肌深面走行之后,在前臂伸肌腱浅、深两层间下行,至前臂中段时由前臂伸肌群浅深两层之间穿出,随后多分为浅深两支,深支为肌肉支,浅支进入伸指总肌、小指固有伸肌间隙向远端走行。其终末支在尺骨茎突上 1.5~2.5 cm 水平,与骨间前动脉背侧支,尺动脉腕上皮支及腕背动脉网互相吻合。骨间后动脉在由前臂伸指总肌浅深两层穿出后,分为浅深两支时,常与骨间神经形成骑跨,即骨间神经经骨间后动脉尺侧,在骨间后动脉深浅两支之间穿过进入肌门,手术时需密切注意。如果皮瓣的主要供血皮支位于神经的近侧,分离时就比较为难,如果必须保留皮支、血管及蒂部筋膜的连续性,就必须切断骨间神经,造成骨间神经损伤。骨间后动脉在走行过程中,沿途发出皮支营养背侧皮肤及肌肉,回顾笔者开展的 400 余例前臂骨间动脉逆行岛状皮瓣的临床经验,认为根据骨间后动脉的走行及主要皮支的浅出部位,可分为四种类型。①近侧皮支型:骨间后动脉经旋后肌与拇长展肌穿出后,随即发出粗大皮支进入皮瓣近侧,而骨间后动脉主干存在且走行无异常,在向远端走行过程中,皮支细弱弥散,无明确皮支进入皮瓣,但骨间后动脉终末支在尺骨茎突上方与其他血管有明确的交通吻合支。②皮支代偿型:骨间后动脉穿出旋后肌、拇长展肌后,随后进入拇长长肌、伸指总肌间隙,发出较粗大的皮支,骨间后动脉在该肌间隙继续向远端走行,骨间后动脉起始口径 1.0~1.4 mm,发出粗大皮支口径 0.6~1.0 mm。而在前臂中段以远,伸指总肌、小指固有伸肌间隙走行的血管,由骨间前动脉或尺动脉在前臂中段直接发出,与前臂近段的骨间后动脉仅在肌肉内有广泛的血管吻合,在肌间隙内无直接解剖连续性。该血管在向下走行过程中仅发细小弥散的皮支进入皮肤,终末支在尺骨茎突近侧仍与其他血管交通吻合。③正常型:即通常所介绍的血管解剖类型,骨间后动脉进入前臂中段伸指总肌、小指固有伸肌间隙,沿途发出多支皮支进入前臂皮肤,其中以前臂中段由伸指总肌浅深两层发出进入伸指总肌,小指固有伸肌间隙时所发出的皮支较粗,也即有文献描述的 L 形皮支,再向远端走行过程中发出的皮支相对越细。④骨间前动脉背侧穿支替代型:骨间后动脉在下行过程中,仅在起始及前臂近段发出皮支进入皮肤,至前臂中段以下,骨间后动脉终末支仅发出肌支营养肌肉,在伸指总肌、小指固有伸肌间隙无明显血管走行,而在伸指总肌、拇长伸肌间隙,骨间前动脉背侧支异常粗大,在前臂中段该间隙内发出皮支进入皮下,骨间前动脉背侧支沿骨间膜背侧向远端走行,终于腕背动脉网。

2.静脉解剖

皮瓣的回流静脉有浅深两组,深组为骨间后动脉及其皮支的伴行静脉,多数为两支,一支较为粗大,另一支相对纤细,有时为一支,为皮瓣的主要回流静脉。伴行静脉内的瓣膜发育不全,在皮瓣逆行转位后,从皮支的伴行静脉到骨间后动脉的伴行静脉扩张后压力增高,使静脉内静脉瓣关闭不全而逆流。同时,因手背静脉回流多注入头静脉和贵要静脉,而前臂尺背侧仍有为数不少的皮下网状浅静脉,浅静脉瓣膜也发育不全,可作为皮瓣的次要回流系统。

3.神经解剖

皮瓣的感觉神经为前臂后皮神经,为桡神经的分支。约在前臂中下 1/3 交界处穿出深筋膜,走行方向与骨间动脉走行基本一致,在前臂背侧中上部外径为 0.6 mm,分布范围上至肘部,下至腕上。

(二)手术适应证

(1)骨间后动脉逆行岛状皮瓣适合修复掌腕部中小面积软组织缺损,皮瓣逆行转位后,一般最远端可修复至 2~5 指近指关节平面。

(2)以近侧骨间动脉主干为蒂可切取骨间背皮瓣作游离移植。

(3)以近侧骨间动脉主干为蒂还可作骨间后动脉顺行岛状皮瓣修复肘关节周围软组织缺损。

(4)无论是带蒂还是游离皮瓣,均可带小指固有伸肌,可设计成复合组织瓣。

(5)骨间后动脉还可通过骨间返动脉营养尺骨近端,在尺骨近端 6 cm 内,可切取带骨间返动脉的骨膜支营养的尺骨近端骨瓣做复合组织移植或转位。

(三)手术方式

1.皮瓣设计

(1)旋转点:以尺骨茎突的桡侧缘上方 1.0~2.5 cm 处作为皮瓣的旋转点,以皮瓣轴心线中点为皮瓣皮支的入皮点。

(2)线:以尺骨小头的桡侧缘至肱骨外上髁的连线为骨间后动脉的体表投影和皮瓣的轴心线。

(3)面:皮瓣的尺侧以尺骨的尺侧面也即前臂背屈侧皮肤的延伸面为界,桡侧面可至桡骨的桡侧缘,近侧最近可至肱骨外上髁。理论上前臂背侧区域均可切取,但实际以前臂中段尺背侧区域为最佳切取范围。具体设计时应充分皮瓣的旋转半径,皮瓣近蒂端至旋转点的长度应大于旋转点至受区创面的长度。

2.皮瓣切取

不驱血、上止血带后,将前臂旋前位放置。先作皮瓣尺侧及蒂部全长切口,自筋膜层将皮瓣及蒂部深筋膜一同向桡侧掀起,沿尺侧腕伸肌、小指固有伸肌到伸指总肌间隙,充分显露深筋膜深面穿出的皮支及骨间后动脉的走行及与骨间背神经的毗邻关系。如果在前臂中段以远,皮瓣深面及蒂部见到明确皮支进入皮瓣或有几支相对细小的皮支,但均经深筋膜进入皮下,且这些皮支均由骨间后动脉发出,属于本皮瓣的正常血管解剖,手术切取就比较简单,只要在皮支近侧结扎骨间后动脉主干,无论是骨间后动脉、还是骨间后动脉深支,均不需要仔细解剖分离。再沿皮支及骨间后动脉浅支向远端游离至尺骨茎突的交通支后,切开皮瓣其他缘,蒂部保留 0.5~1.5 cm 宽筋膜,松止血带见皮瓣血供充分后,将皮瓣经隧道或明道转移至受区,供区直接缝合或取全厚皮片植皮。

手术分离过程中,如果在通常出现皮支的区域和血管走行的间隙无明确血管时,也即血管变异时,可暂时不必放弃,有以下几种处理方式:①将皮瓣尺侧切口向近侧充分延伸切开,沿皮瓣深筋膜面、伸指总肌、小指固有伸肌间隙,继续将皮瓣向近侧及桡侧掀起至在伸指总肌桡侧肌间隙显露分离皮支。如果在此区域出现皮支粗大,估计可满足皮瓣的血液循环后,再切开皮瓣的近侧及桡侧,沿该皮支向深面解剖,了解该皮支与骨间动脉的解剖联系。如果该皮支自骨间后动脉发出,且骨间后动脉,随后进入伸指总肌浅深两层之间,再延伸指总肌、小指固有伸肌间歇向远端走行,早先笔者为增加皮瓣的安全性,采取将伸指总肌的浅层切断的方法,保留该皮支与骨间后动脉以及远端带筋膜和旋转点处交通支的连续性,虽然皮瓣逆行转位后,具有血供可靠、皮瓣成活率高的优点,但一方面因骨间神经与骨间动脉易形成骑跨,另一方面伸肌腱切断后再作修复,张力难以调整,术后极易造成伸拇伸指功能受限的并发症,故后来就不再采用。而将近侧的皮支解剖至骨间动脉起始部,皮瓣蒂部带部分筋膜蒂,逆行转位至受区后将皮瓣近侧的血管与受区合适动脉作吻合,形成所谓"外增压"皮瓣,取得了非常不错的疗效。同样,如果近侧的血管与蒂部的血管不同源,也即"代偿皮支"型时,也可依同样方式采用将代偿皮支与受区血管吻合形成"外增压"皮瓣。②在皮瓣向近侧及向桡侧掀起的过程中,皮瓣深面均无相对粗大皮支时,还可将蒂部的深筋膜层继续向桡侧掀起,延伸指总肌桡侧、拇长伸肌肌间隙解剖分离,如果见粗大皮支完全可满足皮瓣血液循环后,再于蒂部桡侧另做切口,沿该粗大分支向深部解剖骨间前动脉背侧支主干,并继续向远端解剖分离至腕背动脉网,将蒂部的筋膜及旋转点向桡侧位移后,将皮瓣完全掀起,松止血带见皮瓣血供红润后顺利转移至受区。

(四)手术注意事项

(1)术前必须仔细作多普勒听诊,有条件时可作血管造影、数字 CT 成像等影像学检查,了解血管的走行及皮支的分布。

(2)皮瓣设计时,应尽可能向前臂尺侧设计。

(3)皮瓣及蒂部切取时,应自深筋膜层将皮瓣掀起,尽可能偏向尺侧切开深筋膜,以避免骨间后动脉的损伤。

(4)手术时前臂应旋前位放置,手术者坐在前臂尺侧位置,也可将前臂放在胸前成瓢浮体位,以利皮瓣切取。

(5)手术分离皮支时,如在正常走行区域无明确皮支或皮支弥散估计难以满足皮瓣血运时,应解剖前臂近侧及桡侧的皮支及供血血管。

(6)皮瓣近侧或桡侧的皮支与骨间后动脉血管蒂不共干,或解剖行程中需切断神经肌肉,方可保持血管及皮支的联系时,不主张切断神经肌肉造成伸腕伸指受限等并发症,而主张将近端或桡侧的皮支解剖至足够长度,在皮瓣转位后与受区合适动脉作吻合,形成"外增压"皮瓣。

(7)皮瓣虽然可切取面积较大,但因皮瓣供区为相对暴露区域,故主张皮瓣切取面积不宜过大,皮瓣切取后最好能直接缝合。

(8)处理皮瓣血管蒂时,在蒂部必须看过明确的穿支吻合,蒂部所带筋膜不宜过宽,否则易导致扭曲、压迫,对蒂部走行的皮下浅静脉可不予结扎,但如有贵要静脉走行,则应予结扎。皮瓣逆行转位后,因"迷宫式回流"和伴行静脉瓣膜关闭不全同时存在,故皮瓣蒂部一般情况下不必带过多的皮蒂,且皮瓣逆行转位时,既可经明道,也可经隧道内转移,但此时隧道内应认真止血,避免隧道内血肿形成引起蒂部压迫。

（杨　潇）

第二节　拇指软组织缺损的显微修复

一、鱼际两侧微型穿支皮瓣

(一)解剖学基础

拇指桡侧指固有动脉由拇主要动脉发出后,在拇指掌指关节桡侧的近端拇指短屈肌和拇指外展肌之间恒定发出1~2支较粗的皮支,示指桡侧指动脉由掌浅弓发出后在近中掌横纹交汇处发出1~2支较粗的皮支,这些皮支与指神经分支伴行并支配鱼际两侧的皮肤血供及感觉,为临床设计微型鱼际两侧穿支皮瓣提供了解剖学基础。

(二)手术步骤

术前常规使用多普勒血流以确定鱼际部粗大的皮支穿出点。根据创面缺损的大小、形状和鱼际两侧皮支穿出点的位置,以皮支穿出点为轴心纵行于鱼际两侧设计皮瓣。皮瓣切取宽度最大应<1.5 cm为宜,防止影响供区创面的直接缝合。同时可将皮瓣外形设计成飞鱼状,皮瓣中段的三角形可卡入创面,避免术后皮瓣挛缩。设计后沿术前设计,先于皮瓣远端切开皮肤软组织,向皮支设计点附近仔细分离,在鱼际两侧方显露穿支血管神经束后,再切开皮瓣其他周边,注意保留穿支周围2~3 mm筋膜组织,以保护穿支血管受到损伤。松止血带,皮瓣血运良好以双极电凝充分止血后,将皮瓣90°移位卡入创面,皮瓣的三角与创面间断仔细缝合。皮瓣切取范围(10 mm×25 mm)~(15 mm×35 mm)内供区直接缝合,术后拇指于外展背伸位固定。

(三)术式特点

该皮瓣具有以下优点:①鱼际皮肤质地柔软,厚度适中,色泽与受区接近;供受区邻近切取方便,皮瓣设计较小时供区皮肤可直接缝合。②该皮瓣为鱼际的穿支供血皮瓣,不破坏手指的主干血管,皮瓣切取不影响手指的血液循环,手术一次完成,患者易于接受。③当其设计在鱼际尺侧时,切取皮瓣供区缝合后,将拇指固定放置于对指位,便于手功能的恢复及训练。但同时也存在以下不足:鱼际微型穿支皮瓣适合就近修复拇指近节指腹挛缩的病例,由于鱼际两侧微型穿支皮瓣切取以小于1.5 cm为宜,切取过大可影响鱼际部直接缝合,如鱼际部位功能区植皮易影响其外观及功能,故该皮瓣一般不适合修复拇指近节及虎口挛缩松解后创面修复皮瓣大于1.5 cm者。

二、拇指桡侧指动脉关节皮支为蒂岛状皮瓣

(一)解剖学基础

拇指桡侧指固有动脉由拇主要动脉发出后,分别于拇指掌指关节及指间关节的近端恒定发出1~2支较粗的皮支,这些皮支与桡侧指背神经及伴行血管形成丰富的血管网,为临床设计皮瓣提供了解剖学基础。

(二)手术适应证

皮瓣适用于拇指近末节指腹缺损的修复,同时该皮瓣也适合于年龄较大血管硬化无法行游离皮瓣修复的病例。该皮瓣手术简单,手术在30分钟至1小时内完成,术后效果满意。

(三)手术步骤

1.皮瓣的设计

拇指桡侧指动脉关节皮支的定位,桡侧指动脉体表投影与拇指指横纹的交点即为皮支的穿出点。以拇指桡侧指动脉关节皮支为皮瓣的旋转点,皮支穿出点与指侧方正中线皮瓣轴心线,皮瓣的2/3位于轴心线的背侧,穿出点到创面最远端的距离略小于穿出点到皮瓣最近端的距离。

2.皮瓣的切取

手术均在臂丛阻滞麻醉及应用气囊止血下进行,沿设计线先切开指掌侧皮肤软组织,暴露桡侧指神经血管束,在关节处附近找到拇指桡侧指动脉皮支穿支点,以离创面最近的皮支为蒂;在指侧方深筋膜层切取皮瓣,皮瓣带入桡侧指背神经近端切断,仅保留指动脉离创面最近的关节皮

支及周围 2～3 mm 筋膜组织,其余皮支予双极电凝止血后切断,不用刻意分离指血管神经束,皮瓣旋转 160°～180°覆盖创面,9-0 线将指神经背侧支与指神经缝合修复。取前臂内侧全厚皮植皮修复供区。

(四)术式特点

本皮瓣将皮瓣设计指侧方以关节皮支为蒂,切取时不影响伸屈肌腱避免了切取过深影响手指的背伸功能。拇指桡侧指动脉关节皮支恒定位置表浅,切取容易,不需刻意分离指血管神经束,对指体影响小。本术式主要操作要点:①皮瓣切取时先切开掌侧皮肤软组织在指掌侧沿指神经暴露桡侧指动脉关节皮支,防止一些撕脱损伤严重的患指关节处指动脉及皮支损伤,无法完成皮瓣的切取而改行其他修复方法,本组病例中均未出现该类情况;②皮瓣切取时仅保留皮支周围的 2～3 mm 的筋膜组织,将皮支周围其余的筋膜组织都切断,同时供区植皮一般不予打包或者疏松打包,以免影响皮瓣旋转及卡压皮瓣的皮支;③当皮瓣切取面积较大时,可分离指掌侧浅静脉与指背静脉吻合,避免皮瓣回流不足,同时修复早期皮瓣下放置引流皮片,避免发生静脉危象;④该皮瓣仅以指动脉的微型皮支为蒂皮瓣,皮瓣旋转缝合后必须松止血带观察皮瓣血运,某一针的缝合过紧可能影响皮瓣的血运,必须调整皮瓣锋线及旋转方向直到皮瓣血运良好为止。

三、带指背神经拇指背侧动脉岛状皮瓣

(一)手术适应证

本术式适用于修复拇指末节指端的横形缺损范围在 1～2 cm 者。

(二)手术步骤

手术时以拇指背尺侧或桡侧皮神经体表投影为轴线,在掌指关节的近端切取比创面略大的球拍皮瓣,旋转点最远在指间关节以近 2 mm,先在皮瓣近端解剖出背侧指神经向近端解剖 1 cm 切断,皮瓣蒂部切取 3～4 mm 筋膜组织,显微镜下将指背神经与一侧指神经吻合,皮瓣覆盖创面。供区直接缝合或取前臂全厚皮植皮。

(三)术式特点

术前良好的设计,术中精细的解剖,术后仔细地观察是手术成败的关键。①皮瓣的设计应大于创面 5.0 mm 左右,皮瓣靠近蒂部应设计成水滴状,移位翻转后可增加蒂部的皮肤容积,避免血管受压引起皮瓣坏死;②切取皮瓣时要保护好筋膜中的血管网,避免筋膜与皮瓣分离;同时需在显微镜下仔细修复神经,这是术后感觉恢复的关键;③术后需密切观察皮瓣的肤色,毛细血管反应,张力等情况。

四、同指尺侧岛状皮瓣加远侧 V-Y 推进皮瓣

(一)手术适应证

本术式适用于修复指端的横形缺损范围在 1～2 cm 者。通过同指尺侧岛状皮瓣加远侧V-Y皮瓣推进可达到修复拇指指端较大范围缺损的目的,且手术操作简单,术后效果良好。

(二)手术步骤

臂丛麻醉生效后,上肢缠以止血带进行手术。首先对拇指缺损的创面进行彻底清创、止血,根据创面情况在拇指掌尺侧设计 V 形皮瓣,以拇指尺侧指固有血管神经束为轴心,皮瓣切取面积为(1.4 cm×2.0 cm)～(1.4 cm×2.5 cm),皮瓣近端以 Z 形延长至虎口;在 V 形皮瓣内再设计一 1.0 cm×1.2 cm 的 V-Y 推进皮瓣。首先切开皮瓣内的 V-Y 推进皮瓣,切开皮肤软组织达真

皮下,使 V-Y 皮瓣能向远端推进;随后切开带指动脉血管神经束的皮瓣设计线,切开皮瓣的近端,游离拇指尺侧指动脉血管神经束向近端分离至虎口拇主要动脉发出处,血管神经束周围带入 3~4 mm 筋膜组织,皮瓣于拇长屈肌腱膜浅层切取,由皮瓣远端向指神经束血管蒂部掀起皮瓣,松止血带观察皮瓣的血运。先将 V-Y 推进皮瓣远端与甲床仔细缝合,再缝合带血管神经束皮瓣覆盖创面拇指指侧方供区的创面取前臂内侧全厚皮片移植修复。

(三)术式特点

(1)切取皮瓣时首先应切取皮瓣内的 V-Y 皮瓣,避免先切取带血管神经束皮瓣后,在游离皮瓣上增加切取"V-Y"皮瓣的难度。

(2)皮瓣内 V-Y 皮瓣切取达真皮下,切断皮下脂肪组织表面的纤维束,以增加 V-Y 皮瓣向远端的推进距离,同时避免切取过深伤及指血管神经束和供应 V-Y 皮瓣的细小血管;皮瓣内 V-Y皮瓣的 V 形尖端可不予缝合,避免皮肤发生坏死,微小创面可待其自然愈合。

(3)带血管神经束皮瓣的蒂部带入血管神经束周围 3~4 mm 筋膜组织,避免术后皮瓣引起静脉危象。

(4)带血管神经束皮瓣覆盖创面后,供区取前臂全厚皮片移植修复,皮片植皮应位于指侧方,避免术后瘢痕挛缩,影响患指功能。

(杨　潇)

第三节　指背皮肤软组织缺损的显微修复

一、指动脉背侧皮支为蒂的岛状皮瓣

(一)解剖学基础

2~5 指的指掌侧固有动脉分别在 DIP 关节,中节指骨的中段和近侧指横纹以远 6 mm 之间,近节指骨中点和近侧指横纹以近 5 mm 之间,MP 关节以远 10 mm 指蹼区发出相应的背侧支,这些背侧支发出后沿手指纵轴近似垂直的方向走行至伸肌腱侧缘并发出升支和降支,与邻近的指背动脉的背侧支相吻合并与指背神经的伴行动脉形成丰富的血管网,且指背神经为指背皮肤的支配神经,为临床设计皮瓣提供了解剖学基础。

(二)手术步骤

患者采用臂丛阻滞麻醉上臂缠以止血带的情况下手术。先对创面彻底清创,去除患指污染失活的组织,骨折病例先对骨折进行复位固定,采用克氏针交叉内固定,4-0 肌腱线修复伸肌腱。根据创面的位置分别以近创面的指动脉的不同节段的背侧皮支为蒂设计皮瓣。纵向缺损小于 1.5 cm 采用背侧皮支为蒂的 V-Y 推进皮瓣修复,纵向缺损大于 1.5 cm 采用背侧皮支为蒂逆行岛状皮瓣修复。指背创面采用以侧方近创面皮支的穿出点设计略偏一侧指背与创面等宽 V 形皮瓣,切开皮肤软组织,由指背向指侧方翻转,在伸肌腱腱膜的浅层切取,分别在指动脉不同穿出点找到指背支,切断周围的筋膜组织仅指背皮支及周围 3 mm 左右筋膜组织和指背神经与指体相连;向近端适当分离指背神经和背侧支蒂部的血管筋膜束至指固有动脉的发出点,以增加皮瓣的推进距离。给予双极电凝彻底止血后,将皮瓣向远端推进修复创面,供区直接缝合。

（三）术式特点

（1）以指动脉指背皮支为蒂岛状皮瓣具有不牺牲指固有动脉，创伤破坏小的优点，而且手术在同指进行不损伤其他手指，患者易于接受。

（2）该手术通过指背皮肤缺损纵向长度 1.5 cm 为分界，分别采用以指动脉背侧皮支为蒂V-Y推进皮瓣及以近创面的指动脉背侧皮支为蒂的逆行岛状皮瓣旋转修复，使创面皮瓣设计修复更加安全合理。

（3）皮瓣带有支配神经指背神经，术后感觉恢复接近正常。但该皮瓣指背供区植皮或缝合瘢痕外露影响患指的外观为其不足。

二、指动脉背侧支血管网为蒂的顺行皮瓣

（一）解剖学基础

2～5 指的指掌侧固有动脉分别在 DIP 关节，中节指骨的中段和近侧指横纹以远 6 mm 之间，近节指骨中点和近侧指横纹以近 5 mm 之间发出相应的背侧支，这些背侧支以指背神经为轴线构成指动脉背侧支血管网为临床设计该皮瓣提供了解剖学基础。

（二）手术适应证

本术式适合于指背狭长形皮肤软组织缺损，尤其对于多指指背狭长形皮肤软组织缺损的修复为首选。手术操作简单，风险小，术后疗效外形满意。

（三）手术步骤

患者采用臂丛阻滞麻醉上臂缠以止血带的情况下手术。先对创面彻底清创，去除患指污染失活的组织，根据创面大小及位置在指侧方设计以指动脉背侧皮支血管网为蒂的顺行皮瓣，切开皮肤软组织后，将指背神经完整地带入皮瓣，采用锐性切取保证皮瓣与神经不分离，指侧方在伸肌腱腱膜的浅层切取，同时注意指侧方切取时避免损伤指动脉。皮瓣切取后，以双极电凝彻底止血，将皮瓣局部旋转推进修复创面，供区取前臂内侧全厚皮植皮缝合。

（四）术式特点

以指动脉指背皮支血管网为蒂局部顺行旋转皮瓣具有不牺牲指固有动脉，创伤破坏小的优点，手术时间短，皮瓣切取需 5～10 分钟；而且手术在同指进行不损伤其他手指，故患者易于接受。该手术是对传统局部转移皮瓣的改良，通过指固有动脉背侧支血管网增加了皮瓣的切取距离，最大长宽比可达 1:（3～4）。皮瓣带有指背神经，术后感觉恢复接近正常。且植皮位于侧方供区隐蔽。缺点是当指背横行缺损大于 1.0 cm 时因供区侧方皮肤太少，切取后不能修复覆盖外露的骨面。

三、指动脉不同节段背侧皮支为蒂的 V-Y 推进皮瓣

（一）解剖学基础

2～5 指的指掌侧固有动脉分别在 DIP 关节，中节指骨的中段和近侧指横纹以远 6 mm 之间（A 节段），近节指骨中点和近侧指横纹以近 5 mm 之间（B 节段），MP 关节以远 10 mm 指蹼区（C 节段）发出相应的背侧支，这些背侧支为临床设计皮瓣提供了解剖学基础。

（二）手术适应证

该手术方法适合于指背皮肤在 15 mm 以内皮肤软组织缺损。手术操作简单，风险小，术后疗效外形满意，不能修复较大的指背创面为其不足。

（三）手术步骤

患者采用臂丛阻滞麻醉上臂缠以止血带的情况下手术。先对创面彻底清创，去除患指污染失活的组织，根据创面的位置分别以指动脉的不同节段的背侧皮支设计皮瓣。DIP 背侧皮肤缺损以 A 节段背侧皮支为蒂部设计皮瓣，中节及近节远端指背缺损以 B 节段背侧皮支为蒂部，近节中段及近段以 C 节段背侧皮支为蒂部，分别以侧方节段皮支的穿出点设计略偏一侧指背 V 形皮瓣。设计后，切开皮肤软组织，由指背向指侧方翻转，在伸肌腱腱膜的浅层切取后，分别在指动脉不同穿出点找到指背支，切断周围的筋膜组织仅指背皮支及周围 3～4 mm 筋膜组织和指背神经与指体相连；向近端适当分离指背神经和背侧支蒂部的血管筋膜束至指固有动脉的发出点，以增加皮瓣的推进距离。皮瓣切取后，以双极电凝彻底止血，将皮瓣向远端推进修复创面，供区直接缝合。

（四）术式特点

以指动脉不同节段的指背皮支为蒂的 V-Y 推进皮瓣具有不牺牲指固有动脉，创伤破坏小的优点，而且手术在同指进行不损伤其他手指，患者易于接受。该手术是对传统 V-Y 推进皮瓣的改良，既保留了以往 V-Y 皮瓣推进术后直接缝合避免了以往局部皮瓣切取后供区植皮凹陷的缺点，又通过指固有动脉背侧支的游离度增加了皮瓣的推进距离最远可向前推进 15 mm。皮瓣带有支配神经指背神经，术后感觉恢复接近正常。

（杨　潇）

第四节　足背部软组织的显微修复

一、游离腓动脉穿支皮瓣

（一）解剖

在下肢血管中，腓动脉通过许多肌皮穿支和肌间隔穿支向小腿外侧皮肤供血。腓动脉在小腿上段、刚好在膝关节下方由胫后动脉发出。它在小腿后区深部就在腓骨内侧向下走行。它向小腿的前方和侧方均发出分支。穿支类型之一是肌皮穿支，它穿过腓骨长肌或比目鱼肌向皮肤提供血供，主要分布在小腿的上 1/3 到中 1/3。其他穿支是穿过腓骨长肌或比目鱼肌的肌间隔穿支，它向皮肤供血，主要分布在小腿中 1/3 到下 1/3。

肌间隔穿支位于后外侧，在后侧肌间隔。肌皮穿支的位置稍稍向后。小腿外侧穿支的数量通常是 3～8 支。由腓动脉供血的皮肤区域为 32 cm×15 cm。单个穿支提供血供的皮肤为 7 cm×12 cm 大小。小腿筋膜穿出位置至腓动脉的距离为 4～6 cm，腓动脉分支的直径为 0.8～1.2 mm，腓静脉分支的直径为 1.2～1.5 mm。这些分支大多源自腓动脉；但是，也并不全是来自腓动脉。雅吉玛（Yajima）等报道，比目鱼肌穿支皮瓣的血供来源占比为：腓动脉（40%）、胫腓干（28%）、胫后动脉（21%）、胫后动脉和腓动脉的近端分叉处（11%）。在血供源自腓动脉的腓动脉穿支皮瓣中，应注意肌间隔穿支或肌皮穿支的直径。它们多被发现位于小腿上 1/3 及中 1/3 处。分布在皮肤的感觉神经是腓肠外侧皮神经。它来源于腓总神经，在腓骨小头后方约 5 cm，走行于腓肠肌上方。然后，在小腿下 1/3，它加入腓肠内侧神经，并沿着它的走行发出几个皮支。

由于这些神经位于小腿筋膜下方,切取皮瓣时不会发生神经损伤。但是,当需要感觉皮瓣时,该神经可以包含在皮瓣中。另外,如果有额外的无效腔需要填充,腓骨肌或比目鱼肌也可以包含在皮瓣内。

（二）手术方法

根据缺损位置的不同,可选择俯卧位或侧卧位。如果是选择俯卧位,膝关节应内收、屈曲以便于进行手术。

中轴线从腓骨小头至外踝,沿腓骨后缘分成 3 等份。其中,在上 1/3 及中 1/3 的相应区域,用多普勒确定 2～3 个穿支的位置,穿支应在中轴线周围。应根据穿支及缺损的大小和形状设计皮瓣。

上止血带防止出血,在设计好的皮瓣后缘切开。在小腿筋膜下方向前分离皮瓣,确保穿支包含在其中。在这一点上,穿过比目鱼肌的穿支或肌间隔穿支位于后肌间隔,可以直接发现。为便于分离皮瓣,可在其中选择最大直径和搏动最强的穿支,而牺牲其他的穿支。

保留一个穿支时,在肌间隔内或肌肉内逆向解剖到腓动脉的分支点处。如果是远端蒂皮瓣,在腓动脉的分支点以上约 5 mm 处进行结扎和分离。在远端结扎、离断供养与腓骨相邻的肌肉的小分支,分离到皮瓣旋转点。

皮瓣通过皮下隧道或外部切口均可转移至缺损部位,这没有任何问题。松开止血带,确认皮瓣的血供。利用止血带,皮瓣及蒂部的解剖视野更好,解剖更为快捷。如果需要做游离皮瓣,可以保留腓动脉,在穿支的发出点结扎和分离分支,形成一个纯粹的穿支皮瓣。如果穿支直径小,未达预期,可以做一些改良,包括适当长度的腓动脉、静脉分离。

皮瓣在缺损处与胫后动脉或胫前动脉端—侧吻合。与伴行静脉行端—端吻合,并确认皮瓣的血供。如果皮瓣宽度为 4～6 cm,直接缝合供区是可能的。当从小腿远端切取皮瓣、肌皮瓣或皮瓣尺寸较大时,供区需另外行中厚皮移植覆盖。

（三）注意事项

穿支皮瓣中小血管的解剖和吻合需要一定的手术技巧;但是,它仍然被广泛应用。供区的发病率可以通过肌内解剖减到最低程度。细致的肌内解剖可以保留肌肉和深筋膜的功能。此外,它对于浅表皮肤缺损的修复非常有用,因为可以通过去除多余的脂肪获得一个较薄的、柔软的皮瓣。当然,要保留穿支周围的脂肪。然而,过分修薄会造成穿支皮瓣的直接损伤和循环障碍,尤其是在肥胖患者中。在罕见的情况下,由于解剖变异,甚至可能完全丧失穿支皮瓣。因此,薄的、灵活、并且和缺损部位有着相似的颜色和纹理的穿支皮瓣是可以应用的。如果采用游离腓动脉穿支皮瓣,除了腓动脉之外的任何血管是否包含其中并不重要。能否直接闭合切口取决于缺损部位的大小,供区位于上、中 1/3 时多可直接缝合闭合。

但是,通常在使用远端蒂逆行皮瓣时,必须牺牲皮岛。对小腿来说,腓动脉并不是最重要的血管,因此它可以包含在血管蒂中。由于近端穿支的起源尚不清楚,故无法应用。在小腿外侧,穿支总是起源于腓动脉的中下 1/3,多被用作供区。另外,在下 1/3 虽然有着强大的穿支,但如果皮瓣长度为 4 cm 移植。考虑到美容的问题,如果供区更多选择在上或更大,直接缝合是不可能的。这时需要进行皮肤 1/3 和中 1/3,在大多数病例中可直接闭合供区。此外,腓动脉穿支皮瓣可以应用在各种条件的复合组织瓣中,例如,包含腓骨的骨皮瓣、包含比目鱼肌和腓骨长肌的肌皮瓣、包含腓肠外侧神经的皮神经营养血管皮瓣等。

因此,当组织缺损小于 4 cm 时,腓动脉穿支皮瓣非常有用。对小型或中型的软组织缺损来说,重建时皮瓣体积过大并不舒服。当需要小于 6 cm 的血管蒂时,宜采用游离皮瓣。

二、第一跖背逆行岛状皮瓣

第一跖背逆行岛状皮瓣是在游离足背皮瓣以及足背逆行岛状皮瓣基础上的发展,也可以称为小型足背逆行岛状皮瓣,因其走行区域有足背中央皮神经走行,故有时也可以称为第一跖背皮神经营养血管逆行岛状皮瓣,但它与经典意义的足背皮神经营养血管逆行岛状皮瓣既有相同点,又有不同点。皮瓣设计于 1、2 跖骨间区域,以第一趾蹼边缘至 1、2 跖骨头间的连线的中点作为皮瓣的旋转点。皮瓣内侧以拇长伸肌为界,外侧可至第二跖骨腓侧缘,远蒂端至跖跗关节平面,适合修复拇趾、第二趾及前足远端胫侧残端微小创面。

(一)应用解剖

1.动脉解剖

足背动脉主干经内侧楔骨和第二跖骨基底之间进入 1、2 跖骨间隙近端,分为足底深支和第一跖背动脉。第一跖背动脉在 1、2 跖骨间隙内向远端走行,有第一跖背静脉及腓深神经伴行,静脉最浅,神经次之,动脉最深。第一跖背动脉沿途发出分支到跖趾关节、骨间肌及皮肤。在趾蹼间发出 2 条趾背动脉到拇趾及第二趾相对缘。拇趾的趾背动脉稍粗,第二趾的趾背动脉较细。第一跖背动脉在跖趾关节前方向下有一较为粗大的分支,为跖背和跖底动脉间的吻合支,跖底动脉经过和第一跖背动脉的吻合支后成为趾底总动脉。第一跖背动脉的外径平均为 1.5 mm,最大为 2.2 mm,最小为 0.6 mm。第一跖背动脉是跖背动脉皮瓣的供血血管,根据其在跖骨间隙内的位置深浅及皮支的浅出形式可分下列 3 型。①第一型:为 Gilbert 型 I 型或浅 II 型,位置浅,占 45%。其中第一跖背动脉全程位于浅筋膜内或骨间肌表面者约占 12%,部分为骨间肌覆盖者约占 33%,该型是切取皮瓣最理想的解剖类型。②第二型:为 Gilbert 深 II 型,位置较深,占 46%。本型的第一跖背动脉、跖底动脉以总干发自足底深支和足底动脉弓的延续部,穿过骨间肌前端到达背侧,动脉总长为 1.2～3.3 cm 不等。手术时需切开骨间肌,向下解剖足底深支。③第三型:作为第一型和第二型的变异型,也即 Gilbert III 型,占 9%。主要表现为跖背动脉细小。此型在第二趾、拇甲瓣移植时仅依赖第一跖背动脉不能满足移植组织的血液循环,应以跖底动脉作为供血动脉方可满足。

第一跖背皮瓣的皮支或穿支依据第一跖背动脉不同分型,也分成三类,第一跖背动脉为 Gilbert I 型或浅 II 型时,第一跖背动脉在其走行区域发出连续皮穿支,穿出至深筋膜营养其上皮瓣的血供;第一跖背动脉为深 II 型时,第一跖背动脉所发出的皮支或穿支主要集中于皮瓣的近远端,即近端的跖跗关节平面及远端的跖趾关节平面;第一跖背动脉为 Gilbert III 型时,足背动脉在下潜之前在跖跗关节平面发出细小皮支代偿,至趾蹼间时由第一跖底总动脉发出跖背动脉返支在深筋膜层与足背动脉的代偿皮支互相吻合,营养其上皮肤的血供。

2.静脉解剖

皮瓣的静脉有浅深两组,浅组静脉位于皮下及浅筋膜层内,有时浅组静脉分为皮下浅静脉及大隐静脉的属支即第一跖背中央静脉两层,此时,第一跖背中央静脉接受足趾的回流成分较多,参与皮瓣的回流成分较少;深组为第一跖背动脉的伴行静脉,浅深组静脉之间有深浅交通支互相交通,交通支主要集中于三点,一点在 1、2 跖骨近端;另一点多集中 1、2 跖骨颈部,且出现概率较高;还有一点在趾蹼间平近节趾骨中段平面。

3.神经解剖

皮瓣的支配神经为足背中央皮神经,足背中央皮神经在走行过程由第一跖背动脉发出穿支营养,皮瓣远端可有部分腓深神经的分支支配。

4.逆行转移时的动脉供血及静脉回流

第一跖背皮瓣逆行转移时,皮瓣的动脉供血途径通常由第一跖底总动脉→第一跖背动脉、第一跖底动脉吻合支→第一跖背动脉的途径,再经由第一跖背动脉所发出的皮支血管营养皮瓣。在第一跖背动脉纤细或缺如,由第一跖底动脉在趾蹼间直接发出第一跖背动脉返支营养皮瓣。皮瓣的静脉回流,除第一跖背动脉伴行静脉外,还可依赖浅静脉与深静脉在趾蹼间的交通支回流。

(二)手术适应证

(1)第一跖背逆行岛状皮瓣,适合修复踇趾及第二趾背软组织缺损,以及前足远端胫侧微小创面缺损,需要保留残端长度者。

(2)游离第一跖背动脉皮瓣适合修复手部微小创面,或与足背部其他区域皮瓣联合成足背分叶皮瓣或三叶皮瓣修复手部多指或多处皮肤缺损。

(3)即使足背动脉纤细缺如或严重腓移时,仍可设计第一跖背逆行岛状皮瓣。

(三)手术方式

1.皮瓣设计

(1)旋转点:由趾蹼边缘至1、2跖骨头中间点作一连线,以该连线的中点为皮瓣的旋转轴点,具体手术时,依据动脉及皮穿支的分型,可由此向远近1.0 cm范围灵活调整。

(2)线:以第一、二跖骨中间的连线即第一跖背动脉的体表投影为皮瓣的轴线。

(3)面:皮瓣内侧以踇长伸肌外缘为界,外侧至第3跖骨腓侧缘,近侧至第1、2跖跗关节平面,皮瓣宽度一般不宜超过5 cm。

2.皮瓣切取

不驱血,上止血带后,沿设计线先作皮瓣内侧及趾蹼蒂部全长切开,结扎趾背静脉、大隐静脉等与皮瓣无关的浅静脉,保留蒂部的皮下浅静脉及跖背中央静脉,沿踇长伸肌表面及骨间肌肌膜层将皮瓣掀起,将足背中央皮神经包含于皮瓣内,对其间出现的浅深静脉交通支,尤其是跖背中央静脉在趾蹼间的交通支也一并保留,随后在趾蹼间隙,显露浅出的动脉穿支进而将第一背侧骨间肌切开,由远向近逆行显露第一跖背动脉。根据第一跖背动脉的分型及所切取皮瓣的面积,决定下一步手术步骤。如果该血管为 Gilbert 分型Ⅰ型或浅Ⅱ型时,手术较为简单,只要沿第一跖背动脉由远向近解剖分离至合适长度,注意保持该动脉与皮瓣的联系,将该血管包含于皮瓣内,再分离蒂部至所需长度后,顺利将皮瓣经明道转移至受区。如果该血管为 Gilbert 分型深Ⅱ型时,如果切取皮瓣较小,只要将趾蹼间第一跖背动脉所发出的皮支或穿支保留于皮瓣内,一般即可完全满足皮瓣的血液循环,手术解剖过程中注意该穿支与足背中央皮瓣神经的解剖联系,将皮瓣完全掀起后,蒂部仅保留皮神经,第一跖背动脉的穿支,及足背浅静脉,再将蒂部分离至合适长度后顺利将皮瓣转移至受区;如果皮瓣切取面积较大,则应切开骨间肌,全程显露第一跖背动脉,将近端跖跗关节面由第一跖背动脉所发出的皮支或穿支包含于皮瓣内。如果第一跖背动脉为 Gilbert 分型Ⅲ型时,因在骨间肌表面发出细小跖背动脉代偿,同时该血管与足背中央皮神经伴行,在趾蹼间,第一跖底动脉也发出跖背动脉返支并与近侧发出的细小跖背动脉互相吻合,进入皮下成为足背中央皮神经在远端的穿支营养血管,因此,在此种情况下,就衍变成带足背中央皮神经营养血管的逆行岛状皮瓣,切取过程与第一种血管解剖类型的手术方式相同。

(四)手术注意事项

(1)术前检查时,应根据伤情判断趾蹼间血管有无损伤。

(2)术前应作仔细的多普勒听诊,了解第一跖背动脉的深浅,以便根据血管分型,决定术中采取相应的手术步骤。

(3)皮瓣切取时,宜将骨间肌肌膜包含于皮瓣内,分离皮瓣静脉时,尤需保留深浅静脉交通支,以深部静脉为蒂,有助于皮瓣的静脉回流。

(4)穿支解剖时,应看到有较明确的穿支并将其与皮神经一并包含于皮瓣,以确保皮瓣的血供。

(5)蒂部解剖时不宜保留过多的皮下脂肪组织,如果保留过多皮下脂肪组织,则逆行转移时容易造成折叠压迫,反而影响皮瓣的静脉回流。

(6)如果必须切开骨间肌时,则在切开骨间肌时在跖趾关节侧保留部分骨间肌形成一肌瓣,在第一跖背动脉分离后,将切断骨间肌作修复,避免形成无效腔。

(7)皮瓣逆行转移时,应作明道切开,皮瓣转移后如果蒂部不能直接缝合,则取全厚皮片植皮,不用加压打包。

三、足背逆行岛状皮瓣

足背皮瓣首先由 O'Brien 描述。McCraw、Furlow 首先报道应用足背皮瓣游离移植,修复创伤性软组织缺损 9 例,获得成功。之后,Daniel、Ohmori 等也分别报道了足背皮瓣的游离移植,其中特别提到利用腓浅神经的吻接来更好地恢复局部感觉功能。该供区皮肤质量高,皮瓣薄,耐磨,有感觉功能,血管口径粗,蒂长,皮瓣血供丰富,成活质量高;但供区创面的处理要求亦高,如覆盖不良会影响穿鞋和足的功能,应谨慎选用。

(一)应用解剖

1.动脉解剖

足背动脉是胫前动脉的延续,从踝关节前方经伸肌支持带深面到达足背,贴附于距骨头、舟骨、中间楔骨及其韧带的背面前行,内侧有蹬长伸肌腱,外侧为趾长伸肌腱和趾短伸肌腱,表面为足背深筋膜所覆盖。其远侧经内侧楔骨与第二跖骨间,进入第一跖骨间隙,表面有蹬短伸肌腱越过,在第一跖骨间隙近端,分为足底深支和第一跖背动脉。足背动脉及其分支都发出一些细支穿出深筋膜,分布于足背皮肤及皮下组织,这是足背皮瓣的主要血供来源。此外,来自足底内侧动脉和足底外侧动脉的分支也分布到足背皮下。依据动脉来源及其分布区域,足背动脉分布到足背皮下组织的动脉分支基本上可以分为下列 3 组。①中央组:直接从足背动脉或第一跖背动脉发出。发自足背动脉的皮支,在深筋膜下向内侧或外侧行走一段距离后,即穿出筋膜到达皮下组织,共 4～7 支。近侧分支常大于远侧,其分布范围亦较广,并分出细支到足背内侧皮神经上。②中央旁组:近侧部分的分支由足背动脉本干及其跖内侧动脉和跖外侧动脉分出,它们先向内侧经蹬长伸肌腱下行,或向外侧经趾长伸肌腱和趾短伸肌下行,最后穿出深筋膜到达皮下。这些分支分布于内侧者有 2～4 支,外侧者有 5～7 支。远侧部分的分支来自第二至第四跖背动脉。除第一跖背动脉通常是足背动脉的延续外,第二、三、四跖背动脉的起点变异较大,它们可分别从弓状动脉、跖外侧动脉或足底动脉发出。因此,该区域皮肤和皮下组织的血供来源变异也较多。③边缘组:是来自足底内侧动脉或足底外侧动脉的分支,出足底经蹬外展肌或小趾展肌和小趾短屈肌的深面,绕过跖骨或跗骨的侧缘转向背侧,分布于足背内侧缘或外侧缘附近的皮肤及皮下组织。

McCraw 和 Furlow 指出,足背皮瓣的主要血供来自足底深支到伸肌支持带之间足背动脉的一些分支。如果皮瓣在这段与血管蒂分离,皮瓣就会失去血供而不能成活。这些分支主要由跗内侧动脉和跗外侧动脉发出。其中,跗内侧动脉的分支较小,直接终于皮肤。跗外侧动脉的分支较大,它们走向皮下后,还进入趾短伸肌的下方,因此足背皮肤的内侧血运较外侧丰富。由此可见,足背动脉皮瓣的血供主要来自中央组和中央旁组。边缘组的分布区域一般已超过足背皮瓣的范围。中央组的动脉分支只被深筋膜所覆盖,手术中如能紧贴跗骨骨膜背面分离皮瓣,此组动脉分支就可以被完整地保留在皮瓣内。这是足背皮瓣动脉血供的主要来源。中央旁组的各个分支除跗外侧动脉的部分分支直接穿入皮下组织处,起始段都在肌腱或肌肉深面,最后才穿出深筋膜到达皮下。

2.静脉解剖

(1)足背浅静脉:大致可分为浅、深两层。浅层形成一个接近真皮的静脉网。这些静脉的口径一般都很细小。它们起始于足背的内、外侧缘及组织背面,逐步汇集成一些较细的静脉干,越过足背静脉弓向内上方行走,最后成为几支较粗的足背浅静脉,在小腿中部注入大隐静脉。大、小隐静脉和足背静脉弓位置较深,可视作为足背浅静脉的深层。在所有足背静脉中,以大隐静脉的口径为最大。在吴晋宝等的研究中,于内踝下端水平测量,其外径平均有 3.05 mm,最大口径为 4.3 mm,最小为 1.7 mm。大隐静脉是足背静脉弓内侧端的延续,常经内侧楔骨和舟骨背侧,循内踝的前缘上行。它是足背静脉回流的主干,口径大、位置恒定,应作为足背皮瓣游离移植时静脉吻合的首选。但这条静脉常因多次穿刺或输液而造成静脉炎,导致静脉回流不畅或阻塞,故术前应予以详细检查。小隐静脉沿足背外侧缘上行,位置较深。一般在外踝后方接受跟外侧支静脉后,口径才显著增大,沿外踝后缘上行。小隐静脉在外踝后方测量时,其外径平均为 2.2 mm,最粗者达 3.6 mm,最细者为 1.2 mm。小隐静脉在足背部变异较大,其分布区域可为延长的跟外侧支及来自内侧的小隐静脉属支所替代。小隐静脉比较粗,其直接参与足背静脉弓组成的占 32%。足背静脉弓在过去的解剖教材上都记载为:它的内侧端的延续为大隐静脉,外侧端的延续为小隐静脉。但也有解剖资料显示,多数足背静脉的主干不是流向在足背外侧缘行走的小隐静脉,而是流向于踝内侧、越外踝前缘或表面上行的小隐静脉属支。为了和小隐静脉的主干相区别,称之为小隐静脉足背支。它的外径平均为 1.32 mm,最粗达 2.3 mm,最细者仅为 0.9 mm。由此可见,足背静脉弓的外侧端多数不是直接走向外踝的下端,而是经外踝前缘或越过外踝,然后才注入小隐静脉。此点可供足背皮瓣移植时寻找静脉作参考。

(2)足背深静脉:有两条,是足背动脉的伴行静脉,主要接收足背深部静脉的属支,表面被深筋膜所覆盖。足背深静脉的远侧端较细,在接受跗外侧静脉和内、外踝静脉后,口径显著增粗。两条静脉互有交通吻合支,缠绕于足背动脉四周,和动脉关系密切。在伸肌支持带远端测量,足背内侧深静脉的外径平均为 1.39 mm,最粗者有 2.4 mm,最细者只有 0.6 mm。足背外侧深静脉的外径平均为 1.35 mm,最粗者为 2.6 mm,最细者为 1.6 mm。这些静脉对足背皮肤或足趾的回流作用不大。在大、小隐静脉阻塞不能应用时,可作为接受静脉吻合之用,但回流一般较差。

3.神经解剖

足背皮肤组织的感觉神经主要来自腓浅神经的分支,它们从外侧方向内侧下行,在浅筋膜内行走,分布于足背的大部分区域,直到踇趾近侧部位的背面。另有腓深神经伴随足背动脉下行,向前分布于第一趾蹼间的皮肤组织及第一、第二跖趾关节。一般皮瓣移植后,其皮肤感觉均可望在3~6 个月后逐渐恢复。但如能同时吻接 1 条感觉神经,则感觉的恢复将更加迅速而完善。

4.逆行转移时的动脉供血及静脉回流

在作足背皮瓣逆行转移时,皮瓣的供血,主要依赖中央组,即足背动脉及第一跖背动脉在走行过程所发出的皮支供养,依据我们临床经验,这些皮支在以下三个区域出现率较高:在皮瓣近侧足背动脉在穿入踇短伸肌之前发出数条直接皮支。第二处为足背动脉移行为第一跖背动脉的交界处,在足背动脉下潜至骨间肌深面衍化成第一跖背动脉之前,发出多支细小皮支。第三处为第一跖背动脉在走行过程中发出的皮支,根据其解剖又可分为三种类型,在第一跖背动脉为Gilbert Ⅰ型或浅Ⅱ型时,第一跖背动脉在走行过程发出较细小的皮支营养;第一跖背动脉为Gilbert分型深Ⅱ型时,第一跖背动脉除在前述的足背动脉→第一跖背动脉延续部发出皮支外,主要在趾蹼间发出皮支;第一跖背动脉为GilbertⅢ型,在第一背侧骨间肌浅表发出细小皮支代偿。作逆行足背岛状皮瓣所依赖的血管蒂有两支,一支以第一跖背动脉为蒂,另一支可以足背动脉足底深支或跖底动脉为蒂。逆行足背皮瓣的静脉回流以深组静脉回流为主,解剖时,除保护好足背动脉及第一跖背动脉的伴行静脉外,还需保护好足背浅静脉及浅-深静脉交通支,我们临床体会,浅深静脉交通支主要存在于两处,一处在1、2跖骨间隙近侧即足背动脉→第一跖背动脉的移行处、可见有较恒定浅深静脉交通支,另一处在趾蹼间,可见2~3支浅深静脉交通支,一般以深组静脉及浅深交通支可完全满足皮瓣的静脉回流。

(二)手术适应证

(1)游离足背皮瓣的适应证与一般皮瓣移植的适应证大致相同,尤其适合修复手部较严重的皮肤缺损,特别是虎口、手掌等需要感觉恢复的部位。足背皮瓣还可以连同腓浅神经合并移植,手术中同时做神经吻合术,修复合并有神经缺损的受区。

(2)游离移植时还可以带趾长伸肌腱作移植修复合并伸肌腱缺损的手背创面,但供区破坏较多现已很少采用。

(3)游离移植时可以与踝上皮瓣共同以胫前动脉为蒂制作成较大面积的联合皮瓣修复手部复杂创面,但适应证应严格选择。

(4)足背逆行岛状皮瓣适合修复足远端或前足底软组织缺损。

(5)足背动脉顺行岛状皮瓣适合修复同侧踝部皮肤软组织缺损的修复。

(6)虽然作足背动脉顺行岛状皮瓣也可修复小腿软组织缺损,但必须非常严格掌握适应证。

(三)手术方法

1.皮瓣设计

(1)旋转点:足背逆行岛状皮瓣根据选用的血管蒂旋转点有两处:一处在趾蹼间,以第一跖背动脉为蒂,以趾蹼边缘至1、2跖骨头间连线的中点,作为皮瓣最远端的旋转点。如果以跖底动脉为蒂,则旋转点一般可设计在1、2跖骨近端至中段的范围内。

(2)线:以足背动脉及第一跖背动脉的走行为皮瓣的轴线。

(3)面:足背逆行岛状皮瓣的切取范围与足背皮瓣基本等同,但因为是作逆行岛状转移,则应更多考虑增加或延长皮瓣的旋转半径,以有利于皮瓣转移为原则,故皮瓣的切取范围下应尽可能向足背近侧及踝前设计,同时皮瓣内应包含尽可能多的足背动脉皮支,故应将皮支较为集中的区域如踝前足背区域、足背动脉与第一跖背动脉延伸区域包含在设计范围内,皮瓣的近蒂端即皮瓣的远侧,一般不宜超过1、2跖骨的中点,以便保留相对充足的血管蒂的长度。

2.皮瓣切取

不驱血、上止血带后,先沿皮瓣蒂部及皮瓣内侧全长切开后,充分显露大隐静脉及进入皮瓣的属支并注意保护足背浅深静脉的交通支,对大隐静脉主干予以结扎,保留进入皮瓣的皮下浅静脉、足背浅静脉及第一跖背静脉在趾蹼间及跖跗关节平面与第一跖背动脉伴行静脉的交通支,并将深筋膜浅面及期间走行的足背中央皮神经保留于皮瓣内。随后显露分离足背动脉及第一跖背动脉,锐性切断踇短伸肌后,自踇长伸肌腱膜表面将皮瓣向中央掀起,可用丝线将皮肤与腱膜缝合数针防止牵拉,注意足背动脉与皮瓣间的联系,保护其间发出的皮支。至1、2跖骨间隙时,可切开骨间肌,充分暴露足背动脉与第一跖背动脉联系,根据第一跖背动脉的分型决定下一步手术操作步骤。如果第一跖背动脉为Ⅰ型或浅Ⅱ型,只要结扎足背动脉足底深支,分离第一跖背动脉至合适长度即可。如果第一跖背为深Ⅱ型,应切断部分骨间,暴露第一跖背动静脉的走行,结扎足背动脉足底深支后再游离第一跖背动静脉至合适长度。如果第一跖背动脉为Ⅲ型,则除保留其浅表面的代偿皮支外,应将骨间肌切开,显露并分离沿足背动脉的足底深支并向远端游离至合适长度。皮瓣内侧及血管蒂部充分显露游离后,再切开皮瓣外侧及其他缘,结扎近端无关浅静脉,将皮瓣及血管蒂完全游离,用血管夹阻断足背动脉近端,松止血带后见皮瓣血供良好后,结扎近端的足背动静脉,顺利将皮瓣经明道转移至受区,供区肌肉及肌膜腱周组织妥善缝合,取耐磨全厚皮肤植皮。

(四)手术注意事项

(1)术前应仔细作多普勒听诊,了解足背动脉的走行及第一跖背动脉的分型,如果足背动脉纤细或腓移严重,则必须放弃手术。

(2)分离浅静脉时,除保留进入皮瓣的大隐静脉属支及浅静脉外,主干静脉不宜保留过多,因过多的主干静脉因其存在瓣膜易导致静脉血倒灌,引起皮瓣静脉回流受限。

(3)皮瓣的静脉回流主要依赖于深部伴行静脉,故手术时应防止伴行静脉损伤,同时应妥善保护浅深静脉间的交通支,以增加皮瓣的静脉回流。

(4)本皮瓣属于主干带小分支皮瓣,分离时应注意保护皮瓣与动脉间的筋膜及皮支,尽可能多地采用锐性分离防止损伤。

(5)皮瓣有明确的血管蒂,有可靠的动脉供血及静脉回流,因此它又不同于皮神经营养血管皮瓣,在蒂部只要保留动脉、静脉及神经即可,没有必要保留蒂部的筋膜。

(6)手术时,应暂时将足背动静脉近端保留,待皮瓣及血管蒂完全游离,松止血带见皮瓣血供良好后方可结扎。

(7)皮瓣切取时,应妥善保护腱周组织及肌肉组织,切忌形成无效腔及腱性组织裸露,切取后腱周组织及肌肉组织均应作仔细修复,供区取耐磨全厚皮肤植皮。

(杨 潇)

第五节 足底软组织缺损的显微修复

一、外踝后穿支蒂小腿下外侧逆行岛状皮瓣

以外踝后穿支为蒂的小腿下外侧部皮瓣的供血血管为腓动脉终末支与胫后动脉汇合在外踝后所发出的穿支,皮瓣切取范围在小腿下外侧部,与腓肠神经营养血管皮瓣在供血范围上有所重

叠,但旋转点偏低,适合修复足跟外侧及跟腱止点区域的软组织缺损。

(一)应用解剖

1.动脉解剖

腓动脉在下行过程中,至外踝上 5 cm 处,发出终末穿支穿出下胫腓骨间隙前缘,并分为升支和降支,以该升支为供血血管所设计的皮瓣称为外踝上皮瓣,以降支为蒂可切取足外侧皮瓣。而腓动脉的终末支,在外踝后侧与胫后动脉分支互相吻合后,在跟腱与腓骨长肌间隙发出穿支,并同样分为升支与降支,降支即是跟外侧动脉,升支穿入深筋膜后,营养小腿外侧下部皮肤的血运,并参与营养腓肠神经,该升支口径为 0.6～1.0 mm,长度为 2.5～4.0 cm。

2.静脉解剖

皮瓣的静脉有浅深两组,深组静脉为同名动脉的伴行静脉,浅组静脉有小隐静脉及皮下浅静脉、浅深两组之间互相交通。皮瓣逆行转移时,以深组静脉回流为主,需将小隐静脉结扎。

3.神经解剖

皮瓣神经支配为腓肠神经。

(二)手术适应证

(1)逆行岛状皮瓣可修复足跟外侧及跟腱区域较少面积软组织。

(2)穿支口径较细,位置较深,手术时宜小心解剖、防止损伤。

(3)皮瓣面积不宜切取过大。

(4)与经典腓肠营养血管皮瓣在皮瓣切取范围有重叠,可互为补充。如果修复较大面积软组织缺损,则应选用经典的腓肠神经营养血管皮瓣。

(三)手术方法

1.皮瓣设计

(1)点:以外踝后缘至跟腱连线的中点为皮瓣的旋转点。

(2)线:以旋转点至腓骨小头的连线为皮瓣的轴线。

(3)面:皮瓣设计于小腿下外侧部,皮瓣前界可至腓骨前缘,后界可至小腿后正中线,皮瓣上界不超过小腿中段。

2.皮瓣切取

不驱血、上止血带后,沿设计线先作皮瓣后界及蒂部全长切口,自深筋膜层将皮瓣向前掀起,对其间走行的大隐静脉可留于原位,腓肠神经也可仅做部分切取,至外踝后跟腱、腓骨短肌间隙,显露深面穿出的穿支后,切开皮瓣其他缘,蒂部保留不到 2 cm 宽的筋膜,皮瓣完全游离后,松止血带,见皮瓣血运充分后,将蒂部皮肤与筋膜作分离,形成“螺旋桨”皮瓣,在皮瓣逆行转位后,将蒂部皮肤翻转覆盖蒂部,皮瓣神经与受区做吻接,取瓣供区直接缝合或取全厚皮片植皮。

(四)注意事项

(1)因该皮瓣所选用的穿支较细,且位置较深,手术时易误伤,宜小心解剖分离。

(2)皮瓣切取面积不宜过大。

(3)如果术中未见明确穿支,则应将旋转点上移,改制成经典的腓肠神经营养血管皮瓣。

二、胫后动脉内踝上皮支逆行岛状皮瓣

胫后动脉内踝上皮瓣设计于内踝上方小腿内侧下部,皮瓣相对薄,有感觉神经可供吻接,既可作带蒂逆行转位,也可用作游离移植,但切取面积有限,部位相对暴露是其不足。

(一)应用解剖

1.动脉解剖

胫后动脉下半部位置表浅,位于跟腱与趾长屈肌之间。胫后动脉在内踝上方2～4 cm处和6～7 cm平跟腱腱腹交界区域,发出两条较大的皮动脉,并与其他皮动脉相吻合,可供养膝下10 cm以下小腿内侧皮肤。以腱腹接合部皮支为蒂可制作成另一个穿支蒂岛状皮瓣。本皮瓣逆行转位时一般选用下方的皮支,即内踝上皮支,该皮支起始口径0.4～0.6 mm,有时较粗,达1 mm左右,有时该皮支紧贴内踝后行走,并进入骨膜层,再发皮支及其筋膜皮支成为隐神经的营养血管,此时可改制成隐神经营养血管皮瓣。

2.静脉解剖

皮瓣的静脉回流有浅深两组,浅组有皮下静脉、大隐静脉属支及大隐静脉主干。但大隐静脉在皮瓣逆行转移时,足部血流的倒流,反而影响皮瓣的回流,故手术时必须结扎或保留于原位。深组为胫后动脉内踝上皮支的伴行静脉,注入源动脉的伴行静脉,浅深两组之间互相交通。

3.神经解剖

皮瓣神经支配为隐神经及胫神经的小腿内侧分支,隐神经与大隐静脉呈伴行关系,因胫神经的小腿内侧分支较细,故术中一般采用吻接隐神经来恢复皮瓣的感觉。

(二)手术适应证

(1)以胫后动脉内踝上皮支为蒂的小腿内侧下段皮瓣逆行转位适合修复跟腱及足跟内侧软组织缺损。

(2)以内踝上皮支或带节段性胫后动静脉为蒂作游离移植,可修复需要重建感觉的任何部位缺损。

(3)如胫后动脉内踝上皮支衍化成骨膜皮支成为隐神经的营养血管时,可将其改制成隐神经营养血管为蒂的神经营养血管皮瓣。

(三)手术方法

1.皮瓣设计

(1)点:以跟腱内缘至内踝后缘连线中点上2～4 cm处为皮瓣的旋转点。

(2)线:以旋转点至股骨内髁的连线为皮瓣的轴线。

(3)面:皮瓣上界绝对不超过膝以下10 cm之上,通常以至内踝、股骨内髁中下1/3交界,也即小腿下段较为安全,皮瓣前缘至胫骨内缘,皮瓣后界可至小腿后方正中线。

2.皮瓣切取

皮瓣切取较为简单,沿设计线先作皮瓣后侧及蒂部全长切口,沿深筋膜层深面将皮瓣掀起,在跟腱与趾长屈肌之间,寻找胫后动静脉及内踝上皮支,根据皮支的浅出位置,相应调整皮瓣的切取范围,皮瓣完全掀起后,蒂部保留2 cm筋膜,带狭长皮蒂,逆行转位后,将蒂部皮肤与筋膜分离,形成"螺旋桨"皮瓣翻转覆盖蒂部创面,取瓣供区不超过5 cm者一般可直接缝合。如果皮支口径较粗,口径在0.6 mm以上时,可仅保留穿支而将蒂部的筋膜全部切断,形成单一的远端穿支蒂岛状皮瓣。如果内踝上皮支为紧贴骨膜成为骨皮支时,可相应将皮瓣前侧的隐神经包含于皮瓣内形成隐神经营养血管小腿内侧逆行岛状皮瓣。

(四)手术注意事项

(1)有时胫后动脉缺如,西方报道占9%,我国占9.5%,故术前应仔细作多普勒听诊,了解胫后动脉是否存在。

（2）内踝上皮支的浅出部位不太恒定，在内踝上 2～4 cm 范围，故设计时应充分考虑皮瓣的旋转半径，应大于旋转点至创面的长度。

（3）有时内踝上皮支紧贴内踝前缘穿出成骨膜支，此时可切取小部分骨膜，改制成隐神经营养血管的神经营养血管皮瓣，但骨膜切取后，应将周围筋膜组织认真修复，防止胫骨外露。

（4）蒂部保留的筋膜不宜过宽，一般不超过 2 cm，否则易引起蒂部扭转、折叠、无效腔残留等并发症。如果穿支口径较粗，可将蒂部筋膜完全切断，形成单纯穿支蒂岛状皮瓣。

（5）切开皮瓣前缘时，应注意保护胫骨骨膜，否则易造成植皮不愈。

三、足底内侧顺行岛状皮瓣

足底内侧皮肤及其皮下组织具有皮肤厚、组织致密、移动性小、感觉好、血运丰富等优点。以足底内侧血管束为蒂的足底内侧皮瓣，是由 Morrison 等于 1983 年首先报道。该皮瓣位于跖骨头与跟骨之间足弓部的非负重区，皮肤的质地在解剖结构上与负重区的足跟部皮肤结构相似，有良好的血运和感觉，是修复足跟创面的理想供区；作吻合血管的足底内侧皮瓣游离移植是修复手掌部皮肤组织缺损的理想选择。

（一）应用解剖

1.动脉解剖

胫后动脉从内踝与跟骨结节之间走行，穿踇展肌起点的深面，分为足底内侧动脉和足底外侧动脉，以足底外侧动脉口径较粗，对前足的血供更重要。足底内侧动脉起始处外径为 2.3 mm，起始后即分出足底内侧动脉浅支，该浅支沿足内侧缘的浅筋膜深面前行，分布于足底内侧及足内侧皮肤和肌肉的浅面，并与内踝前动脉、跗内侧动脉以及足背动脉的足底深支等互相吻合。足底内侧动脉的深支起始后先于踇展肌深面走行一段，随后走在踇展肌与趾短屈肌之间，并与胫神经的分支、踇趾跖侧趾总神经相伴行，发出皮支进入皮肤。此外足底内侧动脉在踇展肌两侧还发出一些肌肉缘支及筋膜皮支，经跖腱膜内侧浅出，分布于足底内侧缘和跖腱膜表面的筋膜皮肤，并与足底深支（来自足背动脉）、足底动脉弓（主要来自足底外侧动脉）的分支等互相吻合。足底内侧动脉深支的终末支在踇展肌与第一跖骨头近侧与第一跖底动脉（起自足底动脉弓的分支）交通。

2.静脉解剖

足底内侧动脉及其主要分支均有同名静脉伴行，多为 2 条，汇入胫后静脉。

3.神经解剖

足底内侧皮瓣的感觉神经为足底内侧神经发出的皮神经，与第 1 跖底总神经呈并干关系，手术时如果需要较长神经时需作神经束间分离，与同名血管的伴行关系恒定。神经多数位于血管的内侧，少数位于血管的外侧或深面。此外，还有隐神经终末支参与皮瓣的神经支配。

（二）手术适应证

（1）以近端为蒂的足底内侧皮瓣顺行转移可修复足跟部皮肤软组织缺损。此时很容易通过对足底内侧神经的神经束间无损伤分离，带上感觉神经束，形成有感觉皮瓣。

（2）亦可再向近侧解剖，形成以胫后动脉为蒂修复跟腱区、踝部或小腿下段的缺损。但修复小腿下段软组织缺损，应严格掌握适应证。

（3）吻合血管的足底内侧皮瓣游离移植多用于修复手掌虎口等重要区域的手部皮肤软组织缺损。

（4）以胫后动脉浅支和深支联合为蒂设计足内侧、足底内侧联合皮瓣既可扩大足底内侧皮瓣的切取面积,也可分别为蒂设计成分叶皮瓣用以游离移植修复手部多指软组织缺损。

(三)手术方法

1.皮瓣设计

(1)点:以内踝尖至足跟内缘连线的前中 1/3 交界,可作为血管的旋转点。如果需要修复较远位的软组织缺损,可将旋转点上移。

(2)线:以旋转点至 1、2 跖骨中间连线为皮瓣的轴线。

(3)面:为足内侧及足底内侧非负重区范围,皮瓣内界可至内踝尖至趾内缘的连线,近侧外界及远侧均不超过负重区。

2.皮瓣切取

不驱血、上止血带,沿设计线先作蒂部及皮瓣的内侧全长切开,充分暴露跖底内侧浅支及该浅支与其他分支的联系,保护好丰富的吻合支及进入皮瓣的皮支。再切开皮瓣的外侧缘,切断跖腱膜,自跖腱膜层深面将皮瓣掀起,于踇展肌、踇短屈肌间隙充分显露,跖底内侧动脉深支及进入皮瓣的皮支,还有皮瓣的支配神经。如果皮瓣切取面积较大,则必须同时保护好跖底内侧动脉的浅支及发出的皮支,以及跖底内侧动脉深支及发出的皮支。此时,可将踇展肌近止点处切断,充分显露跖底内侧动脉主干、浅支及深支之间的联系,并将皮瓣的支配神经由远向近作束间分离,将支配 1、2 趾的第一跖底总神经保留于原位。结扎跖底动脉深支及浅支在远端终末支及其他吻合支,保护并游离跖底动脉浅支、深支及伴行静脉至跖底内侧动静脉主干,形成以跖底内侧动静脉及皮瓣支配神经为蒂带感觉的足底内侧岛状皮瓣,顺利转移至受区,供区所切断的踇展肌作修复,取瓣供区取耐磨的全厚皮肤植皮。

(四)手术注意事项

(1)皮瓣切取面积不宜过大,避免对足负重区皮肤的破坏。

(2)术中切取跖腱膜时,应尽可能少作切取,以免影响足弓稳定性。

(3)术中分离皮瓣支配神经时,应作束间分离,避免第一跖底总神经损伤。

(4)踇展肌切断后,必须认真修复,避免骨及神经肌腱外露、无效腔残留,取瓣供区必须选用相对耐磨区域的全厚皮肤植皮。

（杨　潇）

第六节　踝关节周围软组织缺损的显微修复

一、前踝上逆行岛状皮瓣

张高孟于 2001 年在解剖学研究的基础上,首次提出前踝上皮瓣的概念,并且明确提出该皮瓣是以胫前动脉的踝上皮支供血,不同于早先的踝前皮瓣的概念。郑和平、张发惠介绍了胫骨下端骨膜瓣的应用解剖。许亚军在上述文献的基础上临床应用前踝上游离皮瓣及前踝上逆行岛状皮瓣近 50 例,根据 50 例临床应用体会,认为该皮瓣的皮支血管根据其穿出间隙,可分为三种解剖类型,临床上可设计多种类型的组织瓣,既可带蒂转移,也可用作游离移植。

（一）应用解剖

1.动脉解剖

胫前动脉在小腿下段走行于胫前肌踇长伸肌之间,距内外踝连线上 6.0～9.0 cm 处发出一支相对细小的肌骨皮支,起始口径 0.3～0.8 mm,长度 0.4～1.5 cm。随后胫前动脉穿过踇长伸肌进入踇长伸肌、趾长伸肌间隙,进入上伸肌支持带衍化为足背动脉之前,较恒定地发出一支粗大分支,皮支起始口径达 0.9～1.3 mm,长度 1.0～3.0 cm,该皮支为骨皮支,一支营养骨膜,一支浅出皮下成为皮支,称为前踝上皮支。根据该皮支的浅出间隙,分为胫骨前肌内侧型、胫骨前肌踇长伸肌间隙型及踇长伸肌、趾长伸肌间隙型,三型所占比例约 4∶5∶1,以胫骨前肌、踇长伸肌间隙型多见。

2.静脉解剖

皮瓣的静脉回流有浅深两组,深组为前踝上皮支的伴行静脉,汇入胫前动脉伴行静脉,此外,还有皮下浅静脉,在逆行转移时参与皮瓣的回流。

3.神经解剖

皮瓣内侧由隐神经支配,外侧由腓浅神经支配。

（二）手术适应证

(1)不损伤胫前动脉主干而单纯以胫前动脉踝上皮支为蒂形成岛状皮瓣,可以覆盖足背近侧、内外踝部等邻近皮肤软组织缺损。

(2)如果以胫前动脉或足背动脉为蒂作岛状皮瓣逆行转移,可以覆盖足背部任何部位皮肤软组织缺损,包括足背、足底、趾背、趾底、踝部或跟部皮肤缺损。

(3)前踝上皮瓣游离移植适合修复手部皮肤软组织缺损。此时如果以胫前血管踝上皮支为蒂游离移植,吻合的血管口径在 1 mm 左右,为增加血管吻合口径,可以携带与踝上支相连的1～2 cm 胫前动脉,并将此段血管嵌入受区动脉,而胫前静脉则可依据实际需要,切取足够长度,与受区静脉吻合。胫前动脉的两个断端游离至合适长度后可以直接吻合,不破坏胫前动脉血供。

(4)在特殊情况下可以将足背皮瓣、踇甲瓣、游离第二足趾与前踝上皮瓣（多叶嵌合皮瓣）同时移植,而以胫前血管为共同的血管蒂修复手部严重撕脱性损伤,这样因减少了血管的吻合口,从而减轻了皮瓣移植的手术风险。

(5)以胫前动静脉为蒂,还可以设计带胫骨瓣的复合组织瓣,既可以作带蒂转移,也可以用作游离移植。

（三）手术方法

1.皮瓣设计

(1)旋转点:内外踝连线中内 1/3 交界为皮瓣的旋转点,再向上延伸 2～4 cm,是胫前动脉踝上皮支进入皮瓣的入皮点。

(2)线:皮瓣的旋转点至股骨内髁后缘的连线,为设计皮瓣的轴心线。可以此线为中心向两侧设计皮瓣。

(3)面:皮瓣的切取范围,上界可达胫骨上中 1/3 交界处,下界至内踝上缘,外侧界可达胫骨前缘外侧 3～5 cm,内侧不超过内踝后缘与股骨内髁后缘之间的连线。皮瓣的解剖面:小腿深筋膜深面,胫骨骨膜的表面。皮瓣的最大切取面积为 16 cm×10 cm。

2.皮瓣切取

不驱血、上止血带后,沿设计线先切开皮瓣的内侧,牵开或结扎大隐静脉,对伴行的隐神经可包含于皮瓣内，将皮瓣掀起至胫前肌内缘时，直视下显示由胫前肌深面发出的皮支后，将胫前肌牵开沿皮支向源动脉锐性解剖至起始部，切开皮瓣其他缘后将皮瓣、皮支及隐神经经胫前肌深面牵至胫前肌踇长伸肌间隙，根据修复的部位，决定是否游离胫前动静脉远近端。如果需要修复较远距离的足部创面，再切开上下伸肌支持带，游离胫前动静脉→足背动脉至合适长度，用血管夹阻断胫前动脉近端，松止血带见皮瓣血液循环良好后，结扎胫前动脉近端。皮瓣转移后供区妥善修复，全厚皮肤植皮。如果前踝上皮支为胫前肌、踇长伸肌间隙或踇长伸肌，趾长伸间隙两种类型，则手术操作更为简洁，减少了将皮支及皮瓣经肌腱深面转移至另一肌间隙这一环节。只要充分解剖至皮支与主干血管的联系，再根据需要决定是否切断胫前动静脉。

（四）手术注意事项

（1）因前踝上皮支起始部位及浅出间隙并不恒定，术前应用多普勒作较准确定位，标记前踝上皮支的起始及走行。

（2）皮瓣切取时主张先作内侧切开显露胫前肌内侧的前踝上皮支，如果胫前内侧的皮支估计难以满足皮瓣血液循环时，再作皮瓣外侧切开，依趾长伸肌、踇长伸肌间隙，踇长伸肌、胫前肌隙逐渐向内侧分离，对其间走行的穿支，均需暂时保留。如果判断该两处间隙发出的穿支均较细，以一处间隙的穿支，估计仍难以满足皮瓣血液循环时可将踇长伸肌切断，以两处间隙的穿支供血，增加皮瓣的血供。

（3）皮瓣前踝上皮支为胫前肌内侧型、也即张高孟经典解剖时，因内侧皮瓣下为胫骨外露区域，浅筋膜少而骨膜相对丰富，分离时必须锐性分离，在胫前肌深面该皮支时，因前踝上皮支紧贴胫骨外侧缘骨膜，必要可切取稍许骨膜，一方面可防止损伤，另外因有胫前肌、长伸覆盖，切取后不会造成骨外露。

（4）如前踝上皮支为胫前肌、踇长伸肌间隙型时，此时前踝上皮支的长度往往较短，且多数情况下穿上伸肌支持带浅出，为防止皮支损伤，必要时可切取部分上伸肌支蒂，以增加皮瓣的血供。

（5）因前踝上皮支较短，如果不牺牲主干，仅以皮支为蒂一般仅能就近转移修复踝关节周围缺损，适应证有限。如果以胫前动静脉主干为蒂作带蒂逆行岛状皮瓣转移可修复足部任何部位缺损。

（6）带以胫骨下端骨瓣的复合组织瓣可用以重建足部负重区复合组织缺损，但切取骨瓣时，骨量不宜切取过多，切取后应取人工骨充填。

（7）如果作游离移植，以与足背皮瓣作串联修复手部较大范围缺损为最佳适应证。

（8）因供瓣区域多为腱性组织，皮瓣切取后易形成骨外露，故切取后应认真修复，选择时应严格掌握适应证。

二、腓动脉骨皮穿支蒂小腿外侧逆行岛状皮瓣

本皮瓣所选用的穿支为腓动脉在小腿中下段由滋养动脉所发出的穿支，该穿支并非传统意义小腿外侧皮瓣的穿支，传统意义小腿外侧皮瓣的穿支为肌皮穿支，本皮瓣所利用的穿支为骨皮穿支，利用该穿支为蒂，可避免腓动脉肌皮穿支的变异。本皮瓣的穿支与腓肠神经营养血管皮瓣的穿支又不相同，但与腓肠神经营养血管皮瓣在供血范围上互相重叠，适合修复外踝部软组织缺损，在经典的腓肠神经营养血管皮瓣在外踝上的穿支损伤的情况下尤其适用。

（一）应用解剖

1.动脉解剖

腓动脉起点外径为(3.7±0.1)mm(2.0～5.3 mm)，沿途发出数支肌皮动脉、滋养动脉、弓形动脉，供应腓骨、邻近肌肉和小腿外侧皮肤。小腿外侧第一支皮动脉常由腘动脉发出，也可起自胫前、胫后动脉，以该皮支为蒂可设计成带腓骨小头的小腿上外侧部复合组织瓣。小腿外侧皮动脉有4～8支。其中4～6支者共计80%，平均为5.6支。以第二、第三、第四支皮动脉的管径最粗大。其体表投影：以腓骨头为标志，它们分别在腓骨头下方9、15、20 cm处穿出小腿后肌间隔，换言之，在腓骨头下缘9～20 cm处，可找到这3支皮动脉。以这三支皮动脉即穿支为蒂可分别设计成三块游离穿支皮瓣。

根据皮支或穿支的起始，可分3种类型。Ⅰ型：腓动脉直接皮支型，由腓动脉起始处直接发出皮支，经过小腿外侧肌间隔而直接进入小腿外侧皮肤，不穿过任何肌肉。有时该皮支起始位置偏高，有时可直接起自腘动脉，支配小腿外侧上部皮肤的血运。Ⅱ型：肌皮穿支型。由腓动脉的弓形动脉发出，根据穿入的肌肉不同，可分为比目鱼、踇长屈肌及腓骨长屈肌三个亚型，支配小腿外侧中部皮肤的血运。Ⅲ型：骨皮穿支型。为本皮瓣所采用的穿支类型，腓动脉在发出弓形动脉及肌皮穿支后，在小腿中下1/3界，发出滋养动脉营养腓骨骨膜时由该滋养动脉直接发出穿支穿出肌间隙成为皮支营养小腿外侧中下部皮肤的血运，因该血管除营养骨膜外，还发出直接皮支不进入肌肉而直接进入皮肤，故称为骨皮动脉，为本皮瓣的供血血管，该穿支口径为0.5～0.8 mm，长度2.0～3.5 cm，穿出间隙有两型，一为通常的腓骨长肌、腓肠肌间隙，少数情况下自腓骨长肌、趾长伸肌间隙穿出。腓动脉于外踝顶点之上约8 cm处形成两条主要终支：一为外踝后动脉，自外踝上方的后内侧向外侧走行；一为穿动脉，也即终末穿支，向前穿过骨间膜至外踝上方的前内侧，并分为升支和降支，以升支为蒂所切取的皮瓣即为外踝上皮瓣。腓动脉主干在踝关节平面与胫后动脉均有较粗的交通支相吻合。这就为小腿外侧部皮瓣采用游离移植，或顺行，或逆行转移提供了解剖学依据。

2.静脉解剖

小腿外侧皮瓣的回流静脉可分深、浅两组。①深静脉为2支伴行的腓静脉，其终末端的外径为(4.0±0.1)mm(2.0～7.0 mm)。腓静脉收集第二至第八支皮静脉。皮静脉大多数有2支，少数是1支，其外径为(1.6±0.1)mm(0.3～3.3 mm)。通过仔细解剖，发现2条腓静脉之间，有十分细小的横行静脉沟通，其管径都在0.1 mm以下，约数十条。另外还有4～6支粗大的横行支，其管径为1.5 mm(0.7～2.7 mm)，因此腓静脉略呈梯形。每条静脉内有4～8对瓣膜。②浅静脉为小隐静脉，注入点外径为3.3 mm(1.1～5.3 mm)。小隐静脉在小腿中下1/3常有穿通支与深静脉沟通。每条肢体平均出现穿通支1.5支。小隐静脉与大隐静脉之间有2～3支交通支，平均出现1.7支。交通支在小隐静脉端的外径为(2.5±0.4)mm，大隐静脉端的外径为(3.2±0.3)mm。小腿外侧部皮瓣的静脉回流，为上述皮支或肌皮支的伴行静脉。

3.神经解剖

皮瓣的支配神经为腓肠外侧皮神经。它起于腓总神经，出现率为100%。该神经通过腓骨头后方(5.0±1.1)mm处(2.2～6.0 mm)向下行，分布于小腿后外侧皮肤，平腓骨头处。该神经的横径为(3.4±0.2)mm，长为(32.0±0.9)mm。

（二）手术适应证

（1）以腓动脉骨皮穿支为蒂切取的小腿外侧逆行岛状皮瓣适合修复小腿下外侧及外踝部软

组织。

（2）对外踝周围损伤至经典的腓肠神经的营养血管穿支已破坏，不适合采用腓肠营养血管逆行岛状皮瓣者，采用本皮瓣逆行转移修复尤其适合。

（3）采用该穿支与腓肠神经的营养血管均发自腓动脉的特点，可将该穿支及腓肠神经营养血管共同解剖到腓动静脉，以腓动静脉主干为蒂可扩大皮瓣的切取面积及形成双套血供的小腿外侧逆行岛状皮瓣，修复足跟部大面积软组织缺损。

（三）手术方法

1.皮瓣设计

（1）点：以腓骨小头至外踝连线中下 1/3 交界，腓骨后缘，为皮瓣的旋转轴点。

（2）线：以腓骨小头至外踝的连线为皮瓣的轴线。

（3）面：皮瓣前界可至腓骨前缘，后界可至小腿后正中线，上界可至腓骨的颈部，具体依穿支的浅出部位灵活调整。

2.皮瓣切取

不驱血、上止血带后，先沿皮瓣后侧及蒂部全长切开，自深筋层将皮瓣向前掀起，至腓肠肌、腓骨长肌间隙时，注意显露其间走行的穿支，对皮瓣上方的肌皮穿支，均暂时保留，再小心分离蒂部的穿支，如果蒂部的穿支粗大，估计可完全满足血液循环时，再用血管夹将上方肌皮穿支阻断，切开皮瓣其他缘，将皮瓣完全游离后，松止血带，见皮瓣远蒂端渗血活跃后，可将其上方的其他肌皮穿支结扎，仅以蒂部的穿支为蒂、随后顺利将皮瓣转移受区。如果蒂部穿支相对纤细，而皮瓣切取的面积较少，此时可在蒂部保留 1.5～2.0 cm 宽筋膜以增加皮瓣的血供；如果皮瓣切取面积较大，而蒂部穿支又相对细小时，可将皮瓣中上端的肌皮穿支分离至合适长度，在皮瓣转移后将该血管与受区相应血管作吻接形成"外增压"皮瓣。皮瓣转移后供区宽度不超过 5 cm 者可直接缝合。

（四）手术注意事项

（1）术前需作准确多普勒听诊，了解穿支的浅出部位。

（2）皮瓣的旋转半径，应至少大于旋转点至创面长度 1 cm，通常情况下以该骨皮穿支为蒂不牺牲腓动脉主干所切取的皮瓣，远蒂端最远可修复至足背足跟延伸平面。

（3）皮瓣依赖的穿支为骨皮穿支，有时紧贴腓骨，必要时可剥离部分骨膜以防止穿支损伤。

（4）该穿支有时有血管变异，穿出的肌间隙有两种情况，一种是通常的腓肠肌、腓骨长肌间隙，还有一种发自腓长肌、趾长伸肌间隙，手术时应当注意。

（5）皮瓣切取时对皮瓣上方的肌皮穿支均应暂时保留，待皮瓣完全掀起，用血管夹阻断该血管后，见皮瓣远蒂端血运充分时方可结扎。如果皮瓣切取面积较大，而蒂部穿支相对细小，估计难以满足皮瓣血液循环时，可将该皮支游离至合适长度，皮瓣逆行转位，与受区合适血管作吻接，形成"外增压"皮瓣。

（6）如果皮瓣切取面积较大，所依赖穿支相对细小，或旋转半径不足，而受区又无可供吻接的动脉等因素时，则应将该穿支及上方的肌皮穿支解剖至腓动静脉，形成传统的以腓动静脉主干为蒂的小腿外侧逆行岛状皮瓣。

三、胫后动脉小腿下 1/3 穿支蒂逆行岛状皮瓣

本皮瓣设计于小腿内侧中上部，以胫后动脉在小腿 1/3 平跟腱腱腹结合部所发出穿支为蒂，

不同于通常的胫后动脉内踝上皮支皮瓣,本皮瓣尤其适合修复内踝部软组织缺损,而胫后动脉内踝上皮支损伤者。

(一)应用解剖

1.动脉解剖

胫后动脉内侧皮动脉在小腿中、下部出现支数为 2～7 支,其中 2～4 支为最多,占 (75 ± 6.9)％;在小腿中 1/3 的占 (54.8 ± 4.1)％;在小腿下 1/3 的占 (45.2 ± 4.1)％。发出部位以小腿中 1/3 的中下部以及下 1/3 的中上部出现支数最多。皮动脉的外径为 0.5～2.0 mm。因胫后动脉的位置在上部较深,在下部较浅,故皮动脉的长度由上向下逐渐变短,上部皮动脉蒂长为 25～50 mm,下部蒂长为 2～11 mm。小腿上中部尚有来自股部的皮动脉,主要为膝降动脉的隐支。胫后动脉的皮支与隐动脉皮支组成丰富的血管吻合网,有利于扩大皮瓣切取面积。在小腿下 1/3 踝关节附近,胫后动脉分支与胫前动脉分支、腓动脉分支构成血管吻合网。

本皮瓣所采用的穿支为胫后动脉在小腿中下 1/3 交界平跟腱腱腹接合部所发出的穿支,为胫后动脉自下而上所发出的第二支相对粗大的穿支,与经典的内踝上皮支皮瓣所依赖的皮支不相同,但两者之间可互相补充,互相代偿。第一穿支即胫后动脉内踝上皮支,以该皮支为蒂所切取的皮瓣即为经典的内踝上皮支皮瓣。本穿支多自跟腱腱腹平移处发出,穿支来源有三种类型,Ⅰ型为比目鱼肌穿支型,胫后动静脉发出分支营养比目鱼全肌,再发出肌皮穿支,营养皮肤,该型穿支起始口径较大,达 1.2～1.8 mm,穿支长度 2～3 cm。Ⅱ型为趾长屈肌穿支型,胫后动静脉发出分支,穿入趾长屈肌后,发出肌皮穿支,此种类型,穿支口径中等,起始位为 0.8～1.2 mm,长度为 3～4 cm。Ⅲ型为骨皮穿支型,胫后动脉直接发出滋养动脉营养胫骨内侧后再发出皮支至皮下,并营养隐神经,此型穿支口径较细,为 0.5～1.0 mm。

2.静脉解剖

皮瓣的静脉回流有浅深两组,以深组静脉回流为主,伴行静脉多为 1～2 支,其外径粗于皮动脉。皮静脉向深部流至胫后静脉,其浅部属支在浅筋膜内与大隐静脉间有许多交通支。

3.神经解剖

皮瓣支配感觉神经为隐神经,也有部分胫神经分支支配。

(二)手术适应证

(1)本皮瓣适合修复内踝部创面,尤其适合胫后动脉内踝上皮支破坏者。

(2)如果穿支相对细小,为骨皮穿支型时,可将其改制成隐神经营养血管皮瓣逆行转位修复。

(3)带节段性胫后动静脉所切取的皮瓣可用以游离移植,但适应证有限。

(三)手术方法

1.皮瓣设计

(1)点:以内踝至股骨内髁连线的中下 1/3 交界,为皮瓣的旋转点。

(2)线:以内踝至股骨内髁的连线为皮瓣的轴线。

(3)面:皮瓣设计于小腿内侧中上段,皮瓣前界至胫骨内缘,后侧至小腿后中线,皮瓣上界可至膝下 10 cm 左右。皮瓣逆行转位后,一般最远可修复至足内侧足跟延伸面。

2.皮瓣切取

不驱血、上止血带后,沿设计线作皮瓣后侧及蒂部全长切开至深筋膜,沿比目鱼肌腓肠肌内侧头表面将皮瓣掀起,并将腓肠肌牵开后,显露胫后动静脉及小腿下 1/3 跟腱腱腹移行处的穿支,并由浅入深解剖穿支至胫后动静脉起始部。根据穿支的起始部位再相应调整皮瓣的切取范围,如该穿支为骨皮瓣穿支时可将其改制成隐神经营养血管皮瓣。分离皮瓣时对其他粗大穿支,均应先作保留,待皮瓣完全掀起,用血管夹阻断其他穿支,松止血带后,见皮瓣血供充分后方可结扎,皮瓣转移至受区后,取瓣供区宽度不超过 5 cm 者,一般可直接缝合。

（四）手术注意事项

（1）术前需作准确多普勒听诊,了解穿支的浅出部位。

（2）皮瓣的旋转半径,应至少大于旋转点至创面长度 1 cm,以该穿支为蒂不牺牲胫后动脉主干所切取的皮瓣,最远可修复至足背足跟延伸平面。

（3）皮瓣依赖的穿支有三个亚型,选择时应注意,如果为骨皮穿支型时,可将其改制隐神经营养血管皮瓣。

（4）对皮瓣上方的肌皮穿支均应暂时保留,待皮瓣完全掀起,用血管夹阻断该血管后,见皮瓣远蒂端血运充分时方可结扎。如果皮瓣切取面积较大,而蒂部穿支相对细小,估计难以满足皮瓣血液循环时,可将该皮支游离至合适长度,皮瓣逆行转位后,与受区合适血管作吻接,形成"外增压"皮瓣。

（杨　潇）

第七节　断指再植术后晚期修复性手术

由于手工业机械的使用越来越普遍,致使手指离断伤明显增多,很多患者有机会得到再植,并且使再植的手指成活,断指成活了不等于再植成功,更重要的是恢复断指功能及美观,因此再植术后晚期并发症的修复或矫治颇为重要。

一、自体骨移植术

（一）手术指征

再植时由于指骨粉碎骨折骨缺损、骨折对合不良、内固定不牢、髓腔破坏严重,或软组织血供不良、骨感染,造成骨缺损或骨不连接者。自体骨移植术,供骨主要取自髂骨或桡骨远端的骨松质。

（二）麻醉

臂丛,取髂骨加硬膜外麻醉。

（三）手术步骤

以拇指近节指骨骨缺损为例。

（1）以指骨缺损处的横纹端侧方做纵切口长约 2 cm 直达指骨。

（2）清除指骨断端间的纤维瘢痕组织,咬除部分硬化骨,打通指骨髓腔。

（3）于桡骨远端背侧做纵切口,分层次暴露桡骨远端,根据骨缺损大小切取合适骨块,两端修成菱形,插入指骨骨髓腔,克氏针贯穿固定（图 10-1）。术后行石膏托指板固定 4～6 周。

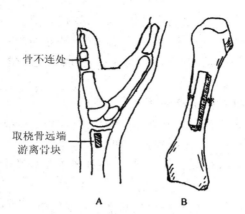

图 10-1 拇指近节骨不连髓内自体骨移植

A.取骨块;B.嵌入植骨

二、肌腱粘连松解与肌腱移植术

(一)手术指征

旋转撕脱或挤压撕脱性断指,肌腱、鞘管或肌腱床挫伤严重,或者断指平面位于Ⅱ区(无人区),修复操作粗糙,缝合方法不当,内固定时间过长,功能锻炼欠佳,常引起肌腱粘连或断裂。需于再植术 3～6 个月后行肌腱粘连松解或肌腱移植重建术。

(二)麻醉

臂丛麻醉。

(三)体位

仰卧位,臂外展置于患侧手术台上。

(四)手术步骤

以示指二区屈指深肌腱粘连或断裂为例。

1.切口

在示指掌侧做 S 形或 Z 形、侧正中、掌侧斜切口至合适长度,仔细分离,避免损伤指固有动脉及神经,暴露指屈肌腱(鞘)。

2.肌腱松解术

锐性分离或以肌腱剥离子,向远近端分离肌腱直至完全松解。注意保护滑车的完整性,特别是环状韧带 2(A2)和 4(A4)的完整,否则手指屈曲时会产生弓状畸形,影响手指的屈曲功能,如滑车已破坏不能保留,则重建屈肌肌腱滑车。术后第 2 天换药后即在保护下进行主被动功能锻炼。

3.肌腱移植术

(1)对肌腱已断裂或粘连变性严重者,则需行肌腱移植重建术。在原手术切口基础上,远端切至末节指腹。手掌部于远侧掌斜纹开始,向近端做 3～4 cm 弧形切口(图 10-2)。切开皮肤、皮下组织及掌腱膜,掌腱膜应与皮瓣一同掀起,注意勿损伤掌浅弓血管及指总神经。显露手指和手掌部腱鞘后,锐性切开腱鞘(注意保留 A2 和 A4 滑车),切除变性肌腱和瘢痕,指浅屈肌腱止点切断、切除。

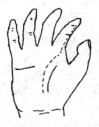

图 10-2 示指屈指肌腱松解移植切口

(2)指深屈肌腱远端于抵止部切断,近端游离至无瘢痕正常组织或在蚓状肌水平切断,部分指深屈肌腱顺行撕脱破坏,可选同指或邻指屈指浅肌作为动力肌。在腕部及前臂中段做两个横切口,根据缺损长度取掌长肌腱(图 10-3A)。将移植肌腱一端缝于近端动力肌腱,并用蚓状肌包埋以防粘连,另一端穿过保留或重建之滑车,根据 Schneider"手指阶梯排列"调整肌腱张力,用抽出缝合法固定至末节指骨或屈肌肌腱远侧断端上(图 10-3B)。术后石膏托将患指固定于屈曲位4周,拆除石膏,循序渐进行功能锻炼。

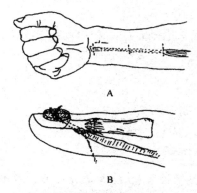

图 10-3 取掌长肌腱(A)与指深屈肌腱重建(B)

4.滑车重建术

屈肌腱滑车已破坏或肌腱松解后残留的滑车系统不能有效地发挥作用,或肌腱移植重建时必须重建滑车(主要是 A2 和 A4 滑车)才能有效地恢复手指功能。切口同"示指屈指肌腱松解移植切口",充分显露所有屈肌腱滑车系统,切除瘢痕化的肌腱和周围瘢痕,但必须保留没有瘢痕的正常腱鞘。应用切除不用的指浅屈肌腱、腕或踝屈肌支持带、掌长肌腱,做成长约 6 cm、宽约 0.25 cm腱条,如果原屈肌腱鞘仍有满意的骨纤维边缘,将肌腱与其编织后再用褥式缝合固定。如果骨纤维边缘不完整,可将肌腱条围绕指骨包绕一周,并与自身用褥式缝合固定(图 10-4)。术后根据屈肌腱松解或移植重建情况采取固定或有计划的功能锻炼。

三、关节功能重建与关节融合术

断指离断平面位于关节或关节破坏严重,再植后关节强直于非功能位,畸形严重,影响功能,或远端指间关节离断后槌状指畸形,指伸肌腱止点无法重建,需做关节功能位融合术。第 2~5 指掌指关节离断或关节破坏功能丧失对功能影响较大,而且影响其他手指掌指关节活动度和力量,或术后伴有创伤性关节炎疼痛严重,可行吻合血管跖趾关节移植重建术或人工掌指关节置换术。

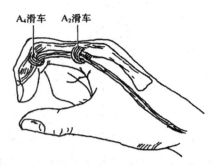

图 10-4　滑车重建术褥式缝合固定

(一)吻合血管跖趾关节移植术

手术具体内容见相关章节。该手术适用于重要示、中指单指掌指关节或近指间关节移植,但术后移植关节屈曲活动度限制在 30°以内,术前应慎重评估手术适应证。

(二)人工掌指关节置换术

1.适应证

掌指关节平面再植术后掌指或近指间关节破坏严重、关节非功能位畸形无法矫形,而皮肤软组织条件尚可者。

2.麻醉

臂丛麻醉。

3.切口设计

关节背侧横切口。

4.手术步骤

(1)牵开伸肌腱暴露并纵行打开关节囊,切除部分关节囊及术野内所有滑膜组织。

(2)咬骨钳修整关节面残余骨组织,用髓腔锉逐号扩大两端骨髓腔,以容纳假体柄。

(3)在试模植入并确定尺寸后将安装假体套上金属环后按近远顺序插入髓腔,复位假体关节。

(4)复位伸肌腱,并缝合固定伸肌腱两侧,恢复其对线并防止肌腱滑脱导致指体偏移,关闭切口。

5.术后处理

将移植关节伸直位固定 3 周后拆除(骨移植患者延长至术后 4～6 周)。在指导下功能康复训练。

(三)指间关节融合术

1.适应证

关节破坏严重,遗留严重创伤性关节炎,关节强直于非功能位,采取其他手术方法无法恢复功能,软组织如肌腱、关节囊等缺如无法重建者。

2.麻醉

臂丛麻醉。

3.体位

仰卧位,臂外展置于侧方手术台上。

4.切口设计

背侧S形或Z形、指侧方纵切口。

5.手术步骤

(1)逐层分离,暴露关节。

(2)切开骨膜及关节囊。

(3)以骨刀将近指间关节截骨呈掌屈40°,远指间关节掌屈30°位(图10-5)。

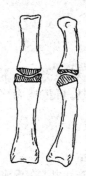

图 10-5　指间关节融合术

(4)交叉克氏针固定,必要时取骨松质移植,以促进早期愈合,闭合切口。

(5)术后处理:术后石膏托固定4~6周。

四、畸形矫正术

对断指条件较差,但断指指功能重要,尽量保留再植长度导致骨断端未能精确对位,或因内固定欠妥造成成角、旋转或屈曲畸形,以及瘢痕挛缩造成的侧方成角畸形等,影响外观及功能,需二期(术后半年)行矫正手术。

(一)成角、旋转畸形矫正术

(1)麻醉:臂丛麻醉。

(2)体位:仰卧位,臂外展置于手术台上。

(3)切口设计:以畸形的顶点为中心,于手指侧面正中做纵向切口。

(4)手术步骤:①切开皮肤、皮下组织,注意保护指动脉及神经。②切开畸形部位骨膜,并向两侧剥开。③根据成角畸形及旋转角度,用骨刀做楔形截骨或将指骨截断。④矫正后以交叉克氏针或指骨钢板内固定。闭合切口。见图10-6。

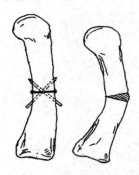

图 10-6　指骨畸形愈合截骨矫形术

(5)术后处理:患指石膏托(夹板)外固定,逐步进行功能锻炼,4~6周骨折愈合后去除外固定,加大功能锻炼力度。

(二)锤状指及纽孔畸形矫正术

因肌腱缺损修复困难或遗漏修复侧腱束造成的肌腱张力不平衡所致的锤状指畸形、纽孔畸形等,可二期行肌腱移植修复或重建术。但锤状指畸形修复效果往往欠佳,如畸形严重影响功能,可行远指间关节融合术。

五、截指术

(一)适应证

(1)再植后断指的畸形明显,即使做了矫形手术亦未恢复外形及功能。

(2)神经缺损较多或顺行撕脱无法修复,再植指无感觉,指腹萎缩明显易冻伤或烫伤,溃疡长期不愈合。

(3)并发感染、骨髓炎长期不能治愈。

(4)单指离断术后功能差影响其他手指功能。

(5)上述情况下为减轻患者痛苦或经济负担,在患者同意后可行截植术。

(二)注意事项

(1)应尽量保留残指长度,尤其是拇指,其次为中指、示指。为安装美容指或再造手指创造条件。

(2)残端皮肤缝合时应无张力,防止皮肤坏死或瘢痕增生,导致骨外露或残端痛。

(3)避免纵行残端瘢痕,导致残端挛缩,持物无力。

(4)指间关节离断时,应切除软骨面,残端修成弧形。

(杨　潇)

第十一章

骨科疾病的中医治疗

第一节　颈肌痉挛的中医治疗

一、概述

颈肌痉挛俗称落枕,是急性单纯性颈项强痛、肌肉僵硬、颈部转动受限的一种病症,是颈部软组织常见的损伤之一,多见于青壮年,男多于女,冬春季发病率较高。轻者 4～5 天可自愈,重者疼痛严重并向头部及上肢部放射,迁延数周不愈,且易反复发作。此病针推疗效确切、迅速。颈肌风湿,颈肌劳损,颈椎病变等,均可引起颈肌疼痛与痉挛,落枕为单纯的肌肉痉挛,成年人若经常发作,常是颈椎病的前驱症状。

二、病因病机

本病多因颈部肌肉过度疲劳,或感受风寒,或夜间睡眠姿势不当,或枕头高低不适,使颈部肌肉遭受较长时间的牵拉而发生痉挛,部分由于颈部扭挫伤所致。而老年患者多与颈椎骨质增生或椎间盘变性有关。由于感受风寒,或筋脉挫伤,或夜卧过于熟睡,姿势不当,致使气血运行不畅,筋脉拘挛而成本病。

三、临床表现和体征

(一)症状

(1)颈项相对固定在某一体位,某些患者用一手扶持颈项部,以减少颈部活动,可缓解症状。

(2)颈部疼痛,动则痛甚。

(3)颈部活动明显受限,如左右旋转、左右侧弯、前屈与后伸等活动。

(二)体征

(1)颈项活动受限,颈部呈僵硬态,活动受限往往限于某个方位上,强行使之活动,则症状加重。

(2)肌痉挛伴压痛,胸锁乳突肌痉挛者,在胸锁乳突肌处有肌张力增高感和压痛;斜方肌痉挛者,在锁骨外 1/3 处,或肩井穴处,或肩胛骨内侧缘,有肌紧张感和压痛;肩胛提肌痉挛者,在上四个颈椎棘突旁和肩胛骨内上角处,有肌紧张感和压痛。

四、鉴别诊断

落枕是一种急性发作的症状,多在睡眠后出现一侧颈项部疼痛,局部僵硬并有明显压痛,头颈活动受限。临床上常需与下列疾病加以区别。

(1)颈椎半脱位:往往有外伤史和肩部负重史,临床表现为颈项疼痛,颈椎旋转活动明显受限。可摄颈椎张口位片证实,常见有寰枢关节半脱位。

(2)颈椎病:反复落枕,起病缓慢,病程长。因颈椎关节不稳而引起,常伴有椎间隙狭窄,骨质增生,需摄颈椎双斜位片或正位片证实。

(3)颈椎结核:有结核病史和全身体征,如低热、消瘦、盗汗及疲乏无力等,多发于儿童及青壮年,需摄颈椎正侧位片证实。

五、针灸治疗

(1)治则:疏风散寒,活络止痛,以督脉及手足三阳经为主。

(2)主穴:天柱、后溪。配穴:外感风寒,配大椎、风池、外关,用泻法;筋脉损伤,配阿是穴,或相应夹脊穴。

(3)方义:颈项部为手足三阳经之所过,显露于体外,又是头部转动之枢机,极易为风寒所侵袭,或因姿势不当而伤筋。古人认为,太阳为开而主表,故以手足太阳经的天柱、后溪为主穴,以疏解在表的外邪,配合督脉经要穴大椎、手足少阳经的风池、外关,可以疏散风寒,使邪从表解;若因筋脉受损,使局部气血受阻,不通则痛,当按"以痛为俞"的原则,选取阿是穴或相应夹脊穴,可以通络止痛,使气血流畅,筋脉得舒。

六、推拿治疗

(1)治则:舒筋活血,温经通络,理顺肌筋。

(2)主要手法:一指禅推法、㨰法、按法、揉法、拿法、拔伸法、擦法等。

(3)常用穴位及部位:风池、风府、风门、肩井、天宗、肩外俞等。

(4)操作:①患者取坐位,医者立于其后,用轻柔的㨰法、一指禅推法,在患侧颈项及肩部施术,3~5分钟。②用拿法提拿颈椎旁开2.5寸处的软组织,以患侧为重点部位,并弹拨紧张的肌肉,使之逐渐放松。③嘱患者自然放松颈项部肌肉,术者左手持续托起下颌,右手扶持后枕部,使颈略前屈,下颌内收,双手同时用力向上提拉,并缓慢左右旋转患者头部10~15次,以活动颈椎小关节。摇动旋转之后,在颈部微前屈的状态下,迅速向患侧加大旋转幅度,手法要稳而快,手法的力度和旋转的角度必须掌握在患者可以耐受的限度内。④术者按揉风池、风府、风门、肩井、天宗、肩外俞等穴,每穴30~60秒,手法由轻到重;然后再轻拿颈椎棘突两侧肌肉,最后可在患部加用擦法治疗。

七、其他疗法

刺络拔罐:先在颈项部轻叩梅花针,使局部皮肤发红、充血,再拔火罐3~5个,每天1~2次。

(李　恩)

第二节　前斜角肌综合征的中医治疗

前斜角肌综合征是指因外伤、劳损、先天颈肋、高位肋骨等因素刺激前斜角肌，或前斜角肌痉挛、肥大、变性等，引起臂丛神经和锁骨下动脉的血管神经束受压，而产生的一系列神经血管压迫症状的病证。本病好发于 20～30 岁女性，右侧较多见。

一、病因病理

颈部后伸、侧屈位时，头部突然向对侧旋转，或长期从事旋颈位低头工作，使对侧前斜角肌受到牵拉扭转而损伤，出现前斜角肌肿胀、痉挛而产生对其后侧神经根的压迫症状。神经根受压又进一步加剧前斜角肌痉挛，形成恶性循环。

先天性结构畸形，如肩部下垂、高位胸骨、第 7 颈椎横突肥大、高位第 1 肋骨、臂丛位置偏后等，使第1肋骨长期刺激臂丛，使受臂丛支配的前斜角肌发生痉挛，压迫臂丛神经而发病。若前斜角肌痉挛、变性、肥厚，则易造成锁骨上部臂丛及锁骨下动脉受压。如颈肋或第 7 颈椎横突肥大，或前、中斜角肌肌腹变异合并时，当前斜角肌稍痉挛，即可压迫其间通过的臂丛神经和锁骨下动脉而导致出现神经血管症状。本病运动障碍出现较迟，可表现为肌无力和肌萎缩，偶见手部呈雷诺征象。

中医将本病归属"劳损"范畴。多由过度劳损，或风寒外袭，寒邪客于经络，致使经脉不通，气血运行不畅，发为肿痛。

二、诊断

(一)症状

(1)一般缓慢发生，均以疼痛起病，程度不一。

(2)局部症状：患侧锁骨上窝稍显胀满，前斜角肌局部疼痛。

(3)神经症状：患肢有放射性疼痛和麻木触电感，以肩、上臂内侧、前臂和手部的尺侧及小指、环指明显，表现为麻木、蚁行、刺痒感等。少数患者偶有交感神经症状，如瞳孔扩大、面部出汗、患肢皮温下降，甚至出现霍纳综合征。

(4)血管症状：早期由于血管痉挛致使动脉供血不足而造成患肢皮温降低、肤色苍白；后期因静脉回流受阻，出现手指肿胀、发凉、肤色发绀，甚至手指发生溃疡难愈。

(5)肌肉症状：神经长期受压，患肢小鱼际肌肉萎缩，握力减弱，持物困难，手部发胀及有笨拙感。

(二)体征

(1)颈前可摸到紧张、粗大而坚韧的前斜角肌肌腹，局部有明显压痛，并向患侧上肢放射性痛麻。

(2)局部及患肢的疼痛症状在患肢上举时可减轻或消失，自然向下或用力牵拉患肢时则加重。

(3)艾迪森试验、超外展试验阳性，提示血管受压。

(4)举臂运动试验、臂丛神经牵拉试验阳性，提示神经受压。

（三）辅助检查

X 线片检查：颈、胸段的 X 线正侧位摄片检查，可见颈肋或第 7 颈椎横突过长或高位胸肋征象。

三、治疗

（一）治疗原则

舒筋活血，通络止痛。

（二）手法

㨰法、按法、揉法、拿法、擦法等。

（三）取穴与部位

缺盆、肩井、翳风、风池、颈臂、曲池、内关、合谷、颈肩及上肢部。

（四）操作

1.活血通络

患者取坐位。术者站于患侧，先用㨰法在患侧自肩部向颈侧沿斜角肌体表投影区往返施术，同时配合肩关节活动，时间 3～5 分钟。

2.理筋通络

继上势，术者以一指禅推法沿患侧颈、肩、缺盆穴及上肢进行操作，斜角肌部位、颈臂穴重点治疗，时间 5～7 分钟。

3.舒筋通络

继上势，术者以拇指弹拨斜角肌起止点及压痛点，拇指揉胸锁乳突肌及锁骨窝硬结处为重点，拇指自内向外沿锁骨下反复揉压，时间 3～5 分钟。

4.通络止痛

沿患侧斜角肌用拇指平推法，然后施擦法，以透热为度。时间 1～2 分钟；然后摇肩关节，揉、拿上肢 5～10 遍，抖上肢结束治疗。

四、注意事项

（1）注意不宜睡过高枕头，患部注意保暖。

（2）避免患侧肩负重物或手提重物，以免加重症状。

（3）嘱患者配合扩胸锻炼，每天 1～2 次，可缓解症状。

（李　恩）

第三节　肩关节周围炎的中医治疗

肩关节周围炎是指肩关节的周围肌肉、肌腱、韧带、关节囊等软组织的无菌性炎症，以肩关节疼痛和功能障碍为主要特征，简称肩周炎。因好发于中老年人，尤以 50 岁左右年龄人发病率最高，又称五十肩、老年肩；晚期肩部功能障碍又称冻结肩、肩凝症等。

一、病因病理

中医学认为本病多由于年老体弱,肝肾亏损,气血不足,筋肉失养,若受外伤或感受风寒湿邪,导致肩部经络不通,气血凝滞,不通则痛。西医学认为外伤或劳损及内分泌紊乱等原因引起局部软组织发生充血、水肿、渗出、增厚等炎性改变,若得不到有效治疗,久之则肩关节软组织粘连形成,甚至肌腱钙化导致肩关节活动功能严重障碍。

二、诊断要点

(一)主要病史
患者常有肩部外伤、劳损或着凉史。

(二)临床表现
(1)好发于中老年人,尤其是50岁左右者,女性多见。
(2)多数为慢性起病,患者先感到肩部、上臂部轻微钝痛或酸痛。
(3)肩部酸痛逐渐加重甚至夜间痛醒,部分呈刀割样痛,可放射到上臂和手。
(4)肩部疼痛早期为阵发性,后期为持续性,甚至穿衣梳头受限。
(5)晨起肩部僵硬,轻微活动后疼痛减轻。疼痛可因劳累或气候变化而诱发或加重。
(6)若身体营养状态不良,单侧起病后可出现双侧性病变,或病痛治愈后又复发。

(三)体征检查
(1)肩部广泛压痛,压痛点位于肩峰下滑囊、肱骨大、小结节、结节间沟、肩后部和喙突等处。
(2)肩关节各方向活动均受限,但以外展、外旋、后伸最明显。粘连者肩关节外展时,出现明显的耸肩(扛肩)现象。
(3)病程长者可见肩部周围肌肉萎缩,以三角肌最为明显。

(四)辅助检查
X线检查一般无异常。后期可出现骨质疏松,冈上肌钙化,肱骨大结节处有密度增高的阴影,关节间隙变窄或增宽等。

三、鉴别诊断

(一)神经根型颈椎病
主症为颈项部疼痛伴上肢放射性疼痛麻木,肩部无明显压痛点,肩关节活动无异常,椎间孔挤压试验、分离试验、臂丛神经牵拉试验阳性,颈椎X线片多有阳性改变。

(二)风湿性关节炎
多见于青少年,疼痛呈游走性,常波及其他多个关节,且具有对称性特点。肩关节活动多不受限,活动期血沉、抗链"O"升高,严重者局部可有红肿、结节,抗风湿治疗效果明显。

(三)冈上肌肌腱炎
肩部外侧疼痛,压痛点局限于肱骨大结节(冈上肌止点)处,当患侧上臂外展至60°～120°范围时出现明显疼痛,超过此范围则无疼痛。

(四)项背筋膜炎
主症为项背酸痛,肌肉僵硬发板,有沉重感,疼痛常与天气变化有明显关系,但肩关节活动无障碍,压痛点多在肩胛骨的内侧缘。

四、治疗

本病多能自愈,但时间较长,患者痛苦。其治疗应贯彻动静结合的原则,早期患者以疼痛为主,应减少肩关节活动;中后期以活动障碍为主,以手法治疗为主,配合药物、理疗及练功等方法。

(一)手法治疗

治则为消除疼痛,松解粘连,恢复肩关节活动功能。

(1)按法:点按肩髃、肩井、天宗、缺盆、曲池、外关、合谷等穴。

(2)推法:医者一手抬起患肢前臂,另一手掌指部着力从前臂外侧经肩部向背部推数次。再从前臂内侧向腋下推数次。

(3)揉法:医者一手扶住患肢上臂部,另一手拇指着力按揉上臂和肩部,重点揉肩部。

(4)拨法:医者用拇、示、中指对握患侧三角肌,做垂直于肌纤维走行方向拨动数遍;然后医者一手按拨肩关节痛点,另一手将患肢做前屈、后伸及环转活动。

(5)摇肩法:医者一手扶住患肩,另一手握住前臂远端作环转摇动拔伸。

(6)提拉法:医者立于患者背后,一手扶住健侧肩部,另一手握住患肢前臂远端,从背后向健肩牵拉上提,逐渐用力,以患者能忍受为度。

(7)搓抖法:嘱患者患侧上肢放松,医者双手紧握患侧腕部,稍用力拔伸,做上下波浪状起伏抖动数次,再由肩部到前臂反复搓动数遍,从而结束手法治疗。

(二)中药治疗

1.风寒型

肩部疼痛,关节活动轻度受限,感受风寒后疼痛加重,得温痛减,舌质淡,苔薄白,脉浮紧或弦。治宜祛风散寒,舒筋通络。可用三痹汤或桂枝加附子汤加减。

2.瘀滞型

肩部疼痛或肿胀,入夜尤甚,肩关节活动功能受限,舌有瘀点,苔薄白或薄黄,脉弦或细涩。治宜活血化瘀、行气止痛。可用身痛逐瘀汤加减。

3.气血亏虚型

肩部酸痛,劳累后痛剧;关节活动受限,部分患者伴有肩部肌肉萎缩,舌质淡,苔薄白,脉细弱或脉沉。偏气虚者症见少气懒言、四肢无力,治宜益气舒筋、通络止痛,可用黄芪桂枝五物汤加减。偏血虚者症见头晕眼花、心悸耳鸣等,治宜养血舒筋、通络止痛,可用当归鸡血藤汤加减。外用药常用海桐皮汤熏洗,外贴狗皮膏或奇正消痛贴等。

(三)其他疗法

(1)练功疗法:早期疼痛较重,要适当减少活动。中后期要加强肩关节各个方向的运动,如手指爬墙法、环绕练习法、手拉滑车法等。

(2)针灸疗法:取阿是穴、肩井、肩髃、肩髎、臂臑、条口等穴用温针灸,也可使用热敏灸,疗效较佳。

(3)封闭疗法:醋酸泼尼松龙 25 mg 加 1% 利多卡因 5 mL 行痛点封闭,每周 1 次,3～5 次为 1 个疗程。

(4)穴位注射疗法:在肩部取阿是穴、秉风、天宗、肩髃、肩髎等穴,使用祖师麻、夏天无等注射液注入。每天或隔天 1 次,7～10 次为 1 个疗程,每疗程结束后休息 3～5 天。

(5)物理疗法:可酌情应用各种热疗,中药离子导入治疗等。

（6）小针刀疗法：在肩周痛点行切开剥离法或通透剥离法。

五、预防调护

（1）急性期以疼痛为主，肩关节被动活动尚有较大范围，应减轻持重，减少肩关节活动；慢性期关节粘连要加强肩部功能锻炼。

（2）平时注意保暖防寒，并经常进行肩关节的自我锻炼活动。

（张永志）

第四节　肱骨外上髁炎的中医治疗

肱骨外上髁炎又称肱骨外上髁症候群、肱桡关节外侧滑囊炎、网球肘等，是肘关节外上髁局限性疼痛，并影响伸腕和前臂旋转功能的慢性劳损性疾病。本病属中医学"肘痹""肘劳"范畴。

一、病因病理

本病的发生和职业工种有密切的关系，多见于木工、钳工、泥瓦工和网球运动员。当某种职业需要经常用力屈伸肘关节，使前臂反复旋前、旋后的人们，可由于劳损引起肌腱附着点的牵拉、撕裂伤，使局部出现出血、水肿等损伤性炎症反应，进而在损伤肌腱附近发生粘连，以致纤维变性。局部病理改变可表现为桡骨头环状韧带的退行性变性、肱骨外上髁骨膜炎、前臂伸肌总腱深面滑囊炎、滑膜皱襞的过度增生等。中医学认为，此是损伤后淤血留滞，气血循行不畅，或陈伤淤血未去，经络不通所致，但气血虚亏，血不养筋常为其内因。

二、临床表现

一般起病缓慢，初起时在劳累后偶感肘外侧疼痛，延久则有加重。疼痛呈持续性酸痛，可放射至前臂、腕部或上臂，在屈肘手部拿重物时疼痛更加严重，但在伸直肘关节提重物时疼痛不明显，疼痛常在肘部受凉时加重。发病后肱骨外上髁部多不红肿，较重时局部有微热，压痛明显，病程长者偶有肌萎缩。

三、诊断要点

（1）本病好于前臂劳动强度较大的工种，多为中年人，右侧多见。

（2）肘部外侧疼痛，疼痛呈持续渐进性发展。在某些方面动作时疼痛加重，如拧衣服、扫地、端壶倒水等活动时。

（3）常因疼痛而使肘腕部活动受限，前臂无力，握力减弱，甚至持物落地。

（4）Mill 征阳性，即前臂稍弯曲，手半握拳，腕尽量屈曲，前臂旋前，再将肘伸直，此时肱骨外上髁处明显疼痛。

（5）X 线片多为阳性，偶有外上髁部钙化斑及轻度骨膜反应。

四、针灸治疗

(一)毫针法

(1)处方一:肩外陵(位于腋外线中点)。

操作:患者坐位,以28号3寸毫针呈45°角向内斜刺,用泻法。每周治疗3次,每次30分钟,10分钟行针1次。5次为1个疗程。

(2)处方二:同侧膝阳关,配穴为犊鼻、阳陵泉、足三里。

操作:针刺上述穴位1.5～2寸,得气后行提插捻转泻法,留针20分钟。每天1次,10次1个疗程。

(3)处方三:曲池穴外0.5寸(即肱骨外上髁内缘)为第一主穴,其上、下0.5寸处各配1穴。

操作:用28号1.5寸毫针直刺,施提插捻转手法,得气为止。每10分钟行针1次,留针40分钟。每天治疗1次,7次为1个疗程。

(4)处方四:阿是穴、合谷。

操作:用单手进针法,刺入患侧合谷穴,左右捻转,得气留针。然后将另一支针用提捏进针法慢慢刺入痛点中心处,左右捻转数圈,接着略提针,针身呈斜形,针尖转变方向,向前、后、左、右各提插数次,出针。针刺时针尖要深入骨膜进行提插,隔天治疗1次。

(二)穴位注射法

处方:合谷、曲池、阿是穴。

操作:用醋酸泼尼松25 mg加2%普鲁卡因2 mL做局部痛点和上述穴位注射,6天1次。

(三)穴位埋线法

处方:肱骨外上髁压痛处。

操作:先在肱骨外上髁压痛最明显处做一标记,然后手持无菌血管钳夹住皮内针圆形针身,顺皮肤分布方向快速进针,小角度刺入后,与皮面平行推进,直至针体全部进入皮内,随后用胶布固定,3天更换1次。

(四)头针法

处方:顶颞前斜线中1/3节段。

操作:在施术部位向悬厘穴方向进针约1寸,再向顶颞后斜线方向透刺1针,进针1寸。用提插泻法,反复紧提慢按,直至患部疼痛消失或减轻,留针1小时以上,时间越长越好,每隔10～30分钟行针1次。

(五)穴位激光法

处方:局部痛点。

操作:用氦-氖激光器进行照射,波长632.8 cm,可见红光,输出电流15 mA,输出功率30 MW,照射距离50 cm,光斑直径1 cm,照射20分钟,每天1次。

(六)灸法

(1)处方一:阿是穴。

操作:用隔药灸,将生川乌、生草乌、生半夏、川椒、乳香、没药、麻黄、生南星、樟脑等用白酒浸泡药酒,施灸前,取生姜切成厚约0.3 cm的薄片,用药酒浸泡待用。在疼痛部位最明显处,根据痛处面积的大小,将药姜片1～2块平放于穴处,上置艾炷点燃,每穴连灸3壮,2天1次。

(2)处方二:阿是穴。

操作：用麝香 1 g，硫黄 20 g，乳香、没药、血竭各 10 g 制成药锭施灸。先将硫黄于铜勺内熔化，次入乳香、没药、血竭熔化，最后入麝香，全部熔化后，倾注于一平板玻璃上。待冷却后，分成若干小块，装瓶密封备用。治疗时取一黄豆大小药锭置于肱骨外上髁压痛点处，明火点燃，使药锭熔化，略灼伤皮肤，速用一块 5 cm×5 cm 胶布贴之，1 周施术 1 次。

五、推拿治疗

（一）按压弹拨法

操作：术者一手托患肘，拇指压于外上髁部，余指在内下做对抗握持。另一手握患腕，逐渐屈肘，拇指用力按压外上髁前方，然后再伸肘，同时拇指向后下按压，弹拨伸腕肌起点 1 次，如此反复 4 次。

（二）理筋活络法

操作：在肘外侧部做侧掖，痛点部做指疗及揉捻法，使局部有发热感。然后用指按法点按曲池、外关等穴位，使之“得气”，以达到行气活血、舒通经络的作用，医者与患者相对，一助手拿患者上臂，医者一手拿其患侧腕关节（右手拿患者右腕或左手拿患者左腕），另一手拿住肘部痛点，用屈肘摇法旋前及旋后摇晃肘关节 5～7 次，然后在拔伸下使肘关节屈曲，在旋后位使肘关节突然伸直，以撕破局部粘连。最后在局部用摩法、搓擦法理伤做结束手法。隔天 1 次，10 次为 1 疗程。

（三）揉拨舒筋法

操作：让患者坐于治疗凳上，施术者用一手握住患肢腕部持定，用另一手反复捏揉肘部及上肱肌肉，理气活血，舒筋通络。再用拇指点揉抠拨曲池、曲泽、尺泽、肘髎、手三里等穴，并刮动肱骨外上髁和桡骨小头附近的压痛点，手法由轻逐渐加大用力。再用一手握住肘部，另一手握住腕部，反复做伸屈旋摇活动肘关节，各十多次。最后，用拍打法，反复拍打肘及上肢肌肉。

（张增亮）

第五节　桡骨茎突狭窄性腱鞘炎的中医治疗

桡骨茎突狭窄性腱鞘炎是指桡骨茎突部位的腱鞘因运动时受到摩擦而发生炎症病变，引起腱鞘水肿、增厚、硬度增加，所致的肌腱活动障碍的一种疾病。本病好发于常用腕部操作的劳动者，女性发病率高于男性。

一、病因病理

在腕桡骨下端茎突处有一腱鞘，鞘内有拇长展肌、拇短伸肌一起通过，进入拇指背侧。由于腱沟表浅而狭窄，底面突出不平，沟面又覆盖着伸肌支持带，因此在正常时，两腱只能紧密地通过这一坚韧的鞘内。若腕指经常活动或短期内活动过度，导致拇短伸肌腱及拇长展肌腱在腱鞘隧道中频繁活动，造成积累性劳损，使腱鞘组织纤维轻度撕裂，加上急、慢性寒冷的刺激，使肌腱与腱鞘发生炎性水肿。在水肿的吸收和修复过程中，腱鞘机化，腱壁肥厚，管腔狭窄，肌腱肿胀变粗而发病。

二、临床表现

临床患者腕部桡骨茎突处慢性疼痛及压痛,局部肿胀隆起功能障碍,腕及手指活动时疼痛加剧,并向手、肘、肩部放射。桡骨茎突部可触及硬块,狭窄严重时在桡骨茎突处可触及摩擦感,少数有弹响指,病久大鱼际有轻度萎缩。握拳试验阳性。X线检查仅个别患者桡骨茎突处有轻度脱钙或钙质沉着现象。

三、诊断要点

(1)有外伤或劳损史。

(2)腕部桡骨茎突处慢性疼痛,进行性加重,可放射至全手、肩部及肘部。

(3)拇指及腕部活动障碍,拇指无力。

(4)桡骨茎突处轻度肿胀,局限性压痛,可触及一豌豆大的软骨样肿块。

(5)握拳试验阳性,检查时令拇指外展或屈曲内收置于掌中心,握拳并使腕部向尺侧倾斜,常引起剧烈疼痛,腕关节尺偏范围显著缩小。

(6)X线检查一般无异常。

四、针灸治疗

(一)毫针法

处方:阿是穴、阳溪、列缺、合谷。

操作:局部常规消毒。取阿是穴为主穴,以其为中心向四周透刺2~4针,顺腱鞘方向倾斜留针30分钟。阳溪穴直刺0.3~1寸,列缺穴针尖向外进针0.5~1寸,合谷穴直刺0.5~1寸,均以局部产生酸胀感为度,每天或隔天治疗1次,10次为1个疗程。

(二)穴位注射法

处方:阿是穴。

操作:局部常规消毒,将复方当归注射液2 mL注入痛点,每5天1次,5次为1个疗程。

(三)皮肤针法

处方:阿是穴。

操作:皮肤常规消毒,用皮肤针局部叩刺,以微出血为度。隔天1次,5次为1个疗程。

(四)耳针法

处方:腕区、神门、皮质下。

操作:耳郭严格消毒,用短毫针对准穴位阳性反应点快速刺入,行泻法捻转数秒,留针30分钟,每天1次,10次为1个疗程。

(五)耳压法

处方:腕区、神门,皮质下。

操作:取5 mm×5 mm胶布,中心置一王不留行籽贴压双侧耳穴,嘱患者每天自行按压3~4次,每次3分钟。每5天更换1次。5次为1个疗程。

(六)艾炷灸法

处方:阿是穴。

操作:取麦粒大小艾炷置于局部压痛点上,直接非化脓施灸,每次连续灸3~5壮,以皮肤发生红晕为度。隔天 1 次,5 次为 1 个疗程。

(七)隔姜灸法

处方:阿是穴、列缺、阳溪、阳池、腕骨、合谷。

操作:切取厚约 0.2 cm 的生姜 1 片,在中心处用针穿刺数孔,上置艾炷放在穴位上旋灸。每次选 2～3 个穴位,连续施灸 5～7 壮,以局部皮肤潮红为度。每天 1 次,5 次为 1 个疗程。

五、推拿治疗

(一)理筋法

操作:患者取坐位,术者一手握住患手,另一手拇示指沿桡侧上下摩动,再用拇指指腹在有疼痛的硬结部位做横向推揉和弹拨,由轻到重,重复 10～20 次。每天 1 次,10 次为 1 个疗程。

(二)弹拨法

操作:患者取坐位,患腕拇指向上,术者双手握腕,双拇指握稳在上,两拇指向相反方向用力,交错拨动数次,操作时可听到"吱吱"声音,重复操作。每天 1 次,10 次为 1 个疗程。

(三)拔伸法

操作:患者取坐位,术者一手挟持患侧拇指近侧端,一手握住患部,相对用力拔伸拇指。握腕之手拇指在拔伸的同时按揉阳溪穴。挟持拇指的手在拔伸时,同时做拇指的外展、内收被动活动。再从第 1 掌骨背侧到前臂用擦法治疗,以透热为度。每天 1 次,10 次为 1 个疗程。

(四)捏揉舒筋法

操作:让患者坐于治疗凳上,施术者先用一手握住患肢手部持定,用另一手着力,反复捏揉前臂桡侧及腕部桡侧肌肉韧带,在外关、偏历、列缺、阳溪等穴处,进行重点捏揉,再用拇指尖着力,在患肢桡骨茎突处,反复进行抠拨和刮动,剥离其粘连增厚之结节,刮其增厚之鞘壁,促使其肌腱活动畅通无阻。再用一手着力,捏住其拇指,反复进行掌屈背伸、内收外展,和反复旋转摇指活动。若属尺骨茎突狭窄性腱鞘炎,用一手握住患肢手部持定,用另一手拇指着力,反复抠拨和刮动尺骨茎突腱鞘之处,再屈伸拔伸牵拉旋摇小指,各反复数次。

(李　强)

第六节　梨状肌综合征的中医治疗

梨状肌综合征亦称梨状肌损伤或梨状孔狭窄综合征,是指因梨状肌发生损伤、痉挛、变性以致梨状孔狭窄,从而使通过该孔的坐骨神经和其他骶丛神经及臀部血管遭受牵拉、压迫所产生的一种病症。本病以老年人多见。

一、病因病理

梨状肌为臀中深层的一块小肌肉,起自骶骨前面的外侧面,由坐骨大孔穿出,将坐骨大孔分为梨状肌上孔与下孔,止于股骨大转子。主要协同臀部内外肌群其他肌肉完成大腿外旋动作。由于所处解剖位置重要,往往由于受到风寒侵袭或在某些动作,尤其在下肢外展、外旋再由蹲位变直立时,使下肢负重内收内旋易使梨状肌拉长、过牵而伤,均可引起该肌充血、痉挛、水肿、肥厚等无菌性炎症反应,从而刺激或压迫该部位的坐骨神经,产生以坐骨神经痛为主要症状的症候群,即梨状肌综合征。

二、临床表现

临床表现主要为通过梨状肌上、下孔的神经、血管及梨状肌本身损害的症状,其中最突出的是干性坐骨神经痛。起病可急可缓,病前多有外伤、过度体力劳动或受凉史。病程大多为慢性间歇性经过。通常累及一侧下肢。初期症状多为臀部钝痛、刺痛并伴有紧困、酸胀感,且疼痛常向大腿后侧、小腿后外侧及足背或足外缘放射,走路或其他体力活动时加剧。此外,有时疼痛尚伴有下腹部及会阴部感觉异常。

三、诊断要点

(1)大部分患者有外伤史或慢性劳损史,部分患者有夜间受凉史。

(2)自觉患肢变短,行走跛行。患侧臀部有深在性酸胀,伴有一侧下肢沿大腿后面、小腿后外侧的放射性疼痛,偶有小腿外侧麻木或足趾的麻木以及会阴部不适,走路时身体半屈曲,鸭步移行步态。

(3)腰部无畸形,无椎旁压痛点。患侧臀肌可有萎缩、松弛。梨状肌部位有压痛和放射痛,局部可有条索样隆起或弥漫性钝厚,肌肉松弛,沿坐骨神经可有压痛。

(4)直腿抬高试验60°以内疼痛明显,超过后疼痛反而减轻,下肢外展外旋时可引起坐骨神经痛。

(5)梨状肌紧张(内旋髋)试验:患肢向健肢上交叉(内收髋)试验时神经牵拉呈阳性。亦常见跟腱反射改变。

(6)腰椎摄片无异常。

(7)肌电图提示潜伏期延长,震颤电位等神经受损表现。

四、针灸治疗

(一)毫针法

(1)处方一:主穴:环跳、秩边、居髎。配穴:疼痛沿下肢外侧放射者,加阳陵泉、丘墟;疼痛沿下肢后侧放射者,加委中、昆仑;疼痛沿下肢前面放射者,加足三里;腰痛者,加相应背俞穴。

(2)操作:环跳穴直刺,针尖向外生殖器方向,深2~3.5寸,使局部酸胀或麻电感向下肢放散。秩边进针2~3寸,使局部酸胀,亦可再深刺,使之产生麻电感并向下肢放散。居髎针刺手法亦重,使得气感向四周扩散。每天1次,疼痛缓解后隔天1次。

处方二:阿是穴。

操作:用"合谷刺"法,患者侧卧,患侧在上,局部常规消毒,选28号2.5~3.0寸毫针,于患侧梨状肌走行部位压痛最明显处快速直刺至病所,行大幅度捻转提插手法,中强刺激量,使患者局部产生强烈的酸胀感,能出现抽动感放散至会阴部更佳。然后将针退至皮下,分别以45°左右的角度向左右深刺,行同样手法,待患者出现酸胀感至尾骶部和下肢即可出针。

(二)电针法

处方:主穴:梨状肌的体表投影部位。配穴:L_3~S_2夹脊穴、委中、承山、阳陵泉、绝骨、昆仑。

操作:用26号3寸毫针在体表投影最明显的压痛点上快速进针,使之得气,然后在该针左右两旁的梨状肌走行上分别再刺 2 针,亦使之得气,接上 G-6805 治疗仪,用连续波通电 15～20 分钟,隔天 1 次,10 次为 1 个疗程。

(三)温针法

处方:主穴:患侧梨状肌中心点(或取病变部位的压痛点正中)。

操作:采用 28～30 号 3 寸长的毫针,在患侧梨状肌的中心点直刺 1 针,达到梨状肌部位后,用轻微小频率的提插捻转手法(补法),中强刺激。傍针距正中(左右上下均可,视病情、病位而定)3 cm 处各斜刺 1 针,针向病所。深度与直刺正中针相同,产生针感后,再在齐刺 3 针的针柄上进行温针灸 3～7 壮,每次留针 30 分钟,每天 1 次,10 次为 1 个疗程。

(四)刺络拔罐法

处方:阿是穴、委中。

操作:皮肤常规消毒后,针具选用梅花针,操作时右手握针柄的后段,示指压针柄中段,使用手腕之力在压痛点最明显处反复进行叩刺,待皮肤微出血时,再加火罐帮助淤血外排,留罐 10～20 分钟,起罐后在患部下肢委中穴处用三棱针点刺出血,待黯色血排净。见红赤血时即将消毒棉球按压在针孔上。隔天 1 次,7 次为 1 个疗程。

(五)穴位注射法

处方:患侧秩边穴。

操作:常规消毒后,用 7 号麻醉针头,30 mL 注射器抽吸 10％葡萄糖注射液 10 mL,注射用水 10 mL,维生素 B_1 20 mg,将针头直刺入皮肤,穿透皮下组织,再穿透臀大肌筋膜,进入臀大肌,继续深入进梨状肌下缘时,术者有一种似针尖刺入豆腐样感觉,患者有明显酸胀反应,多数患者诉有向下放射感,这时将针头向后稍退少许,回抽无回血时将药液注入,此时局部酸胀十分明显,大部分患者诉有药液向大腿后侧往下流动感,注完后将针头退至皮下迅速拔出。隔天注射 1 次,5 次为 1 个疗程。

五、推拿治疗

(一)点拨舒筋法

(1)患者俯卧,医者先用拇指指腹在梨状肌部位做与梨状肌走行垂直方向的拨动,拨动 3～5 次后,再用拇指点按梨状肌约 1 分钟。

(2)用示、中、环三指指腹从臀及大腿后中线,沿足太阳膀胱经由上向下依次拨动至腓肠肌下缘承山穴处,反复 3～5 遍。

(3)用拇指点按承扶、殷门、委中、阳陵泉、承山、昆仑等穴位。

(4)用掌揉法从臀部沿大腿后侧向下依次按揉至腓肠肌部,反复 2～5 遍。

(5)用掌拍法,由上向下拍数遍,最后抚下肢结束手法。隔天 1 次,不需辅助任何药物。

(二)擦揉按压法

主要用于慢性梨状肌损伤。

(1)患者俯卧位,术者先按摩臀部、腰部痛点,可用擦法、揉法等,使局部有温暖舒适感。然后以指代针点按阿是穴以及痛点周围及下肢诸穴,如大肠俞、秩边、阳陵泉等穴。以局部有沉胀酸痛感为度,亦可用肘压法,按压痛部。

(2)医者可使用拨络法。用双手拇指推拨梨状肌,推拨的方向应与肌纤维行走方向相垂直,以剥离其粘连。

（3）可按照髋关节后侧部筋伤手法施用摇拨、屈按等手法以及"伸膝蹬空法"被动活动臀部肌群以及除其痉挛。

（4）最后用捋顺法、拍打法做结束手法。

（三）理筋通络法

让患者俯卧于治疗床上，施术者先用掌根着力，反复按揉搓摩臀部及下肢后侧肌肉。再用双手拇指着力，反复拿揉臀部梨状肌处，对其痉挛或粘连结节进行重点拿揉和拨离，促使其缓解，若其指力达不到，可用肘尖着力，进行反复点揉拨压梨状肌处及臀部和下肢穴位。再用手掌着力，反复按揉臀部及下肢后侧肌肉和穴位，并用掌推法，反复推揉臀部及下肢后侧。最后，用拍子拍打臀部及下肢后侧面。

（王红生）

第七节　髋部扭挫伤的中医治疗

髋部扭挫伤是指髋关节在过度内收、外展、屈曲及过伸活动时，髋关节周围肌肉、韧带及关节囊等，在外力的作用下扭挫造成撕伤、断裂或水肿，引起髋关节功能不同程度的障碍疾病，以青壮年多见。如运动中过度伸展、摔跤、蹲伤或自高处坠下等。临床根据损伤时间分为新鲜性扭挫伤和陈旧性扭挫伤两种，早期诊断和治疗效果迅速良好。

一、病因病理

激烈运动时，髋关节活动范围大，致使肌肉、韧带造成撕裂或离断，局部组织水肿，甚至局部瘀血积滞，产生肿胀、瘀斑，脉络不通而疼痛，同时髋关节功能失调。高处坠落和蹲伤，多髋关节后侧臀部肌肉和腰部肌肉受挫伤，局部组织瘀血、疼痛，不能活动，甚至强迫体位。

二、临床表现与诊断

损伤后局部疼痛、肿胀，甚至产生瘀斑。被动活动时疼痛加剧。如蹲伤后臀部疼痛，轻度肿胀，压痛明显，屈髋时臀部疼痛而受限。腰部和臀部损伤，除局部症状外，偶可出现下肢不等长，也称长腿症或骨盆倾斜症，X线片只见骨盆倾而无其他异常。患肢呈保护性姿态，如跛行、拖拉步态、骨盆倾斜等。

三、治疗

（一）药物治疗

髋部扭挫伤后患者应卧床休息，并应以内服中药治疗为主。早期因瘀血积滞，脉络不通，应活血化瘀，通络止痛。可选用复元活血汤、桃红四物汤、血府逐瘀汤等。根据多年临床经验，早期常规处方用药是丹参、红花、赤芍、土鳖虫、川膝、当归尾、青皮、丹皮、双花、蒲公英、甘草。体温高者可加紫花地丁、败酱草、臀部疼痛或骨盆倾斜者加桑寄生、川断。时间拖久者应活血通络、温经通络，上方去双花、蒲公英，加独活、鸡内金、木瓜。

（二）手法治疗

患者取俯卧位，术者在髋部痛点采用按揉、弹拨、拔伸等法及配合髋关节被动活动。患者仰卧，医师站在患侧，面对患者，于患处先用按、揉法舒筋，病情减轻后，再用弹拨手法拨理紧张之筋，以解除肌筋的痉挛。

（杨　雷）

第八节　腰椎间盘突出症的中医治疗

腰椎间盘突出症又称腰椎间盘纤维环破裂髓核突出症。它是腰椎间盘退行性变之后，在外力的作用下，纤维环破裂髓核突出刺激或压迫神经根造成腰痛，并伴有坐骨神经放射性疼痛等症状为特征的一种病变。腰椎间盘突出症是临床常见的腰腿痛疾病之一，好发于 $20\sim45$ 岁的青壮年，男性比女性多见，其好发部位多见于 $L_{4\sim5}$ 和 $L_5\sim S_1$ 之间。

根据本病的疼痛性质应属于中医痛痹范畴，根据本病的疼痛部位应归属于督脉、足太阳经及经筋和足少阳经及经筋的病变。

一、诊断要点

（1）有急、慢性腰部疼痛史。

（2）下腰部疼痛，疼痛沿着坐骨神经向下肢放射，当行走、站立、咳嗽、打喷嚏、用力大便、负重或劳累时疼痛加重，屈髋、屈膝卧床休息后疼痛缓解。

（3）坐骨神经痛常为单侧，也有双侧者，常交替出现，疼痛沿患肢大腿后面向下放射至小腿外侧、足跟部或足背外侧。

（4）检查：①腰部僵硬，脊柱侧弯，腰椎前凸减小或消失。②压痛点：腰椎间隙旁有深度压痛，并引起或加剧下肢放射痛（即腰椎间盘突出的部位）；环跳、委中、承山、昆仑等部位压痛。③皮肤感觉异常：小腿外侧及足背部感觉减退或麻木表明第 5 神经根受压；外踝后侧、足底外侧和小趾皮肤感觉减退或麻木，表明 S_1 神经根受压。④直腿抬高试验阳性、屈颈试验阳性、颈静脉压迫试验阳性、踇趾背屈力减弱（L_5 神经根受压）或踇趾跖屈试验性（S_1 神经根受压）、腱反射减弱或消失（膝腱反射减弱或消失表示 L_4 神经根受压，跟腱反射或消失表示骶神经根受压）。⑤X 线片检查：X 线片可见脊柱侧弯或生理前屈消失，椎间隙前后等宽，或前宽后窄，或椎间隙左右不等宽等。⑥CT、MRI 检查：可见腰椎间盘突的部位、大小及与椎管的关系。

二、病因病机

椎间盘是一种富有弹性的软骨组织，位于两个椎体之间。每个椎间盘有髓核、纤维环和软骨板组成。

椎间盘的主要功能是承担与传达压力；吸收脊髓的震荡；维持脊柱的稳定性和弹性。其中髓核是椎间盘的功能基础，纤维环和软骨板均有保护髓核的作用，而软骨板的膜具有渗透作用，可与椎体进行水分交换，以维持随和正常的含水量，保持髓核的半液体状态。

腰椎间盘容易突出有其生理和解剖的原因，后纵韧带具有保护椎间盘的作用，但下达腰部时

315

逐渐变窄,而腰段椎管比颈段胸段粗大,所以腰部椎间盘的纤维环缺乏有力的保护;椎间盘中的髓核位置偏后外侧,而且纤维环前厚后薄,后面缺乏有力的保护;脊柱腰段是承受压力最大的部位,又是活动量最大的部分,所以椎间盘受到牵拉、挤压的力量较大,而保护的力量较小,所以容易突出。

(一)椎间盘退化变性是产生本病的病理基础

随着年龄的增长,以及不断的遭受挤压、牵拉和扭转等外力作用,使椎间盘发生退化变性,髓核含水量逐渐减少而失去弹性,继而使椎间隙变窄、周围韧带松弛或产生纤维环裂隙,形成腰椎间盘突出症的内因。在外力的作用下,髓核可向裂隙出移动或自裂隙处向外突出,刺激或压迫邻近的软组织(脊神经)而引起症状。中医认为"五八肾气衰",或由于劳伤过度,肝肾亏损,筋骨失养,不在隆盛,易被外力所伤,易受外邪侵袭而发病。

(二)外力是引起本病的主要原因

腰在负重的情况下突然旋转,或向前外方的弯腰用力,使腰椎前屈,腹部压力增大,合力向后,推动髓核后移,靠近纤维环后缘。此时,如果向后的合力超过了脊柱后方韧带、肌肉的抵抗力,髓核可突破纤维环的薄弱处而凸出。此种情况多见于从事体力劳动的年轻人。中医认为扭挫闪伤筋脉,血溢脉外,瘀血闭阻,压迫阻滞经络气血的运行,不通而痛,发为本病。

(三)腰背肌劳损是引起本病的辅助条件

脊椎的后方主要有后纵韧带、棘上韧带和棘间韧带以及骶棘肌的保护,限制脊柱过度前屈,防止椎间盘后移。长期持续的弯腰工作,容易造成脊柱后侧肌肉韧带劳损和静力拉伤,使肌肉、韧带乏力,保护作用下降。再加上弯腰时髓核后移,长期挤压纤维环后壁而出现裂隙。在某种不大力的作用下,也可导致髓核从纤维环的裂隙处凸出。这种情况多见于 40 岁后的非体力劳动者,中医认为"五八肾气衰",腰府失养,易受外力所伤,或劳累过度,耗伤气血,腠理空疏,易受外邪而发病。

(四)受寒是本病的主要诱因

寒冷刺激导致局部血液循环变慢,容易引起肌肉的不协调收缩,使椎间盘压力增大,为本整的发生提供了条件。中医认为感受风寒湿邪,痹阻经脉,气血不通而发病,如《素问·举痛论》曰:"寒气入经而稽迟泣而不行……客于脉中则气不通,故卒然而痛。"

三、辨证与治疗

(一)辨经络治疗

1.主症

疼痛沿足太阳经放射或足少阳经放射。

2.治则

疏通经络,行气止痛。

3.处方

(1)足太阳经证:$L_{2\sim5}$夹脊穴、阿是穴、秩边、环跳、殷门、阳陵泉、委中、承山、昆仑。

(2)足少阳经证:$L_{2\sim5}$夹脊穴、阿是穴、环跳、风市、阳陵泉、悬钟、丘墟。

操作法:针刺夹脊穴时,针尖略向脊柱斜刺,深度在 40 mm 左右,捻转手法,有针感向下肢传导效果较好。针秩边、环跳进针 60 mm 左右,行提插捻转手法,得气时,有针感沿足太阳经或足少阳经传导为佳。其余诸穴均直刺捻转平补平泻手法或泻法。

4.方义

本方是根据疼痛的部位辨经论治,循经取穴,旨在疏通经气,达到通则不痛的目的。夹脊穴邻近病变部位,阿是穴是病变的部位,二穴是治疗本病的主穴。秩边、环跳是治疗腰腿痛的主要穴位,《针灸甲乙经》"腰痛骶寒,俯仰急难……秩边主之"。环跳是足少阳,太阳二脉之会,更是治疗腰腿疼痛、麻木、瘫痪的主要穴位,正如《肘后歌》云:"腰腿疼痛十年春,应针环跳便惺惺"。阳陵泉也是治疗本病不可缺少的穴位,因为本穴属足少阳经,为筋之会穴,主治腰腿痛,如《针灸甲乙经》说"髀痹引膝,股外廉痛,不仁,筋急,阳陵泉主之"。且阳陵泉处又有坐骨神经的重要分支腓总神经,本病在此处多有压痛,故阳陵泉是治疗本病的重要穴。其余诸穴均属于循经取穴,疏导经气,通经止痛。

(二)病因辨证治疗

1.瘀血阻滞

(1)主症:多有腰部外伤史,或腰腿痛经久不愈,疼痛如针刺、刀割,连及腰髋和下肢,难以俯仰,转侧不利,入夜疼痛加剧。舌质紫黯或有瘀点,脉涩。

(2)治则:活血化瘀,通络止痛。

(3)处方:腰椎阿是穴、环跳、阳陵泉、膈俞、委中。

(4)操作法:针阿是穴时,先在其正中刺1针,针尖略斜向脊柱,得气后行捻转泻法,然后在其上下各刺1针,针尖朝向第1针,得气后两针同时捻转,使针感向下肢传导。膈俞用刺络拔火罐法,委中用三棱针点刺出血,所出之血,由黯红变鲜红为止。环跳、阳陵泉直刺捻转泻法。阿是穴与阳陵泉连接电疗机,选择疏密波,强度以患者能忍受为度,持续30分钟。

(5)方义:阿是穴位于病变部位,属于局部取穴。膈俞是血之会穴,委中又称"穴郄",对于瘀血阻滞者有活血祛瘀,通络止痛的作用,正如《素问·刺腰痛论》:"解脉会令人腰痛如引带,常如折腰状,善恐。刺解脉在郄中结络如黍米,刺之血射,以黑见赤血而已。"

2.寒湿痹阻

(1)主症:腰腿疼痛剧烈,屈伸不利,喜暖畏寒,遇阴雨寒冷天气疼痛加重,腰腿沉重、麻木、僵硬。舌苔白腻,脉沉迟。

(2)治则:温经散寒,祛湿通络。

(3)处方:腰部阿是穴 肾俞 环跳 次髎 阳陵泉 阴陵泉 跗阳

(4)操作法:阿是穴的刺法同上,加用灸法或温针灸法。肾俞直刺平补平泻手法,加用灸法。其他诸穴均用捻转泻法。

(5)方义:本证是由于寒湿邪气痹阻经脉所致,治当温经散寒,阿是穴的部位是病变的部位,也是寒湿凝结的部位,故温针灸阿是穴除寒湿之凝结。灸肾俞温肾阳祛寒湿。次髎通经利湿,并治腰腿疼,《针灸甲乙经》曰"腰痛怏怏不可以俯仰,腰以下至足不仁,入脊腰背寒,次髎主之。"阴陵泉除湿利尿,疏通腰腿部经脉,足太阴经筋结于髀,著于脊,多用于治疗湿性腰腿痛的治疗,《针灸甲乙经》"肾腰痛不可俯仰,阴陵泉主之"。跗阳位于昆仑直上3寸,主治腰腿疼痛,《针灸甲乙经》跗阳主"腰痛不能久立,坐不能起,痹枢骨衍痛",本病在跗阳穴处常有压痛、硬结或条索,针灸此穴对缓解腰腿痛有较好的效果。用此穴治疗腰腿痛在《黄帝内经》中即有记载,称之为"肉里脉",《素问·刺腰痛论》"肉里之脉令人腰痛,不可以咳,咳则筋缩急。刺肉里之脉,为二痏,在太阳之外少阳绝骨之后。"

3.肝肾亏损

(1)主症:腰腿疼痛,酸重乏力,缠绵日久,时轻时重,劳累后加重,卧床休息后减轻。偏阳虚者手足不温,腰腿发凉,或有阳痿早泄,妇女有带下清稀,舌质淡,脉沉迟;偏阴虚者面色潮红,心烦失眠,下肢灼热,或有遗精,妇女可有带下色黄,舌红少苔,脉弦细。

(2)治则:补益肝肾,柔筋止痛。

(3)处方:腰部阿是穴、肾俞、肝俞、关元俞、环跳、阳陵泉、悬钟、飞扬、太溪。

(4)操作法:阿是穴针刺平补平泻法,并用灸法;肾俞、关元俞针刺补法并用灸法;环跳平补平泻法;其余诸穴均用捻转补法。偏阴虚者不用灸法。

(5)方义:腰为肾之府,肾精亏损,腰府失养而作痛;肝藏血而主筋,肝血不足,筋失血养而作痛。治取肾俞、肝俞、关元俞补益肝肾濡养筋骨而止痛。太溪配飞扬属于原络配穴,旨在补益肾精调理太阳、少阳经脉以止痛。在飞扬穴处又有小络脉分出,名曰飞扬脉,主治腰痛,《素问·刺腰痛论》"飞扬之脉,令人腰痛,痛上怫怫然,甚则悲以恐,刺飞阳之脉,……少阴之前与阴维之会。"所以说飞扬是治疗肾虚以及肝虚引起腰痛的重要穴位。环跳是足少阳、太阳经的交会穴,位于下肢的枢纽,悬钟乃髓之会穴,阳陵泉乃筋之会穴,三穴同经配合,协同相助,补益精髓濡养筋骨以止痛。

(杨幸山)

参 考 文 献

[1] 李勇.实用骨与脊柱外科治疗方法[M].北京:科学技术文献出版社,2021.

[2] 高卫良.新编实用骨科学[M].天津:天津科学技术出版社,2019.

[3] 孟凡龙.骨科疾病诊疗要点[M].长春:吉林科学技术出版社,2022.

[4] 王一民,刘黎军,邓雪峰.实用创伤骨科学[M].北京:科学技术文献出版社,2019.

[5] 徐文铭.现代中医骨伤科诊疗精要[M].北京:科学技术文献出版社,2021.

[6] 唐冰之,胡剑锋,李晓辉.实用骨科学[M].长春:吉林科学技术出版社,2019.

[7] 黄辉春,原志红,李建德,等.实用骨伤科诊疗[M].北京:科学技术文献出版社,2020.

[8] 魏海鹏.骨科疾病诊疗思维[M].长春:吉林科学技术出版社,2022.

[9] 阮玉山,李菲,顾霄鹏.现代骨伤与骨病临床诊疗学[M].汕头:汕头大学出版社,2020.

[10] 王久夏.实用骨科诊疗技术[M].兰州:兰州大学出版社,2022.

[11] 曹玉文.手法矫治骨伤难症[M].北京:中国中医药出版社,2020.

[12] 姜虹.骨外科学[M].北京:中国协和医科大学出版社,2019.

[13] 刘密.骨伤科常见病中医药适宜技术[M].北京:中国中医药出版社,2020.

[14] 赵强,杨帆,刘伟.简明骨科诊疗学[M].北京:中国纺织出版社,2022.

[15] 李文强.现代骨外科手术治疗学[M].开封:河南大学出版社,2020.

[16] 张宝峰,孙晓娜,胡敬暖.骨科常见疾病治疗与康复手册[M].北京:中国纺织出版社,2021.

[17] 杨明礼,胡豇.创伤骨科学[M].成都:四川大学出版社,2020.

[18] 周君.实用骨外科临床精要[M].北京:科学技术文献出版社,2019.

[19] 朱敏,贾晋辉.老年骨伤疾病中西医诊疗精要[M].上海:上海科学技术出版社,2020.

[20] 刘峰.临床骨外科诊疗实践[M].南昌:江西科学技术出版社,2019.

[21] 李吉平,王岩,李波.中医骨伤科学[M].贵阳:贵州科技出版社,2020.

[22] 王振兴.骨科临床常见疾病诊断与手术[M].哈尔滨:黑龙江科学技术出版社,2021.

[23] 艾尼·米吉提,沈洪涛,陈聪.临床骨科学[M].厦门:厦门大学出版社,2020.

[24] 熊名副.骨创伤疾病诊治与急救技术[M].长春:吉林科学技术出版社,2019.

[25] 韩安家,王晋.软组织与骨疾病[M].北京:人民卫生出版社,2020.

[26] 闫金峰.实用骨关节疾病治疗技术[M].长春:吉林科学技术出版社,2019.

[27] 莫文.中医骨伤常见病证辨证思路与方法[M].北京:人民卫生出版社,2020.

［28］柴瑞宝.临床骨与关节疾病诊治与康复［M］.长春:吉林科学技术出版社,2019.

［29］张宏伟.骨科疾病外科处置方法［M］.北京:中国纺织出版社,2022.

［30］张硕,张家金,常荣刚,等.临床骨科疾病诊治精要［M］.北京:科学技术文献出版社,2022.

［31］白恩忠.基层骨伤与骨病［M］.长春:吉林科学技术出版社,2019.

［32］宋磊.临床常用骨科基础及骨科创伤诊疗［M］.北京:中国纺织出版社,2022.

［33］王鹏,吴雷波,孙文才.骨科学［M］.武汉:华中科技大学出版社,2019.

［34］孟凡龙.现代实用骨科基础及临床诊疗［M］.青岛:中国海洋大学出版社,2020.

［35］闵云,鞠克丰,徐海波,等.实用骨科理论进展与临床实践［M］.上海:上海交通大学出版社,2023.

［36］付秀丽,王森,孙志鹏,等.超声引导下肌间沟臂丛神经阻滞联合颈浅丛神经阻滞在锁骨骨折术中的应用［J］.影像科学与光化学,2022,40(3):504-509.

［37］李祖涛,翁友林,蔡昱,等.Multiloc钉与钢板治疗肱骨干骨折术后非感染性骨不连的疗效［J］.实用医学杂志,2023,39(8):980-984.

［38］周望高,陈烨文,李东扬,等.自行设计骨折复位克氏针导向钳在掌骨骨折手术中的应用［J］.中华手外科杂志,2022,38(1):1-4.

［39］黄常盛,吕正涛,徐敏铭.人工股骨头置换与全髋关节置换治疗老年股骨颈骨折临床疗效对比［J］.中国老年学杂志,2022,42(20):4997-5000.

［40］贾岩波,任逸众,赵嘎日达,等.可吸收固定棒联合带线锚钉治疗伴有骨软骨骨折的创伤性髌骨脱位［J］.中国微创外科杂志,2023,23(4):279-283.